國家古籍整理出版專項經費資助項目

中華古籍保護計劃

ZHONG HUA GU JI BAO HU JI HUA CHENG GUO

·成果·

中華醫藏

第三編

叢書卷

醫學四要

1

（清）蔡貽績 輯

《中華醫藏》編委會 編
江凌圳 主編

國家圖書館出版社

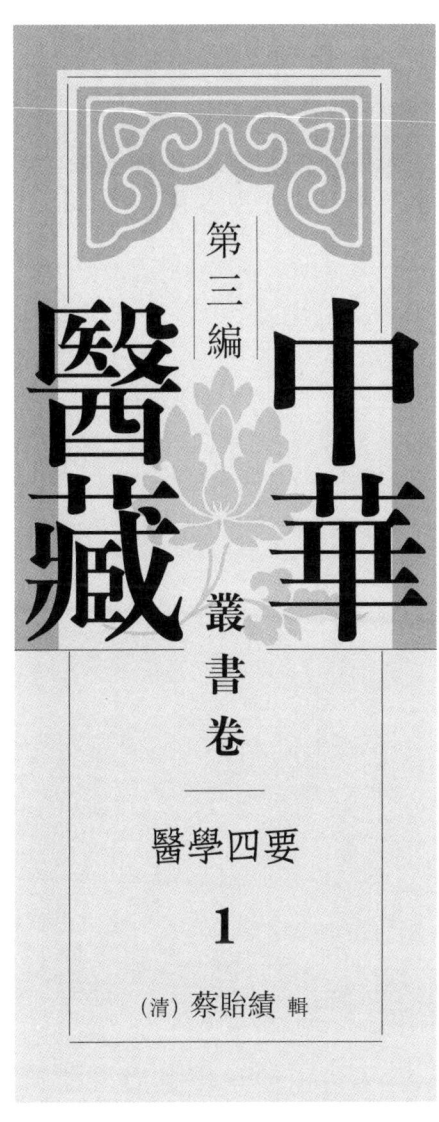

圖書在版編目(CIP)數據

醫學四要:全三册/(清)蔡貽績輯;《中華醫藏》編委會編;江凌圳主編.
北京:國家圖書館出版社,2024.11.--(中華醫藏·第三編·叢書卷).--ISBN
978-7-5013-8202-6

Ⅰ.R2-52

中國國家版本館 CIP 數據核字第 20243H9S28 號

書　　名　醫學四要(全三册)
著　　者　(清)蔡貽績 輯
叢 書 名　中華醫藏·第三編·叢書卷
著　　者　《中華醫藏》編委會 編　江凌圳 主編
項目統籌　殷夢霞
責任編輯　張愛芳　靳　諾　宋紅垚
編　　務　湯紅霞
封面設計　敬人書籍設計工作室

出版發行　國家圖書館出版社(北京市西城區文津街7號　100034)
　　　　　(原書目文獻出版社　北京圖書館出版社)
　　　　　010-66114536　63802249　nlcpress@nlc.cn(郵購)
網　　址　http://www.nlcpress.com
印　　裝　北京金康利印刷有限公司
版次印次　2024年11月第1版　2024年11月第1次印刷

開　　本　787×1092　1/16
印　　張　104.75
書　　號　ISBN 978-7-5013-8202-6
定　　價　2400.00 圓

《中華醫藏》規劃指導委員會　編纂委員會

專家委員會人員名單（二〇一二年）

規劃指導委員會

主任委員：蔡　武　王國强

副主任委員：楊志今　周和平　李大寧

委　　員：趙　雯　于　群　劉小琴　詹福瑞　蘇　國　石鵬建　閆　金　王　居
孫光奇　裴　飈　段　勇　王　煉　桑濱生　李　昱　晋保平

規劃指導委員會辦公室

主　　任：劉小琴

副 主 任：張志清　李　昱

成　　員：尹壽松　王思成　崔　蒙　柳長華　王振國

專家委員會

顧　　問：傅熹年　丁　瑜　王　堯　安平秋

主任委員：李致忠　王永炎

副主任委員：曹洪欣

委　　員（按姓氏筆畫排序）：

王玉川　石學敏　史金波　白化文　朱良春　朱鳳瀚　李今庸　李經緯

余瀛鰲　馬繼興　陸廣莘　陳可冀　張燦玾　程毅中　路志正　鄧鐵濤

注：《中華醫藏》規劃指導委員會、編纂委員會、專家委員會人員名單據二〇一二年八月文化部、國家中醫藥管理局『關於成立《中華醫藏》規劃指導委員會、《中華醫藏》編纂委員會、《中華醫藏》專家委員會的通知』（文公共函〔二〇一二〕一五八五號）

《中華醫藏》規劃指導委員會　編纂委員會

專家委員會人員名單（二〇二二年）

規劃指導委員會

主任委員：胡和平　余艷紅　于文明
副主任委員：張　旭　熊遠明　王志勇
委　　員：馬秦臨　李　宏　陳彬斌　張志清　唐愛華　孫志誠　王新祥　王啓明
王小龍　張劍輝　羅　静　崔建民　王思成　劉群峰　李　昱　陳榕虎

規劃指導委員會辦公室

主　　任：陳彬斌　李　昱
副 主 任：張志清　陳榕虎
成　　員：湯　琳　邱　岳　賀曉路　李海燕　蕭永芝　王振國

編纂委員會

編纂委員會辦公室

主　任：張志清　唐旭東

副主任：湯　琳　邱　岳　蘇品紅　李海燕
蕭永芝　王振國　魏　崇

成　員（按姓氏筆畫排序）：
王　沛　王　鵬　王春燕　王映輝　王紅蕾　李　辰　李　兵　李　萌
李雨欣　李鴻濤　佟　琳　宋咏梅　范　磊　周　揚　洪　琰　陳　聰
陳廣坤　張　磊　張效霞　張偉娜　張愛芳　張豐聰　葛　政　賀曉路
楊照坤　趙文友　臧守虎　劉更生　儲戟農

專家委員會

顧　　問：傅熹年　丁　瑜　王　堯　安平秋

主任委員：周和平　李致忠　王永炎

副主任委員：曹洪欣

委　　員（按姓氏筆畫排序）：

于智敏　王　琦　王玉川　王旭東　王莒生　王振國　王國辰　石學敏

史金波　白化文　仝小林　邢玉瑞　朱良春　朱鳳瀚　伊廣謙　李大寧

李今庸　李秀明　李宗友　李經緯　李鴻濤　余瀛鰲　沈澍農　武繼彪

孟慶雲　胡曉峰　柳長華　段逸山　馬繼興　高文柱　陸廣莘　陳可冀

陳其廣　黄龍祥　崔　蒙　張如青　張志斌　張華敏　張瑞賢　張燦玾

萬　芳　董洪利　程毅中　焦振廉　楊成凱　楊金萍　裘　儉　甄　艷

路志正　趙京生　臧守虎　鄭金生　鄧鐵濤　魯兆麟　劉保延　劉時覺

諸國本　潘桂娟　薛清禄　錢超塵　嚴世芸　嚴季瀾

注：《中華醫藏》規劃指導委員會、編纂委員會、專家委員會人員名單據二〇二二年六月文化和旅游部、國家中醫藥管理局『關於調整《中華醫藏》規劃指導委員會、編纂委員會、專家委員會的通知』（文旅公共發〔二〇二二〕六八號）

前言

中醫藥是中華民族的偉大創造，是包括我國漢族和少數民族醫藥在内的各民族醫藥的統稱，具有悠久的歷史傳統、獨特的理論體系和豐富的技術方法，反映了中華民族對自然、生命、健康和疾病的認識，是我國獨具特色優勢的衛生、經濟、科技、文化和生態資源，具有科學和人文雙重屬性。中醫藥古籍承載着中華民族特有的精神價值、思想智慧和生命健康知識，蘊含着豐富而寶貴的原創思維、獨特理論和實踐經驗，是養生保健、防病治病理論與方法的寶藏，更是中醫藥科技創新和學術進步的源泉。發掘、整理、保護和利用中醫藥古籍，不僅是弘揚中華優秀傳統文化的重要舉措，也是傳承中醫藥學術精華、促進中醫藥原始創新的必由路徑。

毛澤東同志指出：『中國醫藥學是一個偉大的寶庫，應當努力發掘，加以提高。』在黨和政府的大力支持與推動下，我國持續開展了中醫藥古籍普查、整理和研究工作。1954年11月，《中共中央批轉中央文委黨組關於改進中醫工作問題的報告》中提出，『整理出版中醫書籍：出版中醫中藥書籍，包括整理、編輯和翻印古典的和近代的醫書』，係中央對中醫藥古籍工作的首次指示，對推動中醫藥古籍工作起到了重要作用。《1963—1972年科學技術發展規劃綱要》將『整理和注解歷代中醫名著』列爲工作任務，中醫藥古籍工作首次被納入國家規劃。爲落實全國《古籍整理出版規劃（1982—1990）》，自1982年起，原衛生部先後下達了二百餘種中醫藥古籍整理研究任務，整理出版了一批經典中醫藥古籍。2005年，財政部設立專項，實施了『中醫古籍搶救工程』。2010年，財政部支持國家中醫藥管理局實施公共衛生專項資金項目『中醫藥古籍保護與利用能力建設』，成果彙成《中國古醫籍整理叢書》陸續出版。同時，在有關部門的推動下，國家圖書館（國家古籍保護中心）、中國中醫科學院中醫藥信息研究所（全國中醫行業古籍保護中心）組織全國專家學者開展了大量調研工作，從一萬三千餘種中醫藥古籍中遴選古籍元典二千二百八十九種，初步形成了《中華醫藏》選目；在進行全國古籍普查的基礎上推進中醫藥古籍普查，編纂中醫藥古籍普查登記目録，進一步理清了中醫藥古籍的存世狀況。這些工作的開展，使得中醫藥古籍保護、整理和研究工作薪火相傳，延續至今。

習近平總書記指出，『中醫藥學是中國古代科學的瑰寶，也是打開中華文明寶庫的鑰匙』，强調要『切實把中醫藥這一祖先留給我們的寶貴財富繼承好、發展好、利用好』。黨的十八大以來，歷久而彌新的中醫藥學迎來了天時、地利、人和的歷史發展機遇，中醫藥古籍工作得到前所未有的重視和加强。2019年，《中共中央 國務院關於促進中醫藥傳承創新發展的意見》提出『挖掘和傳承中醫藥寶庫中的精華精髓。加强典籍研究利用，編撰《中華醫藏》』。2022年，中共中央辦公廳、國務院辦公廳印發的《關於推進新時代古籍工作的意見》，提出『梳理挖掘古典醫籍精華，推動中醫藥傳承創新發展，增進人民健康福祉』。系統總結、整理、挖掘中醫藥古籍資源，夯實中醫藥學進一步發展的理論基礎，促進中醫藥傳承創新發展，努力保障人民身心健康，增進社會福祉，成爲行業期待、社會所需和時代召喚。爲此，在全國古籍普查工作已取得重大成果的今天，去粗取精，去僞存真，將中醫藥古籍的元典和精華萃爲一編尤爲重要，是一項强固中醫藥傳承創新發展大厦基石的偉大工程。

2018年，財政部正式將《中華醫藏》列入『中華古籍保護計劃』立項資助，由文化和旅游部牽頭，國家中醫藥管理局組織推進，國家圖書館（國家古籍保護中心）、中國中醫科學院中醫藥信息研究所（全國中醫行業古籍保護中心）具體實施。全國二十八家單位、三十四個課題組、近千名專家學者參與，國内外二百餘家古籍館藏機構支持項目實施。

《中華醫藏》是集保存、研究、利用爲一體的中醫藥古籍再生性保護項目。萃取精華、呈現元典，與部次流别、提要鈎玄是這套大型叢書的兩項核心工作，同時致力於推動中醫藥古籍的學術研究與資源開放共享。一方面通過深入細緻的目録學研究和全面實地考察，收録涵蓋中醫藥經典著作、各學科領域源頭性與代表性著作、歷代醫藥名家名著等，所選版本力求最精，采用『編』『類』相結合的方式，集成編纂，以先進的技術手段影印出版，使得珍貴醫籍化身千百，分藏各地，用之當代，垂之後世，架起中醫藥古籍保護和利用的橋梁。另一方面通過『辨章學術，考鏡源流』，形成每一類目的『類序』和每一書目的『提要』，可以爲科學研究提供豐富的文獻基礎，爲文化、教育和相關産業提供系統便捷的研究資料，爲臨床實踐、養生保健提供寶貴的經驗，使後世學者能『即類求書，因書究學』，真正做到『人守其學，學守其書，書守其類』。

《中華醫藏》是國家重大文化工程，是中醫學傳承創新發展的基礎性學術巨著，也是盛世修典的重要體現。《中華醫藏》之『藏』是中國古代醫學典籍之『藏』，不僅是中醫藥古籍文獻的系統彙集和影印出版，更是嚴謹的學術研究和體系創新；既是對存世重要古典醫籍的集結彙總和分類編次，也是對中醫藥學術發展史的一次系統梳理，是歷代傳世醫藥文獻系統研究整理的最新成果。通過遴選編修、影印出版，引領具有版本價值、學術價值和臨床價值的珍貴典籍走出秘閣、服務社會，昭示先賢智慧，傳承醫統正脉，引導原始創新，保護原創權益，爲後世留下一座恢宏而實用的寶庫，意義和價值重大，必將爲加快構建中國特色、中國風格、中國氣派的中醫藥學科體系、學術體系和話語體系，爲中華文明的偉大復興做出更大的貢獻！

編纂一部賅括古今、薈萃百家、涵蓋各科，全面反映中醫藥學發展歷程和成就的大型醫學叢書，是幾代中醫藥學人的夢想。在《中華醫藏》的編纂過程中，全體同仁群策群力，同心同德，不畏艱難，奔走於全國各地，搜采秘本佳籍。同時，該項目得到了社會各界的廣泛支持，許多專家不顧年高事繁，事必躬親，爲項目實施建言獻策、保駕護航。值此《中華醫藏》出版之際，謹對財政部、文化和旅游部、國家中醫藥管理局、中國社會科學院等部委單位的大力支持、悉心指導，對社會各界的鼎力襄助、中醫藥行業同仁的辛勤付出致以崇高的敬意和衷心的感謝！

《中華醫藏》編纂委員會

二〇二二年十月十日

凡例

一、《中華醫藏》是『中華古籍保護計劃』的一項重大成果，由文化和旅游部牽頭，國家中醫藥管理局組織推進，國家圖書館（國家古籍保護中心）、中國中醫科學院中醫藥信息研究所（全國中醫行業古籍保護中心）具體實施。其編纂宗旨爲保護、傳承、整理、利用中醫藥古籍，着力推動中醫藥古籍的學術研究與資源開放共享，揭示中醫藥發展源流，推動中華傳統醫藥科技發展與文化守正創新。

二、《中華醫藏》選録歷代中醫藥經典醫籍，在選擇版本時注重珍稀孤罕善本和有藝術特色的繪刻佳本，共計二千二百八十九種，其中民族醫藥古籍二百二十四種。

三、選録範圍：

（一）寫印於1911年以前（含1911年）的中醫藥古籍，其中民族醫藥古籍年限適當後延；

（二）收録中醫藥古籍僅限紙質文獻；

（三）適當收録在國外寫印的、由中國人編撰的中醫藥著作；

（四）民族醫藥古籍僅爲用漢文或民族文字著述者；

（五）適當收録分散載於《道藏》等各類叢書、類書和文集中的醫、藥、養生論著。

四、選録原則：

（一）中醫藥經典著作及其注釋研究著作。原書已佚的經典著作，選擇最佳輯本；

（二）中醫藥各學科代表著作、源頭性著作；

（三）歷代醫藥名家名著；

（四）地區代表性醫藥著作，如地方本草、地方病專著等；

（五）具有民間特色的中醫藥著作，如鈴醫、草藥醫及行之有效的特殊療法等；

（六）歷代醫事制度、醫家傳略、醫史著作等。

五、本書選録中醫藥古籍儘量選取其存世（包括國内外）最早、最完好、刻印或抄録最佳的版本爲底本；選録之書版本殘損者，進行書版補佚。補配原則如下：

（一）選録古籍的同一版本。某些卷帙分藏數地，則通過補配合成完璧；

（二）補配時，在全面調研的基礎上，選定主體底本（主體底本應是同一版本的古籍中書品狀況最爲完好者），依據主體底本的殘損缺佚情況選擇該書同一版本的其他藏品進行補配，并注明殘損缺佚及補配的相關信息。

六、本書按分類編年法編排：

（一）全書設二級結構，第一級爲『編』，第二級爲『類』。全書分四編，具體如下：

第一編：醫經（内經、難經）、傷寒金匱、本草、養生、醫史；

第二編：藏象、運氣、病因病機、針灸推拿、經絡骨度、診法、方書；

第三編：通論、内科、外科、傷科、女科、兒科、温病、眼科、咽喉口齒、醫案醫話、叢書；

第四編：藏醫、蒙醫、維吾爾醫、傣醫、彝醫。

（二）類下具體書籍大致依照成書年排列；成書年不詳者，依據刊刻或抄録年排列；刊刻或抄録年不詳者，依據著者卒年或大致生活年代排列；著者卒年或大致生活年代亦不詳者，依據書籍著録版本大致年代排列。

七、爲體現全書『辨章學術，考鏡源流』的功用，在每類類名下設有類序，每書書名下設有内容簡介。各書書名和著者，大體按照卷端著録。各部分文字涉及异體字的，統一使用規範漢字。

《叢書卷》編纂人員名單

主　審：盛增秀　朱建平　臧守虎

主　編：江凌圳

副主編：莊愛文　高晶晶　李曉寅　丁立維

編　委（按姓氏筆畫排序）：

丁立維　王　英　毛偉波　石芹芹　朱建平

竹劍平　江凌圳　安　歡　李延華　李　健

李曉寅　余　凱　周　維　孟子蛟　胡　晶

莊愛文　高晶晶　陳秀琳　孫舒雯　崔一迪

《叢書卷》類序

『叢書』一詞最早見於唐代韓愈《剥啄行》『門以兩版，叢書於間』，意爲聚集書籍。而作爲書籍類别的叢書，亦稱叢刊、叢刻等，即根據一定目的和使用對象，將兩種或以上獨立成書的書籍在一個總名下彙編爲一書。常見含括多個類别的綜合性叢書和單一類别的專門性叢書。叢書之體始自齊梁，叢書之名始見於唐代《笠澤叢書》（名爲『叢書』，實爲雜文集）。現存最早的叢書一般認爲是南宋嘉泰二年（1202）俞鼎孫、俞經的《儒學警悟》，惜其流傳不廣。

醫學類叢書屬於專門性叢書。現存最早的醫學類叢書爲南宋楊士瀛所撰《新刊仁齋直指》，含子書四種，包括《新刊仁齋直指附遺方論》《新刊醫脉真經》《新刊傷寒類書活人總括》《新刊仁齋直指小兒附遺方論》，該叢書總書名與子書《新刊仁齋直指》相同，係以子書名代叢書總書名。

最早見於書目著録的醫學類叢書爲元代杜思敬輯《濟生拔粹》，又名《濟生拔粹方》，選取金元時期張元素及其弟子、門人等名家醫籍十九種，擇其尤切用者，節而録之，門分類析，有論有方，雖爲節本，但對傳播、保存以及校訂金元醫籍等方面均有重要的意義，極具文獻學價值。

隨着學術的發展、印刷術的普及，明代整理、輯録叢書較多，在編纂、刊印方面取得了相當成就。醫學類叢書常見兩種類型，一是個人或家族對醫籍的彙纂，如《汪石山醫書》《景岳全書》；一是藏書家、刻書家對不同醫籍的彙刊，如胡文焕《醫家萃覽》、余象斗《必用醫學須知》。

清代是醫學叢書編纂的繁榮時期，數量逾百種，遠超前代之和。有名醫撰著，如陳念祖《南雅堂醫書全集》、王士雄《潛齋醫書五種》等；有藏書家編輯，如葉志詵《漢陽葉氏叢刻》、丁丙《當歸草堂醫學叢書》；還有官方編纂醫學叢書，如太醫院編《脉學本草醫方全書》。

民國時期，叢書又有新的發展，出現了影響深远的大型綜合性叢書，如《四部叢刊》《四部備要》等。此外，叢書編纂突破四部分類體系，如《叢書集成》以實用與罕見爲標準，分爲十大類。在此影響下，醫學叢書的編纂亦層出不窮。著名的有裘慶元編《三三醫書》，收録《温熱逢源》等九十九種醫書；錢季寅輯《影印古本醫學叢書》，收録《古本難經闡注》等十種；國醫書局輯《國醫小叢書》，收録《時疫白喉捷要》等三十四種；曹炳章輯《中國醫學大成》，收輯

《靈樞識》等一百三十餘種；裘慶元輯《珍本醫書集成》，收録《内經素問校義》等九十種；陳存仁輯《皇漢醫學叢書》，收録《素問識》等七十二種。皆具内容豐富、類别多樣的特點，對於醫籍的傳播和保存起到了極大的作用。

經過歷代叢書的編纂，中醫古籍大部分被收入醫學叢書，中醫古籍目前流傳的版本也以叢書居多。編纂刊布醫學叢書，對於醫家專人、醫學專題、地方性醫學的研究，保存醫學文獻，尤其是一些篇幅較短小、容易散佚的文獻，具有十分重要的作用。故清代張之洞《書目答問》謂：『叢書最便學者，爲其一部之中，可該群籍，搜殘存佚，爲功尤巨，欲多讀古書，非買叢書不可。』

醫學叢書類目始創於日本高島久也、岡田昌春合編的《躋壽館醫籍備考》，此後《中國醫學書目》《南京國學圖書館書目》皆仿之，專門著録醫學叢書。《中國中醫古籍總目》著録中醫叢書類古籍二百零六種，《新編中國中醫古籍總目》著録中醫叢書類古籍二百五十種。若計入民國時期的文獻，則有三百種之多。這些叢書對保存、整理、研究、傳承中醫學術發揮了重要作用。

《中華醫藏·第三編·叢書卷》收録二十七種代表性醫學類叢書。其中收録最多的爲一人自撰或據前人著述輯録的叢書，如明代王肯堂《證治準繩》，先成《雜病證治準繩》并附以《類方》，後續成《傷寒證治準繩》《幼科證治準繩》《女科證治準繩》《瘍醫準繩》四種，後世稱《六科證治準繩》；明代張三錫纂《醫學準繩六要》，含《經絡考》《四診法》《病機部》《運氣略》《本草選》《治法彙》六種；明代盧復輯《芷園醫種》，含《醫種子》四種、《芷園臆草》五種；清代沈明宗編注《醫徵》，含《金匱要略編注》《傷寒六經纂注》《温熱病論》《虛勞内傷》《女科附翼》子書五種，附録《客窗偶談》一種；清代蔡貽績輯《醫學四要》，含《醫學指要》《醫會元要》《傷寒温疫抉要》《内傷集要》四種；清代李守永删訂《司命秘笈》，含《龍宫三十禁方》《華祖青囊外症十方》《枕中秘要》三種傳説與孫思邈有關的醫書。另如《證治大還》《沈氏尊生書》《鄭氏彤園醫書》《聊復集》《齊氏醫書四種》《醫學切要全集》《醫學六種》等等。尤重名家名著稿抄本，如《泉唐沈氏醫書九種》《田晋蕃醫書七種》《正誼堂醫書九種》《連自華醫書十五種》等，其中《田晋蕃醫書七種》收録的《中西醫辨》爲中西醫結合早期經典之作。有兩人以上的名家醫著合刻叢書，如明代何柬編撰的《醫學統宗》，含子書七種，其中何柬自撰者三種，校補滑壽所著醫書三種。有學術流派、地方醫學類叢書，如清代陳嘉璴輯《醫學粹精》，除陳氏自撰之書，還收録明代有學術傳承關係的周之幹、查萬合、胡慎柔之書；清代楊乘六《己任編》，輯評明末清初醫家高鼓峰、吕留良、董廢翁三家四部醫書彙集之編；《盤珠集》，含嚴潔、施雯、洪煒三人或獨撰或合撰的五種。有官修綜合性醫學叢書，如乾隆年間組織太醫院院判編纂的官修綜合類叢書《御纂醫宗金鑑》，收録十五種醫籍。另外，《中華醫藏·第三編·叢書卷》包含了部分全書，如明代彭用光《體仁彙編》，有論有方，卷號連續，并無子書之名；張介賓《景岳全書》六十四卷，全書分爲十六種，内容不重複，卷序連續；陳澈《雪潭居醫約》取張介賓《類經》、王肯堂《證治準繩》、繆希雍《神農本草經疏》等書之精要，參以自身醫案，編輯成書，是一部内容豐富的綜合性醫書；清代程文囿《醫述》十六卷，編纂思想統一，卷次連續，但又各有主題，書中引録甚多，所輯古今醫書三百二十餘種，經史子集四十餘種。

需要説明的是，部分所收叢書有缺子書、缺卷、缺葉者，如有同一版本儘量配補。其中清代汪啓賢、汪啓聖選注《濟世全書》，本藏從他館補配三種，收齊二十七種子書，首次成爲完書。《新刊仁齋直指》《濟生拔粹》《古今醫統正脉全書》等代表性醫學類叢書的子書計劃收入《中華醫藏》其他類目者，《叢書卷》不再重複收録。

《中華醫藏·第三编·叢書卷》收録代表性醫學類叢書共二十七種，按成書時間先後，依次爲：《體仁彙編》（全二册）、《醫學統宗》（全一册）、《證治準繩》（全二十四册）、《醫學準繩六要》（全七册）、《芷園醫種》（全二册）、《雪潭居醫約》（全三册）、《景岳全書》（全十册）、《濟世全書》（全八册）、《醫徵》（全三册）、《醫學粹精》（全一册）、《證治大還》（全六册）、《己任編》（全一册）、《御纂醫宗金鑑》（全十六册）、《盤珠集》（全三册）、《沈氏尊生書》（全八册）、《鄭氏彤園醫書》（全四册）、《聊復集》（全一册）、《醫學四要》（全三册）、《醫述》（全六册）、《齊氏醫書四種》（全四册）、《醫學切要全集》（全二册）、《醫學六種》（全二册）、《司命秘笈》（全一册）、《泉唐沈氏醫書九種》（全二册）、《田晋蕃醫書七種》（全六册）、《正誼堂醫書九種》（全一册）、《連自華醫書十五種》（全三册）。因卷次繁多，體量巨大，爲方便讀者使用，現將《叢書卷》所收二十七種叢書單獨出版。

江凌圳

二〇二四年四月

總目録

第一册

第二册

第三册

序

周禮醫師一職隸諸天官亦以保合太和調理元氣醫之為道至大義至精也顧自苗父俞柎而後醫書汗牛充棟而世俗射利之夫因各挾其一知半解以冀中於

醫學四要十八卷

（清）蔡貽績 輯　清道光三年（1823）翰墨園刻本

醫學指要卷一

楚攸蔡貽績乃菴氏手輯

男謀祺維祚
姪謀烈丕揚 訂字

臟腑系屬圖說

臟腑內景各有區別故咽喉二竅同在一脘異途施化喉在前主出咽在後主吞喉系堅空連接肺本爲氣息之路呼吸出入下通心肝之竅以激諸脈行氣之要道以行肌表臟腑者也咽系柔空下接胃本爲飲食之路水穀同下併歸胃中乃糧運之關津以司六腑之出納者也二道並行各不相犯盖飲食必歷氣口而下氣

第一册目録

（清）蔡貽績　輯

醫學四要十八卷（一）

清道光三年（1823）翰墨園刻本

醫學四要十八卷

清蔡貽績輯，清道光三年（1823）翰墨園刻本。

蔡貽績（約1752—1823後），字乃菴，攸縣（今湖南株洲）人。清代醫家。三十歲左右補弟子員後，即無意於功名，殫心醫學。除《醫學四要》外，另著有《四書詮考彙抄》《石經考正》《歷代帝王詩賦會紀》《歷代書畫綜覽》，未見刊行。

此集於嘉慶十七年至道光三年（1812—1823）陸續輯成付梓，含《醫學指要》六卷、《傷寒温疫抉要》五卷、《醫會元要》一卷、《内傷集要》六卷，共四種十八卷，是一部針對脉學、經絡、外感、内傷的專題性叢書。

《中華醫藏》影印底本原書版框：《醫學指要》《傷寒温疫抉要》《内傷集要》高十五厘米，寬十點一厘米；《醫會元要》高十五點八厘米，寬十點五厘米，現藏中國中醫科學院圖書館。其中《醫學指要》卷五缺葉五十六。

（高晶晶）

松月山房

醫學指要

卷一

總目內景　水火命讓
經絡骨度　乙癸諸氣
脏腑營衛　化源救本
經脉別筋　求源心腎
先天後天　陰陽運氣

楚攸蔡乃菴手輯

醫學四要

醫學指要　瘟疫抉要

內傷集要　醫會元要

嘉慶壬申年鐫

楚攸蔡乃菴手輯

醫學指要

翰墨園梓

序

周禮醫師一職隸諸天官亦以保合太和調理元氣醫之為道至大義至精也頋自苗父俞柎而後醫書汗牛充棟而世俗射利之夫因各挾其一知半解以冀中於

萬一乃菴先生品學純粹為攸邑名諸
生因以其讀書之餘講求岐黄之術平日
拯患救難本諸聖賢濟物利人之心故
其保全者甚多松於辛未夏相識武岡
館舍脈理精蘊揔以明乎虛實為要松

謹佩為不易之理因將曩時粗學大概
就正半載謬承　先生朝夕指畫即出
所纂醫學指要一書示教益知　先生
之折肱於茲者乃得理學之真傳並非
世俗凡醫所能窺門牆而升堂奧也語

曰上醫醫國其次醫人如 先生之理道淹通而仁心為質者其醫人矣乎又豈僅醫人矣乎

旹

嘉慶壬申年小春後學賀松齡友喬氏謹

識

序

人身一小天地也天有五運六氣之殊地有四方燥濕剛柔之異人有稟賦厚薄强弱之分故或感天時而病或觸地氣而病或緣七情而病致病之由不一而莫不各有所因業醫者非洞悉乎天時地氣人事之理安能

審表裏寒熱虛實之辨此和緩之不世出而岐軒之傳罕能窺其祕也壬中歲予秉篆長沙幕中沈君春庭與攸邑蔡君乃菴交契往來欵洽予因得晤蔡君接挹之頃藹然和靄溢於眉宇知其蘊蓄者深矣春庭謂予曰蔡君天姿英敏學博才贍壯歲困於

場屋不得出所學以利濟斯世益潛心於四子之書以窮理盡性研經之暇旁及於岐軒諸書所著有四書彙抄醫學指要予心誌之嗣蔡君以二書進質予反覆玩味講義闡幽顯微集諸家之説使聖賢經旨程朱註釋昭如日星時復自出心得多所發明

其醫學一編上二卷詳臟腑經絡骨度内外相因之理中二卷明脉訣體象主病兼病集各家要旨末二卷渾舉病証治法并傷寒婦女小兒脉要雖不知醫者覽是書而病情胗治之方燦若列眉嗚呼自靈素以來方書無慮汗牛充棟顧靈素之旨奧非膚

學所能窺而百家之說繁恐目力有
不及於長沙河間東垣丹溪外時獲
善本但其中不無堅持臆見互相牴
牾入主出奴以致後學不得其要領
臨證眩惑蔡君惟於天人性命之理
一以貫之故能折衷羣書斟酌盡善
而於人身之血氣陰陽順逆盛衰了

然於心又何表裏寒熱虚實之不立辨也欵持此以胗百病無不隨手而愈人謂蔡君技進乎道而不知蔡君之以理學為醫學也講義卷軸浩繁待梓行世是書予與同寅陳顧廬顧南垣羊亦星趣令付刊以公諸世俾後之業醫者得所程式以拯生人之

疾厄躋斯民於仁壽其利濟曷有既耶抑予聞范文正公以不得爲良相願爲良醫自期誠謂調燮陰陽參贊天地醫之治人與相之治國等是蔡君雖不獲策名筮仕亦何異於相之宏化寅亮也哉茲因剞劂成帙披閱之下書此以弁其端並質之沈君其

首肯予言否

嘉慶壬申小春月

授奉政大夫知湖南澧州直隸州年

家同學弟周如岡拜題

敘

醫道有相道爲何言之相以燮理陰陽醫以關係性命其事則異其理則同均須握要以圖始足稱良者也乃菴蔡君南楚攸邑

名諸生辛未夏余之任技藝相遇於都梁署中縱談三日夜歡若平生始知其品醇其學富案頭著有四書彙鈔一部甫卒業義理淵邃當必不脛而

芝繼復出其所著醫學指要一編余及復卒讀言簡意該於所指人身臟腑經絡骨度脉原脉象主病兼病以及婦科幼科諸要旨發前人所

未發實後學之津梁余不知醫讀是編而已覺了然於心目矣蔡君誠齋相道於醫道中也偶執是編以成相業亦謹曰不宜昨年同人以是編授梓問

序於余余不敢以不文辭
漫書數言以弁其首
嘉慶十有七年歲次壬
申小春滇南愚弟羊拱
辰頓首拜序

序

許允宗云古之上醫要在
視脉病乃可識而視脉必
先理明黃庭堅詩治病不
蘄三折肱以此知扁鵲秦

和非漫言神存心手間也蔡君乃菴湛深經術為楚南名諸生余初奉命来楚抵省會輙為同寅稱道不置旋於幕友王仁山家觀

所著四書詮考彙鈔一洗
從前堅僻之說而入深出
顯典制亦較詳覈尤為後
學津梁余既覽其書因列
序卷前嗣是簿書鞅掌中

閱數年今冬来省復出所著醫學指要。問序於余曰前講義得椽筆以垂不朽惜浩繁難猝授梓此書付鐫非藉名言而勿傳嗟乎

乃菴醫道既親見其為良
矣惟本理學為醫學自非
望色聽聲者所能希其萬
一茲幸同寅周井叔陳顧
盧羊亦星張石泉施怡齋

表彰而鐫傳之庶使留心
醫學者奉此書為圭臬如
親皇甫先生之面命有以
濟斯世而同登壽域焉爾
旹一

嘉慶壬申小春月金陵愚

弟顧烺忻拜撰

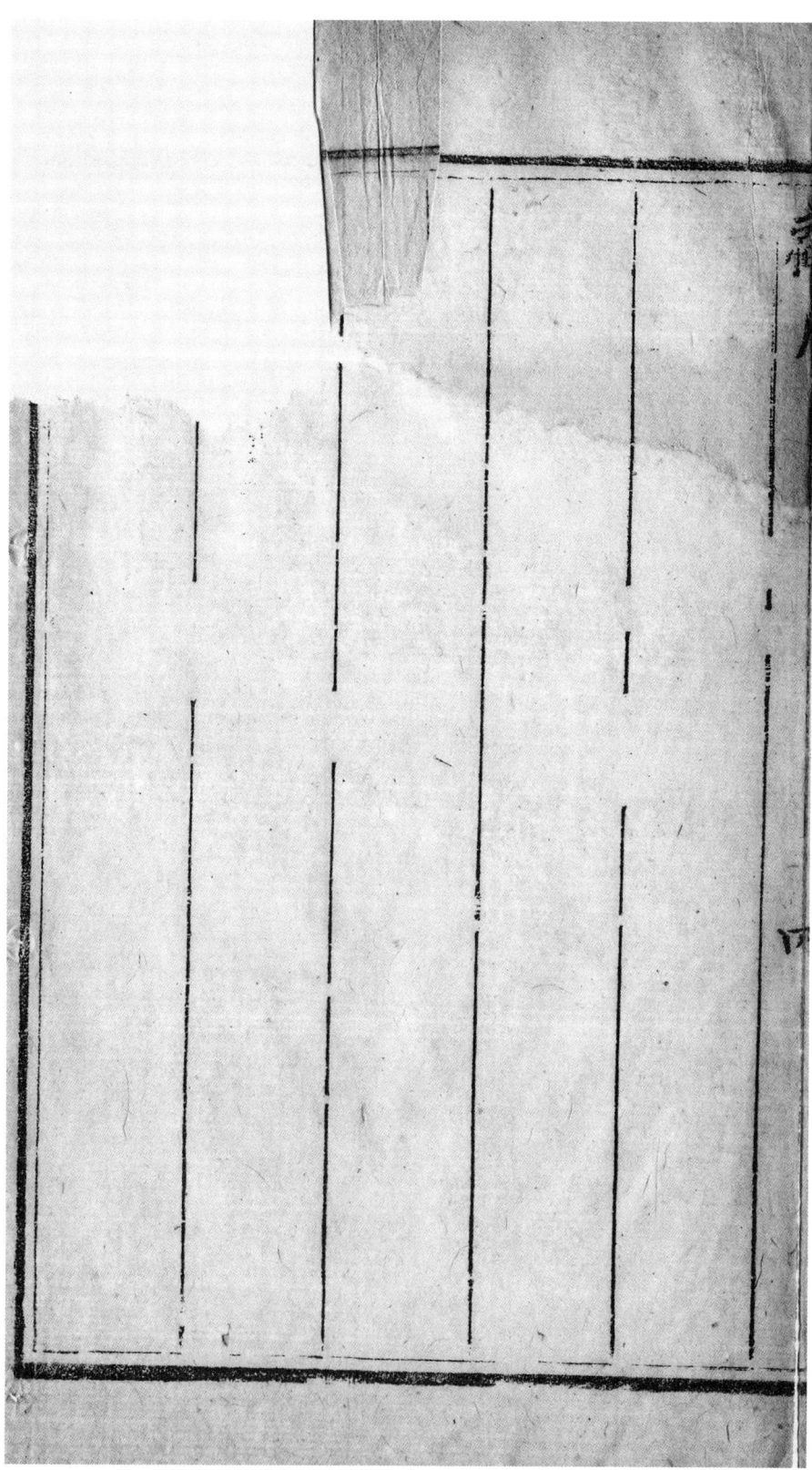

序

醫之為言意也必求其意之所在而後得其用意之所憑病在於臟腑不可得而見審於聲色形氣之間差之毫釐謬以千里又何從識病者之源進鍼砭而扶膏肓也夫不明脈不可以言醫不明理不可以言脈而非善

讀書又不能明理乃菴蔡君爲湘南名宿壯歲困於場屋不得志所纂有四書詮攷彙鈔數典精詳便於攷核而集諸氏之輿義閒出己見以定其指歸瀟湘文物之地不少明於理學者求如乃菴之沉酣淹博殆亦不可多得顧其生平弱而多病後遂由儒

習醫研求要道折肱於茲凡諸戚好
有棘手之症求其胗治無不應手而
瘥遂舉其得力之處著為醫學指要
一書藏之巾笥久矣予守土龍邑即
耳其名己巳歲移篆湘西始得與乃
菴握手明年升任都梁延來官舍朝
夕與處深悉其為人孝友正直可佩

可欽嗣乃菴以事辭歸予依依不忍捨去嘗爲余言其兄嫂節孝而其姪早世殊爲憾事余作傳表之嗚呼理莫重於倫常若乃菴者明理如是豈獨以明醫重乎頃余嘗謂病者不得已而求醫醫者又莫識其病之所從生妄爲猜測功歸於己過任於天甚

可嘆也乃菴舉數十年之閱歷筆而
成書疏其所見之理發乎醫闡其名
醫之蘊神乎脈知醫者得所參考可
無歧途之虞不知醫者亦藉以粗識
脈理與夫經絡内外之相因而不為
庸庸者所誤也功亦鉅哉所著四書
詮攷彙鈔卷軸浩繁刻難竣事是編

則卷軸無多而閱者燎如指掌余亟慫恿付梓書成乃菴在省作札問序於余余曰乃菴以理學爲醫學其爲名醫也何待言讀其書而識其精神之所寄醫特其一端也然非乃菴之明理何能明醫非乃菴之善讀書又何能明理范文正等爲醫於爲相是

亦仁術也哉囘弁數言以表作書之
意並乃菴生平及與余相交莫逆之
由鄭緘以寄之是爲序
嘉慶十七年歲次壬申孟冬月既望
之二日
誥授奉直大夫知湖南寶慶府武岡州事
同學弟陳佐拜撰

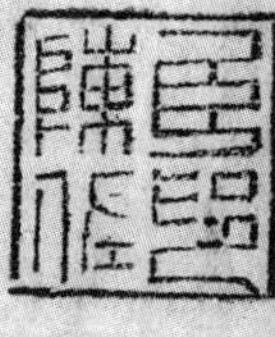

自序

醫之所係重矣哉其道至鉅其理至微不求其要則茫然莫識指歸甚矣要之不可不講也顧要之爲言一也非由萬何以會於一要之爲言約也非由博何以反乎約此而欲得其要不綦難哉予薄植多病由稺而冠而

壯其瀕於危殆者屢矣幸賴茶陵
陳嫺丈學周先生精於岐黄多方調理
均荷安痊並力勸學醫傳受脈法予
補弟子員後無意功名遂殫心於醫
學研究真諦博採良方閱今三十年
於兹矣竊見病有内傷外感之殊罔
非本諸臟腑驗諸形骸表裏陰陽盡

見於脉而脉之要不越虚實兩端爰
舉體驗所及輯成醫學指要一編盖
欲詳究脈理之精蘊實於臟腑經絡
内外相因惟能明乎虛實所在則診
治始得其要也邇來得閲賀鴻磐先
生所纂圖註臨安沈希文先生所録
傳本悉與管見相符合頗有相長之

益己巳夏於湘西署中得謁見陳刺史自愧菲材猥蒙青顧雲天高誼出人意表越明年榮陞都梁奉命相隨遂得與其弟　喜人八兄暨學友賀雲岡大兄朝夕講求於脉理治法之要卓乎若得其指歸因舉是編重爲參訂將欲質同志而未果刺

史見而悦之慨然趣爲付梓諸同志亦踴躍以襄厥成噫前人醫家言汗牛充棟予豈敢以是編爲後學之津梁哉亦何敢以此舉爲射利之具哉惟願從事於醫者咸知其理微其道鉅於脉理病源悉綜其要而無泛騖寡當之弊是則予之素志也夫刺史

名佐字顧廬西江望族仕楚有年多
政聲生平樂與人善是編出以問世
倘邀世之士君子謬加許可則刺史
之功居多
嘉慶十七年壬申歲小春既望二日
蔡貽績乃菴氏自識

醫學指要總目

卷三

卷四

卷五

卷六

醫學指要

凡例

一是書本欲詳究脈要必先列其臟腑經絡者明乎脈之原也必渾舉其按証施治者推其脈之用也

一是書所列內傷外感証治亦惟使知切求脈要非爲處方用藥而然也所以不詳及各色名目以古書班班可攷玆固不煩贅述焉

一是書傷寒脈証互舉以其証變百出而陰陽寒熱眞假以及類証危証總於脈之虛實辨之而已至其逐種名目亦可詳稽古書觀者幸勿以掛一漏萬譏之也

一是書婦科惟舉其調經胎產以婦人所重在是而脈之要所當急講也

一是書幼科惟舉其內傷外感能明乎脈證之要則從前紕繆不辨自明至痘疹之脉證尤當求其要也故並詳之

一是書參伍錯綜無非窮究脈要諸凡精義奧旨概不加連圈而祇用單圈欲使便於流覽庶不至以文害辭以辭害意云爾

一是書於臟腑經絡以及骨度證治凡屬一篇之主則用□以爲記若其節目則用丨以爲記使知綱舉目張無或混淆惟脈則用△以爲記蓋明其指歸之獨重也觀者別之

醫學指要卷一

楚攸蔡貽績乃菴氏手輯

男謀祺維祚
姪謀烈玉揚
訂字

臟腑系屬圖說

臟腑內景各有區别故咽喉二竅同在一脘異途施化喉在前主出咽在後主吞喉系堅空連接肺本爲氣息之路呼吸出入下通心肝之竅以激諸脈行氣之要道以行肌表臟腑者也咽系柔空下接胃本爲飲食之路水穀同下併歸胃中乃糧運之關津以司六腑之出納者也二道並行各不相犯蓋飲食必歷氣口而下氣

口有一會厭當飲食方咽會厭即垂厥口乃閼故水穀下咽咽不犯喉若言語呼吸則會厭開張故嘗食言語則水穀乘氣送入喉脘遂嗆而咳矣喉下爲肺兩葉白瑩謂之華蓋以覆諸臟虛如蜂窠下無透竅故吸之則滿呼之則虛一呼一吸本之有源無有窮也乃清濁之交運人身之橐籥肺之下爲心心有系絡上係於肺下乃灌注其象尖長而圓其色赤其中竅數多寡不同上通於舌下無透竅心之下有心包絡即膻中也象如仰盂心即居於其中九重端拱寂然不動凡脾胃肝膽兩腎膀胱各有一系繫於包絡之旁以通於心此間有宗氣積於胸中出於喉嚨以貫心脈而行呼吸即如霧者是也如外邪干犯則犯包絡心不能犯犯即死矣

此下有膈膜與脊脇周迴相著遮蔽濁氣使不得上熏心肺膈膜之下有肝肝有獨葉者有二三葉者其系亦上絡於心包爲血之海上通於目下亦無竅肝短葉中有膽附焉膽有汁藏而不瀉此喉之一竅也施氣運化熏蒸流行以成脈絡者如此咽至胃長一尺六寸通謂之咽門咽下是膈膜膈膜之下有胃盛受飲食而腐熟之其左有脾與胃同膜而附其上色如馬肝赤紫形如刀鐮聞聲則動動則磨胃食乃消化胃之左有小腸後附脊膂左環迴周疊橫其注於迴腸者外附臍上共盤十六曲右有大腸即迴腸當臍左迴周疊積而下亦盤十六曲廣腸附脊以受迴腸左環疊積下辟乃出滓穢之路廣腸左側爲膀胱乃津液之府五味入胃其

津旋上升精者化爲血脈以成骨髓津液之餘流入下部得三焦之氣施化小腸滲出膀胱滲入而還便注洩矣凡胃中腐熟水穀其精氣自胃口之上口曰賁門傳於肺肺播於諸臟其滓穢自胃之下口曰幽門傳於小腸至小腸下口曰闌門泌别其汁精者滲出小腸而滲入膀胱滓穢之物則轉入大腸膀胱赤白瑩淨上無所入之竅止有下口其出其入全假三焦之氣化施行氣不能化則關格不通而爲病如入氣不化則水歸大腸而泄瀉出氣不化則閉塞下竅而爲癃腫矣此咽之一竅資生氣血轉化糟粕而出入者如此三焦者上焦如霧中焦如漚下焦如瀆有名無形主持諸氣以象三才故呼吸升降水穀腐熟皆待此通達與命門相爲

表裏上焦出於[illegible]口並咽以上貫膈而布胸中走腋循太陰之分而行傳胃中穀味之精氣於肺肺播於諸脈即膻中氣海所留宗氣是也中焦在中脘不上不下主腐熟水穀泌糟粕蒸津液化其精微上注於肺脈乃化爲血液以奉生身即腎中動氣非有非無如漚花泡影是也下焦如瀆其氣起於胃下脘別廻腸注於膀胱主出而不納即州都之官氣化則能出者下焦化之也腎有二精所舍也生於脊膂十四椎下兩旁相去各一寸五分形如豇豆相並而曲附於脊外有黃脂包褁裏白外黑各有帶二条上條繫於心包下條繫屏翳穴後趣脊骨兩腎一屬陰一屬陽命門即在兩腎各一寸五分之間當一身之中經曰七節之旁有小星是也名

曰命門是爲眞君主乃一身之太極兩腎以爲安宅也其右旁有一小竅即三焦之竅穴也三焦是其臣使之官禀命而行周流於五臟六腑之間而不息名曰相火此先天無形之火與後天有形之心火不同其左旁有一小竅乃眞陰眞水氣也亦無形上行脊至腦爲髓海泌其津液注之於脈以榮四肢內注五臟六腑以應刻數隨相火而潛行於周身與兩腎所主後天有形之水不同但命門無形之火在兩腎有形之中爲黃庭故曰五臟之眞惟腎爲根人之初生受胎始於任之兆惟命門之一點先具而後有腎則與命門合二數備是以腎有兩岐而命門居於其中也由是肝心脾肺相繼而生五臟成而百骸備矣可見命門眞火者立命之本

爲十二經之主腎無此則無以作強而技巧不出矣膀胱無此則三焦之氣不化而水道不行矣脾胃無此則不能蒸腐水穀而五味不出矣肝膽無此則將軍無決斷而謀慮不出矣大小腸無此則變化不行而二便閉矣心無此則神明昏而萬事不能應矣夫旣爲立命之門則此火乃人身之至寶而世人不知保養此火醫者不知溫養此火是安望其有生氣也然命門之火乃水中之火相依而永不相離也火之有餘緣眞水之不足也毫不敢去火只補水以配火壯水之主以鎭陽光火之不足因見水之有餘也亦不必瀉水就於水中補火益火之源以消陰翳是爲同氣相求斯易以入也今之醫者知風寒暑濕之爲客氣而漫不加意於主氣

何也。即有言固土氣者，亦專以脾胃爲一身之主。焉知坤土爲離火所生，而艮土又爲坎水所生也。吾知爲仙爲佛，不過克全此火而歸之耳。

改正內景之圖

心系七節七節之傍中有小心以腎系十四椎下由下而上亦七節

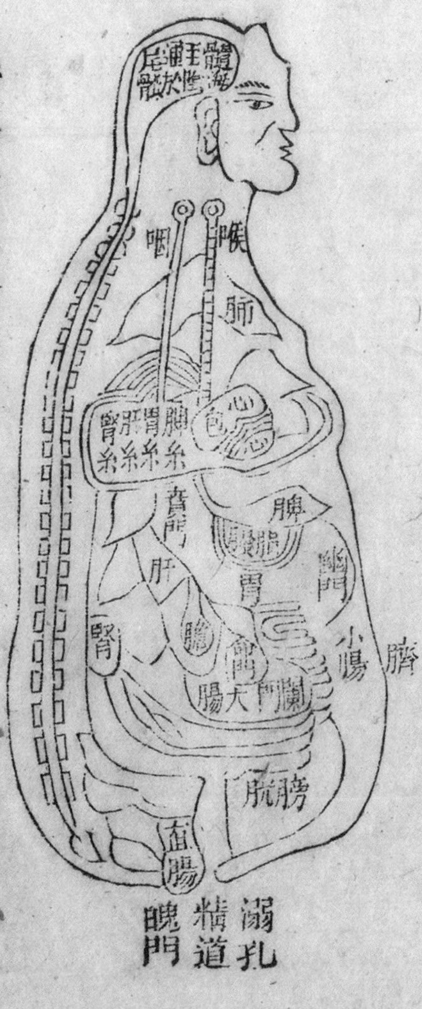

衝任皆起於胞中而上行於背裏爲子宮也爲男子藏精之所惟女子於此受孕因名爲胞舊圖有精道循脊背過肚門且無子宮命門之象皆誤也今改正之

三焦圖

三焦者決瀆之官水道出焉是經少血多氣

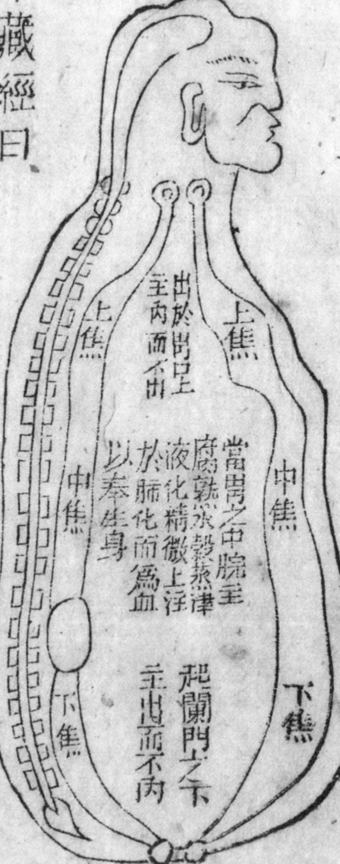

上焦
上焦
出於胃口上主內而不出
中焦
中焦
當胃之中脘主腐熟水穀蒸津液化精微上注於肺化而為血以奉生身
下焦
下焦
起闌門之下主出而不內

中藏經曰三焦者人之三元之氣也主升降出入統領五藏六府營衛經絡內外左右上下之氣三焦通則內外左右上下皆通其於周身灌體和內調外營左養右導上宣下號曰中清之府莫大於此也形色最赤總護諸陽非無狀而空有名者也

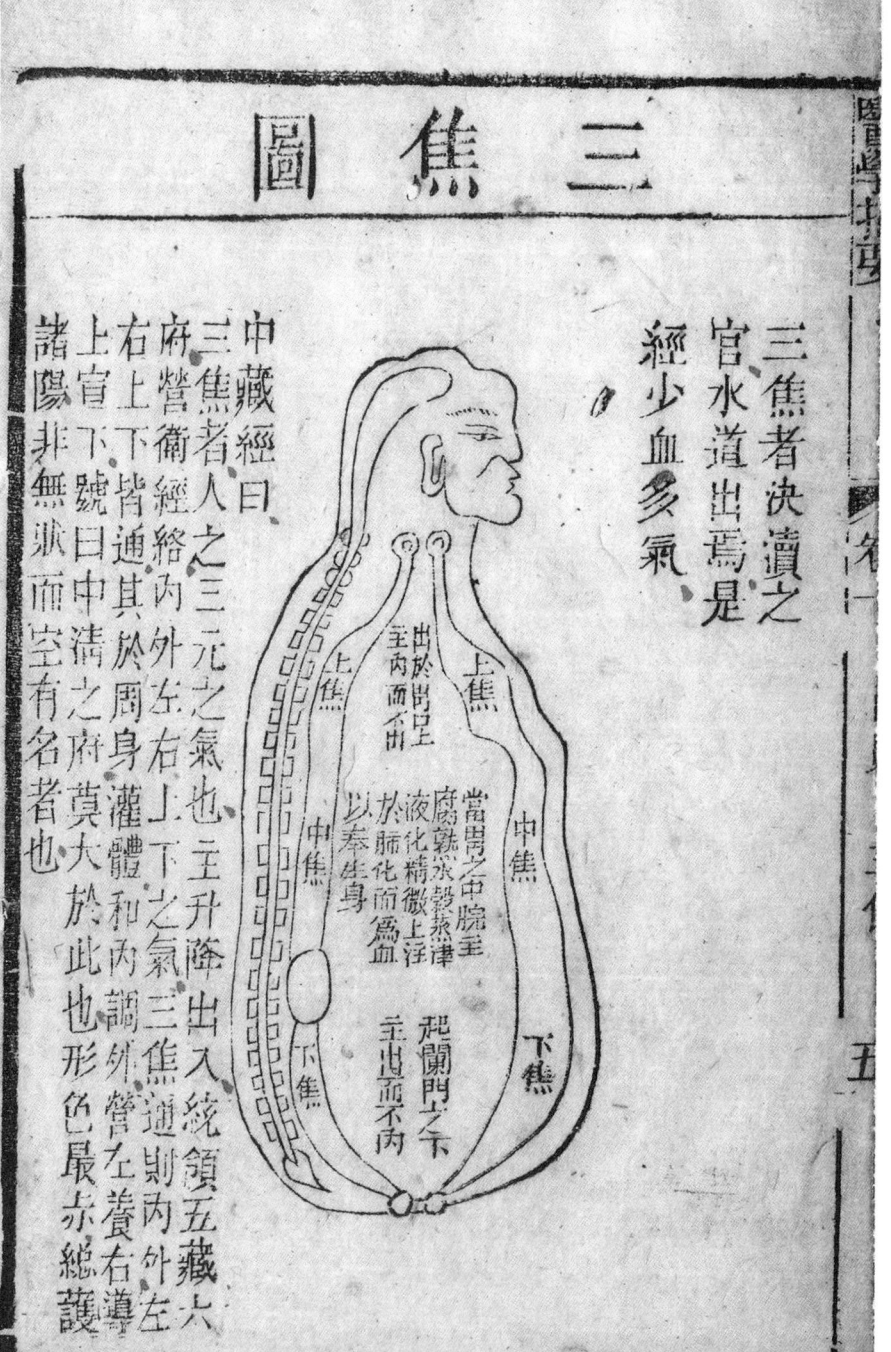

䪼音拙目下
頄音葵

經絡貫通說

臟腑經絡與周身相貫通故視其外應各得其本乎內者之所由矣如頭面者六陽脈之會也足太陽膀胱之經脈上額交巔入絡腦其經筋一結於完骨一結於枕骨手太陽小腸之經脈別頰上䪼外絡顴其經筋上結於完骨下結於頷間足陽明胃之經脈從頰車循髮際至額顱其絡脈絡於頭項其經筋合於頄足少陽膽之經脈上頭角抵䪼下加頰車其經筋上額角交巔上下走於頷上結於頄手少陽三焦之經脈至䪼交頰其經別別於巔其經筋當曲頰手陽明大腸之經脈上頸貫頰其絡脈上曲頰其經筋上頰結於頄上左角絡頭下右頷此六陽脈之循於頭面者也手足

陰脈惟腎之經筋結於枕骨肝之支脈從目系下頰裏肝之經脈
從目系上頭額與督脈會於巔蓋督脈亦上額交巔入絡腦也枕
骨之脈凡三陽維經脈入髮際循枕骨腎之經脈結於枕骨膀胱
之經筋亦結於枕骨完骨之脈凡二膀胱之經筋結於完骨小腸
之經筋亦結於完骨巔之脈凡五膀胱之經脈交於巔三焦之經
脈別於巔肝與督脈會於巔膽之經脈交於巔上額之脈亦五督
脈同膀胱上於額肝脈出於額胃脈至於額顱膽脈上於額角眉
屬此二經而眉心目闕應肺頰之脈凡四小腸之經脈別於頰大
腸之經脈貫於頰肝之經脈下於頰三焦之經脈交於頰曲頰之
脈凡二三焦之經脈當曲頰大腸之經脈上曲頰頰車之脈亦二

胃之經脈，循頰車，膽之經脈，加頰車。頔（切抽）之脈凡三，小腸之經脈上於頔，三焦之經脈，至於頔，膽之經脈，抵於頔。頯之筋凡四，胃之經筋，合於頄，膽之經筋，結於頄，大腸結頄，陽維入頄（音揆求同）。頯之筋凡三，小腸之經筋，結於頷，大腸之經筋，下右頷，膽之經筋，下走頷，出頤頷中。頤之脈凡二，胃之經脈，循於頤後，膽之經筋，出於頤中。頭腦之脈凡四，膀胱與督脈，絡於腦，胃之絡脈，大腸之經筋，絡於頭，而小腸一脈，獨絡於顴也。髮際之脈凡二，胃之經脈，循於額前，陽維之經脈，入於腦後。面之脈凡四，任之經脈，循於面，心之絡脈出於面，膽之經別，散於面，陽明之脈，營於面。耳目之脈，内經曰，耳者，宗脈之所聚也。宗脈者，百脈一宗，肺所主也。百脈之血氣，水穀

所生胃所主也故胃中空則宗脈虛虛則耳鳴膽之經脈起於目
銳眥上抵頭角下耳後從耳後入耳中出走耳前至目銳眥三焦
之經脈繫耳後出耳上角其支者從耳後入耳中走出耳前亦至
目銳眥蓋耳目之上下前後惟手足少陽之經脈往來爲多胃之
經脈出耳前包絡經別出耳後膀胱經脈至耳上角小腸支脈入
於耳中大腸之經脈入耳合於宗脈目者亦宗脈之所聚也膀胱
之經脈起於目內眥其經筋爲目上綱胃之經別繫目系其經筋
爲目下綱膽之經脈起目銳眥其經別繫目系其經筋結於目眥
爲外維小腸三焦之支脈并至目銳眥其經筋皆屬目外眥心之
經脈繫目系入合目內眥肝之經脈連目系督脈起目眥蹻脈屬目

内眥。任脈入目下而絡承泣。口鼻之脈。内經曰口鼻者氣之門戶也。經脈循行於口鼻者凡八。一曰胃。其經脈起於鼻之交頞中。循鼻外。挾口環脣交承漿。其經別。循咽出於口。其經筋。挾口結於鼻。一曰大腸。其經脈挾口交人中。左之右。右之左。上挾鼻孔。一曰小腸。其經脈別頰。上䪼。抵鼻。至目内眥。一曰肝。其經脈。從目系下頰裏環脣内。一曰任。其脈別絡口脣。一曰督。其脈上頤環脣。一曰陰蹻。其脈入頄鼻之旁。一曰陽蹻。其脈與胃脈會於口吻。循行於鼻旁。八脈循行於口鼻之外者如此。齒舌之脈。陽脈入齒。故剛。陰脈繫舌。故柔。足陽明胃脈入上齒中。手陽明大腸脈入下齒中。心之絡脈繫舌本。肝之經筋絡舌本。脾之經脈連舌本散舌下。腎之經脈挾舌本。咽喉之脈：咽之脈，五。心之經脈從心系上挾咽繫目系；脾之經別結於咽，貫舌中；膽之經別貫心以上挾咽，出頤頷中；胃之經別上通於心，循咽出於口；小腸經脈絡心，循咽下膈。喉之脈，七。心之經別由心中上走喉嚨；包絡經別由三焦出循喉嚨；腎之經脈入肺中，循喉嚨挾舌本；肝之經脈循喉嚨之後，上入頏杭切顙；肺之經別上出缺盆，循喉嚨；大腸經別上循喉嚨，入缺盆；胃之經脈下人迎，循喉嚨入缺盆；胃之絡脈上絡頭項，合諸經之氣，下絡喉嗌。頸項之脈：腦後爲項，兩旁爲頸。經脈循行於項者凡五。膀胱經脈上額交巔，入絡腦，還出別下項，是從前而上，入而復出，從後而下者；胃之絡脈上絡頭項，下絡咽嗌，是從後而上，從前而下者也。膀胱經別從膂出於項，腎之經別從舌出於項，膀胱經筋挾脊上項，腎之經筋挾膂上項，督脈從目內眥上額交巔下項，陽維脈從背外肩髀項旁上頭後會督脈於風府、瘂門穴。經脈循行於頸者凡四，胃之經脈從頤後出大迎循頰車，是從上而下、下而復上者也。大腸支脈從缺盆上頸貫頰，是從下而上者也。小腸支脈從缺盆循頸上頰，膽之經脈從頰車下頸合缺盆，是膽與小腸頰與頰車一上一下之有別者也。此其起止上下出入先後而莫可混同也。胸腹之脈，《內經》曰：胸腹者，藏府之郭也。而膈者，胸腹之界畔，經脈之總關也。經脈之循行上下於胸膈腹者凡十有五。肺者百脈之始也，其經脈起於胃之中焦，下絡大腸，還循胃口上膈，其經筋上結於缺盆下結於胸裏其次爲大腸之經脈上出督脈之大椎下入缺盆絡肺下膈其經别循行於臂乳其次爲胃經脈之支者從缺盆下膈絡脾其直者從缺盆下乳內廉下挾臍入氣街中其絡脾之支起於胃口下循腹裏至氣街中而合會衝脈而上行會任脈於承漿者胃脈之環唇者也其大絡名曰虛里貫膈絡肺出左乳下其經筋從陰器上腹而四布至缺盆而總結其次爲脾之經脈從膝股內前廉入腹絡胃而絡胃之支復從胃而上膈其大絡四布於胸脇其經筋從陰器上腹結於臍循腹裏結於脇其次爲心之經脈從心系下膈絡小腸其經筋挾乳裏上結胸中下繫於臍其次爲小腸之經脈入缺盆絡心循咽下膈抵胃屬小

腸之分，其次爲腎經脈之支者，從肺出絡心，注胸中。其經脈與膀胱交絡，腎絡膀胱，膀胱絡腎，腎與膀胱爲表裏故也。十二經脈惟膀胱脈不行於胸膈腹。其次爲包絡之經脈，起於胸中，下膈，歷絡三焦。其支者，循胸中出脇。其經筋由腋散於胸中。其次爲三焦之經脈，入缺盆，布膻中，散絡心包，下膈。其絡脈外邅於臂，內注於胸中。其經別上入缺盆，下走三焦，散於胸中。其次爲膽之經脈，從缺盆以下胸中，貫膈，絡肝，循脇裏，出氣街。其直者，循胸腹，過季脇，行帶脈、五樞、維道、居髎料切。其經別循腹裏。其經筋繫於膺乳，結於缺盆。其次爲肝之經脈，過陰器，抵小腹，挾胃絡膽，貫膈，注肺。肺肝所以爲終始也。任脈起於毛際，循腹內行，會於衝脈，循腹外行，至於咽喉督脈循腹裏與任脈會於關元之間與衝脈會於腹氣之街衝脈者起於腹氣之街也帶脈者起於季脇周迴一身如束帶然是總束一身之脈者也腰背之脈腰背界限分在脊骨自大椎而下十四節為背自尾骶（叩切）而上七節為腰而督脈循行上下於二十一節其下而上者循纂上少腹貫臍中央入喉上頤環唇繫目其上行而下者從目內眥上額交巔下項挾脊抵腰中下至纂環轉周身前後應天道之繞地環轉以總督一身之陽十四節之下七節之上其間為性命之門故名曰命門乃督脈之穴也夫循行於背脊之中者督脈也而脊骨之左右各開一寸五分膀胱之經脈也其脈從大椎循肩髆內挾脊抵腰中從腰中挾脊貫臀下膕

此夾督脈之第一行五臟之腧穴所由出者也脊骨之左右各開三寸膀胱之支脈也其脈從膊內左右別下貫胛挾脊內過髀樞下合膕中此夾督脈之第二行循京骨至小指外側者也腰背之脈凡五行經曰五藏之腧出於背背中大腧在杼骨之端肺腧在三焦之間心腧在五焦之間膈腧在七焦之間肝腧在九焦之間腎腧在十四焦之間皆挾脊相去三寸所（左右各開中行一寸五分）則欲得而驗之按其處應在中而痛解乃其腧也灸之則可刺之則不可夫五藏之腧皆出於足太陽之經者五行之生本乎天一之水膀胱爲水府而應於督脈此陰陽水火之氣交也經曰腰脊者身之大關節也故養生之大法在督而其至要在腰脊蓋五藏皆繫於背

腰脊竪立則背脊正直背脊正直則四體五官皆正四體五官皆正則五藏之系無有不順正而和暢矣腋脇之脈肩下曰腋腋下曰脇脇之盡處曰季脇季脇之下曰眇俠脊兩旁虛耎處之名也肺之經脈從肺系橫出腋下其經筋從胃之賁門下抵乎脇心之經脈從心系上肺下出腋下其經筋從肘之內廉上入於腋包絡經脈循胸中出脇下腋三寸上抵腋下其經筋自肘內廉上臂陰結於腋下下散前後挾脇膽之經脈循脇裏出氣街其直者從缺盆下腋循胸過季脇其經筋上乘眇季脇上走腋前廉繫於膺乳結於缺盆其直者上出腋脾之大絡出膽經之淵液穴下四布於胸脇其經筋從臍循腹裏結於肋小腸之經筋自肘內銳骨之後

入結於腋下帶脉與足少陽交於季脇之下陰維脉與足厥陰交
於乳下二肋端縫此經脉循行於腋於脇於胁於季脇者凡七也
肩手之脉經脉行於手者六陰脉內行故手三陰肺心包絡脉皆
行於腋臑肘臂腕掌之內也陽脉外行故手三陽大腸小腸三焦
脉皆行於肩臑肘臂腕掌之外也肺脉從肺系橫出腋下循臑內
下肘中循臂內入寸口上魚循魚際出大指之端其支者從腕後
出食指之端其經別入掌中其經筋下結於魚後上結肩前髃心
脉從心系上肺下出腋下循臑內後廉下肘內循臂內後廉抵掌
後銳骨之端入掌內後廉出小指之端包絡脉從胸中出脇下腋
三寸上抵腋下循臑入肘中下臂入掌中循中指出其端其支者

別掌中循無名指出其端肺脉行包絡脉之前心脉行包絡脉之後包絡脉行肺脉心脉之中此三陰脉止於大指小指中指三指之端而皆出於腋下者也大腸脉起於食指之端出合谷循臂上廉入肘外廉上臑外前廉上肩出髃骨之前廉小腸脉起於小指之端循手外側上腕出踝中循臂骨下廉出肘內側循臑外後廉出肩解繞肩胛交肩上三焦脉起於無名指之端循手表腕出臂外上貫肘循臑外上肩而交出足少陽膽脉之後大腸脉行三焦脉之前小腸脉行三焦脉之後三焦脉行大腸小腸脉之中此三陽脉起於食指小指無名指三指之端而皆出於肩上者也肺之經脉出大指肺之支脉出食指三焦經脉出中指三焦支脉出無

名指是一脉而行於兩指者也肺之支脉出食指內廉大腸經脉出食指上廉心脉出小指內側小腸脉起小指外側包絡脉出無名指內側三焦脉起無名指外側是一指而有兩脉者也股足之脉經脉行於足者六陰脉三曰脾腎肝陽脉三曰胃膽膀胱內陰而外陽此手足之所同者也脾脉起於大指之端循指內側過核骨後上內踝前循腨內脛後由膝股內前廉入腹腎脉起於小指之下斜趨足心循內踝之後入跟中由腨內膕內股內後廉貫脊肝脉起於大指叢毛之上循足跗上廉由內踝上膕內廉循股陰入毛中脾脉行肝脉之前腎脉行肝脉之後肝脉行脾腎脉之中此三陰脉行於股足之內者也胃脉循腹裏以下髀關抵伏兎

由膝臏中循脛外廉下足跗入次指外間其本支別支自下巨虛穴下入次指外間一別循跗上入大指次指間出其端膀胱脈從腰中挾脊貫臀過髀樞循髀外入膕中貫腨內出外踝之後循京骨至小指外側膽脈繞毛際入髀厭中循髀陽出膝下內外輔骨之前下抵絶骨之端出外踝循足跗入四指之間其支者別於跗上入大指之間循大指岐骨內出其端還貫爪甲出三毛胃脈行膽脈之前膀胱脈行膽脈之後膽脈行胃脈膀胱脈之中此三陽脈行於股足之外者也脾與胃肝與膽腎與膀胱內外相對表裏交通足與手無以異也三陰之脈內經曰腎開竅於二陰肝腎經脈同行於膕過二陰之前後腎之經脈則出膕外廉上股內後

廉貫脊屬腎絡膀胱肝之經脈則上膕內廉循陰股入毛中過陰器抵小腹挾胃屬肝絡膽肝腎之經筋雖幷循陰股結於陰器足少陰之筋起於小指之下合於足太陽足厥陰之筋起於大指之上絡於諸筋起止有不同者也脾胃之經筋亦並結於陰股聚於陰器雖與肝腎同處然結與循聚與結有不同者也凡此經脈之循行起止結聚不可不細辨也經曰前陰者宗筋之所聚太陰陽明之所合也前陰後陰之間有穴名會陰者乃任督衝三脈同出之源一源而三岐也任脈上毛際循腹裏會衝脈於氣街督脈由毛際之下橫骨內之中央女子入繫廷孔男子循陰器合篡間繞篡後合膀胱脈於尾閭經曰衝脈者經脈之海也主滲灌谿谷與

陽明合於宗筋。陰陽總宗筋之會，陰陽即以上諸脈。會於氣街，而陽明爲之長。陽明者，胃脈也。心脾之所資生者也。若夫肺開竅於鼻，肝開竅於目，腎開竅於耳。心開竅於舌，脾開竅於唇口，以及肺主皮毛。肝主筋，腎主骨，心主血脈，脾主肌肉四肢，其内外相因之理，無

昭然若揭也矣。

正面骨度部位圖

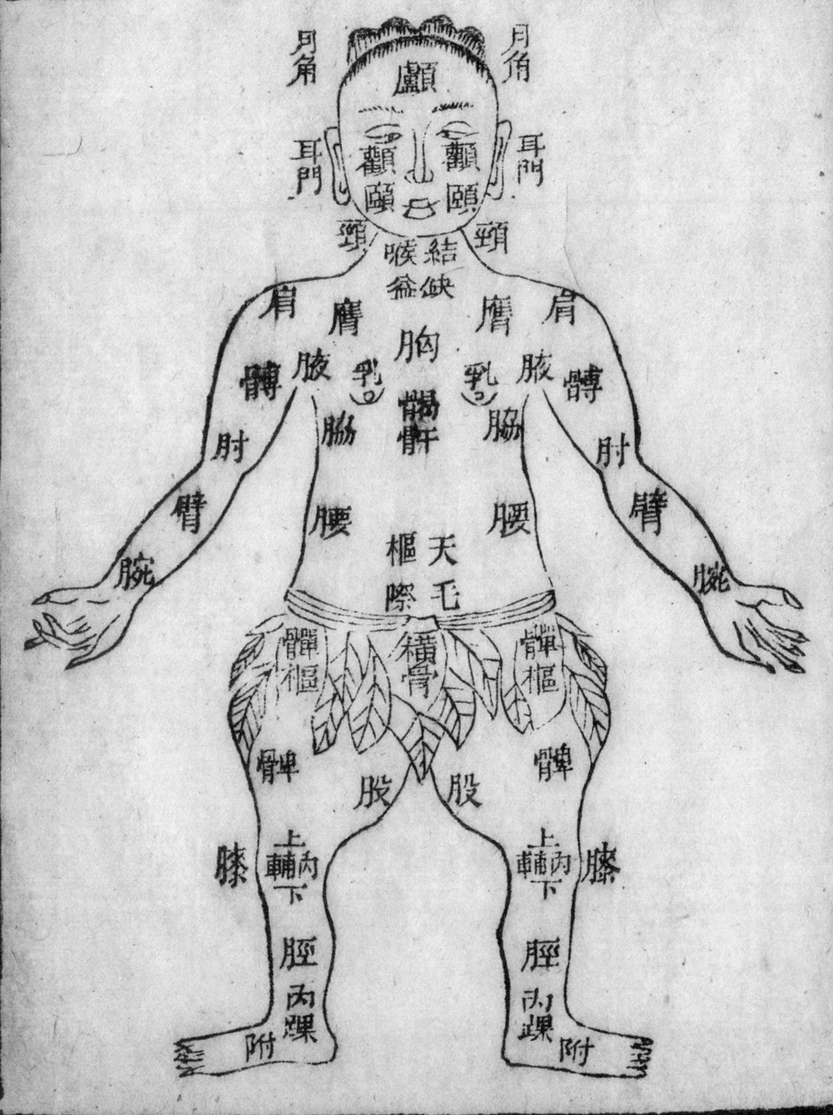
月角
月角
顱
耳門
耳門
顴
顴
頤
頤
頸
頸
結喉
缺盆
肩
肩
膺
膺
胸
腋
腋
乳
乳
臑
臑
脇
脇
肘
肘
臂
臂
腰
腰
腕
腕
天樞
毛際
髀樞
髀樞
橫骨
髀
髀
股
股
膝
膝
上輔內下
上輔內下
脛
脛
內踝
內踝
跗
跗

伏人骨度部位圖

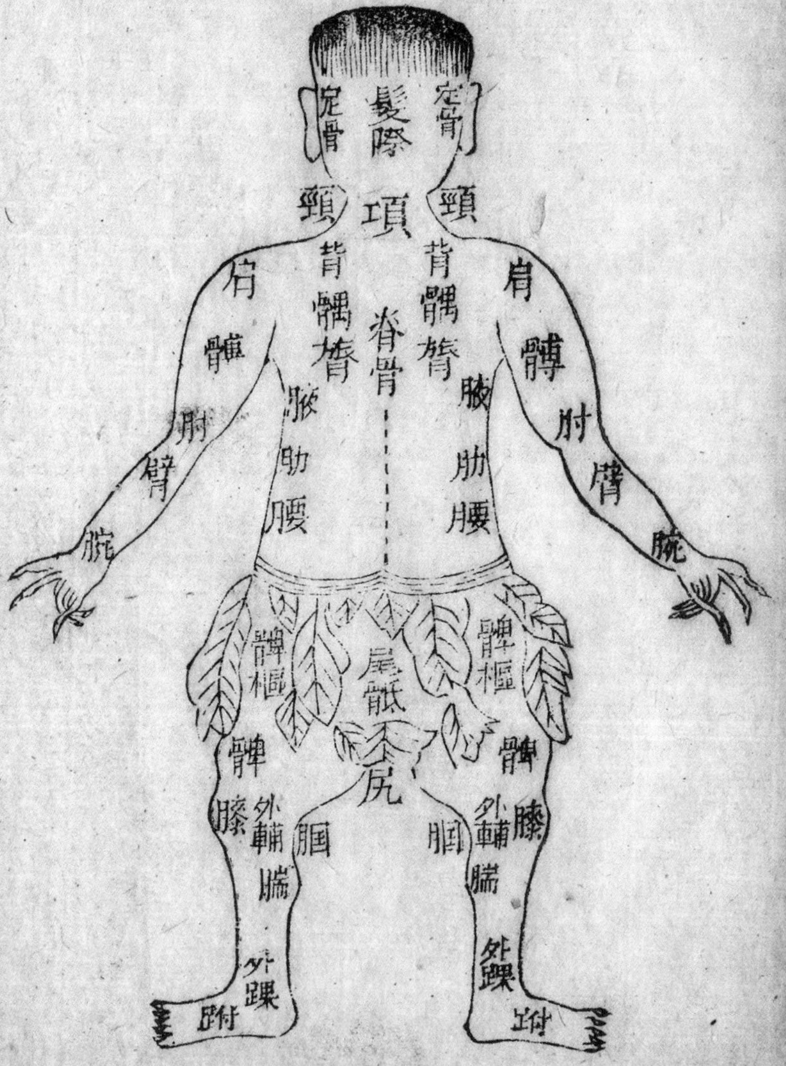

完骨
髮際
完骨
頸
項
頸
背髃
膂
脊骨
背髃
膂
肩
臑
肘
臂
腕
肩
臑
肘
臂
腕
脇
肋
腰
脇
肋
腰
髀樞
尻骶
髀樞
髀
膝
外輔
膕
腨
尻
髀
膝
外輔
膕
腨
外踝
跗
外踝
跗

骨度名位

内經曰骨爲幹脈爲營夫十二經脈之在身無處不周流貫通雖爪甲毫毛不可忽視靈樞序經脈固爲詳明如曰起曰支曰別曰中曰橫直曰側斜曰廉際曰上下前後表裏內外曰循行抵挾曰趨走屈却曰過還歷至曰環繞布散出入交會曰連繫曰屬絡曰貫注曰開曰會曰從曰端不熟於骨度名位而欲求其辨別詳明未可擬議而能知者也經曰治病必於本故欲知脈者不可不知身身者經脈經絡經別經筋奇經八脈之本也頭爲身之首頭之頂曰巔頂之中央有穴名百會諸陽之會也顛之前曰顖音信顖前髮際下曰額顱一曰顙兩旁曰頭角兩太陽之骨曰鬢骨顛之後

曰腦後骨其下曰枕骨枕骨之下耳之後曰完骨衆骨之合爲腦經曰腦爲髓之海夫面爲藏府肢節之部五色之辨經曰十二經脈三百六十五絡其血氣皆上於面而走空竅目者司視之竅也上下眼皮曰胞爲目之外衛上下眼弦曰網（一名瞼 一名睫）司目之開闔眼角曰眥外決於面者曰銳眥在內近鼻者曰內眥上曰外眥下曰內眥黑白珠曰目睛入腦之系曰目系目上之骨曰眶（一名眉稜骨）目下之骨曰䪼耳者司聽之竅也耳門曰蔽耳輪曰郭曰頰耳前也曰客主人膽經之穴名也（在耳前之起骨）曰曲頰（曲如環形受頰車骨尾之鉤者）曰頰車（下牙牀骨尾形如鉤上控於曲頰之環）耳前上下之骨也顴（音權）者面兩旁之高骨耳門之內上通腦髓耳門之骨兩骨合鉗上即曲頰下即頰車鼻

者司臭氣也之竅也鼻之梁曰頞音遏鼻兩旁曰頄音逵近門牙之骨者鼻之盡處曰準音拙頭鼻之竅曰孔兩孔之界骨曰鼻柱內竅曰頏顙在口內上腭外竅曰齒門口者司言食之竅也口端曰唇四周曰吻音抆口角後曰頤頤後曰頷音坎俗呼爲腮在頰前空軟處下唇之末曰頦音孩俗名下巴殼上載牙齒上唇之中曰人中下唇之中曰承漿頦之下結喉之上兩側曰頷在兩旁虛軟處齒本曰齗頷之後曰大迎胃之穴名也舌者司味之竅也舌根曰舌本小舌曰懸雍垂會厭者覆喉管之上似皮似膜聲音之戶也發聲則開嚥食則閉咽者飲食之路也居喉之後喉者聲息之路也居咽之前喉嚨者肺之系也咽嗌者胃之系也結喉者喉之管頭也瘦人見於皮下肥人隱於肉中結喉兩旁曰人迎亦胃之穴名

也頭下兩旁爲頸，頸前爲喉，頸後爲項。項下之骨三節，歷項下名曰柱骨。其下曰大椎骨即骨脊第一節。兩肩端之骨曰髃音魚。兩肩後之骨曰肩胛音夾。肩內之骨曰肩髆音傳。其曰接髃骨上端，其外卷曲翅骨者，肩後之棱骨也。夫背自大椎骨以下，盡尻骨之上端，凡二十一節，名曰骨脊。上載兩肩，內繫肺肝，其兩旁諸骨附脊，横疊而彎合於前，則爲胸脇。脇骨一名肋骨。季脇者，脇之盡處。季脇之下，俠骨兩旁，其名曰眇音眇俠脊兩旁虛軟處腎外當眇。踝骨之上，腰下兩旁，其肉曰胂音胂。胂下尻卯刀切考平聲旁之大肉曰臀。兩旁直上曰膂音呂膂者如織中之經緯。膂上兩角爲肩解，下曰膝解連綴支節曰解。脊骨之下，肛門之後，其骨名曰尻骨男子周布九竅女子周布六竅，一名尾骶。肛門者，大腸之下口也。喉下之骨

三橫列喉下其在下者名上橫骨兩旁之骨名拄音拄骨橫臥於兩
肩之前內接橫骨外接肩解兩陷中曰缺盆缺盆之外拄骨之下
曰胸兩旁高處曰膺蔽心骨曰鳩尾兩旁曰岐骨胸脇交分之扁
骨曰骸胸下邊肋曰髃骨缺盆以下九寸曰髑骬兩乳中間曰膻
中其下曰腹腹下曰臍臍下曰小腹亦名少腹下曰毛際兩旁曰氣街
前陰曰陰器男曰莖垂女曰廷孔兩陰之間兩股相合之縫前自
水道後至穀道名曰篡環繞陰器曰毛中男子兩丸曰睪音高丸經
曰前陰者宗筋之所聚太陰陽明之所合也夫一身之骨皆彎合
於前惟上下橫骨彎合於後上橫骨外接拄骨關鍵兩肩之內爲
兩肱之樞機咽喉之關也下橫骨外連髁骨關楗兩臀之內爲兩

股之樞機脾胃之關也肩下脇上曰腋肩肘之間曰臑臑之盡處曰肘肘以下曰臂肘內高骨曰銳骨臂之盡處外側高骨亦曰銳骨。一名踝骨掌骨之後盡處曰腕掌骨曰壅骨掌中曰手心掌外曰手背手掌之面大指之下肉形隆起如魚謂之魚而內側白肉際曰魚際肺之穴名也大指食指兩骨之間曰合谷俗名虎口大腸之穴名也手指五曰大指曰小指曰中指曰大指次指即食指曰小指次指即無名指臀下膝曰上股股之大骨曰髀音彼骨上端如杵名髀樞上接踝骨之臼其臼名髀厭杵臼相交之外側曰髀陽即膽經之環跳穴也踝骨之面曰髖音寬婦人俗名交骨形如樓柱橫寬如樓兩末垂下如柱居尻之前與尻骨成鼎足之形為坐之主骨也髀骨下端如杵接於胻音衍骨其骨三名。一名脛。一名成。一名骭。音幹髀胻之交，名曰膝。膝上蓋骨曰臏。音賓去聲骨形圓而扁，覆於髀胻兩骨相交之上。膝外側兩高骨曰連骸。內外之骨突出者，曰輔骨。內曰內輔，外曰外輔。膝上之肉隆起似兎伏，曰伏兎。伏兎後曰髀關。膝後屈處如側凹，曰膕。其下曰腨。音短，即脚肚胻骨下兩旁之高骨曰踝。音跨在外為外踝，上曰絕骨。足三陽大絡之會處也。在內為內踝，前曰然谷，足少陰腎經之穴名也。足大指內側骨形圓突者，曰核骨。足小指之後、外踝下之前曰京骨。跟骨者，上承胻輔二骨者也。足背曰跗，一名足趺底曰踵，中曰足心。爪甲之後為三毛，橫紋之後為叢毛。夫手足之指數同，而節數不同。近掌曰本節，由本節而次數之曰二節、三節，有異同焉。手足之大指皆三節足之小指亦二節手足之中三指皆三節小指亦三節指甲曰爪甲兩骨曰岐骨此手足之所同名者。凡此皆經絡起止循行之處。故聖人謹詳周身骨度名位。所以視人經絡之在於身者。以此此經脈經絡經別經筋奇經八脈之階梯也。學者由此熟讀經文。細玩圖注。則經絡之條理貫通。思過半矣

藏府總論

內經曰。藏府之在胸脇腹裏之內也。各有次舍。異名而同處一域之中。其氣各異。所謂藏者。心肝脾肺腎。心包絡是也。六者爲陰。陰氣主內。故沉以候藏。府者。膽胃大腸小腸膀胱三焦是也。六者爲陽。陽氣主外。故浮以候府。十二經脈。有外絡形身。內連藏府。而肺胃

爲藏府之總系者也。肺管剛空，藏之系也。喉主天氣，故膽附於肝，是以凡十一藏皆取決於膽也。胃管柔空，府之系也。咽主地氣，故脾連於胃，是以脾爲孤藏，以灌四旁者也。夫咽喉爲藏府之門戶，主開闔而司出納者，肺胃也。肺者，大氣之主也，繫於脊之第三椎，居於胸中，象太虛之清，與手足陽明同氣，其屬金，其色白，其惡寒。開竅於鼻，司呼吸，吸則入，呼則出。呼之氣短，吸之氣長，病在呼，呼出心與肺，上焦也。呼之氣長，吸之氣短，病在吸，吸入腎與肝，下焦也。呼吸氣均短，是脾胃之氣阻塞中焦，陰陽不得升降也。經曰：諸氣膹鬱，皆屬於肺。肺氣盛則脈大，脈大則不能偃臥，臥而喘者，是腎藏之水氣上客於肺也。風邪客肺而二便病者，是肺氣不能調和於下也調氣之法必別陰陽陰氣少而陽氣盛則熱而煩滿陽氣少而陰氣多則身寒如從水中出氣盛身寒得之傷寒氣虛身熱得之傷暑夫百病生於氣也怒則氣上喜則氣緩悲則氣消恐則氣下寒則氣收熱則氣泄驚則氣亂勞則氣耗思則氣結九氣不同生病各異怒則氣逆甚則嘔血及飱泄故氣上矣喜則氣和志適營衛通利故氣緩矣悲則心系急肺布葉舉而上焦不通營衛不散熱氣在中故氣消矣恐則精却却則上焦閉閉則氣還還則下焦脹故氣不行矣寒則腠理閉氣不行故氣收矣熱則腠理開營衛通汗大泄故氣泄矣驚則心無所倚神無所歸慮無所定故氣亂矣勞則喘且汗出外內皆越故氣耗矣思則心有所存神

有所歸，正氣留而不行，故氣結矣。肺者，氣之本，魄之處也。而營氣者，宗氣（即大氣也）積於胸中，出於喉嚨，以貫心脈（心主包絡），而行呼吸，一呼一吸爲一息，晝夜一萬三千五百息爲一周，此氣之行於脈中，循脈度環轉者也。衛氣者，大氣積於胸中，出於肺，循喉嚨而行呼吸，呼出而周身之毛竅皆闔，吸入而周身之毛竅皆開，此氣之行於脈外而司開闔者也。三焦，少陽之氣，通會於周身之腠理；膀胱，太陽之氣，總六經而統營衛，與肺同主皮毛者也。太陽也，少陽也，營氣也，衛氣也，宗氣大氣也，皆胃中後天水穀之氣，本乎腎中先天之一氣者也。然而肺爲腎母，腎納肺氣，故曰肺者，大氣之主也。心者，五藏六府之主也，繫於脊之第五椎，居於肺下，如日麗天，其屬

火其色亦其惡熱開竅於耳舌是以心和則舌知味夜臥聞聲而
心知也夜臥之時五官皆不用事惟耳能聽目爲心使不可遠而
耳則能與外物相接於不見善善生心源惡生氣海善惡之念皆
生於所感感於善則心靜感於惡則心動動則爲火火淫於上則
肺金受傷火溢於下則肝木失藏惟動靜以敬則心源自清氣海
自完外事不能擾邪欲不能作言行不亂而肺金以全寵辱不驚
而肝木以寧肝得所藏而魂自安肺得其職而魄自寧魂魄安寧
則喜怒明治節理驚悸怔忡之病皆無矣夫心高居清宮本不受
邪所病者皆由於喜怒哀樂之不和也然心爲神明之主心正則
五藏六府皆正心不正則五藏六府皆危故曰心者五藏六府之

主也心主包絡者心藏之宰輔也包繞絡其心故名包絡其系下連肝膽脾腎三焦上連心肺居於膻中經曰膻中者心主之宮城也夫膻中爲氣之海清淨之府也濁氣上干則胸膈爲塵埃之鄉此心所以不和風火上炎則胸膈正燎原之地此心所以不寧分理三焦所以和心也安靖肝膽所以寧心也外邪干犯止及包絡不能犯心蓋膻中爲君主之外藩包絡爲君主之內藩內外夾輔君主故曰心主包絡者心藏之宰輔也包絡之下有膈膜與脊脇周回相着遮蔽濁氣所謂膻中也膻中之下又有膈膜前齊鳩尾後齊脊之十一椎左右隨脇之長短自鳩尾斜着於脊是爲肝膽之居也夫時行瘟疫之邪其氣乃從口鼻入於膜原故多發於

少陽陽明久而流入於太陽此吳又可所以有達原三消承氣諸方也肝者風木之藏也繫於脊之第九椎居於脇中其系從膻中之左透膈而下其屬木其色蒼其惡風開竅於目與膽同主春升生發之氣令應東方位居震巽有風雷之象經曰風氣通於肝雷氣通於心風動木萌雷起火發陽和布化生物之道宜然一旦火炎風狂則爲心肺之災於是神明昏亂輸調失職營衛錯行經絡失次非平抑狂邪升散風熱難於調和矣經曰天食人以五氣地食人以五味五氣入鼻藏於心肺肺爲風府呼吸之門溫散肺氣所以升發於上也五味入口藏於腸胃胃爲穀海根基之地疏通胃氣所以降瀉於下也六經維肝爲難治其本陰其標熱其體木

其用火木盛則生風火王則水虧或收或散或逆或從隨所利而行之調其中氣使之和平是治肝之法也若培養之法下滋腎陰上補心血而潤風和則木得其養矣經曰在志爲怒善怒之性不可救藥是在君子克治之功也夫木者溫則發生寒則摧萎溫和發散則條暢軟萎鬱抑則卷曲故曰肝者風木之藏也膽者附於肝與三焦同氣者也四時之氣少陽主春其氣半出地外半在地中人身之氣亦如之軀殼之裏藏府之外兩界之隙地所謂半表半裏乃少陽所主之部位也人之一身風寒在下燥熱在上濕氣在中火遊行其間六氣和平百骸皆理惟亢害淫勝然後爲病膽主甲木爲五運六氣之首膽氣升則五藏六府之氣漸升膽氣不

升不氣散入上中，而胃陽受困，則發泄陽逆，不一而起矣。前賢言三陽經惟少陽爲難治，何也？太陽行身之後，屬寒水；陽明行身之前，屬燥金；少陽行身之側，屬相火，與三焦手足同氣，後先同行，與厥陰爲表裏。近後則寒，近前則熱，上犯包絡，則心煩而悸，下歸厥陰，則痛引胸脇。從陰化寒，從陽化熱，故其爲病，陰陽錯雜，寒熱混淆，其脈往來無定，盛衰無常。治少陽者，當圓機於陰陽疑似之辨，及仲景少陽制方之旨、加減之法。所云上焦得通，津液得下，胃氣因和，盡之矣。夫肺與肝，主十二經脈之終始；膽與三焦，主十二辰之終始。晦朔之理，陰之初盡，即陽之初生，所以厥陰病熱，是少陽使然也。故曰膽者附於肝，與三焦同氣者也。兩腎者，蓄藏水火者也。繫於脊之十四椎。居於背脊之兩旁。其系自膈中。循脊直下。當胃兩旁。與臍平。其屬水。水中之陽氣爲火。其色赤。其氣燥。上竅於耳舌。下竅於二陰。夫藏司水火。竅開上下。惟腎爲然。水虧則火炎於上。火虧則水淫於下。滋陰以降火。所以補心肝也。補陽以行水。所以補脾胃也。火盛則水耗。水盛則火熄。瀉火以救水。所以補膀胱也。瀉水以救火。所以補三焦也。經曰。少陽屬腎。少陽三焦也腎上連肺。故將兩藏。蓋腎爲水藏。主司出納。肺氣下降於腎。腎納肺氣。蒸動水之眞陽而爲火。出溫三焦。而三焦承領稟籥。分布於上中下。隨行變化。此三焦所以爲相火。而兩腎實相火之原也。兩腎中間名命門是督脈穴名兩腎之火藏於水。如坎卦一陽陷二陰之中。如火之斋於爐如蟲之藏於蟄。故曰兩腎者，蟄藏水火者也。胃者五藏六府之海也。胃與肺同途而異居。心肺居胸中。心主居膻中。肝膽居脇中。胃懸胸脇而居腹中。胃之上口名曰上脘，下卽賁（音焚）門。胃之下口名曰下脘，下卽幽門。胃之中曰中脘。三焦之氣皆出於胃。不亦重乎。經曰：有所勞倦，形氣衰少。穀氣不盛，上焦不行，下脘不通，則胃氣熱。熱氣薰胸中，故內熱。肺處上焦，主氣以下布者也。土虛不能生金，則肺薄。而濁氣不能達於下腸。地氣不升，天氣不降，清氣陷下。濁氣逆上，故內熱。此言氣虛之勞也。經曰：足陽明之脈病，惡人與火，聞木音則惕然而驚。病甚則棄衣而走，登高而呼，踰垣上屋，妄言罵詈，不避親疏，或至不食數日。或肉食倍常，此胃熱內鬱，可下而已也不得臥而息有音者是陽明之逆也胃不和則臥不安和胃可已也經曰九竅者五藏主之五藏皆得胃氣乃能通利頭痛耳鳴九竅不利腸胃之所生也凡竅於上者猶天之有日月星辰也遏留伏逆則為病竅於下者猶地之有江河湖海也汎濫壅塞則為病胃氣一傷則上下諸病以生按素靈凡論各經必兼胃府貴重之也五藏六府惟胃易於受邪故胃病居多經曰安穀則昌絕穀則亡飲食自倍腸胃乃傷人身賴以生者莫貴於穀胃居中州官司倉廩胃氣一敗百藥難施而藏府皆無所稟故曰胃者五藏六府之海也脾者為胃行其津液者也脾與胃以膜相連同居腹中繫於脊之十一椎其系從膻中之右透膈而下其屬土其色

黄其惡濕其喜文采音樂聞聲則動動則磨胃飲食乃化運行水穀之精氣上歸於肺通調水道下輸膀胱經曰脾爲之使此之謂也脾者土也火乃土之母火衰不進食者法當補火如鼎釜之下無火終不熟也經曰諸濕腫滿皆屬於脾濕之爲病有出於天氣者雨露是也有出於地氣者泥水是也有出於飲食者酒漿生冷是也有出於人事者汗衣臥地澡浴不乾是也所因雖異悉由脾氣之虛清之利之所以治濕熱也燥之温之所以治寒濕也升之散之所以治濕氣之流注也夫脾與胃爲表裏其病不同蓋賊風虛邪六府受之飲食不節居處不時五藏受之陽邪入六府則身熱不時臥上爲喘呼陰邪入五藏則䐜音瞋脹也滿閉塞下爲飧泄久

爲腸澼傷於風者上先受之上行極而下陽病也傷於濕者下先受之下行極而上陰病也脾病不能爲胃行其津液四肢不得稟水穀氣則筋骨肌肉皆無氣以生四肢不用也故曰脾者爲胃行其津液者也小腸者心氣下降之道路也後附於脊之左前附於臍上迴運環十六曲居於小腹胃之下口乃小腸之上口於此受盛糟粕而傳入大腸也東垣曰手陽明大腸手太陽小腸皆屬足陽明胃大腸主津小腸主液大腸小腸受胃之陽氣乃能行津液於上焦溉灌皮毛充實腠理若飲食不節胃氣不充大腸小腸無所稟氣故津液涸竭而病生焉小腸液竭則耳聾目黃頰腫頸頷肩臑肘臂諸痛作矣調理胃府所以治小腸也經曰心爲牝藏小

腸爲之使故病心痛者少腹當有形也小腸爲丙火心爲丁火心熱瀉小腸釜底抽薪之義也故曰小腸者心氣下降之道路也大腸者肺氣下降之道路也大腸亦名廻腸小腸後附脊左大腸前當臍左小腸廻運環十六曲大腸廻運環反十六曲小腸之下口乃大腸之上口名曰闌門於此泌別清濁水液滲入膀胱滓穢流入大腸大腸之末名廣腸附脊直受大腸其盡處爲肛門又名魄門滓穢之所由出也夫飲食之物有入必有出肺傷於上胃病於中腸枯於下出入之樞機不行則齒痛頸腫目黃口乾鼽衄喉痺耳鳴諸證作矣調理肺胃亦所以治大腸也人身上下七門唇爲飛門齒爲戶門會厭爲吸門胃爲賁門太倉下口爲幽門大小腸

會爲闌門下極爲魄門難經謂之七衝門其氣皆從下而衝上天地之氣能升然後能降清陽不升則濁氣不降經所謂地氣上爲雲天氣下爲雨故曰大腸者肺氣下降之道路也三焦者一氣之流行者也與足少陽均司相火經曰少陽屬腎三焦也蓋三焦屬於兩腎之中。命門穴之下脊骨之三椎故名三焦椎亦名焦也其位正與膀胱相對其氣生於腎陰從下而上通會於周身之腠理腠者三焦通會元眞之處爲氣血所注理者見皮膚藏府之文理也其氣歸於有形之部署乃分而爲三上焦出胃上口主宣五穀味熏膚充身澤毛若霧露之溉故曰上焦如霧中焦亦并胃中出上焦之後主蒸精液化其精微上注於肺本心神化赤而爲血經曰

（以奉生身莫貴於此）故曰中焦如漚下焦在胃下口別走於廻腸注於膀胱而滲入焉主濟泌別汁以行決瀆故曰下焦如瀆經曰諸腹脹大皆屬於熱諸病胕腫皆屬於火傳而爲水蓋少陽相火爲遊部上佐天施下佐地生通行於諸經腎者胃之關也關門不利則聚水而從其類故腎經受邪則下焦之火氣鬱矣火鬱之久必發於是相火氾濫其水水從火溢上積於肺而爲喘呼不得臥散於陰絡而爲胕腫隨五藏之虛者入而聚之而爲五藏之脹故曰上焦不治水溢高原中焦不治水停中脘下焦不治水畜膀胱平脈篇曰三焦不歸其部上焦不歸者噫而酢吞（噫氣吞酸）中焦不歸者不能消穀引食下焦不歸者則遺溲上焦司降心肺主之下焦司升肝腎

主之中焦司升降脾胃主之上焦也中焦也下焦也一氣也出於腎由於胃後先殊途上中下同歸故曰三焦者一氣之流行者也膀胱者上應肺金下應三焦外應腠理毫毛者也居於小腹之下與小腸脂膜相連外主膚表內主小便有下口而無上口其滲入之竅與周身之毛竅同開閉三焦熱盛則竅塞當瀉熱以補水經曰無陰則陽無以化膀胱虛則便數當補陽以生陰經曰無陽則陰無以生開發肺竅清瀉肺熱皆所以治膀胱也治上者清其源也治下者決其流也肺氣不治則三焦之氣不行不得決瀆而出膀胱之氣無由而化譬如滴水之器上竅閉則下竅自塞上竅開則下竅自通其滲入之義從此可想故曰膀胱者上應肺金下應

三焦外應腠理毫毛者也。經曰：肺合大腸，大腸者皮其應；心合小腸，小腸者脈其應；肝合膽，膽者筋其應；脾合胃，胃者肉其應；腎合三焦膀胱，三焦膀胱者腠理毫毛其應。此五藏內合於六府，六府外應於形身，陰內而陽外也。夫五藏之部位象乎天地：心部於前象朱雀，肺部於右象白虎，肝部於左象青龍，腎部於後象螣蛇，脾居中央，象在太虛之中，大氣舉之也。

營衛要論

內經曰：營氣之道，內穀爲寶，穀入於胃，乃傳之肺，流溢於中，散布於外，精專者行於經隧，常營無已，終而復始，是謂天地之紀。故氣從太陰出注手陽明，上行注足陽明，下行至跗上，注大指間，與太陰合上行抵髀從髀注心中循手少陰出腋下臂注小指合手太陽上行乘腋出䪼內注目內眥上巔下項合足太陽循脊下尻下行注小指之端循足心注足少陰上行注腎從腎注心外散於胸中循心注脈出腋下臂出兩筋之間入掌中出中指之端還注小指次指之端合手少陽上行注膻中散於三焦從三焦注膽出脇注足少陽下行至跗上復從跗注大指間合足厥陰上行至肝從肝上注肺上循喉嚨入頏顙之竅究於畜門其支別者上額循巔下項中循脊入骶是督脈也絡陰器上過毛中入臍中上循腹裡入缺盆下注肺中復出太陰此營氣之所行也逆順之常也內經曰歲十有二月日有十二辰子午為經卯酉為緯天周二十八宿

而一面七星四七二十八星房昴爲緯虛張爲經是故房至畢爲陽昴至心爲陰陽主晝陰主夜故衛氣之行一日一夜五十周於身晝日行於陽二十五周夜行於陰二十五周周於五藏是故平旦陰盡陽氣出於目目張則氣上行於頭循項下足太陽循背下至小指之端其散者別於目銳眥下手太陽下至手小指之間外側其散者別于目銳眥下足少陽注小指次指之間以上循手少陽之分側下至小指之間別者以上至耳前合於頷脈注足陽明以下行至跗上入五指之間其散者從耳下下手陽明入大指之間入掌中其至於足也入足心出內踝下行陰分復合於目故爲一周其始入於陰常從足少陰注於腎腎注於心心注於肺肺注

於肝肝注於脾脾復注於腎爲一周衛氣之留於腹中蓄積不行菀蘊不得常所使人胸脇胃中滿喘呼逆息其氣積於胸中者寫大迎天突喉中積於腹中者寫三里與氣街上下皆滿者上下取之與季脇之下一寸重者雞足取之雞足者以足緩伸緩縮如雞足之踐地蓋以疏陽明之經脈以通衛氣之所出也內經曰五藏者所以藏精神魂魄者也六府者所以受水穀而化行物者也其氣內榮於五藏而外絡於支節其浮氣之不循經者爲衛氣其精氣之行於經者爲營氣故曰清者爲營濁者爲衛營在脈中衛在脈外營周不休五十而復大會陰陽相貫如環無端衛氣行於陰二十五度行於陽二十五度分爲晝夜故氣至陽而起至陰而止

故曰日中而陽隴爲重陽，夜半而陰隴爲重陰。故太陰主內，太陽主外，各行二十五度，分爲晝夜。夜半爲陰隴，夜半後而爲陰衰，平旦陰盡而陽氣受矣。日中而陽隴，日西而陽衰，日入陽盡而陰受氣矣。夜半而大會，平旦陰盡而陽受氣。如是無已，與天地同紀。夫衛，陽氣也；營，陰氣也。營衛二氣，皆胃中之穀氣所生也。陽氣長，其色鮮，其顏光，其聲亮，毛髮長；陰氣盛，骨髓生，血脈滿，肌肉豎。二氣得其和平，皆由脾胃盈餘之所致也。膀胱太陽之氣，總六經而統攝營衛，爲營衛之外藩，主一身之表。表氣强壯，衛固營守，邪氣無由而入也。風，陽邪也；寒，陰邪也。邪之中人，各從其類。中風則衛受之，傷寒則營受之。營衛者，乃風寒始入之兩途也。仲景曰：陽浮而

陰弱營衛之脈也用桂枝湯者解肌固表調和營衛也此營衛之
一節也若平脈篇曰衛氣盛名曰高高者長盛也脈隨指有力上來衛氣盛也營氣盛
名曰章章者分明也脈隨指有力下去營氣盛也章高相搏名曰綱綱者營衛俱有餘有摠攬之意也
衛氣弱名曰惵惵音牒惵者恍惚也脈隨指無力上來衛氣弱也營氣弱名曰卑卑者瀉下也脈隨指
無力下去營氣弱也惵卑相搏名曰損損者營衛俱不足有消縮之意也衛氣和名曰緩營
氣和名曰遲遲緩相搏名曰強遲以候胃緩以候脾遲緩相搏言合一也緩則陽氣長
遲則陰氣盛陰陽相抱營衛俱行剛柔相得名曰強也陽氣長者胃氣有餘
也陰氣盛者脾氣充足也陰陽相抱言和洽也營衛俱行言周流也剛柔相得言二氣和平也此皆由脾胃有餘之所致也如此則
其人之強健可知也故曰強也陽脈浮而無力濡脈也陰脈沉而無力弱脈也其
脈弱者營氣微也營微則血虛證則發熱筋急其脈濡者衛氣衰

也。衛衰則氣虛。證則惡寒汗出。此以浮沉濡弱。爲候營衛不足之診法也。夫營即血中之精粹者也。衛即氣中之慓悍者也。以其定位之體而言。則曰氣血。以其流行之用而言。則曰營衛。營衛不明。何以診人之脈。治人之病也。

三焦要論

内經曰。營行脈中。衛行脈外。三焦必仰賴營衛之氣。乃能行於腠理。故言三焦。必兼營衛。而其脈亦與營衛同。辨六脈浮沉俱緊。則邪中上下二焦。霧露之邪。中於上焦。則脈浮緊。其證發熱頭痛。項强頸攣。腰痛脛酸。寒邪中於下焦。則浮沉緊。其證陰氣爲慓。足脛逆冷。便溺妄出。三焦相溷。内外不通。上焦不治。口爛蝕齦。中焦不治血凝自下狀如豚肝。下焦不固裏急墜痛圊便數氣命將難全也。六脈弱而遲則中焦病矣。弱則陽微遲則脾中寒其證心內饑饑而虛滿不能食。中焦者脾胃主之。胃主納穀脾主化穀陽微中寒脾胃俱病故心內雖飢。飢而虛滿不能食也。六脈弱而緩緩以候胃緩爲胃氣有餘之象。其證噫而吞酸。食卒不下。氣塡於膈上。胃强脾弱。故能食不。能消化胃有宿食則鬱而生熱故吞酸而噫。食卒不下。則熱氣脹悶於膈上也。六脈微而緩則三焦絕經其證名曰血崩微則衛氣疎緩則胃氣實。衛疎則表空虛胃實則營氣盛營愈盛而衛愈疎。血愈多而氣愈少。氣不能制血。血不能歸經故血妄行而崩也。六脈微而濇。則三焦無所仰賴。不得歸其部。微則衛氣不行。滯則營氣不逮。營衛不能相將而行。則三焦無所仰賴。其證身體痺不仁。衛不足則惡寒數欠。營不足則身煩疼痛。口難言語。濁氣不降。則噫氣而呑酸。上焦不歸也。升降失職。則不能消穀引食。中焦不歸也。清氣不升。則不能約束而遺溺。下焦不歸也。衛氣衰面色黃。營氣衰面色青。三焦不足之色也。

十二經脈

內經曰。經脈者所以處百病調虛實。不可不通。人身經脈十二。手三陰三陽。足三陰三陽。陰脈止於手者。故心曰手少陰。肺曰手太陰。包絡曰手厥陰。此手之三陰。從臟走手。陰脈起於足者。腎曰足少陰。脾曰足太陰。肝曰足厥陰。此足之三陰。從足走腹。少陰者初陰也。太陰者，至陰也。兩陰交盡曰厥陰。陽脈起於手者，三焦曰手少陽，小腸曰手太陽，大腸曰手陽明，此手之三陽從手走頭。陽脈止於足者，膽曰足少陽，膀胱曰足太陽，胃曰足陽明，此足之三陽從頭走足。少陽者，初陽也。太陽者，盛陽也。兩陽合前曰陽明。夫心肝肺腎包絡膽胃大腸小腸膀胱三焦，蓋以名有形之藏府也。手足三陰三陽，蓋以名無形之六氣也。十二經脈曰是動者，是六氣所生之病也。六氣動於藏府之外，而藏府因於六氣之中，此病在軀殼，其經證見於外者，外因也。曰是主者，是藏府所主之病也。在藏曰主肺、主脾、主心、主脈、主腎、主肝；在府曰主津、主液、主氣、主血、主骨、主筋。此病在藏府，而各有所主，其經證見於外者，内因也。曰寸口人迎者所以候藏府之盛虛也曰以經取之者治之以本經之病也形氣病於內諸證見於外盛虛應於脉於是聖人立形完氣爲經脉十二篇視人各有所候也善診者察證按脉先別陰陽而陰陽之氣晝夜流行與天同度故氣始於寅時由胃之中脘上注於肺卯注大腸辰注胃巳注脾午注心未注小腸申注膀胱酉注腎戌注包絡亥注三焦子注膽丑注肝寅復注肺所謂肺朝百脉者也蓋肺脉起於胃之中脘其支者出食指之端交於大腸脉而大腸脉起於食指之端其支者挾鼻孔交於胃脉而胃脉起於鼻其支者出足大指之端交於脾脉而脾脉起於足大指之端其支者注心中交於心脉而心脉起於心中其支者出小指之端交

於小腸脈而小腸脈起於小指之端其支者至目內眥交於膀胱脈而膀胱脈起於目內眥其支者至足小指交於腎脈而腎脈起於足小指其支者注胸中。交於包絡脈而包絡脈起於胸中。其支者出無名指之端交於三焦脈而三焦脈起於無名指之端。其支者至目銳眥。交於膽脈而膽脈起於目銳眥其支者循足大指。出三毛交於肝脈而肝脈起於大指叢毛之際其支者貫膈注肺以交於肺脈此經脈十二篇次之大法也凡交經授受俱屬支脈別絡十五皆因其脈經曰經絡之相貫如環無端。此之謂也古之治病者必通十二經脈不通經脈而能已人之疾者蓋寡矣。

肺之經脈主病

肺手太陰之脈，起於中焦，下絡大腸，還循胃口，上膈屬肺，從肺系橫出腋下，下循臑內，行少陰心主之前，下肘中，循臂內上骨下廉，入寸口，上魚，循魚際，出大指之端；其支者，從腕後直出次指內廉，出其端。是動則病肺脹滿，膨膨（腹脹）而喘欬，缺盆中痛（缺盆胃穴也，肺之陽氣不能通布，故痛），甚則交兩手而瞀（音茂，兩手相交，低目俯首），此為臂厥（皆肺之陽氣不能通布也）。是主肺所生病者，欬上氣喘（肺氣病也），渴（全不能生水也），煩心（心脈上於肺也），胸滿，臑臂內前廉痛（此脈循），厥，掌中熱（臂冷厥，掌中熱，手中心主包絡脈之部分，肺脈行少陰心主脈之前，故掌中熱也）。氣盛有餘，則肩背痛（肺俞在肩背，因氣而動於俞，所謂氣傷痛也），風寒汗出中風，小便數（不時為數）而欠（短少為欠）。氣虛則肩背痛寒（氣虛則畏寒，不能溫布則痛），少氣不足以息，溺色變（氣虛不能化也）。

大腸經脈主病

大腸手陽明之脈。起於大指次指之端。循指上廉。出合谷兩骨之間。上入兩筋之間。循臂上廉。入肘外廉。上臑外前廉。上肩。出髃骨之前廉。上出於柱骨之會上。下入缺盆。絡肺。下膈。屬大腸。其支者。從缺盆上頸。貫頰。入下齒中。還出挾口。交人中。左之右。右之左。上挾鼻孔。是動則病齒痛頸腫。是主津液所生病者。目黃口乾。（火熱盛）鼽（音求）衄（音肉）喉痺。肩前臑痛。大指次指痛不用。氣有餘則當脈所過者熱腫。虛則寒慄不復。（盛則人迎大三倍於寸口虛者人迎反小於寸口也此可以驗大腸之虛實也）

胃之經脈主病（陽明者午也）

胃足陽明之脈。起於鼻之交頞中。旁約太陽之脈。下循鼻外。上入齒中。還出挾口環唇，下交承漿，卻循頤後下廉，出大迎，循頰車，上耳前，過客主人，循髮際，至額顱。其支者，從大迎前下人迎，循喉嚨，入缺盆，下膈，屬胃，絡脾。其直者，從缺盆下乳內廉，下挾臍，入氣街中。其支者，起於胃口，下循腹裏，下至氣街中而合。以下髀關，抵伏兔。下膝臏中。下循脛外廉。下足跗。入中指內間。按經文內中指內間中指外間中指不用皆是足大指之次指不是中指其支者，下廉三寸而別，下入中指外間。其支者，別跗上，入大指間，出其端。是動則病洒洒振寒，陽明者午也陽盛而陰氣加之故也善呻陽氣鬱而欲伸出之數欠。陽欲引而上也顏黑。陰氣加於上此病在陽明之氣病至則惡人與火。聞木聲則惕然而驚，陽明之脈病也心欲動，胃絡上通於心故也獨閉戶塞牖而處。陰陽相薄故也甚則欲上高而歌，棄衣而走，陽盛則四肢實而熱盛於身故也賁響腹

脹。陽明之脈循腹裏水火相激故賁門中有聲及脹此陽明之氣厥逆於經而爲此諸證是爲骭厥。是主血

所生病者狂瘧溫淫。有病氣而不及於經者有病在氣而見經證有經氣之兼病者有病氣而不及於經者故也汗出胃氣熱而蒸發水液之汁也鼽音裘衄胃經之熱上行也口喎唇胗唇瘍也胃脈挾口環唇

頸腫喉痹。大腹水腫。膝臏腫痛。循膺乳氣街股伏兎骭外廉足跗

上皆痛。皆陽明經脈之爲病也中指不用。氣盛則身以前皆熱。其有餘於

胃於內則消穀善饑溺色黃胃熱下入膀胱也氣不足則身以前皆寒慄。胃

中寒則脹滿盛則人迎大三倍於寸口虛則人迎反小於寸口也

脾之經脈主病

脾足太陰之脈起。於大指之端循指內側白肉際過核骨後。上內

踝前廉上踹內。循脛骨後。交出厥陰之前。上膝股內前廉。入腹屬

脾絡胃。上膈挾咽。連舌本散舌下。其支者復從胃別上膈注心中。是動則病舌本強。太陰氣病也食則嘔。胃脘痛。脾脈絡胃故也腹脹善噫。寒氣客於胃也得後與氣。得大便與屁則快然如衰。病衰也身體皆重。太陰之濕氣也是主脾所生病者。舌本痛。脾病濕熱體不能動搖。節上體重而甚也食不下。脾氣不行也煩心。脾脈注心中也心下急痛。即胃脘痛也溏便溏瘕瘕積泄。泄瀉水閉黃疸。皆濕熱為病也不能臥。胃不和則臥不安也強立股膝內腫厥。脾主四肢脈行股膝足大指不用。盛則寸口大三倍於人迎虛則寸口反小於人迎也

心之經脈主病

心手少陰之脈。起於心中。出屬心系。下膈絡小腸。其支者。從心系上挾咽。繫目系。其直者。復從心系。却上肺。下出腋下。循臑內後廉

行手太陰心主之後下肘內循臂內後廉抵掌後銳骨之端入掌內後廉循小指之內出其端是動則病咽乾心痛心主手厥陰包絡之脈行手太陰肺脈手少陰心脈之中間肺脈行心主之前心脈行心主之後少陰之上君火主之故動則病此渴而欲飲少陰之氣盛也是為臂厥是主心所生病者目黃心系上系於目心火盛故黃脅痛臑臂內後廉痛掌中熱痛心脈所循之部分也○盛則寸口大再倍於人迎虛則反小於人迎也

小腸經脈主病

小腸手太陽之脈起於小指之端循手外側上腕上踝中直上循臂骨下廉出肘內側兩筋之間上循臑外後廉出肩解繞肩胛交肩上入缺盆絡心循咽下膈抵胃屬小腸其支者從缺盆循頸上頰至目銳眥卻入耳中其支者別頰上䪼抵鼻至目內眥斜絡於

顴是動則病咽痛頷不可以顧肩似拔臑似折。皆手太陽之氣逆爲病也是主液所生病者耳聾目黃頰腫頸頷肩臑肘臂外後廉痛小腸主液耳聾等證皆小腸之液枯而爲病也○盛則人迎大再倍於寸口虛則反小於寸口也

膀胱經脈主病

膀胱足太陽之脈起於目內眥上額交巔其支者從巔至耳上角其直者從巔入絡腦還出別下項循肩膊內挾脊抵腰中入循膂絡腎屬膀胱其支者從腰中下挾脊貫臀入膕中其支者從膊內左右別下貫胛挾脊內過髀樞循髀外後廉下合膕中以下貫踹內出外踝之後循京骨至小指外側是動則病衝頭痛目似銳項如拔。脊痛腰似折髀不可以曲膕如結踹如裂是爲踝厥。病在太陽之氣也是

主筋所生病者。痔太陽之氣生於膀胱水中而爲諸陽主氣陽氣者柔則養筋故是主筋所生病爲痔經云筋脈橫解腸澼爲痔蓋太陽所生之筋膀胱所生之脈橫逆而爲痔也瘧經絡沉以內薄則爲瘧狂癲疾厥逆於下則爲癲爲狂頭顖項痛。目黃淚出。鼽衄。項背腰尻膕踹脚皆痛。小指不用。皆經脈所循之部分而爲病也○盛則人迎大再倍於寸口虛則反小於寸口也

腎之經脈主病

腎足少陰之脈。起於小指之下。趨於足心。出於然谷之下。循內踝之後。別入跟中。以上踹內。出膕內廉。上股內後廉。貫脊。絡腎。屬膀胱。其直者。從腎上貫肝膈。入肺中。循喉嚨。挾舌本。其支者。從肺出絡心。注胸中。是動則病飢不欲食。少陰之上君火主之少陰是動爲病則上下之氣不交故爲飢不欲食等語面如漆柴。少陽屬腎而腎爲生氣之原面如漆柴少陽之氣不升也咳唾則有血喝喝。

而喘（少陰之生氣不上交於肺而肺氣上逆也）坐而欲起（躁動之象）目𥆨𥆨如無所見（精氣不升也）心如懸若飢狀（即氣不交之故）氣不足（於下）則善恐心惕惕如人將捕之（氣不足於上也）是為骨厥是主腎所生病者口熱舌乾咽腫（腎主藏精少陰腎藏主氣厥於下）上氣嗌乾及痛煩心心痛（腎主藏精精液不能上溢故有諸證）黃疸腸澼脊股內後廉痛痿厥嗜臥足下熱而痛（水不上濟則火盛於上故有口熱煩心等證腎之生氣厥逆於下故為骨厥痿厥諸證矣○盛則寸口大再倍於人迎虛則反小於人迎也）

包絡經脈主病

心主手厥陰心包絡之脈起於胸中出屬心包絡下膈歷絡三焦其支者循胸中出脇下腋三寸上抵腋下循臑內行太陰少陰之間入肘中下臂行兩筋之間入掌中循中指出其端其支者別掌

中循小指次指出其端。是動則病心中熱，臂肘攣急，腋腫。經氣病於外也甚則胸脇支滿，心中憺憺大動，面赤目黃，喜笑不休。有餘於內也是主脈所生病者，煩心心痛，掌中熱。心主血而包絡代君行令，故主脈。心煩之証，蓋自內而外也。盛則寸口大一倍於人迎，虛則反小於人迎也

三焦經脈主病

三焦手少陽之脈，起於小指次指之端，上出兩指之間，循手表腕，出臂外兩骨之間，上貫肘，循臑外上肩，而交出足少陽之後，入缺盆，布膻中，散絡心包，下膈，循屬三焦。其支者，從膻中上出缺盆，上項，繫耳後，直上出耳上角，以屈下頰至䪼。其支者，從耳後入耳中，出走耳前，過客主人前，交頰，至目銳眥。是動則病耳聾，少陽之上，相火主之

是故動則病此渾渾焞焞。耳中之聲如水之流如霹之行嗌腫喉痹。與上諸証皆相火之有餘於上也是主氣所生病者。汗出陽加於陰故也目銳眥痛。頰腫。耳前肩臑肘臂外皆痛。小指次指不用。皆經脈所循之部分而為病也盛則人迎大一倍於寸口虛則反小於寸口也

膽之經脈主病

膽足少陽之脈。起於目銳眥。上抵頭角。下耳後。循頸行手少陽之前。至肩上。卻交出手少陽之後。入缺盆。其支者。從耳後入耳中。出走耳前。下目銳眥後。其支者。別銳眥。下大迎。合手少陽。抵於䪼。下加頰車。下頸合缺盆。以下胸中。貫膈絡肝屬膽。循脇裏。出氣街。繞毛際。橫入髀厭中。其直者。從缺盆下腋。循胸過季脇。下合髀厭中。以下循髀陽。出膝外廉。下外輔骨之前。直下抵絕骨之端。下出外

踝之前。循足跗上入小指次指之間。其支者別跗上入大指之間。循大指岐骨內出其端。還貫爪甲出三毛。是動則病口苦。善太息。心脇痛不能轉側。（少陽之氣不升也）甚則面微有塵。體無膏澤。（少陽主初陽之生氣故膽氣升十一藏之氣皆升經云精明五色者氣之華也平脈篇云陽氣長則其色鮮其顏光毛髮長少陽之動氣爲病則厥逆不升故甚則如此也）足外反熱。（火逆於下也）是爲陽厥。（皆爲陽氣厥逆之所致也）是主骨所生病者。頭痛。頷痛。目銳眥痛。缺盆中腫痛。脇下痛。馬刀俠癭。汗出（自頸痛至膝踝痛者乃足少陽經脈所循之部分爲病也血脈留滯爲馬刀俠癭也陽加於陰爲汗出也少陽行身側故本篇多用外字）振寒。瘧。（陽逆於下也）胸脇肋髀。膝外至脛絕骨外踝前及諸節皆痛。小指次指不用。（肝主筋筋會於骨是少陽經氣所來故諸節皆痛也●實則人迎大一倍於寸口虛則反小也）

肝之經脈主病

肝足厥陰之脈，起於大指叢毛之際，上循足跗上廉，去內踝一寸，上踝八寸，交出太陰之後，上膕內廉，循陰股，入毛中，過陰器，抵小腹，挾胃，屬肝，絡膽，上貫膈，布脇肋，循喉嚨之後，上入頏顙，連目系，上出額，與督脈會於巔。其支者，從目系下頰裏，環唇內。其支者，復從肝別貫膈，上注肺。是動則腰痛不可以俛仰，此與下嗌乾面脫色，皆為厥陰從少陽中氣之化，厥陰之化氣病也。丈夫㿗疝，婦人少腹腫，此厥陰之本氣病也。甚則嗌乾，面塵脫色。是主肝所生病者，胸滿嘔逆，食氣入胃，散精於肝，行氣於經。肝氣厥逆，不能行散谷精，故為此病。飧泄，肝主疏泄，肝氣虛，故為飧泄遺溺也。狐疝，隨經脈晝夜出入之疝也。閉癃，肝氣實也。●盛則寸口大一倍於人迎，虛則反小於人迎也。此十二經為此諸病，盛則寫之，虛則補之，熱則疾之，寒則留之，陷下則灸之，不盛不虛，以經取之。

十六絡脈

內經曰經脈十二者伏行分肉之間深不可見其常見者足太陰過於外踝之上無所隱故也諸脈之浮而常見者皆絡脈也六經絡手陽明少陽之大絡起於五指間上合肘中脈之卒然盛者皆邪氣居之不與衆同是以知其何脈之動也凡診視絡脈脈色青則寒且痛赤則有熱胃中寒手魚之絡多青矣胃中有熱魚際絡赤其暴黑者留久痹也其有赤有黑有青者寒熱氣也其青短者少氣者也

肺之經絡主病

手太陰之別（別者謂十二經脈別之外別有絡脈）名曰列缺起於腕上分間（手太陰之絡起

於手腕之列缺穴分間者與經脈於此間而相分也謂並太陰之經謂與經脈並行也直入掌中。散於魚際。謂入魚際而散於皮膚也其病實則手銳掌熱。氣盛於外也虛則欠㰦。與呿同張口也小便遺數。氣虛於內也取之去腕寸半。取其穴而灸之也穴即列缺也別走陽明也。謂太陰之絡從此而別走於陽明也○列缺穴在腕後側上一寸五分兩手交叉當食指末筋骨罅中。主治偏頭風痛。遍身風癉。麻木。痿躄氣堵口禁不開等證。實則以火寫之。虛則以火補之。以火補者毋吹其火。須其火自滅也。以火寫者疾吹其火也。灸三壯鍼二分留三呼。

心之絡脈主病

手少陰之別。名通里。去腕一寸半。別而上行。循經入於心中。繫舌本。屬目系。經別並經而行也其實則支膈。膈間若有所支而不暢也虛則不能言。心主言舌

（言必由舌心氣虛則舌本不用故不能言也）取之掌後一寸。別走太陽也。○通里穴在腕側後一寸陷中。主治聲啞心煩極甚怔忡不寧。四肢重痛。頭腮面頰紅腫。倦言數欠咽喉疼痛。氣急不通。虛損不思食。暴瘖面無潤澤。支膈寫之。不能言。補之。（灸三壯鍼三分）

包絡絡脉主病

手心主之別名曰內關。去腕二寸。出於兩筋之間。循經以上繫於心包絡。心系。實（包絡與心系相通）則心痛。虛則頭強。（包絡主行血脉氣虛故病此也）取之兩筋間也（按十二經別皆陰走陽陽走陰此不曰別走少陽或脫簡也）○內關穴在掌後去腕二寸兩筋間。與手少陽外關穴相抵。蓋手心主之絡別走手少陽也。主手中風熱。失志心痛。目赤支滿。肘攣。心暴痛寫之。頭強補

之灸三壯鍼五分

小腸絡脈主病

手太陽之別名曰支正。上腕五寸。內注少陰。（注少陰之別絡）其別者（別行者）上走肘絡肩髃。實則節弛肘廢（小腸主液實則津液留滯而不能潤澤於骨）虛則生肬（氣虛不行故也）小者如指痂疥。（卽皶痤之類氣鬱所生也）取之所別也○支正穴在腕後五寸。主風虛驚恐。悲愁癲狂。五勞。四肢虛弱。肘臂攣急難以屈伸。手掌不握。十指盡痛。熱病腰頸痛項強節弛肘廢瀉之生疣小如指痂疥補之。灸三壯。鍼三分。

大腸絡脈主病

手陽明之別名曰偏歷。去腕三寸。別入太陰。（入太陰之別經）其別者上循脊。乘肩髃。上曲頰偏歷。（偏歷於齒）其別者入耳（耳中）合於宗脈。實則齲（齲齒痛）聾。虛則齒寒痹隔。（氣寒所致痹閉阻隔也。蓋手陽明主行氣血於皮膚以溫肌肉，虛則寒氣不能行於外也）取之所別也。○偏歷穴在腕三寸。主肩膊肘腕痠疼。大指次指不用。皮膚麻木不仁。面頰顋腫。耳鳴耳聾。齒痛鼻衄。癲疾多言。齒痛耳聾寫之。齒寒痹隔補之。灸三壯。鍼三分。留七呼。

三焦絡脈主病

手少陽之別名曰外關。去腕二寸。外遶臂。注胸中。合心主。（合心主之大絡）病實則肘攣。虛則不收。（手少陽厥陰之主筋也）取之所別也。○外關穴在腕後二寸兩骨間與內關相對。主治耳聾渾渾焞焞無聞。五指盡痛。不能握物。手臂不能屈伸。實則肘攣寫之。虛則不收補之。灸三壯。

鍼三分，留七呼。

膀胱絡脈主病

足太陽之別，名曰飛揚，去踝七寸，別走少陽。足少陰之絡。實則鼽窒頭背痛，別走足少陰之絡，並經脈而循行於頭背。虛則鼽衄，取之所別也。○飛揚穴在外踝骨上七寸。主治痔腫痛，體重起坐不能，步履不收，脚腨痠，腫戰慄不能久立久坐，足指不能屈伸，目眩痛，歷節風，逆氣，癲疾，寒瘧。實則鼽窒頭背痛，瀉之；虛則鼽衄，補之。灸三壯，鍼三分。

膽之絡脈主病

足少陽之別，名曰光明，去踝五寸，別走厥陰之絡，下絡足跗。實則厥少陽胆爲甲木，主初陽之氣，實則不能上升而逆於下也。虛則痿躄，坐不能起。胆氣虛則不能運行周布，故如此取之所別也○光明穴在外踝上五寸。主治筋痿胻疼。不能久立。熱病汗不出。卒狂。實則足胻熱。身體不仁。善嚙頰。虛則痿躄。坐不能起。補之。灸五壯。鍼六分。留七呼。

胃之絡脈主病

足陽明之別。名曰豐隆。去踝八寸。別走太陰。足陽明之絡起於足外踝上脛骨外廉之豐隆穴並經脈而循行脛骨外廉上絡頭項合諸經之氣夫十五絡之氣血皆本於胃府水穀之氣所生是以胃絡與諸經之氣相合其別者。循脛骨外廉。上絡頭項。合諸經之氣。下絡喉嗌。其病氣逆則喉痺卒瘖。氣厥於下實則狂顛。虛則足不收。血氣虛也脛枯。取之所別也○豐隆穴在外踝上八寸。下胻外廉陷中。主治厥逆。大小便難。身體怠惰。腿膝痠。屈伸難。胸痛如針刺。腹痛如刀切。風痰頭痛。風逆四肢腫足青身寒。喉痺不能言。高登而歌。棄衣而走。見鬼好笑。氣逆則痺卒痛。實則狂顛瘍之。虚則足不收脛枯。補之。灸三壯。鍼三分。

脾之絡脈主病

足太陰之別。名曰公孫。去本節之後一寸。別走陽明。絡之其別者。入絡腸胃。厥氣上逆則霍亂。實則腸中切痛。氣實有餘虚則鼓脹。氣虚不足取之所別也。虚實證則腸胃所生之病也 ○公孫穴在足大指本節後一寸內踝前。主治寒瘧不嗜食。癇氣好太息。寒熱汗出。病至則喜嘔。嘔已乃衰。頭面腫起。煩心狂言。多飲。胆虚厥氣上逆則霍亂。實則腸中切痛瘍之。虚則鼓脹。補之。灸三壯。鍼四分。

腎之絡脈主病

足少陰之別，名曰大鍾，當踝後遶跟，別走太陽之絡。其別者上行者並經脈上走於心包絡下，外貫腰脊。氣逆則煩悶手少陽三焦手厥陰包絡之氣皆本於腎藏之所生也水氣上乘於心則煩悶，實則閉癃膀胱之氣不化故也，虛則腰痛腰爲腎之府也，取之所別也。○大鍾穴在足跟後踵中大骨上兩筋間。主治嘔吐胸脹喘息，腹滿便難，腰脊痛，少氣淋瀝，洒淅腰脊癰，嗜臥，口中熱，多寒欲閉戶而處，少氣不足，舌乾咽中食噎不得下，善驚恐不樂，喉中鳴欬唾，氣逆煩悶，實則閉癃寫之，虛則腰痛補之，灸三壯，鍼三分。

肝之絡脈主病

足厥陰之別，名曰蠡溝，去內踝五寸，別走少陽之絡。其別者，經脛足脛上睾睾丸結於莖。其病氣逆則睾腫卒疝，實則挺長，虛則暴癢，取之所別也○蠡溝穴在內踝上五寸。主治疝痛。小腹脹滿暴痛。如癃閉。數噫。恐悸。少氣不足。悒悒不樂。咽中悶如有息肉。背拘急不可俯仰。小便不利。臍下積氣如石。足脛寒痠屈伸難。女子赤白帶下。月水不調。氣逆則睪丸卒病。實則挺長。寫之。虛則暴癢。補之。灸三壯。鍼三分。留三呼。

任脈之絡主病

任脈之別。名曰尾翳。下鳩尾。散於腹。實則腹皮痛。虛則癢搔。取所別也。任脈別絡出於下極並經而上復下於鳩尾穴以散於腹

督脈之絡主病

督脈之別。名曰長強。挾脊上項。散於上下。當肩胛左右別走太陽。

之絡入貫膂。實則脊強，虛則頭重高搖之，挾脊之有過者，取之所別也。脊強頭痛，皆經脈之爲病也。虛實者，木氣之虛實。有過者，有過之脈，邪氣之所客也。倘御公曰：以有過之脈總結於脊脈之後，蓋申明虛實者乃木氣之虛實，非邪實也。夫絡脈與經脈交相順逆而行也，當知十二絡脈雖循經並行，亦皆往來順逆者也。○

長強穴在脊骶骨端，計三分，伏地取之。主治腸風下血，久痔瘻，腰脊痛，狂病，大小便難，頭重，洞泄，五淋，下部䘌蝕，小兒顖陷，驚癇瘛瘲，嘔血，驚恐，失精，瞻視不正。慎冷食房勞。灸十三壯，鍼三分。

脾之大絡主病

脾之大絡，名曰大包。出淵下三寸，布胸脇。脾之大絡起於腋下六寸許，出九肋間季脇端之大包穴。前曰足太陰之別，蓋言經也；此曰脾之大絡，蓋言藏也。十二經脈曰足太陰之別，脈合脾藏經氣而言也，故其病證兼是動所生而言之也。脾之大絡循脾經之大包而四布於胸脇，故病如下所云然。實則身盡痛，虛則百節盡皆縱此脈者羅絡之血者皆取之脾之大絡脈也若羅絡之血者謂大絡之血氣散於周身之孫絡支而橫者爲絡絡之別者爲孫皮膚若羅紋之縱橫而絡於身也夫脾之有大絡者脾主爲胃行其津液灌溉於五藏四旁從大絡而布於周身是以病則一身盡痛百骨皆縱而血絡如羅紋絡於周身也足太陰脾藏有二絡其病証不同有如此

大包穴在淵液下三寸。布胸脇中。出九肋間。主治胸脇中痛。喘氣。實則身盡痛。虛則百節盡皆縱。補之。灸三壯。鍼三分。

胃之大絡主病

胃之大絡。名曰虛里。貫膈絡肺。出於左乳下。其動應衣。脈宗氣也。盛喘數絶者。則病在中。結而橫有積矣。○虛里者。左乳之下動脈也。此脉乃胃府之所出。所以候宗氣者也。五藏之脈。資生於胃。而胃氣之通於五藏者。乃宗氣也。宗氣者。胃府五穀所生之氣積於胸中。上出喉嚨。以司呼吸。行於十二經隧之中。爲藏府經脈之宗。故曰宗氣。其動應衣。脈宗氣者。謂乳下[illegible]應衣而動者。此宗氣所出之脈也。如喘盛而虛里之脈數絕者。宗氣泄於膻中也。如虛里之脈結而有止者。虛里之橫絡有積聚也。如虛里之脈絕不至者。胃府之生氣絕於內也。乳之下。其動甚而應衣者。宗氣欲泄於外也。

十二經別

絡脈之所謂別者。謂從經脈而別也。經別之所謂正者。謂經脈之外。別有正經。非支絡也。夫人之一身。經絡多岐。而病證因以各別。則治法不可混同也。經正未言病證。學者於經脈絡脈經別中。參其異同證之形身庶受病之原可知也經別曰人之所以生病之所以成人之所以治病之所以起此之謂也然其出入交合循行上下頭緒紛紜不易疏也茲乃遵靈樞編次分爲二篇可以與經脉絡脈互相証其病之所以起焉知所以起則知所以治矣

足之經別

足太陽之正別入於膕中其一道下尻五寸別入於肛屬於膀胱散之腎循膂當心入散直者從膂上出於項復屬於太陽此爲一經也○足少陽之正至膕中別走太陽而合上至腎當十四椎出屬帶脉直者繫舌本復出於項合於太陽此爲一合成以諸陰之別皆爲正也

足少陽之正，繞髀入毛際，合於厥陰，別者入季脇之間，循胸裏，屬膽，散之上肝，貫心，以上挾咽，出頤頷中，散於面，繫目系，合少陽於目外眥。○足厥陰之正，別跗上，上至毛際，合於少陽，與別俱行，此爲二合也。

足陽明之正，上至髀，入於腹裏，屬胃，散之脾，上通於心，上循咽，出於口，上頞䪼，還繫目系，合於陽明也。○足太陰之正，上至髀，合於陽明，與別俱行，上結於咽，貫舌中，此爲三合也。　陰陽離合論曰：陽予之正，陰之爲主。少陰之上，名曰太陽；太陰之前，名曰陽明；厥陰之表，名曰少陽。蓋三陽之經正合於三陰，故曰成，以諸陰之別，是以三陽之別外合於三陰之經，而內合於五藏；三陰之別止合三陽之經。而不合於六府也。夫陰陽六合。始於足太陽。而終於手太陰。復散之太陽。蓋亦周而復始也。

手之經別

手太陰之正。指地。別於肩解。入腋走心。繫小腸也。○手少陰之正。別入於淵液兩筋之間。屬於心。上走喉嚨。出於面。合於目眥。此爲四合也。

手少陽之正。指天。別於巔。入缺盆。下走三焦。散於胸中也。○手心主之正。別下淵液三寸。入胸中。別屬三焦。出循喉嚨。出耳後。合少陽完骨之下。此爲五合也。

手陽明之正。從手循膺乳。別於肩髃。入柱骨。下走大腸。屬於肺。上循喉嚨。入缺盆。合於陽明也○手太陰之正。別入淵液少陰之前。入走肺。散之太陽。上出缺盆。循喉嚨。復合陽明。此六合也。○足太陽之脈。循膂絡腎。膀胱之經別。則別入於肛。屬膀胱。散之腎。足少陰腎脈。貫脊屬腎絡膀胱。其經別。至膕中。別走太陽而上至腎。交出屬帶脈。而復出於項。手少陰心脈。起於心中。出絡心系。下膈絡小腸。其經別入於淵液兩筋之間。屬於心。手厥陰心包絡之脈。起於胸中。出屬心包。下膈歷絡三焦。而經別下淵液三寸。入胸中。別屬三焦。手太陰肺脈。起於中焦。下絡大腸。還循胃口。上膈屬肺。其經別入淵液少陰之前。入走肺。散之太陽。此經脈與經別出入不同。交相逆順而行者也。

十二經筋

内經曰諸筋者皆屬於節。人身三百六十五節腰脊者身之大關節也股脛者人之管以趨翔也膝者筋之府也莖垂者身中之機陰精之候津液之道也故飲食不節喜怒不時津液內溢乃下留於睾血道不通日大不休俛仰不便趨翔不能也夫陽明主潤宗筋宗筋主束骨而利機關者也然而治筋骨之病當以陽明爲本故曰治痿獨取陽明以諸筋皆藉胃府之津液以濡養也周禮以辛養筋辛能散能潤能橫行者也內經曰筋病毋多食酸辛勝酸多食辛則筋急而爪枯蓋手足陰陽之筋秉三陰三陽之氣而生應天之四時歲之十二月其爲病亦應時而生非由外感也故十二

經筋皆言痹病而分四時孟仲季

膀胱經筋主病

足太陽之筋，起於足小指，上結於踝，斜上結於膝，其下循足外側，結於踵，上循跟，結於膕；其別者，結於踹外，上膕中內廉，與膕中並，上結於臀，上挾脊上項；其支者，別入結於舌本；其直者，結於枕骨，上頭下顔，結於鼻；其支者，為目上綱，下結於頄（音仇）；其支者，從腋後外廉，結於肩髃（音偶）；其支者，入腋下，上出缺盆，上結於完骨；其支者，出缺盆，斜上出於頄。其病小指支跟腫痛，膕攣，脊反折，項筋急，肩不舉，腋支缺盆中紐痛，不可左右搖。治在燔鍼劫刺，以知為數，以痛為輸，名曰仲春痹也。（輸與腧同）○十二經筋，亦如經脈之起於手足而經絡於形身之上下足太陽之筋起於至陰穴間循脈而上經於頭其支者亦如經脈之支別從經筋而旁絡也小指腫痛膕攣脊反折項筋急此經筋之為病也肩不舉腋支缺盆中紐痛不可左右搖筋骨為陰病在陰者名曰痹痹者血氣留閉而為痛也

膽之經筋主病

足少陽之筋起於小指次指上結外踝上循脛外廉結於膝外廉其支者別起外輔骨上走髀前者結於伏兔之上後者結於尻其直者上乘䏚季脇上走腋前廉繫於膺乳結於缺盆直者上出腋貫缺盆出太陽之前循耳後上額角交巔上下走頷上結於頄支者結於目眥為外維其病小指次指支轉筋引膝外轉筋膝不可

屈伸膕筋急前引髀後引尻即上乘眇季脇痛上引缺盆膺乳頸維筋急從左之右右目不開上過右角並蹻脈而行左絡於右故傷左角右足不用命曰維筋相交治在燔鍼刼刺以知為數以痛為輸名曰孟春痹也　足少陽之筋起於竅陰穴間而上循於頭目皆並脈而經於骨也維筋者陽維之筋也維者為一身之綱維從左之右右之左下而上上而下左右上下交維故命曰維筋相交此足少陽之筋交於陽維之經筋而為病也

胃之經筋主病

足陽明之筋起於中三指結於跗上斜外上加於輔骨上結於膝外廉直上結於髀樞上循脇屬脊其直者上循骭結於膝其支者結

於外輔骨，合少陽。其直者，上循伏兎，上結於髀，聚於陰器，上腹而布，至缺盆而結，上頸，上挾口，合於頄，下結於鼻，上合於太陽。太陽爲目上綱，陽明爲目下綱。其支者，從頰結於耳前。其病足中指支脛轉筋，脚跳堅，伏兎轉筋，髀前腫，㿉疝，腹筋急，引缺盆及頰，卒口僻，急者目不合，熱則筋縱，目不開。頰筋有寒則急，引頰移口；有熱則筋弛縱，緩不勝收，故僻。治之以馬膏，膏其急者；以白酒和桂，以塗其緩者；以桑鈎鈎之，即以生桑炭置之坎中，高下以坐等，以膏熨急頰，且飲美酒，噉美炙食，不飲酒者自強也，爲之三拊而已。治在燔鍼劫刺，以知爲數，以痛爲輸，名曰季春痹也。○足陽明之筋起於厲兑穴之外間，循髀股而上，經於頭，結於口鼻耳目之間，曰

不開合者太陽寒水主氣而爲開故寒則筋急而目不合陽明燥熱主氣而爲闔故熱則筋緩而目不開凡口移口僻諸證皆當辨寒熱也

脾之經筋主病

足太陰之筋起於大指之端內側上結於內踝其直者絡於膝內輔骨上循陰股結於髀聚於陰器上腹結於臍循腹裏結於肋散於胸中其內者著於脊其病足大指支內踝痛轉筋痛膝內輔骨痛陰股引髀而痛陰器紐痛下引臍兩脇痛引膺中脊內痛治在燔鍼劫刺以知爲數以痛爲輸名曰孟秋痺也（孟當作仲）足太陰之筋起於隱白穴開循股膝而上於胸腹其內者著於脊其病在經筋

之部分而為痛也。

腎之經筋主病

足少陰之筋起於小指之下。並足太陰之筋斜走內踝之下。結於踵。與太陽之筋合。而上結於內輔之下。並太陰之筋而上循陰股結於陰器。循脊內。挾膂上至項。結於枕骨。與足太陽之筋合。其病足下轉筋。及所過而結者皆痛。及轉筋。病在此者主癇瘛及痙。在外者不能俛。在內者不能仰。故陽病者腰反折不能俛。陰病者不能仰。治在燔鍼劫刺。以知為數。以痛為輸。在內者熨引飲藥。此筋折紐。紐發數甚者。不治。名曰仲秋痺也。仲當作孟○足少陰之筋起於足小指之下。斜趨湧泉穴。上循陰股。結於陰器。內挾膂至項結於枕骨與足太陽之經相合余伯榮曰足少陰之筋與足太陽之經上合於頸項此藏府陰陽之氣交也病在外在陽者病太陽之氣故腰反折不能俯在內在陰者病少陰之氣故不能仰如傷寒病在太陽則有反折之痙強在少陰則有踡臥矣

肝之經筋主病

足厥陰之筋起於大指之上上結於內踝之前上循脛上結內輔之下上循陰股結於陰器絡諸筋其病足大指支內踝之前痛內輔痛陰股痛轉筋陰器不用傷於內則不起傷於寒則縮入傷於熱則縱挺不收治在行水清陰氣其病轉筋者治在燔鍼劫刺以知為數以痛為輸命曰季秋痹也○足厥陰之筋起於大敦穴循

脛股而結於陰器絡諸筋陰器乃宗筋之會厥陰主筋故連絡於三陰三陽之筋也厥陰風氣從火化故有寒熱之分厥陰木氣本於水故有行水之法厥陰之氣清而諸證悉愈矣

小腸筋經主病

手太陽之筋起於小指之上結於腕上循臂內廉結於肘內銳骨之後彈之應小指之上入結於腋下其支者後走腋後廉上繞肩胛循頸出走太陽之前結於耳後完骨其支者入耳中直者出耳上下結於頷上屬目外眥其病小指支肘內銳骨後廉痛循臂陰入腋下腋下痛腋後廉痛繞肩胛引頸而痛應耳中鳴痛引頷目瞑良久乃得視頸筋急則為筋瘻頸腫寒熱在頸者治在燔鍼劫

刺以知爲數以痛爲輸其爲腫者復而銳之本支者上曲牙循耳前屬目外眥上頷結於角其病當所過者支轉筋治在燔鍼刦刺以知爲數以痛爲輸名曰仲夏痹也○手太陽之筋起於少澤穴循臂肘肩項而上結於耳頷目眥之間本支者本於直者而支行也本筋與支筋皆屬於目外眥筋之分行而復連絡也

三焦經筋主病

手少陽之筋起於小指次指之端結於腕上循臂結於肘上繞臑外廉上肩走頸合手太陽其支者當曲頰入繫舌本其支者上曲牙循耳前屬目外眥上乘頷結於角其病當所過者即支轉筋舌卷治在燔鍼刦刺以知爲數以痛爲輸名曰季夏痹也○手少陽

之筋起於關衝穴循腕臂肘臑而上肩頸其支者當曲頰處入繫耳本又其支者上曲牙循耳前屬於目外眥復上乘頷結於額角

大腸經筋主病

手陽明之筋起於大指次指之端結於腕上循臂上結於肘外上臑結於髃其支者繞肩胛挾脊直者從肩髃上頸其支者上頰結於頄直者上出手太陽之前上左角絡頭下右頷其病當所過者支痛及轉筋肩不舉頸不可左右視治在燔鍼劫刺以知爲數以痛爲輸名曰孟夏痹也○手陽明之筋起於商陽穴循腕臂肘臑結髃繞肩挾脊上頸結於頄絡於頷

肺之經筋主病

手太陰之筋起於大指之上循指上行結於魚後行寸口外側上循臂結肘中上臑內廉入腋下出缺盆結肩前髃上結缺盆下結胸裏散貫賁合賁下抵季脇其病當所過者支轉筋痛甚成息賁脇急吐血治在燔鍼劫刺以知爲數以痛爲輸名曰仲冬痺也○手太陰之筋起於少商穴循臂肘上臑入腋出缺盆結於肩之前髃上結於缺盆下結於胸裏散貫於胃脘之賁門間合於賁門而下抵季脇十二經筋合陰陽六氣氣逆則爲喘急息奔血隨氣奔則爲吐血也

包絡經筋主病

手心主之筋起於中指與太陰之筋並行結於肘內廉上臂陰結

腋下散前後挾脇其支者入腋散胸中結於賁其病當所過者
支轉筋前及胸痛息賁治在燔鍼刼刺以知爲數以痛爲輸名曰
孟冬痺也　手心主之筋起於中衝穴與手太陽之筋並行循腋
脇散胸中而結於胃脘之賁門間故成息賁也

心之經筋主病

手少陰之筋起於小指之內側結於銳骨上結肘內廉上入腋交
大陰挾乳裏結於胸中循胸下繫於臍其病內急心承伏梁下爲
肘綱其病當所過者支轉筋筋痛治在燔鍼刼刺以知爲數以痛
爲輸其承伏梁唾膿血者不治經筋之病寒則反折筋急熱則筋
縱挺不收陰痿不用陽急則反折陰急則俛不伸焠刺者刺寒急

也熱則筋縱不收無用燔鍼名曰季冬痺也〇手少陰之筋起於少衝穴間循肘腋交於手太陰之筋挾乳裏結於胸中循胸下繫於臍心承伏梁者如梁之伏於心下而上承於心也其承伏梁而唾膿者病在心藏故不治筋急筋縱寒熱可以辨矣反折不伸陰陽可以辨矣蓋少陰本陰而標陽故有寒熱陰陽之證也

經脉絡脉經別經筋中百病具備病固有微而實顯知其微者間不容髮古稱良醫者莫不先明經絡不明經絡而徒求治法是不識根本而求枝葉何以救急而扶危故曰治病必求於本李士材曰古人藝精而試今人藝試而精古人法治病今人病合法君子以仁壽為己任非熟通經絡無由也

手三陰三陽歌訣

手太陰肺少陰心心之包絡爲厥陰太陽小腸
三焦少陽明乃是大腸經

足三陰三陽歌訣

足太陰脾少陰腎厥陰原以肝經定太陽膀胱
少陽胆爲陽明各相應

醫學指要卷之上

醫學指要卷二

先天根本論

夫元黃未兆。天一之水先生。胚體未成。兩腎之元先立。嬰兒未成。先結胞胎。其象中空。一莖直起。形如蓮蕊。一莖即臍帶。蓮蕊即兩腎也。而氤氳一點元陽之爲命者寓於中焉。水生木而後肝成。木生火而後心成。火生土而後脾成。土生金而後肺成。五藏既成。六府隨之。四肢乃具。百骸乃全。仙經曰。借問如何是元牝。嬰兒初生先兩腎。未有此身。先有兩腎。故腎爲臟腑之本。十二脈之根。呼吸之主。三焦之源。而人資之以始者也。故曰腎水者先天之根本也。一點元陽寓於兩腎之間。是爲命門。蓋一陽居二陰之間。所以位乎北而成乎坎也。人非此火。無以運行三焦。腐熟水穀。內經曰少火生氣。仙經曰兩腎中間一點明。逆爲丹母。順爲人。夫龍潛海底。龍起而火隨之。元陽藏於坎府。運用應於離宮。此生人之命根也。乃知陽火之根。本於地下。陰火之源。本於天上。故曰水出高源。又曰火在水中。夫水火者。陰陽之徵兆。天地之別名也。獨陰不生。孤陽不長。天之用在於地下。地之用在於天上。則天地交通。水火混合。而萬物生焉。古之神聖。察腎爲先天根本。故其論脈者曰人之有尺。猶樹之有根。枝葉雖枯槁。根本將自生。傷寒危篤。寸口難稽。猶診太谿以卜腎氣。夫精也者。水之華也。神倚之。如魚得水。氣依之。如霧覆淵。神必依物。方有附麗。精竭神散。勢之自然。方其爲

嬰兒也未知牝牡之合而勃然能作精之至也純純全全合於天
方溟溟涬涬合於無論年十六而眞精滿始能生子精泄之後乾
破而爲離眞體已虧不知節嗇則百脈空虛不危何待世有以固
精然補者是大不然男女交接必擾其腎外雖不泄精已離宮必
有眞精數點隨陽之痿而溢出如火之有烟焰豈能復返於薪哉
是故貴寡慾然損精傷腎是非一端若目勞於視精以視耗耳勞
於聽精以聽耗心勞於思精以思耗體勞於力精以力耗隨事節
之則精與日俱積矣是故貴節勞腎司閉藏肝主疏泄二臟皆有
相火其系皆上屬於心心君火也怒傷肝而相火動則疏泄者用
事而閉藏者不得其職雖不交合精已暗耗矣是故貴息怒酒能

動血飲酒則身面俱赤是擾其血也數月不近色精已凝厚一夜太醉精隨薄矣是故宜戒酒經曰精不足者補之以味然膏粱之味未必生精恬淡之味最能益精洪範論味而曰稼穡作甘世間之物惟五穀得味之正淡食五穀大能養精經曰胃爲水穀氣血之海化榮衛而潤宗筋又曰陰陽總宗筋之會而陽明爲之長故胃強則腎充而精氣旺胃病則精傷而陽事衰也靈樞曰生之來謂之精此先天元生之精也素問曰食氣入胃散精於五臟此水穀日生之精也然日生之精皆從元氣所化而後分布其臟盈溢則輸之於腎故曰五臟盛乃能寫若飲食之精遇一臟有邪則一臟之食味化之不全不得與元精俱藏而時自下矣故腎之陰虛

則精不藏。肝之陽強，則氣不固。若遇陰邪客於竅，與所強之陽相感，則精脫而外淫矣。陽強者，非眞陽之強，乃肝之相火強耳。夫五臟俱有火。惟相火之寄於肝者，善則發生，惡則爲害，獨甚於他火。其陰器既宗筋之所聚，凡人入房強於作用者，皆相火充其力也。若遇接內，與陰氣合，則三焦上下內外之火，翕然下從，百體元府，悉閉其滋生之精，盡會於陰器以躍出，豈止腎所藏者而已哉。有年老彌健，或問其故，曰曾讀文選石韞玉而山暉，水懷珠而川媚，於斯二語，悟得葆精之道。故足於精者，百疾不生；窮於精者，萬邪蜂起。先哲洞窺其本，力勉固全，遇症之虛者，亟保北方，以培生命之本。水不足者，壯水之主，以制陽光，六味丸是也。火不足者，益火之元以消陰翳八味丸是也祇於年力方剛尺脈獨實者微加炒枯知柏抑其亢炎恭昧者遂爲滋陰上劑救水神方不問其實而槩投之不知知母多則腸胃滑黄柏久則腸胃寒陽明受賊何以化榮衛而潤宗筋髓竭精枯上消下泄而幽潛沉寃此皆守河間有熱無寒之論丹溪陽常有餘之說貽禍如此其烈耳致求正錄云朱劉之言不息則軒岐之澤不彰誠斯道之大魔亦生人之厄運也雖其言未免過激然亦補偏救弊之一片苦心也

後天根本論

夫人墮地一聲之後命曰後天後天之根本脾胃是也脾胃屬土土爲萬物之母易曰至哉坤元萬物資生是以胃者衛之源脾者

榮之本脾胃者卽後天元氣也鍼經云榮出中焦衛出上焦然胃爲陽益之必以辛脾爲陰補之必以甘辛甘相合脾胃健而榮衛通經曰脾胃者倉廩之官五味出焉又曰食入於胃散精於肝淫氣於筋濁氣歸心淫精於脈脈氣流經經氣歸於肺飲入於胃遊溢精氣上輸於脾脾氣散精上歸於肺通調水道下輸膀胱水精四布五經並行合於四時五臟陰陽揆度以爲常也是知水穀入胃洒陳於六腑而氣至焉和調於五臟而血生焉行於百脈暢於四肢充於肌肉而資之以爲生者也故曰安穀者昌絶穀者亡蓋人生一日不再食則飢七日不食則腸胃竭絶而死矣人之有脾胃猶兵家之有餉道也餉道一絶萬衆立散脾胃一敗百藥難施上

古聖人見土爲後天之根本故其著之脈者曰四時以胃氣爲本有胃氣則生無胃氣則死是以傷寒當危困之候診衝陽以察胃氣之有無衝陽應手則回生有日衝陽不應則坐而待斃矣東垣先生深窺經旨獨著脾胃論以醒提聾瞶其言胃中元氣盛則能食不傷過時而不飢脾胃俱旺能食而肥脾胃俱虛不能食而瘦善食而瘦者胃伏火邪於氣分則能食脾虛則肌肉削或曰血實氣虛則體易肥氣實血虛則體易瘦也凡七情戕其內六氣攻其外皆足以致虛惟飲食與勞倦兩端其關尤大經曰飲食自倍腸胃乃傷又曰水穀之寒熱或則害人[illegible]腑夫飲者水也無形之氣也經曰因而大飲則氣逆或[illegible]爲水腫或爲嘔吐之類食

者物也，有形之血也。經曰：因而飽食，經脈橫解，腸澼爲痔，或爲脹滿，或爲積聚，或爲吐利之類，此所謂飲食傷也。經曰：有所勞倦，形氣衰少，穀氣不盛，上焦不行，下脘不通，胃氣熱，熱氣熏胸中，故內熱。又曰：勞則氣耗，勞則喘息汗出，內外皆越，故氣耗矣。有所勞倦，皆損其氣，氣衰則虛火旺，旺則乘脾，脾主四肢，故因熱無氣以動，懶於言語，動則喘乏，表熱自汗，心煩不安，此所謂勞倦傷也。蓋人受水穀之氣以生，所謂清氣、營氣、衛氣，皆胃氣之別名也。胃爲水穀之海，五臟六腑皆受灌輸，若起居失度，飲食失節，未有不傷脾胃者也。脾胃一傷，元氣必耗，心火獨炎。心火即下焦陰火，心不主令，相火代之，火與元氣勢不兩立，一勝則一負，陰火上冲，氣高而喘身熱而煩。脾胃之氣下陷。穀氣不得升浮。是春生之令不行。無陽以護其營衛。乃生寒熱。經曰勞者温之損者温之。又曰温能除大熱。最忌苦寒。反傷脾胃。東垣於勞倦傷者。立補中益氣湯。純主甘温。兼行升發。使陽春一布。萬物敷榮。易老於飲食傷者。立枳朮丸。一補一攻。不使通化。但使胃強。不復傷耳。此皆炎黃之忠藎。後進之標的也。羅謙甫更發其旨。故云脾虛少食。不可尅伐。補之自然能食。是則更有法焉。東方之讐木宜裁。恐木實則侮土而厥張也。西方之子金宜顧。恐子虛則竊母以自救也。若夫少火實爲生氣之元。故中央之土虛者。則有補母之論存焉。許學士云腎虛不能化食。譬如釜中水穀。下無火力。何能熟耶。嚴用和云房勞過度。

眞陽衰弱，不能上蒸脾土，中州不運，以致飲食不消，脹滿痞塞，須知補腎。腎氣若壯，丹田火盛，上蒸脾土，土溫自治矣。統而論之，脾具坤順之德，有乾健之運。坤德或虧，補土以培其卑監；乾健稍弛，益火以助其轉運。此東垣謙甫以補土立言，學士用和以壯火垂訓。土強則出納自如，火強則轉輸不息。火爲土母，虛則補其母，此治病之常經也。世俗一遇脾胃虛滯，便投麯蘖查芽香砂只朴，甚而黃連山梔，以爲脾胃良方。而夭枉者不可勝數矣。不知此皆實則瀉子之法。因脾胃有積聚實火，元氣未衰，邪氣方張，用破氣之劑，以瀉肺金子氣之藏。若虛而伐之，則愈虛，虛而寒之，且遏絶眞火生化之元矣。有不敗其氣而絶其穀乎。最而異者，以參朮爲滯問之品畏之不啻砒毒獨不聞經云虛者補之勞者溫之又曰塞因塞用乎又不聞東垣云脾胃之氣實則枳實黄連瀉之虛則白术陳皮補之乎又不聞丹溪云實火可瀉芩連之屬虛火可補參耆之屬乎凡飲食初傷遏成濕熱元氣未敗黄連查麴暫其宜也但土喜煖而惡寒過劑則脾陽愈弱而轉化愈難矣至若病稍日久元氣必虛陽氣不充陰寒爲祟反服黄連無異於入井而反下石耳經曰飲食勞倦損傷脾胃始受熱中末受寒中則始宜清熱終宜温養灼然有辨豈無先後次第者乎且聖人治未病不治已病故既濟之象曰君子以思患而預防之隨之象曰君子以嚮晦入晏息頤之象曰君子以節飲食豈非明飲食勞倦之足以傷生

理故養生家先亟於養氣行欲徐而穩言欲定而恭坐欲端而直聲欲低而和常於動中習靜使此身常在太和元氣中長生秘典曰內勞神明外勞形質俱足夭折惟房勞爲甚爲其形與神交用精與氣均傷也諺云修養不如節勞服藥不如忌口斯言頗切理要誠能使土強而臟腑俱安則後天之根本不損營衛中和而長有天命矣

水火立命論

夫人何以生生於火也人生於寅寅者火也火陽之體也造化以陽爲生之根人生以火爲命之門儒者曰天開於子子爲元醫者曰人生於水腎爲元孰知子爲陽初也腎爲火藏也陰生於陽故

天

水與火爲對名。而火不與水爲對體。其與水爲對者。後天之火離火也。其不與水爲對者。先天之火乾火也。夫乾陽之純也。夫陽火之生也。夫水火之原也。後天之火有形。而先天者無形。有形之火水之所尅。無形之火水之所生。然取水者迎月之光。而不迎蒸餾何也。魄陰也。而光借於日。則陽也。水不生於水。而生於火明矣。故其藏於水也。其象在坎一。陽陷於二陰之中。而命門立焉。蓋火也而腎水寄之矣。而其生於火也。其象在乾。純陽立於離卦之先。左旋而坎水出焉。右旋而兌水納焉。蓋水也而陰陽之火則分而寄之矣。此所謂後天中之先天也。陽生陰寄。運於三焦。水升火降。所謂既濟。故養生莫先於養火。奈何世之人並不究其由來。惟知氣血則曰氣陽血陰惟知臟腑則曰臟陰腑陽卽知水火者不過離心坎腎而已孰知氣血更有氣血之根陰陽更有眞陰眞陽之所水火更有眞水眞火之原也凡暴病而卒死絕處而得生者皆在乎根本眞處而得之非汎汎在乎氣血間也學者能明水火爲氣血之根水火爲眞陰眞陽之所芎歸辛竄僅可調榮難補眞陰眞水苓朮甘草僅可調衛難補眞陽眞火卽炮姜炙草僅可溫中難到腎經其爲水火眞陰眞陽之寶者惟仲景八味而已故不求眞陰眞陽而欲求生者用四君四物以補眞陰眞陽者並不達水火立命之本眞陰眞陽之至理者也

調護水火論

經曰精氣奪則虛又曰寒之所湊其氣必虛虛者空也無也譬諸國內空虛人民離散則盜賊蜂起鎮撫爲難若非委任賢智安靖休養以生息之安可保其無事也病之虛者亦猶是已經曰不能治其虛安問其餘蓋言虛爲百病之本宜首舉以冠諸症也然充足空虛者氣血也化生氣血者水火也水火者生身之本神明之用也靈樞曰水之精爲志火之精爲神然水火宜平不宜偏宜交不宜分火性炎上故宜使之下水性就下故宜使之上水上火下名之曰交交則爲既濟不交則爲未濟交者生之機不交者死之徵也如消渴症不交火偏虛也水氣症不交水偏盛也少火者陽也氣也與水爲對待者也水爲陰精火爲陽精二物匹配名曰陰

陽和平。亦名少火生氣。如是則諸病不作。可得長生矣。倘不善攝養。以致陰虧水涸則火偏勝。所謂陰不足則陽必湊之。是爲陽盛陰虛。亦曰壯火蝕氣。是知火即氣也。氣即火也。東垣曰火與元氣不兩立。蓋水火既濟。火即爲真陽之氣。及其偏也。則即陽氣而爲火矣。始與元氣不兩立。而成乖否之象焉。故戴人曰莫治風莫治燥。治得火時風燥了。苟能解此。則已達陰陽水火之原。曲暢旁通何施不可。但重養陰者。謂人之一身。水一而已。火則二焉。陽常有餘。陰常不足。自老至少。所生疾病。靡不由於真陰不足。況節慾者少。嗜慾者多。以致陰水愈虧。陽火愈旺。柰陰道難長。峻補亦無旦夕之功。故補陰之品。自少至老。不可一日間斷。其補陽之藥。勸戒諄諄雖然性禀不同陽盛人補陰固宜陰盛人補陽尤要况陰從陽長單滋陰分徒傷胃氣反絶後天生化之源要知純陰之藥則多肅殺閉藏之氣何有陽和化育之功哉况天地以陽爲生之根人生以火爲命之門天開於子而陽生焉是子爲陽之本而爲先天人生於寅而火兆焉是寅爲火之母而爲後天火者生之本也陽者火之用也故曰天非此火不能化生萬物人非此火不能有生天之陽氣能交於下地之陰氣能交於上人之真火能藏於下則真水能布於上陽施陰化之氣克昭氣血和平之長日旺蓋陰陽之精互藏其宅陰中有陽陽中有陰故心火也而含赤液腎水也而藏白氣赤液爲陰白氣爲陽循環往來晝夜不息此常度也

苟不知攝養，縱恣情慾，虧真陰，陽無所附，因而發越上升，此火空則發之義。是周身之氣，併於陽也。併於陽，陽愈盛而陰愈虧，由是上焦發熱，欬嗽生痰，迫血吐衄，頭痛煩躁，胸前骨痛，口乾舌苦，五心煩熱，潮熱骨蒸，小便短赤。此其候也。久則孤陽不能獨旺，無根之火，豈能長明。經所謂壯火蝕氣，氣亦弱矣。而陽亦虛焉。由是飲食不化，泄瀉無度，丹田不煖，筋骨無力，夢遺精滑，眩暈自汗，卒倒偃仆。此其候也。然少陰臟中，重在真陽，陽不回則邪不去，厥陰臟中，職司藏血，血不養則脉不起。故治之者，陽甚虛，補陽以生陰，使陰從陽長也。陰甚虛，補陰以配陽，使陽從陰化也。陰陽調和，百病消解。若以偏重，或陰或陽，執見則不惟設藥以救偏，而反增偏害之至矣。

乙癸同源論

古稱乙癸同源。腎肝同治。其說維何。蓋火分君相。君火者居乎上而主靜。相火者處乎下而主動。君火惟一。心主是也。相火有二。乃肝與腎。腎應北方壬癸。於卦為坎。於象為龍。龍潛海底。龍起而火隨之。肝應東方甲乙。於卦為震。於象為雷。雷藏澤中。雷起而火隨之。澤也。海也。莫非水也。莫非下也。故曰乙癸同源。東方之木無虛不可補。補腎即所以補肝。北方之水無實不可瀉。瀉肝即所以瀉腎。至於春升。龍不現則雷無聲。及其秋降。雷未收則龍不藏。但使龍歸海底。必無迅發之雷。但使雷藏澤中。必無飛騰之龍。故曰腎肝同治。東方者天地之春也。勾萌甲坼，氣滿乾坤。故在人爲怒，怒則氣上而居七情之升；在天爲風，風則氣鼓而爲百病之長。怒而補之，將逆而有壅絶之憂；風而補之，將滿而有脹悶之患矣。北方者天地之冬也。草黄木落，六宇蕭條。在人爲恐，恐則氣下而居七情之降；在天爲寒，寒則氣慘而爲萬象之衰。恐而瀉之，將怯而有顛仆之虞；寒而瀉之，將空而有涸竭之害矣。然木既無虚，又言補肝者，肝氣不可犯，肝血自當養也。血不足者濡之，水之屬也，壯水之源，木賴以榮。水既無實，又言瀉腎者，腎陰不可虧，而腎氣不可亢也。氣有餘者伐之，木之屬也，伐木之幹，水賴以安。夫一補一瀉，氣血攸分；即瀉即補，水木同府。總之相火易上，身中所苦，瀉木所以降氣補水所以制火氣卽火火卽氣同物而異名也故知氣有餘便是火者愈知乙癸同源之義矣然時醫多執肝常有餘之說舉手便云平肝殊不思經曰東方木也萬物所以始生也聖濟經云四時之所化始於木十二經之所養始於春女子受娠一月是厥陰肝經養之肝者乃春陽發動之始萬物生化之源故戒怒養陽使先天之氣相生於無窮是攝生之切要也蓋春屬肝木乃吾身升生之氣此氣若有不充則四臟何所稟承如春無所生則夏長秋收冬藏者將何物乎五行之中惟木有發榮暢茂之象水火金土皆無是也使天地而無木則世界黯淡其無色矣培之養之猶恐不暇而尙欲剪之伐之乎故養血和肝使火不上炎則心氣

和平。而百骸皆理。況腎主閉藏。肝主疏泄。是一開一闔也。俗云肝有瀉無補。不知六味地黃湯七寶美髯湯等劑。皆補肝之藥也。人特習而不察耳。

辨宗氣衛氣營氣

靈樞曰五臟者所以藏精神魂魄者也。六腑者所以受水穀而化行物者也。其氣內於五臟。而外絡支節。其浮氣之不循經者爲衛氣。其精氣之行於經者爲營氣。陰陽相隨。外內相貫。如環之無端。故經曰治病之道。氣內爲寶。眞萬古醫者之格言也。靈樞曰審察衛氣爲百病母。蓋人身之中。惟氣而已。宗氣者丹田先天之大氣也。猶天地之有太極也。衛氣者健運周身之陽氣也。猶太極之動而生陽也營氣者根中守固之陰氣也猶太極之靜而生陰也天地間惟氣以爲升降而水則從氣者也故天包水水承地一元之氣升降於太虛之中水不得而與也故潮之往來常隨氣耳非潮自能然也人身亦惟以氣爲主而血則猶水不可以血卽爲營氣也彼謂血卽爲營者非經旨也靈樞營衛生會篇謂營氣化血以奉周身則營氣始能化血焉可以血爲營耶故氣而云宗者元氣之宗也氣而云衛者固表而捍外也氣而云營者守營而固中也宗氣也營氣也衛氣也可不細辨歟

化源論

經曰資其化源又曰治病必求其本又曰諸寒之而熱者取之陰

諸熱之而寒者取之陽所謂求其屬也垂訓諄諄無非專重本源耳苟舍本從標不惟不勝治終亦不可治故曰識得標只取本治千人無一損如脾土虛者溫煖以益火之源肝木虛者濡潤以壯水之主肺金虛者甘緩以培土之基心火虛者酸收以滋木之宰腎水虛者辛潤以保金之宗此治虛之本也木欲實金當平之火欲實水當平之土欲實木當平之金欲實火當平之水欲實土當平之此治實之本也金爲火制瀉心在保肺之先木受金殘平肺在補肝之先土當木賊損肝在生脾之先水被土乘清脾在滋腎之先火承水制抑腎在養心之先此治邪之本也金太過則木不勝而金亦虛火來爲母復仇木太過則土不勝而木亦虛金來爲

母復仇水太過則火不勝而水亦虛土來爲母復仇火太過則金不勝而火亦虛水來爲母復仇土太過而水不勝而土亦虛木來爲母復仇皆亢而承制法當平其所復扶其不勝經曰無翼其勝無贊其復此治復之本也至於陰陽生尅虛實眞假意會無窮難可言盡即六淫易著然風兼寒當從温散兼熱當從辛凉寒獨寒當從温補兼濕當從温滲中暑當從清解傷暑當兼益氣濕外受當從發散内生當從燥滲濕寒温散濕熱清利燥本枯槁之象大半火爍金水受傷然亦有陰寒太過津液收藏猶肅殺凛冽之後陽和之水皆成堅水燥裂矣火之原原在水中而與元氣勢不兩立故有火者必元氣傷者半陰水虧者半正治益熾從治乃息惟

驟受外邪者，暫行清利。但六淫皆爲客氣，未有不乘內傷，傷多傷少，孰實孰虛，標本既明，輕重乃別，斯無誤矣。

尊生救本論

經曰：精神內守，病安從來。又曰：邪之所湊，其正必虛。不治其虛，安問其餘。可知虛爲百病之由，治虛爲去病之要。故風寒外感，表氣必虛；飲食內傷，中氣必弱。易感寒者，眞陽必虧；易傷熱者，眞陰必損。正氣旺者，雖有強邪，亦不能感，感亦必輕，故多無病，病亦易愈。正氣弱者，雖卽微邪，亦得易襲，襲則必重，故最多病，病亦難痊。治之者明此標本輕重之道，以投顧主逐客之方，則重者輕而輕者愈。要知精神內長於中，邪氣自解於外；精神耗散於內，卽我身之津液氣血無所主宰皆可內鬱爲火爲痰而成邪豈必待外因所致哉倘不知此徒知或從表以發散或從裏以尅削現在已有之虛不爲補救未來無形之邪妄肆袪除有是病者病受何妨無是病者正氣益困以致精神疲憊性命胥沉若不急爲猛省峻加挽救之功何以續一息於垂絕奈俗以虛極不可大補些小調益何異深沉海底輕舒一臂之力以望救溺之功哉況有復加峻削寒凉者更似入井而反下石耳且諸病不論虛實未有不發熱者然此熱非從外來即我所伏生生之少火有所激而成壯火爲壯熱也故壯火即由少火之變少火非火乃丹田生生真元之陽氣一呼一吸賴以有生即人之受胎先稟此命經曰一息不運則機緘

窮。故此火也氣也。皆爲無形有神有情。而爲生身之至寶。是眞陽之宗也。元氣之本也。化生之源也。長生之基也。命門坎宫。是其宅也。蒸腐水穀。化生精華。得其平則安其位。萬象泰然。生生無窮。失其平則離其位而爲壯火。反爲元氣之賊。浮游乎三焦。蒸爍乎臟腑。炮熾乎肌肉。而爲病矣。不治此火。則何以去病。然欲去此火。更何以得生。則有因所因。以調之安之。從之撫之。以平而已。則火不去而安全無恙。病既退而元氣無傷。則火原爲我用之至寶矣。若惡其熱而滅其火。非滅火也。是滅氣也。以無形無情之藥。妄攻無形有情之氣。欲不受傷。其可得乎。但火空則發。若不大爲填塞其空。焉可禦其乘空炎上之勢。若欲火退而後補。孰知火之爲害甚速而與元氣不兩立。所謂壯火蝕氣。火熾氣日消亡。且火之爲用每挾風木之象。力窮乃止。止則火息陽亡。脫症俱備。方議補之。已無受補之具矣。況有進濃雲驟雨之藥。令龍雷妄熾。以速焚爍之害哉。倘稟受壯盛。或從寒涼折之而愈者。但病愈之後。必真氣漸衰。精神不長。縱先天真元不足者。若從本調治。則病去之後。發生之勢日隆。後天之長反旺。故曰識得標。只取本。治千人。無一損。正重此也。今人勿察其源。僅從膚見。以寒治熱。以熱治寒。陰陽真假之象。從治正治之宜。顧本窮源之要。置之勿問。以致夭枉日多。先後俱衛矣。學者可不潛心默會其旨乎。

諸病求源論

人之有生。初生兩腎。漸及臟腑。五臟內備。各得其職。五象外布。而成五官。爲筋爲骨。爲肌肉皮毛。爲耳目口鼻。軀殼形骸。然究其源。皆此一點精氣神。遞變而凝成之也。猶之混沌未分。純一水也。水之凝成處。爲土爲石爲金。皆此一氣化源。故水爲萬物之原。土爲萬物之母。然無陽則陰無以生。故生人之本。火在水之先也。無陰則陽無以化。故生人之本。水濟火之次也。經所謂陽生陰長。而火更爲萬物之父者。此耳。是以維持一身。長養百骸者。臟腑之精氣主之。充足臟腑。固注元氣者。兩腎主之。其爲兩腎之用。生生不盡。上奉無窮者。惟此真陰真陽二氣而已。二氣充足。其人多壽。二氣衰弱。其人多夭。二氣和平。其人無病。二氣偏勝。其人多病。二氣絕源其人則死。可見真陰真陽者，所以爲先天之本。後天之命。兩腎之根。疾病安危。皆在乎此。學者僅知邪襲。而不知乘乎内虛，僅知治邪。而不知調其本氣。僅知本氣，而不知究其臟腑。僅知臟腑。而不知根乎兩腎。即知兩腎。而不知由乎二氣。是尚未知求本者也。何況僅以軀殼爲事。頭痛救頭。脚痛救脚。而不知頭脚之根在臟腑者。何以宰司命之任。而體好生之道歟。故先哲云：見痰休治痰，見血休治血。無汗不發汗。有熱莫攻熱。喘生無耗氣。精遺勿濇泄。明得箇中趣。方是醫中傑。真求本之謂也。

臟腑心腎貴賤論

夫貴臟而賤腑。書不講明。醫多忽畧。視爲尋常。而不推究以致輕重標本。不知其所矣。以臟腑統而言之，則臟如一家之主人也。胥藏其神魂意魄志，爲神明之用，以運用於上，傳注於下，此所謂勞其心者也。腑如一家中之奴婢，塊然無知者也，承接上令，各司乃職，溲便糟粕，傳運啓閉，此所謂勞其力者也。勞力者但勞其形骸而不耗其神氣，重濁象地，濁陰養之，如藜藿之民，習以爲常，雖勞膚何傷也。故多無病，病而易治。勞心者所耗皆其精華，而非糟粕，輕清象天，多動少靜，七情之爲害惟多，陰精之上奉實少，況如膏粱子弟，體質嬌嫩，勞易傷，傷難復也，故易多病，病亦難治。以五臟指而言之，惟心腎兩家更勞，猶一家中之主父主母，離坎互爲其配，水火互爲其根。蓋神明之用，無方無體，誠難言也，然樞機萬物。

神思百出者。非心之用乎。更曰思之爲害甚於慾。以勞心過極。並及於腎。腎藏志也。所以有無子責乎心。髮白責乎腎之語。以其陰精上耗也。離陰既耗乎上。坎水豈能獨充乎下。況節慾者少。嗜慾者多。上下更有分消者乎。故其病更多更深。而尤難治也。故臟者藏也。陰也。宜藏而不宜見。經曰陰者真臟也見則爲敗。敗必死也。又曰五臟者藏精氣而不瀉也。六府者傳化物而不藏也。故臟無瀉法。至於腎者尤爲至蟄封藏之本。精之處也。有虛無實。更無瀉之之理矣。

真陰真陽論

人身之陰陽。相抱而不脫。是以百年有常。故陽欲上脫。陰下吸之。

不能脫也陰欲下脫陽上吸之不能脫也蓋陰陽互爲其根陰根於陽陽根於陰無陽則陰無以生無陰則陽無以化從陽而引陰從陰而引陽各求其屬而窮其根人知氣血爲陰陽而不知火爲陽氣之根水爲陰血之根猶日爲火之精故氣隨之月爲水之精故潮隨之也人身心肝脾肺腎五行具存而所以運行於五臟六腑之間者有無形之相火行陽二十五度無形之腎水行陰二十五度而其根則原於先天太極之眞此所以爲眞也一屬有形便爲後天而非眞矣非根矣要之天包地外地處天中天地一太極也人以一陽陷於二陰之中陰中有陽男子陰內陽外女子陽內陰外人之一太極也然二者陰也後天之形一者陽也先天之氣

神自氣化氣本於天故生發吾身者即真陽之氣也形以精成精生於氣故立吾身者即真陰之精也經曰女子二七天癸至男子二八天癸至又曰人年四十而陰氣已半丹溪乃謂陽常有餘陰常不足不知天癸未至本由乎氣而陰自半亦由乎氣是形雖屬陰而氣則從陽也陽來則生陽去則死陽全陰固陽脫陰敗故經云陽氣者若天與日失其所則折壽而不彰可見人生仗此一點真陽而爲運行不息孰謂陽常有餘而以苦寒之味伐之乎天癸者天一所生之真水也在人身是謂元陰即曰元氣人之未生此氣根於父母謂之先天元氣人之既生此氣藴於吾身謂之後天元氣但氣之初生真陰甚微及至既盛精血乃旺然必真陰足而

後精血化。是眞陰在精血之先。精血在眞陰之後。是先天之眞陰爲後天精血之根也。若以天癸即精血論。則女子七七。男子八八而天癸絶。其周身之精血。何以仍運行於榮衛之中。而未嘗見其枯竭也。夫陰陽者虚名也。水火者實體也。寒熱者天之淫氣也。水火者人之元氣也。淫氣湊邪。可以寒熱藥攻之。眞元致病。即以水火之眞調之。然不求其屬。投之不入。先天水火。原屬同宫。火以水爲主。水以火爲原。故取之陰者。火中求水。其精不竭。取之陽者。水中尋火。其明不熄。彼誤認水火爲心腎。無怪後人之懵懂也。至人有偏陰偏陽者。此氣禀也。太陽之人。雖隆冬身不着綿。口常飲水色慾無度。大便數日一行。芩連知柏。恬不知怪。太陰之人。雖暑月不離複衣。飲食稍涼，便覺腹痛泄瀉，參朮姜桂，時不絕口。一有慾事，呻吟不已。此兩等人者，各得陰陽之一偏者也。則人之受病，以偏得之，用藥必救其偏，故以寒治熱，以熱治寒，此方士之繩墨也。然而苦寒頻進，而積熱彌熾，辛熱一投，而沉寒益滋者，何耶？此不知陰陽之屬也。經曰：諸寒之而熱者取之陰，諸熱之而寒者取之陽，所謂求其屬也。故云寒之不寒，是無水也；熱之不熱，是無火也。無水者，壯水之主以鎮陽光；無火者，益火之原以消陰翳。達至理於繩墨之外也。且以臟腑脉病論之，六腑者表也，陽也；五臟裏也，陰也。表之脉陽也，裏之脉陰也。關前陽也，關後陰也。病之熱者陽也，病之寒者陰也。症之躁者陽也，症之靜者陰也。而有假陰假陽者多以誤人。如太熱發躁。口渴舌燥。非陽症乎。視其面色赤。此戴陽也。切其脈尺弱而無力。寸關豁大而無倫。此係陰盛於下。逼陽於上。假陽之症。以假寒之藥。從其性而折之。頃刻平矣。如惡寒身不離複衣。手足厥冷。非陰症乎。視其面色滯。切其脈濇。按之細數而無力。此係假寒之症。寒在皮膚。熱在骨髓。以辛涼之劑。溫而行之。一汗而愈。凡此皆真氣之不固。故假者得以亂其真。假陽者。不足而示之有餘也。假陰者。有餘而示之不足也。故河間曰。夏熱太甚。株木流津。火極似水也。冬寒太甚。流水冰堅。陰極似陽也。夫陰脈有沉有數有緊。仲景統以微細言之。蓋沉必重按始得。緊數亦在沉細中見。不似陽症浮大而緊數也。薛氏曰。人知數為熱。不知沉細中見數為寒甚真陰寒症脉常有七八至者但按之無力而數耳宜深察之經曰亢則害承乃制也如冬至陰盛極陽生承之此所謂陽盛亢則害陰承乃制之然冬至一陽生當漸向暖和何為臘月大寒冰雪反盛夏至一陰生當漸向清涼何為三伏溽暑酷熱反熾乎曰此將來者進成功者退隱微之際未易以明也蓋陽伏於下則逼陰於上井水氣蒸而堅冰至也陰盛於下則逼陽於上井水寒而雷電合也今人病面紅口渴煩燥喘咳者誰不曰火盛之極抑莫知其為腎中陰寒所逼耳以寒凉之藥進而斃者不知其幾矣究哉總之陰陽之理變化無窮而治法之要有扶陽抑陰之微權有以陽生陰之妙用不獨滋陰養陽為變理陰陽之

道也。如補陽用參耆之屬，補陰用歸地之屬，補眞陰眞陽，不求之氣血，而求之水火。陽虛則惡寒，以辛溫散之；陰虛則發熱，以甘溫調之。古人立方義固顯然。若夫治血必先理氣，血脫益氣，以陽統乎陰，血隨乎氣，務使陽生陰長。故補血一湯，以黃耆爲君，而當歸爲臣也。又如失血熱甚欲絕者，則有獨參湯，以有形之血，不能速生，幾微之氣，所當急固。蓋陰陽之妙，原根於無也。至於陽氣下陷者，用味薄氣輕之品，若柴胡、升麻之類，舉而揚之，使地道左旋，而升於九天之上。陰氣不降者，用感秋氣肅殺而生之品，若瞿麥、萹蓄之類，抑而降之，使天道右旋，而入於九地之下。此東垣補中益氣湯開萬世無窮之利，不必降也，升清則濁自降矣。夫聖人裁成天地之化，補相天地之宜，於用藥之下，按陰陽而分寒熱溫涼，辛甘酸苦鹹之辨。凡辛甘者屬陽，溫熱者屬陽，寒涼者屬陰，酸苦者屬陰。陽主生，陰主殺。司命者欲人遠殺而就生，甘溫者用之，辛熱者用之，使其躋乎春風生長之域。一應苦寒者，俱不輕用。不特苦寒不輕用，至於涼者亦少用。蓋以涼屬秋氣，萬物逢秋不長矣。嗚乎，醫可不明乎陰陽之道哉。

五運六氣舉要

内經曰：五運陰陽者，天地之道也。古人有言：不明五運六氣，檢遍方書何濟。然理奥詞微，卒難悟解，學者所當切究也。夫五運六氣，天道之常變在焉。四時之常者，春溫、夏熱、秋涼、冬寒是也。一日之常者，朝涼午熱夕溫夜寒是也。四時之變者，冬有非時之溫，夏有非時之寒，春有非時之涼，秋有非時之暖。一日之變者，或朝溫而午寒，或夕涼而夜熱，時日之常變如此也。而地氣又有不同者，西北高燥多寒，東南卑濕常溫。經曰：至高之地，冬氣常在；至下之地，春氣常在。崇高則陰氣治之，汙下則陽氣治之，此之謂也。故方土不齊，寒暄不等，而病亦因之而異。詳言理氣者，隨機觀變，方達古人未發之旨耳。夫運氣之理，小大不遺，雖有微疴，罔不由斯。若時行疫病，尤爲最緊者。茲各明其大要，惟願醫者先知受病之因，不致妄投湯藥，誤人性命，斯可矣。

運氣舉原

夫五運者天干之陰陽合而爲五也甲己合爲土運化陽土合胃化陰土合脾也乙庚合爲金運化陰金合肺化陽金合大腸丙辛合爲水運化陽水合膀胱化陰水合腎丁壬合爲木運化陰木合肝化陽木合胆戊癸合爲火運化陽火合小腸化陰火合心屬相火陽火合三焦陰火合包絡相火代君火而行令者也此五運合藏府之義也六氣者地支陰陽合而爲六也子午主少陰君火合心與小腸丑未主太陰濕土合脾與胃寅申主少陽相火合三焦包絡卯酉主陽明燥金合肺與大腸辰戌主太陽寒水合膀胱與腎巳亥主厥陰風木合肝與胆此六氣合藏府之序也五運之節令以二十四氣五分分之爲五運之五位也初運木大寒日交二

運火春分後第十二日交三運土芒種後十日交四運金處暑後七日交終運水立冬後四日交此五運節令之序也六氣之節令以二十四氣六分分之爲六氣之六步也初之氣厥陰自大寒至驚蟄二之氣少陰自春分至立夏三之氣少陽自小滿至小暑四之氣太陰自大暑至白露五之氣陽明自秋分至立冬終之氣太陽自小雪至小寒此六氣節令之序也若夫運有主運者主運行四時之常令也木火土金水各一氣木之氣風布春初之運也火之氣熱暑布夏二之運也土之氣濕布長夏三之運[illegible]金之氣燥布秋四之運也水之氣寒布冬終之運也氣有主氣[illegible]時之常令也厥陰風木主春初之氣也少陰君火主夏二之[illegible]少陽

相火主盛夏三之氣也。太陰濕土主長夏四之氣也。陽明燥金主秋五之氣也。太陽寒水主冬六之氣也。而客運則以所化統主本歲中氣運爲初運。五行相生以次輪取，如甲己年土運統之，以土起初運。土生金爲二運，金生水爲三運，水生木爲四運，木生火爲五運。餘四運皆倣土運起之。乙丁己辛癸屬陰干，爲五陰年，主五少不及之運也。甲丙戊庚壬屬陽干，爲五陽年，主五大太過之運也。平運者，司天與運同氣也。平氣之運正大寒日交，不及之運大寒後十三日交，太過之運大寒前十三日交。木曰發生，火曰赫曦，土曰敦阜，金曰堅成，水曰流衍，此名太過也。木曰委和，火曰伏明，土曰卑監，金曰從革，水曰涸流，此名不及也。木曰敷和，火曰升明土曰備化。金曰審平。水曰靜順。此名平氣也。客氣司天在泉間氣乃加臨主氣六位之客氣也。司天者天之氣。在泉者地之氣。左右者陰陽之道路也。司天之左右。面北而定其位。如子午之年。少陰司天。左太陰。右厥陰也。卯酉之年。陽明司天。左太陽。右少陽也。寅申之年。少陽司天。左陽明。右太陰也。巳亥之年。厥陰司天。左少陰右太陽也。辰戌之年。太陽司天。左厥陰。右陽明也。丑未之年。太陰司天。左少陽。右少陰也。在泉之左右。面南而定其位。如子午之年。陽明在泉。左太陽。右少陽也。卯酉之年。少陰在泉。左太陰。右厥陰也。寅申之年。厥陰在泉。左少陰。右太陽也。巳亥之年。少陰在泉。左陽明。右太陰也。辰戌之年。太陰在泉。左少陽。右少陰也。丑未之年太陽在泉，左厥陰，右陽明也。陰陽之氣，由下而升上，故以在泉起之。從在泉之左間，由司天之右間，陞於司天，從司天之左間，由在泉之右間，終於在泉。在泉之左間為客初氣，司天之右間為客二氣，司天為客三氣，勝之常也。司天之左間為客四氣，在泉之右間為客五氣，在泉為客六氣，復之常也。經曰：歲半以前，天氣主之；歲半以後，地氣主之。上下交互，氣交主之。蓋司天之氣始於地之右，在泉之氣本乎天之左，天地之氣互相感召，又非獨天主上半歲，地主下半歲也。且五運有齊化兼化，五運之中運統主一歲。甲曰太宫（土齊木化），丙曰太羽（水齊土化），戊曰太徵（火水齊化），庚曰太商（金火齊化），壬曰太角（木金齊化）。此五太過之年也。太過則旺，勝己者畏其旺，反同其化，名曰齊化。乙曰少商，火金兼化丁曰少角，金兼木化己曰少宫，木兼土化辛曰少羽，火兼土化癸曰少徵，水兼火化此五不及之年也。不及則弱，勝己者乘其弱來同其化，名曰兼化也。六氣有正化對化，六氣之客氣，同化一歲。厥陰風木司巳亥，亥木正化巳木對化少陰君火司子午。太陰濕土司丑未。少陽相火司寅申，陽明燥金司卯酉，太陽寒水司辰戌，寅午未酉戌亥爲正化，正化者司化令之實，主有餘也。子丑卯辰巳申爲對化，對化者司化令之虚，主不足也。至於歲會者，謂本運臨本支之位也。如丁卯歲木運臨卯，戊午歲火運臨午，乙酉歲金運臨酉，丙子歲水運臨子。此是四正。甲辰甲戌己丑己未土運臨四季，此是四維也。天符者謂中運與司天之氣相符也。如丁巳丁亥木運，厥陰木司天也。戊子戊午少陰戊寅戊申少陽火運火司天也。己丑己未太陰土運土司天也。乙卯乙酉陽明金運金司天也。丙辰丙戌太陽水運水司天也。太乙天符者，謂天符之年，又是歲會，是天氣運氣歲支三者俱會也。如己丑己未中運之土，與司天土同氣，又土運臨丑未也。乙酉中運之金，與司天金同氣，又金運臨酉也。戊午中運之火與司天火同氣，又火運臨午也。同天符同歲會者，謂在泉之氣與中運之氣同一氣者也。陽年曰同天符，如壬寅壬申木運厥陰木在泉也。甲辰甲戌土運太陰土在泉也。庚子庚午金運陽明金在泉也。陰年曰同歲會，如辛丑辛未水運太陽水在泉也。癸卯癸酉癸巳癸亥火運少陰少陽火在泉也。夫邪之中人，在天符之年，名曰中執法。是從司天之氣也。天氣陽也。陽性速。故其病速而危也。在歲會之年。名曰中行令。是犯在泉之氣也。地氣陰也。陰性徐。故其病徐而持也。在太乙天符之年。名曰中貴人。是犯司天在泉之氣也。天地之氣俱犯。故其病暴而難治也。君相二火。雖屬同氣相得。然有順逆之嫌。君火在上。相火在下。為順。順則其病小也。相火在上。君火在下為逆。逆則其病大也。

運氣總紀

內經曰。天以六為節。地以五為制。周天氣者。六期為一備。（六氣終一備）地紀者。五歲為一周。（五運一周）君火以明。（子午司天）相火以位。（巳亥在泉）五六相合。而七百二十氣為一紀。（十五日為一氣）凡三十歲。千四百四十氣。凡六十歲而爲一周。不及五少之運太過五太之運斯皆見矣。甲己之歲，土運統之。甲己化土乙庚之歲，金運統之。乙庚化金丙辛之歲，水運統之。丙辛化水丁壬之歲，木運統之。丁壬化木戊癸之歲，火運統之。戊癸化火子午之歲，上見少陰。少陰君火司天，陽明燥金在泉丑未之歲，上見太陰。太陰濕土司天，太陽寒水在泉寅申之歲，上見少陽。少陽相火司天，厥陰風木在泉卯酉之歲，上見陽明。陽明燥金司天，少陰君火在泉辰戌之歲，上見太陽。太陽寒水司天，太陰濕土在泉巳亥之歲，上見厥陰。厥陰風木司天，少陽相火在泉少陰所謂標也。子午司天之始厥陰所謂終也。巳亥司天之終厥陰之上，風氣主之。風木少陰之上，熱氣主之。熱火太陰之上，濕氣主之。濕土少陽之上，相火主之。火熱陽明之上，燥氣主之。燥金太陽之上，寒氣主之。寒水所謂本也。是眞元一氣化而爲六也。氣有餘則制己所勝，而侮所不勝。如木剋土而及侮金之類其不及則已所不勝。侮而乘之。已所勝輕而侮之。如金剋木而土反凌木之類侮反受邪。始於侮彼求勝終則已反受侮侮而受邪寡於畏也。無所畏憚不能自保所以貴有承制也。相火之下。火亢金害水氣承之。水制木生水位之下。水亢火害土氣承之。土制金生土位之下。土亢水害風氣承之。木制火生風位之下。木亢土害金氣承之。金制水生金位之下。金亢木害火氣承之。火制土生君火之下。陰精承之。水承火亢亢則害。承乃制。制則生化。如火位於上而無承制則太過矣少生氣則不及矣有承制木生於下則火生而不亢矣蓋六氣各專一令。專令者常太過。過極則為亢。亢甚則害作。故各有所承。乃以制其亢甚為害也。制其太過。則以生其不及。則亢害者可化為和平矣。夫五行之妙用。在於相剋承乃制。正所以轉五運而調六氣也。此理氣之精義。神而明之。自處處人保身守家之道，亦在其中。葢道無不在也。茲總六十歲中運司天生尅同氣，而又分爲六紀。

司天生中運

甲子　甲午　甲寅　甲申　火生土
癸巳　癸亥　木生火
乙丑　乙未　土生金
辛卯　辛酉　金生水
壬辰　壬戌　水生木
此十二年天氣生運，以上生下，名曰順化，爲相得之歲也。

司天尅中運

庚子　庚午　庚寅　庚申　火尅金
己巳　己亥　木尅土
辛丑　辛未　土尅水
丁卯　丁酉　金尅木
戊辰　戊戌　水尅火
此十二年天氣尅運，以上尅下，名曰天刑，爲不相得之歲也。

中運生司天
壬子壬午　木生火　辛巳辛亥　水生木　己卯己酉　土生金此十二年運生天氣以下
壬寅壬申　　　　　癸丑癸未　火生土　庚辰庚戌　金生水生上名曰小逆主微病也
中運尅司天
丙子丙午　水尅火　乙巳乙亥　金尅木　癸卯癸酉　火尅金此十二年運尅天氣以下
丙寅丙申　　　　　丁丑丁未　木尅土　甲辰甲戌　土尅水尅上名曰不和主病甚也
氣運相同
戊子戊午　運氣皆火　丁巳丁亥　運氣皆木　乙卯乙酉　運氣皆金此十二年運氣皆
戊寅戊申　　　　　　己丑己未　運氣皆土　丙辰丙戌　運氣皆水同皆天符也雖曰
同氣不無偏勝亢害焉

子午之紀

甲子甲午　上少陰火司天　中太宮土運合化　下陽明金在泉

庚子庚午　上少陰火司天　中太商金運合化　下陽明金在泉

壬子壬午　上少陰火司天　中太角木運合化　下陽明金在泉

丙子丙午　上少陰火司天　中太羽水運合化　下陽明金在泉

戊子戊午　上少陰火司天　中太徵火運合化　下陽明金在泉

南政年脉兩寸不應　北政年脉兩尺不應

五行惟土爲火土運所以爲南政也南面行令則名南政南政年脉不應宜南面以觀之也金木水火四運皆爲北政北面受令則名北政北政年脉不應宜北面以觀之也而政運之脉有不應者

蓋以少陰所居之處言之也謂少陰所在脈乃沉細不應於診經曰少陰之至其脈鉤脈不應者謂脈不鉤也凡值此不應之脈乃歲運合宜命曰天和不必求治若誤治之反伐天和矣

丑未之紀

己丑 己未　上太陰土司天　中少宮土運合化　下太陽水在泉

乙丑 乙未　上太陰土司天　中少商金運合化　下太陽水在泉

丁丑 丁未　上太陰土司天　中少角木運合化　下太陽水在泉

辛丑 辛未　上太陰土司天　中少羽水運合化　下太陽水在泉

癸丑 癸未　上太陰土司天　中少徵火運合化　下太陽水在泉

南政年脈左寸不應　北政年脈右尺不應

寅申之紀

甲寅 甲申	上少陽相火司天	中太宮土運合化	下厥陰木在泉
庚寅 庚申	上少陽相火司天	中太商金運合化	下厥陰木在泉
壬寅 壬申	上少陽相火司天	中太角木運合化	下厥陰木在泉
丙寅 丙申	上少陽相火司天	中太羽水運合化	下厥陰木在泉
戊寅 戊申	上少陽相火司天	中太徵火運合化	下厥陰木在泉

南政年脉左尺不應　北政年脉右寸不應

卯酉之紀

己卯 己酉	上陽明金司天	中少宮土運合化	下少陰火在泉
乙卯 乙酉	上陽明金司天	中少商金運合化	下少陰火在泉

丁卯 丁酉 上陽明金司天 中少角木運合化 下少陰火在泉

辛卯 辛酉 上陽明金司天 中少羽水運合化 下少陰火在泉

癸卯 癸酉 上陽明金司天 中少徵火運合化 下少陰火在泉

南政年脉兩尺不應 北政年脉兩寸不應

辰戌之紀

甲辰 甲戌 上太陽水司天 中太宮土運合化 下太陰土在泉

庚辰 庚戌 上太陽水司天 中太商金運合化 下太陰土在泉

壬辰 壬戌 上太陽水司天 中太角木運合化 下太陰土在泉

丙辰 丙戌 上太陽水司天 中太羽水運合化 下太陰土在泉

戊辰 戊戌 上太陽水司天 中太徵火運合化 下太陰土在泉

南政年脉右尺不應　北政年脉左寸不應

巳亥之紀

己巳己亥　上厥陰木司天　中少宫土運合化　下少陽相火在泉

乙巳乙亥　上厥陰木司天　中少商金運合化　下少陽相火在泉

丁巳丁亥　上厥陰木司天　中少角木運合化　下少陽相火在泉

辛巳辛亥　上厥陰木司天　中少羽水運合化　下少陽相火在泉

癸巳癸亥　上厥陰木司天　中少徵火運合化　下少陽相火在泉

南政年脉右寸不應　北政年脉左尺不應

治法要畧

諸氣在泉。風淫於內。風乃木氣治以辛涼金能勝之佐以甘苦。過於辛恐反傷其氣也以甘緩之。木性急以辛散之。風邪勝故散之熱淫於內。熱乃火氣治以鹹寒。水能勝之佐以甘苦。甘所以防鹹之過苦所以泄熱之實也以酸收之。火生於木酸以收火歸原也以苦發之。熱鬱於內故以苦發之也濕淫於內。濕乃陰土之氣治以苦熱。苦能燥濕熱能和陰佐以酸淡。酸從木化以苦燥之。苦從火化以淡泄之。火淫於內。治以寒冷。火甚於熱冷甚於寒佐以苦辛。甘辛以助冷之散辛以散火苦以泄火以酸收之。以苦發之。燥淫於內。燥為金氣治以苦溫。火能勝之苦溫從火化故也燥而中寒勝之者宜之金乃清涼之氣故也佐以甘辛。燥則氣結於內故當辛甘發散以苦下之。寒淫於內。寒為水氣治以甘熱。甘從土化熱從火化土能制水熱能勝寒佐以苦辛。苦辛亦熱品也

以鹹寫之。（傷寒內熱宜之）以辛潤之。（傷寒內燥宜也）以苦堅之。（傷寒內熱見血宜也）

司天之氣，風淫所勝，平以辛涼。（存泉言治，司天言平，治有攻去之義，平則調和之也。風勝平以辛涼，金能平木也）佐以苦甘。（佐以苦甘則苦不至於燥急也）以甘緩之。（木性急也）以酸寫之。（木氣升而不降也）

熱淫所勝，平以鹹寒。（水能平火也）佐以苦甘。（苦寫而甘緩也）以酸收之。（收其浮熱也）

濕淫所勝，平以苦熱。佐以酸辛。以苦燥之。（濕而熱者）以淡泄之。（濕而濕不熱濕）

上甚而熱，治以苦溫，佐以甘辛，以汗爲散而止。（金匱要略曰：腰以下腫當利小便，腰以上腫當發汗乃愈。此皆治水濕之要訣）

火淫所勝，平以鹹冷，（水能勝火）佐以苦甘。（苦寫熱，甘緩急）以酸收之。（正氣外越）以苦發之。（火鬱於內）以酸復之。（火炎水耗，熱淫同）

燥淫所勝，平以苦溫，苦而溫則燥得其潤。佐以酸辛，酸生液，辛潤燥。以苦下之。燥甚非苦下不除。

寒淫所勝，平以辛熱，辛能散寒，熱能回陽。佐以苦甘，苦以濟辛熱，甘以和辛熱。以鹹瀉之。傷寒入胃則為裏熱，故必以鹹瀉之。

治諸勝復，寒者熱之，熱者寒之，溫者清之，清者溫之，散者收之，抑者散之，燥者潤之，急者緩之，堅者耎之，脆者堅之，衰者補之，強者瀉之，各安其氣，必清必靜，則病氣衰去，歸其所宗，此治之大體也。

病有久新，方有大小，大劑可治新病，不可治久病。有毒無毒，固宜常制矣。大毒治病，大寒、大熱及燥濕偏勝之毒氣。十去其六。止可攻病，中病則止，過則傷正，故病去其六即止也。常毒治病，十去其七。小毒治病，十去其八。無毒治病，十去其九。無毒之藥亦不可太過所謂久而增氣物化之病也氣增而久夭之由也穀肉果菜食養盡之無使過之傷其正也不盡行復如法如病不盡復以藥食治養如前法毒為攻邪五穀為養五果為助五畜為益五菜為充氣味合而服之以補精益氣此五者有辛酸甘苦鹹各有所利或散或收或緩或急或堅或耎四時五藏病隨五味所宜也脾病者宜食秔米飯牛肉棗葵心病者宜食麥羊肉杏薤腎病者宜食大豆黃卷猪肉栗藿肝病者宜食麻犬肉李韭肺病者宜食黃黍雞肉桃葱五味所禁辛走氣氣病無多食辛鹹走血血病無多食鹹苦走骨骨病無多食苦甘走肉肉病無多食甘酸走筋筋病無多食酸蘇子瞻曰藥能治病不能養人食能養人不能治病此深知內經之言也

運氣論

五運有太過有不及。太過者甲丙戊庚壬五陽干也。不及者乙丁己辛癸五陰干也。王氷曰：蒼天布氣，尚不越乎五行。人在氣中，豈不應乎天道。故隨氣運陰陽之盛衰，理之自然也。經曰：不知年之所加，氣之盛衰，虛實之所起，不可以為工。雖然運氣之理亦不可泥。又有內外兩因，隨時感觸。雖當太過之運，亦有不足之時；不及之運，亦多有餘之患。倘專泥運氣，能無實實虛虛，損不足而益有餘乎。況歲氣之在天地，亦有反常之時。故冬有非時之温，夏有非時之寒，春有非時之涼，秋有非時之暖，犯之者病。又如春氣西行，秋氣東行，夏氣北行，冬氣南行。卑下之地，春氣常行；高阜之境，冬氣常在天不足西北而多風地不滿東南而多濕百里之內晴雨不同千里之外寒暄各別方土不齊而病亦因之雖然西北固厚安能人人皆實東南固薄安得人人皆虛且如久旱則亢陽久雨則亢陰陽盛人耐秋冬而不耐春夏喜陰寒而惡陽暄陰盛人耐春夏而不耐秋冬喜晴明而惡陰雨此乃天氣變常人稟各異又爲法外之遺也善言運氣者隨機觀變方得古人未發之旨繆仲醇曰五運六氣者虛位也歲有是氣至則算無是氣至則不算既無其氣焉得有其藥乎無益於治療有誤乎來學將以施之治病譬如指算法之稱奇謂事物之實有豈不誤哉其云必先歲氣者謂此年忽多淫雨民病多濕藥須用二朮苦寒以燥之佐以風藥

風能勝濕此即必先歲氣之謂也其云無伐天和者即春夏養陰秋冬養陽春夏禁用麻黃桂枝秋冬禁用石羔知母芩連芍藥此即毋伐天和之謂也然尚有舍時從症之時也謂不明五運六氣檢徧方書何濟者正指後人不明五運六氣之所以而謬於方冊之所載依而用之動輙成過則雖檢徧方書亦何益哉故張仲景華元化越人叔和並未嘗載有是說即六經治法之中亦並無一字及之且見性理所載元儒草廬吳氏天之氣運之中亦備載之益信其爲天運氣數之法而非獨醫家治療之書也況流傳既久天地人物氣化轉薄亦難以同年而語矣故宜知之者以明天氣歲氣立法之常也不可執之者以處天氣歲氣法外之變也天有

寒暄早晚之不同，人有盛衰時刻之迥别，豈可以干支司歲一定之數，以定無窮時刻盛衰之變哉。

天地六氣歌

厥陰風木天風化、少陰君火天熱化、太陰濕土天雨化、少陽相火天暑化、陽明燥金天清化、太陽寒水天寒化、

交六氣節令歌

大寒初氣春分二、小滿三兮大暑四、秋分交着五之初、小雪爲終六之次、

逐年主氣歌

初氣厥陰二少陰、三四少陽太陰尊、五六陽明並太陽、主氣歲已以次輪、

逐年客氣歌

厥陰太陰與少陰，少陽陽明並太陽，客氣之行各不同，豈能歲歲如其常。子午太陽爲初氣，丑未初氣厥陰宣，寅申初氣少陰火，卯酉初氣太陰強，辰戌少陽相火初，巳亥初氣陽明當，初氣既明以次數，由初至終如指掌。三爲司天終爲泉，合之五運察灾祥。

司天歌

子午少陰爲君火，丑未太陰臨濕土，寅申少陽相火旺，卯酉陽明燥金所，辰戌太陽寒水邊，巳亥厥陰風木主。初氣起地之左間，司天在泉對面數。

左右間氣歌

初氣地左二天右，三爲司天歲半過，四爲天左五地右，終氣在泉

歲半後

間氣圖

少陽[申]陽明[酉]太陽[戌]厥陰[亥]

太陰[未]少陰[子]

少陰[午]太陰[丑]

厥陰[巳]太陽[辰]陽明[卯]少陽[寅]

巳亥起厥陰順數看其年上是何字郎其年分之司天、前二位是初氣一位是二氣本位司天三氣後一位四氣二位五氣後三位在泉是終氣、

六十年六氣主病例

甲子甲午　庚子庚午　丙子丙午　戊子戊午　壬子壬午十年

初氣太陽水生木、　始大寒寅初初刻終驚蟄子初四刻、

上年巳亥大寒以前溫暖蟄虫出此時乃氷霜復降陽氣鬱民得寒病腰痛至二月初炎暑初起中外瘡瘍、

二氣厥陰木生火、始春分子正初刻、終立夏戌正四刻、
風木客加君火主司天君火未盛寒氣時至木火應時民氣
和人病淋目瞑目赤氣鬱於上而熱君火爲病也、
三氣少陰君火合相火、始小滿亥初初刻終小暑酉初四刻
客氣君火司天加相火上火極水復熱極寒生寒氣時至二
火交熾人病氣厥心痛寒熱更作咳喘目赤、
氣交夏至後、立秋前、上火下金水火寒熱持於氣交熱氣生於上清
病生於下寒熱湊犯而爭於中人病咳喘血溢血泄噴嚏目
赤眥瘍寒厥胃心痛腰痛腹大嗌干腫上、
四氣大陰土主客同、始大暑酉正初刻終白露未正四刻、

濕土盛溽暑至大雨時行寒熱互至人病寒熱嗌干鼻衄黄疸飲發

五氣少陽火尅金始秋分申初初刻終立冬午初四刻

畏火臨暑反至陽乃化萬物乃長乃榮民乃康時寒氣熱陽邪盛也民病温

終氣陽明金生水始小雪午正初刻終小寒辰正四刻

金客加水主金主收燥令行五行之餘火內格寒氣数舉人病腫上咳喘血溢脇下連少腹作寒

乙丑乙未　丁丑丁未　己丑己未　辛丑辛未　癸丑癸未十年

初氣厥陰木主客同巳初初刻卯初四刻

客主皆風寒乃去濕土司天風濕相搏風勝濕雨後時風傷肝人病血溢筋絡拘强關節不利身重筋痿、

二氣少陰火、卯正初刻丑正四刻、主客同、

客主皆君火大火氣正大陰司天濕蒸相薄雨時降火盛氣熱人病瘟癘大行遠近咸若、

三氣太陰土主火土客、寅初初刻子初四刻、

客土主火濕氣降地氣騰雨時降寒隨之太陽在泉起而用事故也寒凝濕滯人病身重跗腫胸腹滿、

氣交　天湿氣下降地寒氣上騰主氣湿土客氣相火土氣積湿物以之成人病寒湿腹滿胕腫痞逆寒厥拘急、

四氣　少陽火生主土、　子正初刻戌正四刻、

客相火主濕土、火土合氣、溽蒸上騰、天氣否之、痞隔、然太陽在泉、寒風隨發、以濕遇火、濕化不流、惟白露陰布、以成秋令、

五氣　陽明金主客同、　亥初初刻酉初四刻、

客主皆金、慘令行、寒露下、霜早降、寒氣及體、人病皮膚、

終氣　太陽水主客同、　酉正初刻未正四刻、

客主皆寒水、寒大舉、濕大化、水堅冰、陽光不治、

丙寅丙申　戊寅戊申　庚寅庚申　壬寅壬申　甲寅甲申

初氣　少陰火主生客、　申初初刻午初四刻、

君火司氣、兼相火司天、風勝寒來不殺、君相二火合氣、溫病

乃起，氣拂於上，血溢目赤，咳逆頭痛，血崩，脇滿，膚腠中瘡，

二氣　太陰土，主生客。　午正初刻，辰正四刻。

濕土用事，主氣君火反鬱，主客相生，民乃康。濕熱爲病，熱鬱於上，咳逆嘔吐，瘡發於中，胸嗌不利，頭痛身熱，昏憒膿血。

三氣　少陽火，主客同。　巳初初刻，卯初四刻。

客主皆相火，交熾，發爲熱病，熱中，聾瞑，血溢，膿瘡，鼻衄，咳嘔，渴欠，喉痺，目赤，善暴死。

氣交　火盛則水復，風熱參布，太陰橫流，寒乃時至，涼雨並起。火盛於外，民病寒中，外熱發瘡瘍，內寒爲泄滿，熱盛寒復則水火交爭，人病寒熱，瘧，吐泄，懊憹，腫，變色。

四氣陽明金主土生、卯正初刻丑正四刻
客金主土以間而化主金相生民氣和平燥勝、肺病胸滿溼
勝、脾病身重、
五氣太陽水主金生、寅初初刻子初四刻、
寒水客、加金主水寒金斂陽乃去、寒乃來人避寒邪君子固密
終氣厥陰木主水生、子正初刻戌正四刻、
木用事、主水生之時當閉藏、而風木動、風爲陽陽氣不閉藏
心痛而咳、
丁卯丁酉　己卯己酉　辛卯辛酉　癸卯癸酉　乙卯乙酉針
初氣太陰土主木尅、亥初初刻酉初四刻、

主風客濕風陽濕陰爲患木尅土土尅水脾腎受傷病中熱脹面目浮腫善眠鼻衄嚏嘔洩黄赤甚則淋、

二氣少陽火主君火、　酉正初刻未正四刻、

相火用事於春分後主氣君火二火交熾臣位於君民病疫癘暴死、

三氣陽明金主火尅、　甲初初刻午初四刻、

金用事凉乃行然主火當令燥熱交合至三氣之末主太陰客太陽燥極而澤矣陽盛時行金令民病寒熱、

氣交　金司天下火尅之陽專令火盛金火相持勝復互作陰陽擾亂人病咳嗌塞寒熱發暴振慄癃閉、

四氣太陽水主土尅、午正初刻、辰正四刻、

水用事於濕土王時、寒雨降、四氣後在泉君火所主、而寒水臨之水火相犯、人病暴仆振慄譫妄、嗌干、心痛、癰瘡瘧疾、骨痿便血、

五氣厥陰木主金尅、巳初初刻、卯初四刻、

風木用事、得在泉火溫、春令反行、草木反榮、人無病、

終氣少陰火主水尅、卯正初刻、丑正四刻、

少陰火用事、陽氣布、候反溫、蟄虫見、水不氷、人病溫、

戊辰戊戌　庚辰庚戌　壬辰壬戌　甲辰甲戌　丙辰丙戌十年

初氣少陽火主木生、寅初初刻、子初四刻、

客火主木風火相搏人病溫癘身熱頭痛嘔吐瘡瘍、

二之氣陽明金主火尅、子正初刻戌正四刻、

金用事大涼至而火氣抑清寒滯於中陽氣不行人病氣鬱中滿、

三之氣太陽水尅主火　亥初初刻酉初四刻、

水用事寒氣行寒火侮陽人病寒反熱中癰疽注下心熱瞀悶不治者死、

氣交　寒盛火鬱鬱極必發夏至後相火主時寒水之客勝其主交於四氣則太陰用事濕化大布寒濕之氣持於氣交人病肌肉痿足痿不收濡泄血溢、

四氣厥陰木尅主土、酉正初刻未正四刻、

木客加土主風濕交爭、木値大暑時、木能生火、人病大熱脾

土受傷病少氣肉痿足痿注下赤白、

五氣少陰火尅主金、申初初刻午初四刻、

君火用事、陽復化以土在泉而得火化物乃長成人亦無病、

終氣太陰土尅主水、午正初刻辰正四刻、

土在泉濕令行風木非時相加、多病胎産、

己巳己亥　辛巳辛亥　癸巳癸亥　乙巳乙亥　丁巳丁亥年

初氣陽明金尅主木、巳初二刻卯初四刻、

金用事寒肅殺氣至金王傷肝、人多筋攣、

二氣太陽水尅主火、卯正初刻丑正四刻、
以水客加主火其氣必應陽復化客寒外加火應人病熱中、
三氣厥陰木生主火、寅初初刻子初四刻、
木司天用事風時舉風木之病泣出耳鳴眩掉、
氣變　木在上風生高遠火在下炎熱從之土氣得溫濕化行
風甚則燥甚燥勝則熱復風燥火熱勝復更作熱病行於下、
風病行於上、
四氣少陰火生主土、子正初刻戌正四刻、
火客加土主溼熱大行人病黃疸胕腫、
五氣太陰土生主金、亥初初刻酉初四刻、

客土主金燥溼更勝沉陰乃布寒氣及體風雨乃行

終氣少陽火主水尅酉正初刻未正四刻

相火在泉陽大化時寒氣覆其病温癘

按浮不足舉之強　芤脈中空有兩傍

滑体如珠行有力　實形偪偪位長暈

弦如平按弓弦狀　緊似彈繩急轉綱

洪脈按來皆有力　此名又表脈形張

微兮似有又如無　沉牽全無按有珠

遲緩息間三度至　濡來細數軟而虛

伏須着骨其形隱　弱軟而沉快、、如濡

似持刀輕刮竹　此名八裡脈同居

浮脈之

浮大有力为洪　浮大無力为虚　浮虚之甚为散　浮而柔細为濡

浮而弦芤为革　浮而中空为芤

黄花茵陳老鴨同蒸服治頭痛跌破溺血

松月山房

醫學指要

卷二

浮按不足舉之強芤脈中空有兩傍滑體如珠行有力實形愊愊
大而長弦如平按弓弦狀緊似彈繩急轉綱洪脈按來皆有力此
名七表脈形彰　微來似有又如無沉舉全無按有珠遲緩息
間三度至濡兮細散軟而虛伏如着骨甚形隱弱軟而沉快快如
濇似持刀輕刮竹此名八裏脈同居

醫學指要卷三

楚篠蔡貽績乃菴氏手輯

男謀祺　姪謀烈　訂字

二十八脈指要

夫脈之體象不同，其名亦因以異。以部位名之者，浮沉是也；以至數名之者，遲數是也；以有力無力名之者，虛實是也。脈之大綱大法在於是矣。凡病之所在，在藏在府，在經在絡，在表在裏，在半表半裏，診脈之浮沉遲數有以辨之也。凡病之見證，或陰或陽，或寒或熱，或虛或實，或不虛不實，診脈之浮沉遲數中有力無力有以明之也。今倣劉立之之法，以浮沉遲數虛實六脈條列於前，爲諸家升堂之道路；倣仲景法，以緩疾諸脈擇其對待，次第於後，爲診家入室之門戶。倣李士材博採前賢諸說詳貫於下。務求精確。有所依準。以得其要而已。學者宜熟玩之。

○浮脈

體象 浮行皮下。如水漂木。舉之有餘。按之不足。

主病 浮陽主表。風淫六氣。左寸浮者。膻中邪氣。右寸浮者。胸中邪氣。中焦受邪。浮見兩關。右胃左膽。分別而觀。左尺浮大。足太陽病。右尺浮長。手陽明病。二便之病。多在兩經。風淫兩寸。便亦不行。

兼證 浮緩風濕。浮數風熱。無力表虛。有力表實。浮緊風寒。浮散虛竭。浮滑風痰。浮弦風飲。浮遲表冷。浮洪陽盛。浮濇虧陰。浮濡

浮脈

暑侵

【集要】浮脈法天有輕清在上之象然浮雖主表而風寒直傷者脈反不浮但其緊數而略兼浮象便是表邪其證必發熱無汗或身有疼痛即其候也若浮而兼緩則非表邪矣大抵浮而有力爲陽有餘陽有餘則火必隨之或痰見於中或氣壅於上可類推也若浮而無力空豁者爲陰不足陰不足則水虧之候或血不營心或精不化氣中虛可知也若以此等爲表證則害莫甚矣至有寸關尺俱浮直上直下或癲或癇腰背强痛不可俛仰此督脈爲病也又有浮大弦鞕之極甚至四倍以上者則經謂之關格此非有神之謂乃真陰虛極而陽

亢無根大凶之兆也且須知浮而盛大為洪浮而軟大為虛浮而柔細為濡浮而弦芤為革浮而無根為散浮而中空為芤毫釐疑似之間不可不細心體認也夫肺藏職掌秋金天地之氣至秋而降且金性重而下何以與浮脈相應蓋肺金雖沉而所主者實陽氣也況處於至高為五藏六府之華蓋輕清之用與乾天合德故與之相應耳

沉脈

【體象】沉行肉裏如蟲藏蟄輕手不見重取可得

【主病】沉陰主裏七情氣食左寸沉者心病可識右寸沉者肺病可測沉見兩關病在脾肝浮為胃膽同部分看或為肝鬱或為

脾寒兩尺見沉腎藏之厄左爲水涸右爲火熄水火不盛心肺亦病

兼證　沉遲裏冷沉數裏熱無力裏虛有力裏實沉緊冷痛沉伏閉鬱沉濇痺氣沉滑痰食沉緩寒濕沉弦飲疾

集要　沉脈法地有淵泉在下之象然沉雖主裏更必察其有力無力以辨虛實沉而實者多滯氣故曰下手脈沉便知是氣氣停積滯者宜消宜攻沉而虛者陰陽不達因氣不舒陽虛氣陷者宜溫宜補其有寒邪外感陽爲陰蔽脈見沉緊而數及有頭痛身熱等證正屬表邪不得以沉爲裏也又須知沉而軟細爲弱沉而弦勁爲牢沉而著骨爲伏剛柔淺深之間宜

熱坎而深思也夫腎之爲藏配坎應冬萬物蟄藏故其脉主沉陰而居裏若誤與之汗則如蟄蟲出而見霜誤與之下則如飛蛾入而見湯此叔和人理之微言也若沉滑而濡此沉而有胃氣是腎平脉也若沉滑而少濡和此沉多胃少是腎病脉也沉主冬令若陽明關脉微沉而不滑是失正陽爲胃不和若少陰尺脉微滑而不濡是失純陰爲腎不和胃不和其人飲食僅自可也腎不和其人股内汗出陰下濕也難經曰如三菽之重與皮毛相得者肺部也六菽之重與血脉相得者心部也九菽之重與肌肉相等者脾部也十二菽之重與筋平者肝部也按之至骨舉之來疾者腎部也此以皮之

浮脈之浮，而別心肺之浮也；以筋之沉，骨之沉，而別肝腎之沉也；脾主肌肉，而肌肉在皮脈筋骨之間，故以候脾也。

○遲脈

體象　遲脈屬冷，不及之勢，往來遲慢，一息三至。

主病　遲寒，主藏陰冷相干，有力寒痛，無力虛寒。

兼證　浮遲表冷，沉遲裏冷，有力實積，無力虛冷。

集要　遲爲陽不勝陰，乃陰盛陽虧之候，爲寒爲虛。浮而遲者，裏氣虛；沉而遲者，表氣虛。遲在上則氣不化精，遲在下則精不化氣。氣寒則不行，血寒則凝滯。若遲兼滑大者，多風痰頑痺之候；遲兼細小者，必眞陽虧弱而然。或陰寒留畜於中，則爲泄爲積或元氣不營於表則爲慄爲攣大都脈來遲慢者總由元氣不充不可妄施攻擊蓋陰性多遲滯故陰寒之證脈必見遲凡陰寒之病見陽熱之脈則吉謂邪氣自裏之表欲汗而解也陽熱之病見陰寒之脈則凶以邪氣自表入裏正虛而邪盛也夫脈以一息四至爲和平若一息三至則遲而不及也遲而不流利則爲濇遲而歇止則爲結遲而浮大且軟則爲虛至於緩脈絕不相類緩以脈形之寬縱得名遲以至數之不及爲義故緩脈四至寬緩和平遲脈三至遲滯不前此二脈之不容溷也

數脈

數脈

體象　數脈屬陽。太過之象。脈流疾薄。一息六至。

主病　數熱主府。數細陰傷。有力實熱。無力虛瘡。

兼證　浮數表熱。沉數裏熱。有力實熱。無力虛熱。

集要　數爲陰不勝陽。故脈來太過。然數脈有陰有陽。內經曰。諸急者多寒。緩者多熱。滑者陽氣盛。微有熱。粗大者陰不足。陽有餘。爲熱中也。曰緩而滑者爲熱中。舍此之外。並無以數言熱者。後世皆以數爲熱脈。則泥於難經所云。數則爲熱。遲則爲寒之說。故舉世宗之。乃自歷驗以來。凡見內熱伏火等證。脈反不數。而惟洪滑有力。如經文所言者是也。至於數脈之辨。大約有七。一外邪有數脈。凡寒邪外感。脈見緊數。然初感便數者原未傳經邪自外來所以只宜溫散即或傳經日久但見數而滑實方可言熱到底乃是陰證只是溫中此外感之數不可盡以爲熱也若概用寒凉無不殺人一虛損有數脈凡患陽虛而數者脈必數而無力或兼細小而證見虛寒此則溫之且不暇尙堪作熱治乎又有陰虛之脈必數而弦滑雖有煩熱等證亦勿妄用寒凉若但淸火致令脾泄而敗且患虛損者脈無不數愈虛則愈數愈數則愈虛豈數皆熱病乎若以虛數爲熱治則萬無不敗者矣一瘧疾有數脈凡瘧作之時脈必緊數瘧止之時脈必和緩豈作即有火而止即無火乎能作能止者惟火邪之進退耳眞火眞熱則

不然也。此癃疾之數，不可盡以為熱也。一痢疾有數脈。凡痢疾之作，率由寒濕內傷，脾腎俱虧，所以脈數但兼弦澁細弱者，總皆虛數，非熱數也，悉宜溫補命門，百不失一。其有形症多火，年力強壯者，方可以熱數論治，然必洪滑實數之脈方是其證。一癰瘍有數脈。凡脈數身無熱而反惡寒，飲食如常者，或身有熱而得汗不解，即癰疽之候也。然瘡瘍之發有陰有陽，可攻可補，亦不得盡以脈數者為熱證。一癥癖有數脈。凡脇腹之下有塊如盤者，以積滯不行，脈必見數。若積久成疳，陽明壅滯而致口臭、牙疳、發熱等證者，乃宜清胃瀉火。如無火證而脈見細數者，亦不得認以為熱也。一胎孕有數脈以衝任氣阻所以脈數本非火也此當以強弱分寒熱不可因其脈數而即以爲熱而以黃芩爲聖藥也 又痘證有數脈以邪毒未達也達則不數矣此當以虛實大小分陰陽亦不得以數爲熱也 夫數之爲義躁急而不能中和也火性急速故陽盛之證脈來必速數而有力也故須知數而弦急則爲緊數而流利則爲滑數而歇止則爲促數而過極則爲疾數如珠粒則爲動肺部見之則爲金家賊脈秋日逢之爲尅令凶脈也總之邪盛者固多數脈虛甚者亦多數脈當審察形氣隨證施治可也

虛脈

虛脈

體象　虛合四形，浮大遲耎，及乎尋按，幾不可捉。

主病　虛主諸虛，虛因有三：六氣外伐，七情內侵，不內不外，勞倦已深。左寸見虛，勞神傷心；右寸見虛，損氣傷金；虛見兩關，土木傷殘；虛見兩尺，腎氣虛寒。

兼證　浮為氣虛，沉為血虛，遲為陽虛，數為陰虛。

集要　虛之脈，有陰有陽，為無力，為無神，為正氣虛也。故但見指下無神者，總是虛脈。《內經》曰：按之不鼓，諸陽皆然。即此謂也。大凡洪大無神者，即陰虛也；細小無神者，即陽虛也。陰虛則金水虧殘，龍雷易熾，而五液神魂之病生焉，或盜汗遺精，或上下失血，或驚怔不寧，或咳喘勞熱，皆其證也。陽虛則火土受傷眞氣日損而君相水源之病生焉或頭目昏眩或膈寒脹滿或汗多亡陽或瀉利疼痛皆其證也救陰者壯水之主救陽者益火之源虛而不補陽氣將何以復此實生死之關也

李士材曰大凡証之虛極者必挾寒理勢然也故虛脈行指下則益火之源以消陰翳可劃然決矣更有浮取之而且大且軟重按之而豁然如無此名內眞寒而外假熱古人以附子理中湯氷冷與服以治其證也而張璐曰人之一生以胃氣爲本凡久虛不愈諸藥不效者惟有益胃補腎兩途然當先培中土使藥氣四達則周身之機運流通水穀之精微敷布何患其藥之不效哉喻嘉言曰虛勞病至於亡血失精陰

血枯槁難爲力矣急宜建其中藏使飲食增而陰血旺故但用稼穡作甘之味生其精血而酸辛鹹苦在所不用舍是無良法也故參朮苓草之甘溫所以爲四君子也觀此可知虛脈之爲治其要盡於是矣夫虛之爲義專以耎而無力得名而虛之異於散脈者則虛按之雖耎猶可見也散脈按之絕無不可見也虛之異於濡脈者虛則遲大而無力濡則細小而無力也虛之異於芤脈者虛則愈按而愈軟芤則重按而仍見也至王叔和脈經云血虛脈虛而獨不言氣虛何也氣爲陽主浮分血爲陰主沉分惟因浮分大而沉分空故獨主血虛耳學者欲知虛脈之診於此不悉得其要哉

實脉

體象 實脉有力，長大而堅，應指愊愊，三候皆然。

主病 實主諸實，實火成狂，譫語頻頻，陽毒爲殃，兩寸見實，心肺火熱，咽疼舌強，胸膈氣塞，左關木熱，熱盛生風，右關土熱，火炎中宫，兩尺見實，腸痛不通。

兼證 實而且緊，寒積稽留，實而且滑，痰凝作疚。

集要 實脉屬火，而邪氣實也。有陰有陽，爲三焦壅滯之候。表邪實者，浮大有力，以風寒暑濕外感於經，爲傷寒瘴瘧，爲發熱頭痛，爲鼻塞頭腫，爲筋骨肢體痠疼癰毒等證。裏邪實者，沉實有力，因飲食七情內傷於臟，爲脹滿，爲閉結，爲癥瘕，爲瘀血爲痰飲爲腹痛爲喘嘔欬逆等證火邪實者洪滑有力爲諸實熱等證寒邪實者弦緊有力爲諸痛滯等證凡其在氣在血脈有兼見者當以類求然實脈有眞假眞實者易知假實者易誤故必問其所因而兼察形證必得其神也夫實之爲義斯以長大有力而得名以邪氣盛滿堅勁有餘之象也蓋既大而且兼長而且有力而且三候皆然則諸陽之象莫不畢備焉見此脈者必有大邪大熱大積大聚故叔和曰血實脈實又曰脈實者水穀爲病又曰氣來實大是爲大過由是測之則但主有餘不主不足較若列眉矣若緊脈之與實脈雖相類而實相懸但緊脈弦急如切繩而左右彈人手實脈

則且大且長，浮中沉三候皆有力也。緊脈者，寒爲熱束，故其來繃急而不寬舒。實脈者，邪爲火迫，故其象堅滿而不和緩。以證合之，以理察之，不可混淆也。

濡脈　浮小不見

【體象】濡脈極耎，按之不得，如水上漚，如水中帛。

【主病】濡主陽微，亦主衛氣。寸部見濡，汗出驚悸。左關見濡，木氣不升。右關見濡，土氣不行。尺部見濡，溫補可徵。

【集要】濡主陰虛，爲髓竭陰傷，爲健忘驚悸，爲膝虛自汗，爲血不榮筋，爲脾虛濕侵，爲精血枯損，爲眞火衰殘。濡之爲義，在浮候見其細軟，而中候、沉候不可得而見也。叔和比之帛浮水面

弱脈　濡脈

時珍此之水上浮漚皆狀其隨手而没之象耳濡脈之浮軟與虛脈相類但虛脈形大而濡脈形小也濡脈之細小與弱脈相類但弱在沉分而濡在浮分也濡脈之無根與散脈相類但散脈從浮大而漸至於沉絶濡脈從浮小而漸至於不見也從大而至無者大凶之象從小而至無者爲吉凶參半也夫浮主氣分浮取之而無力陽氣微也然氣猶未敗故浮舉之而尚可得沉主血分沉按之而無力陰氣衰也然惟血已衰殘故沉按之而至全無此在久病年老之人尚未至於必絶若平人及少壯暴病見之名爲無根慎與爲治也

弱脈　沉而細小

【體象】弱脈極軟，按之無力，浮取不見，沉取乃得。

【主病】弱主陰虛，亦主營氣不止，發熱，筋急不利。寸中見弱，心肺薄削；關中見弱，土衰木落；尺中見弱，腎水將涸。

【集要】弱主陽陷，爲眞氣衰陷，爲驚悸健忘，爲自汗短氣，爲土寒不運，爲精冷，爲火衰。弱之爲義，沉而細小之候也。叔和脈經曰：弱脈極軟而沉細，按之而得，舉之無有，可謂詳且晰矣。曰極軟，明其無力也；曰極軟而沉，明其沉而無力也；曰沉，明其在陰分也。沉以候陰，沉而無力，是血虛也，是營氣微也。故仲景云：脈緜緜如瀉漆之絶者，亡其血也。曰按之乃得，舉手無有，則浮分絶無矣。夫浮以候陽，陽主氣分，浮取之而如無，則陽氣衰微雖然可據彼陽氣者所以衛外而爲固者也亦所以運行三焦腐熟五穀者也弱脈形見而陰寒已極自非見睍而陽何以復耶按素問云脈濡以滑是有胃氣脈弱以濇是爲久病愚謂弱可重按陰猶不絕若兼濇象則氣血交敗生理滅絕矣而仲景云陽陷入陰當惡寒發熱久病及年衰見之猶可維持新病及少壯得之不死安得柳氏云氣虛則脈弱寸弱陽虛尺弱陰虛關弱胃虛亦皆診治之切要不可不知也

牢脈

體象　牢脈極沉實大而長似沉似伏非伏之藏

主病 牢脈中實堅積爲殃肥氣奔豚息賁伏梁心肺腎肝各有其
方脾積如盤在胃之疆

集要 牢主堅積病在乎內爲伏梁心之積也起於臍上止於心下
爲奔豚腎之積也下發於小腹上至於心下爲息賁肺之積
也發於右脇之下爲肥氣肝之積也發於左脇之下脾之積
在胃脘則爲痞滿之類也他如爲痃癖爲癥瘕爲瘀血莫非
積也夫牢有二義爲堅固牢實之義又沉潛在裏之義也沈
氏曰似沉似伏牢之位也實大弦長牢之體也牢脈所主之
證以其在沉分也故悉屬陰寒以其形弦實也故咸爲堅積
若其失血亡陰之人則内虛而當得革脈乃爲正象如反得

牢脈是脈與証違可以卜死期矣至叔和脈經云牢脈似沉似伏實大而長微弦而牢脈既實大弦長纔重按之便滿指有力矣又何以謂之似伏乎蓋伏脈雖重按之必推筋至骨乃見其形何可混也此學者所當細審者耳

革脈

【體象】革如皷皮脈弦而芤不見於沉惟見於浮

【主病】革脈中虛男婦異病亡血傷精男子之應半產漏下婦人之應或云表邪斟酌體認

【集要】革主表寒中虛之候革者皮革之象也表亦有餘而内則不足也恰如皷皮外則剛急内則空虛也浮舉之而弦大非剛

急之象乎。沉按之而豁然，非中空之象乎。惟表有寒邪，弦急之象見焉；惟中虧氣血，故虛空之象見焉。仲景曰：革脈弦而芤，弦則爲寒，芤則爲虛，虛寒相搏，此名爲革，男子亡血失精，女子半產漏下。時珍云：此芤弦之脈相合，故均主失血之候。而諸家皆以爲即牢脈也，混而莫辨，不知革浮牢沉，革虛牢實，脈形與病證皆異也。按《甲乙經》曰：渾渾革至如湧泉，病進而色弊；緜緜其去如弦絶者死。謂脈來濁亂不明，如皮革之堅硬，急如湧泉，出而不返也。其曰湧泉，則浮取之不止於弦大，而且數且搏矣；曰弦絶，則重按之不止於豁然，而且絶無根蒂矣，故曰死也。王貺以爲溢脈者，因其有湧泉之勢而附會其說也。不知溢脈者，自寸而上，貫於魚際，直冲而上，如水之汎而盈溢也。與革脈奚涉乎？朱丹溪曰：如按鼓皮，其於中空外急之義，最爲親切之喻耳。

微脈

【體象】微脈無力，細耎有別，似有似無，欲絶非絶。

【主病】微爲不顯，陽氣衰殘，陰乘於陽，洒淅惡寒。

【集要】微主久虛之候。仲景曰：脈縈縈如蜘蛛絲者，陽氣衰也。陽微則惡寒，陰微則發熱，是必有須於峻補也。凡脈緊無汗，洒淅惡寒發熱者，是傷寒也；脈緩有汗，洒淅惡寒發熱者，是中風也。寸脈微，洒淅惡寒者，爲陽不足，陰氣上乘入於陽中，是陽不足以勝陰而與陰俱化也尺脈微發熱者爲陰不足陽氣下陷入於陰中是陰不足以勝陽而從陽化之也按士材曰數以十微爲一忽十忽爲一絲十絲爲一毫十毫爲一釐由是推之則一釐之少分而爲萬方始名微則微之渺小難見蓋可知已

散脈

【體象】散脈渙漫有表無裏浮如楊花沉不見矣

【主病】散爲不聚元氣已傷如木無根敗葉飄颺

【集要】散主本傷見則危殆爲氣血俱虛根本脫離之脈爲怔忡不臥爲自汗淋漓爲溢飲爲脹滿爲水竭爲陽消皆其候也散

散脈

有二義爲自有漸無之象亦散亂不整之象也當浮候之儀然大而成其爲脈也及中候之頓覺無力而減其十之七八矣至沉候之杳不可得而見矣漸重漸無漸輕漸有明乎此八字而散脈之象詳明而散脈之義確著故叔和脈經曰散脈大而散有表無裏而柳氏云無統紀無拘束至數不齊或來多去少渙漫不收蓋言散亂而不能整齊之意此又補叔和未備之旨深得散脈之神者也戴同父云心脈大而散肺脈短濇而散皆平脈也心脈耎散爲怔忡肺脈耎散爲汗出肝脈耎散爲溢飲脾脈耎散爲胻腫皆病脈也腎脈耎散諸病脈代散皆死脈也古人以代散爲必死者豈以散爲腎敗

之徵代爲脾絶之診也腎脈平沉而散脈按之不可得見是先天資始之根本絶也脾脈主信而代脈歇止不愆其期是後天資生之根本絶也故二脈獨見均爲危殆之候而二脈交見尤爲必死之期耳

伏脈

沉極潛伏

體象　伏隱筋下更下於沉推筋至骨方可得尋

主病　伏離於陽抱病在陰消陰補陽伏起於沉

集要　伏爲陰陽潛伏阻隔閉塞之候或火閉而伏或寒閉而伏或氣閉而伏爲痛極爲霍亂爲疝瘕爲閉結爲氣逆爲食滯爲忿怒爲厥逆水氣皆其候也伏之爲義隱伏而不見之謂也

伏脈

浮中二候，絕無形響，雖至沉候，亦必重按著骨方得見耳。然伏脈之見，雖與沉微細脫相類，而實有不同也。蓋脈之伏者，本有如無，而一時隱蔽不見耳。有胸腹痛劇而伏者，有氣逆於經，脈道不通而伏者，有偶爾氣脫，不相接續而伏者。此必暴病乃有之，調其氣而脈自復矣。若此外而有積困綿延，脈本細微而漸至隱伏者，即是燈燼將絕之兆，安得尚有所復？常見庸醫診此，無論久暫虛實，動稱伏脈，而破氣導痰等劑任意妄投，是直恐其就道稽遲，而復行催牒耳。按：士材曰：伏脈主病，多在沉陰之分，隱深之處，非輕淺之劑所能破其藩垣也。李瀕湖曰：傷寒以一手脈伏為單伏，兩手脈伏為雙伏。

不可以陽證見陰脈爲例也。火邪內鬱不得發越。乃陽極似陰也。故脈伏者必有大汗而解。正如久旱將雨。必先六合陰晦。一回雨後。庶物咸蘇也。又有陰證傷寒。先有伏陰在內。而外復感邪。陰氣壯盛。陽氣衰微。四肢厥逆。六脈沉伏。須投姜附以炙關元。陽乃復回。脈乃復出也。若夫太谿衝陽皆無脈者。不可治矣。劉元賓曰。伏脈不可發汗。爲其非表脈也。亦爲其將自有汗也。而潔古欲以附子細辛麻黃發之。非伏脈所宜也。詳究其旨。而伏脈診治之要。不可得而明之哉。

芤脈

體象　芤是草名。形如慈葱。浮沉俱有。中按則空。中空非全無也

【主病】芤主血病營不宜實固衛調營血則歸經

【集要】芤爲孤陽脫陰之候爲失血脫血爲氣無所歸爲陽無所附
爲陰虛發熱爲頭暈目眩爲驚悸怔忡此雖爲陽脈而陽實
無根總爲太虛之候也芤脈之象叔和脈經曰浮大而耎按
之中央空兩邊實劉三點曰指下有竅有邊無中意涉於晦
學者難明惟士材以其與葱無異義乃斷矣蓋以指候葱浮
候之者上面之葱皮中候之正當葱中空處沉候之又著下
面之葱皮以是審察可知空必有邊其邊實而邊即此意也
而芤脈之義亦確乎其不可疑矣戴同父云營行脈中脈以
血爲形芤脈中空脫血之象也張會卿曰芤爲陽脈凡浮豁

紘洪之屬皆相類也而芤雖陽脈陽實無根總屬大虛之候觀此則芤脈診治之要亦可得而明矣

○緩脈

【體象】緩是平和往來甚勻微風輕颭楊柳初春

【主病】緩爲胃氣不主於病察其兼見方可論定浮緩風證沉緩濕證堅大熱証濇小痺證

【纂要】緩脈之象王叔和戴氏楊元操滑伯仁狀之詳且盡矣李士材曰緩脈以寬舒和緩爲義若陽寸陰尺上下同等無有偏勝者和平之象也故曰緩而和勻不浮不沉不大不小不疾不徐意思欣欣悠悠揚揚難以名狀者此眞胃氣脈也凡一

緩脉

切脉中皆須挾緩。謂之胃氣。蓋緩主脾脉。土爲萬物之母。中氣調和。則百病不生矣。夫脾爲土藏。位居中央。孤藏以灌四旁者也。不得中和之氣。則有太過不及之分。當知藥味之有兩宜也。脾脉來如水之流者。此爲太過。病在外。則宜食苦以燥之。脾脉來銳堅如鳥之喙者。此爲不及。病在中。則宜食鹹以滋其潤澤。使行灌溉。經曰。脾色黃。宜食鹹。脾苦濕。急食苦。此之謂也。總之。緩脉之義有三。凡從容和緩。浮沉得中者。此是平人之正脉。若緩而滑大者。多實熱。如内經所言者是也。緩而遲細者。多虚寒。即諸家所言是也。實熱者必緩大有力。多爲煩熱。爲口臭。爲腹痛。爲癰瘍。爲二便不利。或傷寒溫瘧初愈而餘熱未清者。多有此脈。虛寒者。必緩而遲細。爲陽虛爲畏寒。爲氣怯。爲頭痛。爲眩運。爲痺弱。爲痿厥。爲怔悸健忘。爲飲食不化。爲鶩溏飧泄。爲精寒腎冷。爲小便頻數。女人爲經遲血少。爲失血下血。及中風產後皆有此脈。經言一切脈中皆須挾緩。謂之胃氣。但得本藏之脈。無胃氣以和之則眞藏脈見。與之短期。又云有胃氣則生。無胃氣則死。緩之於脈大矣哉。

疾脈 往來急疾

【體象】疾非經常。形象速急。七至八至。數至於極。

【主病】疾爲陽火。其病不一。脈號離經。陰氣欲竭。傷寒熱甚。脈不足

疾餘病得之皆爲不吉

〔集要〕疾爲陰竭陽極之候，或名曰疾，或名曰極，總是急速之形，數之甚者也。是惟傷寒發熱，方見此脈，然必洪數滑數有力，方可以熱論治。如見濇數細數無力，則急宜溫補。故東垣、南陽傷寒，脈氣疾七八至，皆主大溫取效，須與熱極當別也。若虛勞之人，亦或有之，則陰精下竭，陽光上亢，如有日無月矣。陰陽易病者，脈常七八至，號爲離經，此二者咸在不治之例。至於孕婦將產，亦得離經之脈，此又非以七八至得名，如昨浮今沉，昨遲今數，但離於平素經常之象，即名爲離經矣。夫脈一息四至，則一晝一夜約一萬三千五百息，而脈得八百一十丈此人身經脈流行之常度也若一息八至則違進行之常矣必至喘促聲細僅能呼吸於胸中數寸間而不能達於根蒂真陰極於下孤陽亢於上而氣之短已極矣夫人之生由於氣凡殘喘之尚延者祇憑此一綫之氣未絶耳一息八至之候則氣已欲脫而猶冀以草木生之何怪乎不相及也

促脈

〔體象〕促脈來去徐疾不常數時一止如趨傌傷

〔主病〕促爲陽火五因爲禍左寸脈促心火炎灼右寸脈促肺鳴喀喀左關脈促血滯火伏右關脈促非狂卽毒兩尺脈促火盛水涸

澀滯也

集要 促爲火亢物停之候促爲之義於急促中時見一歇止爲陽盛之象也其因有五或因氣滯或因血凝或因膠痰或因積飲或因食壅皆能阻遏其運行之機故惟當往來急數之時忽見一止耳如止數漸減則爲病瘥止數漸添則爲病劇矣夫人身之血氣貫注於經脈之間者刻刻流行緜緜不息藏氣乖違則稽留凝泣阻其運行之機因而歇止者其止爲輕若眞元衰憊則陽弛陰涸失其揆度之常因而歇止者其止爲重然促脈之故得於藏氣乖違者十之六七得於眞元衰憊者十之二三也

結脈

【體象】結爲凝滯。緩時一止。徐行而怠。頗得其旨。

【主病】結屬陰凝。氣滯之徵。結見左寸。溫溫液液。結見右寸。咳唾呃逆。結見左關。肝胆血鬱。結見右關。脾胃痰食。結見兩尺。陰寒之厄。

【集要】結爲遲滯中時見一止也。越人曰。結甚則積甚。結微則氣微。浮結者。外有痛積。伏結者。內有積聚。故知結而有力者。方爲積聚。結而無力者。是眞氣衰弱。違其運化之常。惟一味溫補爲正治也。仲景云。纍纍如循長竿。曰陰結。藹藹如車蓋。曰陽結。脈經云。如麻子動搖。旋引旋收。聚散不常。曰結。不治。夫是三者。雖同名爲結。而義實有別。浮分得之爲陽結。沉分得之為陰結止數頻多參伍不調為聚散不常由斯測之則結之主證未可以一端盡之也夫熱則流行寒則停滯理勢然也人生少火衰微中氣虛寒失其乾行之健則氣血痰食互相糾纏而運行之機緘不利故脈應之乃成結也張會卿曰結脈多由血氣漸衰精力不繼所以斷而復續續而復斷久病者有之虛勞者有之誤用攻擊消伐者有之留滯鬱結者有之素禀異常無病者亦有之但緩而結者為陽虛數而結者為陰虛不可不辨也

緊脈

體象　緊如切繩來往有力又如轉索左右彈擊

【主病】緊主寒邪，亦主諸痛。浮緊傷寒，沉緊冷痛，人迎緊盛傷寒，切中氣口緊盛傷食，施用。

【集要】緊乃陰邪搏激之候，氣爲寒束，寒性斂縮，陽不得伸，故脈來剛急而形如絞縛也。要畧所謂寒令脈急是也。素問曰：往來有力，左右彈人手。蓋寒乃北方剛勁肅殺之氣，故緊急中復兼左右彈手之象也。緊勁而急，與弦脈相類，但比之於弦，有更加勁挺及轉索之異。按繩索之轉，以兩股三股糾合而成之者，不獨直有剛勁之象，亦且左右有轉側之形也。程知曰：緊爲寒邪方盛，直細中有轉動急疾之意，故謂如轉索耳。張仲景曰：弦者狀如弓弦，按之不移也；緊者如轉索無常也。張錫駒曰弦緊之分在移與不移耳此不可不辨而別之也緊之所主在表爲傷寒發熱爲渾身筋骨疼痛爲胸腹脹滿爲中寒逆冷爲吐逆食出爲風痛反張爲弦癖爲瀉痢爲陰疝在婦人爲氣逆經滯在小兒爲急驚抽搐皆其候也診治之要豈他求哉

弦脈

〔體象〕弦脈端直兮弦新張按之不移指下挺長

〔主病〕弦爲陰脈陰盛痰飲弦爲木脈木侮土甚寸弦乘陽則爲頭痛尺弦乘陰則爲腹痛

〔集要〕弦乃陽中伏陰之候爲氣血不和爲氣逆爲邪勝爲肝強爲

脾弱爲寒熱爲痰飲爲宿食爲積聚爲脹滿爲虚勞爲疼痛爲拘急爲瘧痢爲疝痹爲脇痛皆其候也弦從木化氣通乎肝可陰可陽但其弦大兼滑者便是陽邪弦緊兼細者便是陰邪弦而大爲太過弦而細爲不及弦而耎其病輕弦而硬其病重凡藏府間胃氣所及五藏俱安肝邪所侵則五藏受病也蓋木之滋生在水培養在土若木氣過強則水耗土傷水耗則腎虧土傷則胃損腎爲精血之本胃爲水穀之海水穀不化精血不盛生氣敗矣所以木不宜強也矧人無胃氣則死故脈見和緩者吉指下弦強者凶諸病皆然也夫弦之爲義如琴弦之挺直而畧帶強也岐伯曰春脈肝也東方木

也萬物之所始生也故其氣來濡弱輕虛端直以長故曰弦又曰肝脈濡弱迢迢如揭長竿末梢曰肝平春以胃氣爲本肝脈來盈實而滑如循長竿曰肝病肝脈來急而益勁如新張弓弦曰肝死弦脈與長脈皆主春令但弦爲春初之象陽中之陰天氣猶寒故如琴弦之端直而挺然猶帶一分之緊急也長爲暮春之象純屬乎陽絕無寒意故如木幹之迢直以長純是發生之氣象也若兩關俱弦謂之雙弦若不能食木來尅土土已敗矣必不可治

長脈

【體象】長脈迢迢直下直上如循長竿盈實滑象

長脈
人短脈長云
是中損二十歲

【主病】長則氣治和勻非病長而鞕滿反常之態陽毒癲癇陽明熱證。

【集要】長主有餘亦爲氣逆火盛之候爲木強爲土鬱爲奔豚中蠱爲相火專令皆其候也長之爲義首尾相應往來端直也在時爲春在人爲肝肝主春生之令天地之氣至此而發舒脈象應之故候得長脈也內經曰長則氣治人之肝脈得春和之氣者壽之徵也腎脈得中和之氣者富貴之應也李月池曰心脈長者神強氣壯腎脈長者蒂固根深皆長脈之平者凡實牢弦緊皆兼長象故古人稱長脈主有餘之疾也內經曰脈來耎弱迢迢如揭長竿末梢曰肝平脈來盈實而滑如

長脈

循長竿。曰肝病耎弱者柔和之象也。迢迢者起伏之象也。長竿末稍長而耎也。若盈實而滑則無耎弱之象也。如循長竿。則無迢迢之象矣。故知長而和緩。即合春和之氣。而爲健旺之徵。長而硬滿。即屬火亢之形。而爲疾病之應也。舊說過於本位爲長脈。不知寸而上過則爲溢脈。寸而下過則爲關脈。關而上過則爲寸脈。關而下過則爲尺脈。尺而上過則爲關脈。尺而下過則爲覆脈。由此察之。則過於本位。理之所必無。惟其狀如長竿。則直上直下。首尾相應。非他脈之首尾不均。此凡實牢弦緊諸脈。皆兼長脈。古人稱主有餘之疾。豈虛語哉。

短脈　人長脈短是大
損三十歲
短指下不足者有
傍無不及本位
為陰中伏陽之候
滑氏云氣不足以前
導其血則脈短
主氣病主頭痛
經曰寸口之脈中手
短者曰頭痛
主
病脈法曰短疾
而滑為酒病
主三焦氣滯　主
宿食不消短而
數主心煩心痛
寸短左主心氣
鬱頭痛右氣
怯內傷　關短

短脈

【體象】短脈縮縮，首俯尾俯，應指而迴，不能滿部。

【主病】短則氣病，尺寸是眞。寸主頭痛，尺主腹疼。短而滑數，爲酒傷神。

【集要】短主不及，爲氣虛之候，爲心神不定，爲肺虛頭痛，爲肝氣有傷，爲膈間不利，爲少腹痛，爲眞火衰，皆其候也。短之爲義，兩頭俯下而中間獨浮也。在時爲秋，在人爲肺，肺應秋金，天地之氣至是而收斂，故翕納之象相應而短矣。內經曰：短則氣病，蓋以氣屬陽，主乎充沛，若短脈獨見，氣衰之證兆矣。然肺爲主氣之臟，偏與短脈相應，則又何以說也？素問曰：肺之平

左胸痛引腸胃
白右惡心四肢急
惰尺短二便不
利元精衰弱

短脈

脈。厭厭聶聶，如落榆莢，則短中有和緩之象，氣癒治也。若不上不下，則往來濇滯，無厭厭聶聶潤澤動搖之象矣。輕薄而虛，如循雞羽，則無落榆莢不疾不徐、虛中有實之象矣。而謂氣不病乎？按同父云：短脈只見於尺寸，若關中見短，上不通寸，下不通尺，爲陰陽絕脈，而不治。而尚陽生，以短爲中間有，兩頭無。其說不能無弊。蓋脈以貫通爲義，一息不運，則機緘窮；一毫不續，則穹壤判。豈有斷絕不通之理哉？假令上不貫通，則爲陽絕；下不貫通，則爲陰絕矣。殊不知短脈非兩頭斷絕，特兩頭俯而沉下，中間貫而浮起，仍是貫通者也。李時珍曰：長脈屬肝，宜於春；短脈屬肺，宜於秋。但診肺肝，則長短自

洪脈

洪較大更盛也
浮大有力騰上滿
指來至大而去
且長有数乎实
惟重按稍衰为
異为氣血熾灼
之候主烦主咽
乾主表裏皆
热主二便濇主
傷寒陽明經病

見故知非其時非其部則爲病耳凡濇結微弱皆兼短象故古人稱短脈主不足之疾也

洪脈

【體象】洪脈似大來盛去衰狀如洪水滔滔而來

【主病】洪爲實熱去來有別去衰來盛脉之無病來盛去盛太過之脈來衰去盛不及之脈膚痛浸淫太過之證咳唾氣洩不及之證

【纂要】洪脈爲陽乃血氣燔灼火熱之候浮洪爲表熱沉洪爲裏熱爲痰渴爲煩渴爲狂躁爲癍疹爲頭痛面熱爲咽乾喉痛爲口瘡癰腫爲大小便不通爲痛血此陽實陰虛氣實血虛之

寸洪左煩熱舌
乾裂右乾咳
唾粘下消　關洪
左肝火善怒右
大嘈易飢脹滿
左尺洪小便赤
濇右大便難大
旺遺精
立夏後得甲子太
陽旺　太陽之至
洪大而長　右寸
及冬忌見貫
寒涼

洪脉

候若洪大至極甚至四倍以上者是即陰陽離絕關格之脉也爲不可治洪之爲義素問曰來盛去衰萬物之所以盛長也反此者病來盛去亦盛此爲太過病在外來不盛去反盛此謂不及病在中大洪脉只是盛滿却非堅硬若使大而堅硬則爲實脉而非洪脉矣古人以鈎洪二字名夏脉頗有微旨鈎者以木喻也夏木繁滋枝葉敷布暢遂下垂有如鈎也五氣篇曰心脉鈎以火喻也火氣發盛而秒則環轉有如鈎也洪者以水喻也脉之來盛去衰有如洪水漂流之象也凡失血下血久嗽久病之人俱忌洪脉經曰形瘦脉大多氣者死可見形瘦不與脉合者均非吉兆耳

動脈

【體象】動脈不一浮滑而急厥厥動搖形如豆粒

【主病】動爲遽甚寸尺有別陽乘於寸陽動發熱陰乘於尺陰動汗出陰陽互乘發熱汗出按之不鼓陽衰之切汗出惡寒形冷無熱

【集要】動有陽盛陽虛之候陽盛之動動而有力也陽虛之動動乃擾亂也爲痛爲驚爲自汗爲拘攣爲心脾疼痛爲心欠精失皆其候也動之爲義以厥厥動搖急遽有力得名也厥厥者謂似有根之動搖動而不移非若滑脈之流動動而不居也動脈似數往上下無頭尾如豆大厥厥動搖故名動也然以

動脈

滑脈

兩頭俯下中間突起則又極與短脈相類但短脈爲陰不數不硬不滑也動脈爲陽且數且硬且滑也關前爲陽關後爲陰故仲景云陽動則汗出分明指左寸之心汗爲心之液右寸之肺主皮毛而司腠理故汗出也又曰陰動則發熱分明指左尺見動爲腎水不足右尺見動爲相火虚炎故發熱也因是而知舊說以動脈只見於關上者非也且素問曰婦人手少陰心脈動甚者妊子也則手少陰非左寸乎而謂動獨見於關乎此不可不辨也

滑脈

體象滑脈替替往來流利盤珠之形荷露之義

【主病】滑司痰病關主食風寸候吐逆尺便血膿

【兼証】浮滑風痰沉滑痰食滑數痰火滑短氣結滑而浮大風熱之疾滑而浮散風虛之疾滑而沖和胎孕可决

【集要】滑乃氣虛血虛之候爲厄逆爲食滯爲嘔吐爲滿悶爲痰飲滑大滑數爲內熱上爲頭目咽喉心肺之熱下爲小腸膀胱二便之熱婦人滑脈數而經斷者爲有孕若平人脈滑而和緩此是營衛充實之兆若過於滑大則爲邪熱之病又凡爲虛損者多有弦滑之脈此陰虛而然也瀉痢者亦多弦滑之脈此腎肝受傷也不得概以火論也滑之爲義往來流利而不滯濇也陰氣有餘故脈來流利如水蓋脈者血之府也血

盛則脈滑故腎脈宜之夫滑脈爲陽中之陰以其形兼數也故爲陽以其形如水也故爲陽中之陰大抵兼浮者毗於陽兼沉者毗於陰是以或寒或熱古無定稱也衡之以浮沉辨之以尺寸庶無誤耳

澀脈

體象　澀脈往來如刀刮竹遲細而短三象審度

主病　澀虛濕痺尺精血傷寸汗津竭關膈液血

兼證　澀而堅大實熱交灼澀而軟弱虛火乃作

集要　澀爲陰虛乃血氣俱虛之候爲少氣爲憂煩爲痺痛爲拘攣爲麻木爲無汗爲脾寒少食爲胃寒多嘔爲二便不和爲四

腹厥冷男子爲傷精女子爲不孕爲經脈不調凡脈見濇滯者多由七情不遂營衛耗傷血無以充氣無以暢其在上則有上焦之不舒在下則有下焦之不運在表則有筋骨之疲勞在裏則有精神之短少凡此總屬陽虛諸家言氣多血少豈以脈不流利猶有氣多者乎濇之爲義不流利不爽快之謂也内經云參伍不調調其凝滯而至數不和匀也脈訣以如刀刮竹爲喻者正謂其阻滯而不滑也通眞子以如雨沾沙爲喻者謂水沾金石則滑而流利雨沾沙土則濇而不流也須知極細極軟似有若無爲微脈浮而且細且軟爲濡脈沉而且細且軟爲弱脈三者之脈皆指下糢糊而不清爽有

細脈

似乎澀而實有別也肺之爲藏氣多血少故右寸見之合體
之診腎之爲藏專司精血故左尺見之爲虛殘之候不問男
女凡尺中沉澀者必艱於嗣正以血少傷精之故如懷孕而
得澀脈則血不足以養胎如無孕而得澀脈將有陰衰髓竭
之憂大抵凡物之體濡潤者則必滑枯槁者則必澀故滑爲
痰飲澀止陰衰理有固然無足異者

細脈

體象　細如絲線直而難見較顯於微似微而非

主病　細主勞損宜培其本左寸細者補肝生心右寸細者培土生
金兩關見細土濕木枯兩尺見細陰陽殊途

〔集要〕細主氣衰爲諸虛勞損爲怔忡不寐爲嘔吐氣怯爲肝陰衰
爲胃虛脹爲泄利遺精爲下元冷憊皆其候也細之爲義小
也細也狀如絲也微脉則模糊而難見細脉則顯明而易見
故知比於微則稍稍較著也脉理曰細爲血少氣衰有此証
則順無此証則逆故吐衄失血得沉細者生憂勞過度之人
脉亦多細爲自戕其氣血也春夏之令少壯之人俱忌細脉
謂其不與時合不與形合也秋冬之際老弱之人不在禁例
大抵細微之脉俱爲陽氣衰殘之候内經曰氣主煦之非行
温補何以復其散失之元陽乎嘗見虛損之人脉已細而身
常熱醫者不究其原而以凉劑投之遂使眞陽散敗飲食不

進上嘔下泄是速之使去耳素問曰壯火食氣少火生氣火即氣也火壯則能耗散元氣少火則能生長元氣人非少火無以運行三焦熟腐水穀未徹乎此者安足以操司命之權哉然虛勞之脈細數不可並見並見者不治細則氣衰數則血敗氣血交窮將何以濟惟帶和緩則投治或有回生之日也

代脈

【體象】代脈中止不能自回因而復動良久方來

【主病】代則氣衰下元已虛腹疼瀉痢脾土敗矣吐瀉交患胃中寒矣傷寒心悸氣血憊矣懷胎之訣已三月矣

集要　代主藏衰危急之候，爲脾敗，爲吐利，爲中寒，爲腹痛。兩動一止，三四日死；四動一止，六七日死。次第推求，不失經旨也。夫代者，禪之義也，如四時之禪代不息。其期也，結促之止，止無常數；代脈之止，止有常數。結促之止，一止就來；代脈之止，良久方至。内經以代脈爲藏氣衰微、脾氣脫絶之診也。惟傷寒心悸、懷胎三月，或七情太過，或跌打重傷，及風家、痛家，俱不忌代脈，未可斷其必死也。滑伯仁曰：無痛而羸瘦脈代者，危候也；有病而氣血乍損，祗爲病脈。此爲暴病言也。若久病得代脈而冀其回春，萬不能耳。内經曰：代則氣衰。又曰：代散者死。蓋代脈見而脾土衰，散脈見而腎水絶，二脈交見，雖神聖亦當望而却走矣夫脈來一息五至則五藏之氣皆足故五十動而不一止者合太衍之數謂之平脈反此則止乃見焉腎氣不能至則四十動而一止肝氣不能至則三十動而一止脾氣不能至則二十動而一止心氣不能至則十動而一止肺氣不能至則四五動而一止同父云三部九候每候必滿五十動出自難經而僞訣五藏歌中皆以四十五動爲準乖乎經旨矣柳東楊曰古人以動數候脈是喫緊語須候五十動乃知五藏缺今人指到腕臂即云見了夫五十動豈彈指間事邪故學者當診脈問證聽聲察色斯備四診而無失耳按代脈之義自叔和仲景俱云動而中止不能自還因而

復起脈代者死又曰脈五來一止不復增減者死經名曰代脈七來是人一息半時不復增減亦名曰代正死不疑故太僕之釋代脈亦云動而中止不能自還因而復動由是復止尋之良久乃復强起爲代故後世以結促代並言之爲止脈豈足以盡其義哉夫緩而一止爲結數而一止爲促其至或三或五或七或八至不等然皆至數分明起止有力所主之病有因氣逆痰壅而爲閒隔者有因血氣虚脱而爲斷續者有因生平禀賦多滯而脈道不利者此皆結促之謂也至於代脈之辨則有不同如五十動而不一代者乃至數之代即靈樞根結篇所云是也若脈本平匀而忽强忽弱者乃形體

之代即平人氣象論所云長夏胃微耎弱曰平但代無胃曰死者乃言胃氣去而眞藏見者死非謂代爲止也又若脾主四季而隨時更代者乃氣候之代即宣明五氣篇所云脾脈代邪氣藏府病形篇所云黄者其脈代皆言藏氣之常候非謂代爲止也凡脈無定候更變不常則均謂之代各因其變而察其情庶得其妙設不明此將於脈象之吉凶茫然莫知所辨矣又烏足以言診哉

脈法總論

夫脈狀繁多未可以二十八字盡也然於表裏陰陽虚實之義已能括其綱要矣即凡脈有奇情變象要不外此二十八之形致耳

故內經之所云皷者且浮且大也曰搏者且浮且疾也曰踈者且遲且歎也曰格者人迎倍大也曰關者氣口倍大也此二脉者後世不深維內經之旨而誤作病名不知病因脈得名也曰溢者自寸口上越魚際氣有餘也覆者自尺部下達臂間血有餘也如仲景脈論曰縱者水乘火金乘木也曰橫者火乘水木乘金也曰逆者水乘金火乘木也曰順者金乘水木乘火也曰反者來微去大病在裏也曰覆者頭大本小病在表也曰高者衛氣盛也陽脈强也曰章者營氣盛也陰脈强也曰綱者高章相搏也曰惵者衛氣弱也陽脈衰也曰卑者營氣弱也陰脈衰也曰損者惵卑相搏也又有曰堅者實之別名也曰橫者洪之別名也曰急者緊之別名

也凡諸此類皆含藏於二十八脈之中根乎陰陽形諸體象無非診治之切要也而猶不止此也陰陽不可不分而剖色脈不可不合而辨尺膚不可不詳而考主病不可不諳而識四者得而持脈之道思過半矣凡脈之診陽動陰靜陽剛陰柔陽先陰後陽上陰下陽左陰右數者為陽遲者為陰表者為陽裏者為陰至者為陽去者為陰進者為陽退者為陰其常經也或陰盛之極反得陽象或陽盛之極反得陰徵或陽窮而陰乘之或陰窮而陽乘之隨証更遷與時變易此陰陽之不可不分而剖也岐伯曰察脈動靜而視精明察五藏觀五色有餘不足六府强弱形之盛衰　以此參伍決死生之分又曰形氣相得謂之可治色澤以浮謂之易已脈

從四時謂之可治脉弱以滑是有胃氣靈樞曰色脉與尺如桴鼓相應青者脉弦赤者脉鈎黄者脉代白者脉毛黑者脉石見其色而不見其脉反得相勝之脉則死矣得相生之脉則生矣又曰精明五色者氣之華也赤欲如白裹朱不欲如赭白欲如鵞羽不欲如鹽青欲如蒼璧不欲如藍黄欲如羅裹雄黄不欲如黄土黑欲如重漆色不欲如地蒼此色脉之不可不合而稽也靈樞曰審尺之緩急大小滑濇肉之堅脆而病形定矣目窠微腫頸脉動時欬按之手足窅而不起風水膚脹也尺膚滑而淖澤者風也尺膚滑者風痺也尺膚粗如枯魚之鱗者溢飲也尺膚熱甚脉盛躁者病濕也脉甚滑者病且出也尺膚寒脉小者泄而少氣也尺膚炬然

熱也腰以上熱手前獨熱者腰以下熱肘前獨熱者膺前熱肘後獨熱者肩背熱臂中獨熱者腰腹熱肘後粗以下三四熱者腸中有蟲掌中熱者腹中熱掌中寒者腹中寒魚上有青脈者胃中寒尺炬然熱人迎大當奪血尺堅大脈小少氣悗有加立死又曰脈急者尺膚亦急脈緩者尺膚亦緩脈小者尺膚亦減而少氣脈大者尺膚亦賁而起脈滑者尺膚亦滑脈濇者尺膚亦濇此尺膚之不可不詳而考也脈要精微論曰長則氣治短則氣病數則煩心大則病進上盛則氣高下盛則氣脹代則氣衰細則氣少濇則心痛渾渾革至如涌泉病進而危弊綿綿其去如弦絶者死平人氣象論曰脈短者頭疼脈長者足脛痛脈促上擊者肩背痛脈沉而

堅者病在中脈浮而盛者病在外脈沉而弱寒熱及疝瘕少腹痛脈沉而橫脇下有積腹中有積橫痛脈沉而喘爲寒熱脈盛滑而堅者病在外脈小實而堅者病在內小弱以濇謂之久病浮滑而疾謂之新病脈急者病瘕少腹痛脈滑曰風脈濇曰痺緩而滑曰熱中盛而緊曰脹脅多青脈曰脫血又脈緩濇謂之解㑊安臥脈盛謂之脫血尺濇脈滑謂之多汗尺寒脈細謂之後泄尺脈粗常熱者謂之熱中此主病之不可不諳而識也若由此而欲窮變探微非精研靈素博宗百家不可也許胤宗曰脈之候幽而難明惟博極而心靈自啟思深而鬼神將通則三指有隔垣之照一豎無膏肓之遁矣若夫病瀕於死脈候多怪其遲三五至而歇歇而再

至如雀啄食者脾絶也良从一至如屋漏滴水之狀者胃絶也從骨間劈劈而至彈而即散如指彈石者腎絶也散亂如解繩索者精血竭絶也沉將忽一浮如蝦遊靜中一躍者神魂絶也浮時忽一沉如魚翔之似有似無者命絶也脈息有出無入如釜中之水火燃而沸者陰陽氣絶也凡此所述脈係生死可得其概矣苟能觸類而引伸之將融會貫通而全體大用必無不明庶無愧於司命之職也

奇

三指脈占心腹病

一囊藥法太和春

奇經八脈

奇經八脈之名散見靈素無篇次可考其名曰任曰督曰陰蹻陽蹻曰衝曰帶曰陰維陽維任者任於前督者督於後陰蹻爲足少陰之別陽蹻爲足太陽之別衝爲諸脈之總會帶爲諸脈之總束陰維則維絡諸陰陽維則維絡諸陽蓋脈有奇常十二經脈者常脈也人之氣血常行於十二經脈經脈滿溢流入他經別道而行則名奇經以其不拘於常也茲錄集各脈經支診法主治取八脈交會之義編爲次第而不列於十二經脈之下列於二十八脈者以便於初學恐其眩目而惑心也

任診治寸口丸丸緊細實長男疝女瘕任脈可詳任下鳩尾散於腹

皮實則皮痛虛則癢詐。

集要　素問曰任脈起於中極之下以上毛際循腹裏上關元至咽喉上頤循面入目靈樞曰任脈衝脈皆起於胞中上循背裏為經絡之海其浮而外者循腹上行會於咽喉別而絡口唇按任脈為陰脈之妊養診其脈寸口脈丸丸而緊細實長至關是也其所主病男子內結七情女子帶下癥瘕叔和以爲繞臍引陰中痛又曰寸口丸丸主腹中有氣如指上搶心俛仰拘急丸丸動貌狀如豆粒厥厥動搖故主氣上冲心緊細實長中寒而氣結也

督診治尺寸俱浮直下直上中央浮動督脈之象脊強而厥五痓可

想身柱三灸，此藥爲良。

集要素問曰：督脈者，起於少腹以下骨中央，女子入繫廷孔，其孔溺孔之端也。其絡循陰器，合篡間，繞篡後，別繞臀，至少陰與巨陽中絡者合少陰，上股內後廉，貫脊屬腎，與太陽起於目內眥，上額交巔上，入絡腦，還出別下項，循肩髆內，俠脊抵腰中，入循膂絡腎。其男子循莖下至篡，與女子等。其少腹直上者，貫臍中央，上貫心入喉，下頤環唇，上系兩目之下中央。女子廷孔之端，即男子陰器合篡間也。男子精孔溺孔合並之處，是合篡間也；女子胞孔溺孔合並之處，是孔廷之端也。故曰與女子等。靈樞曰：頸中央之脈，督脈也，名曰風府。督者都也爲陽脈之都綱任者妊也爲陰脈之妊養督任衝三脈雖有言胞中不言胞中者實未嘗不起於胞中也胞中者謂男女丹田之通稱也在女子謂之女子胞在男子即精室也按督脈爲陽脈之都綱診其脈尺寸脈中央俱浮直上直下是也其所主病爲外感風寒之邪內經以爲實則脊強虛則頭重叔和以爲腰脊強痛不能俛仰大人癲病小兒風癎皆其候也

蹻脈

診脈涉於足因以蹻名一陰一陽分別宜精寸左右彈陽蹻可決尺左右彈陰蹻可別

集要左右彈緊脈之象也陽蹻主陽絡故應於寸陰蹻主陰絡故

應於尺

陰蹻

【集要】靈樞曰蹻脈者少陰之別起於然谷之後上內踝之上直上循陰股入陰上循胸裏入缺盆上出人迎之前入頄屬目內眥合於太陽陽蹻而上行氣並相還則爲濡目氣不榮則目不合按陰蹻者以其所行陰經也起於足少陰腎經張潔古曰蹻者捷疾也二蹻起於足使人蹻捷也陽蹻在肌肉之上陽脈所行貫通六府陰蹻在肌肉之下陰脈所行貫通五藏陽蹻主表陰蹻主裏越人曰陰蹻爲病陽緩而陰急叔和註云當從內踝以上急外踝以上緩凡癲癇寒熱皮膚淫痹

少腹痛裏腰及髖窌下連陰痛男子陰疝女子漏下皆其候也

陽蹻

【集要】難經曰陽蹻脈者起於跟中循外踝上行入風池蓋起於跟中上外踝循脇上肩夾口吻至目極於耳後風池穴也越人曰陽蹻爲病陰緩而陽急叔和註曰當從外踝以上急內踝以上緩凡腰背痛癲癇僵仆惡風偏枯㾓痛體强皆其候也

衝診治直上直下尺寸俱牢中央堅實衝脈昭昭胸中有寒逆氣裏急疝氣攻心支滿溺失

【集要】素問曰衝脈者起於氣街並於少陰之經俠臍上行至胸中

而散靈樞曰請言氣街胸氣有街腹氣有街頭氣有街脛氣有街故氣在頭者止之於腦氣在胸者止之膺與背俞氣在腹者止之背俞衝脈在臍之左右之動脈者氣在脛者止之於氣街與承山踝上又曰衝脈者十二經之海與少陰之大絡起於腎下出於氣街是起於腹氣之街也名曰氣街謂氣所行之道路也衝脈血盛則滲溢皮膚生毫毛女子數脫血不榮其口唇故髭鬚不生宦者去其宗筋傷其衝脈故鬚亦不生按衝脈與督脈無異但督脈浮衝脈沉耳直上直下弦長相似尺寸俱牢亦兼弦長是以有逆氣裏急之証疝氣攻心逆急也支滿者脹也溺失者衝脈之邪干腎也越人曰凡

逆氣上冲或兼裏急或作燥熱皆衝脈逆也宜補中益氣湯加炒柏炒連知母以泄衝脈凡秋冬厥逆氣上冲咽不得息而喘息有音不得卧宜調中益氣湯加吴茱五分若夏月有此乃大熱之証治法不同叔和云衝督用事則十二經不復朝於寸口其人若恍惚癡狂也

帶診治　帶脈在腰脈應於關關左右彈帶脈可探小兒癲疝女子經病小腹腰脊痛遶臍行

集要　靈樞曰足少陰上至膕中別走太陽而合上至腎當十椎出屬帶脈難經曰帶脈者起於季脇迴身一周按帶脈者足少陽胆經之穴名也總束諸脈使不妄行在人腰間如人束帶

而前垂故名其應於關此脈若固則無帶下漏經之病矣帶之爲病越人曰腹滿腰溶溶如坐水中明堂曰女人少腹痛裏急瘛瘲月事不調赤白帶下血崩久而成枯者宜濇之血閉久而成竭者宜破之破血有三治始則四物入紅花調黄耆肉桂次則四物入紅花調鯪鯉甲桃仁肉桂童便煎服末則四物紅花調易老没藥散可也

陰維陽維診脈名同維分陰分陽自尺至寸內外宜詳尺外斜上至寸陰維尺內斜上至寸陽維

集要　從右尺外斜至寸上是陰維脈也從左尺內斜至寸上是陽維脈也斜上者不由正位而上斜上大指名爲尺外斜上小

指名為尺內。邪氣在陽維陽蹻，則發癎。癎動而屬陽，邪氣在陰維陰蹻，則發癲。癲靜而屬陰故也。越人曰：陽維為病苦寒熱，陰維為病苦心痛。張潔古曰：衛為陽主表，陽維受邪，為病在表，故苦寒熱。營為陰主裏，陰維受邪，為病在裏，故苦心痛。李瀕湖曰：陽維之脈與手足三陽相維，而足太陽少陽則終始相聯附者，寒熱之證惟二經有之，故陽維為病亦苦寒熱。寒熱之在表而兼太陽證者，有汗當用桂枝，無汗當用麻黃。寒熱之在半表半裏而兼少陽證者，當用小柴胡加減治之。若夫營衛惵卑而病寒熱者，黃耆建中及八物湯之類主之。陰維之脈雖交三陰而行，實與任脈同歸，故心痛多屬少陰厥陰任脈之氣上冲而然暴痛無補久痛無寒按之少止者爲虛不可近按者爲實凡寒痛兼少陰及任脈者四逆湯兼厥陰者當歸四逆湯兼太陰者理中湯主之凡熱痛兼少陰及任脈者金鈴散延胡索散兼厥陰者失笑散兼太陰者承氣湯主之若營血內傷兼夫任衝手厥陰者則宜四物養榮妙香之類因病治之庶乎其不差矣

陰維

集要　難經曰陰維起於諸陰交叔和曰陰維主病癲癇僵仆失音肌肉痺痒汗出惡風身洒洒然也又曰陰維沉實而大主胸中滿心痛如貫珠者男子脇下實腰中痛女子陰中痛如有

瘖

陽維

【集要】難經曰陽維起於諸陽之會叔和曰陽維主病肌膚痹痒而痛下部不仁汗出而寒顛仆羊鳴手足相引甚者不能言也

脈要歌括

脈有三部部有九候逐部先尋次宜總究左寸心經火位脈宜流利洪強左關肝胆弦而且長尺部膀胱沉靜彌良右寸肺金之主輕浮充暢爲宗脾胃居於關部和緩胃氣常充右尺三焦連命沉靜而實則隆四時相代脈狀非同秋微毛而冬石春則弦而夏洪滑而浮洪者肺惡弦中兼細者脾殃心疾則血衰脈小肝証則澁

見弦長大而兼緊胃疾難當
寸口多弦頭面何曾舒泰關前若緊胸中定是癥瘕急則風上攻
而頭痛緩則皮頑痹而不良微是厥逆之陰數爲虧損之陽滑則
痰涎而胸膈氣壅澀緣血少而背膊疼傷沉乃背心之痛洪爲胸
脇之妨○若夫關中緩則飲食必少滑實胃火煎熬小弱胃寒逆
冷細微食少膨脹衛之虛者澀候氣之滯者沉當左關微澀兮血
少右關弦急兮過勞洪實兮血瘀之結遲緊兮脾冷之痰○至於
尺內洪大則陰虛可憑或微或澀便濁遺精弦者腹痛伏者食停
滑兮小腹急痛滯則病在月經澀爲嘔逆翻胃弦強陰疝血崩緊
乃小腹作痛沉微必主腰疼○要之緊促形於寸此氣滿於心胸

緊弦見於關斯痛攻乎腹脇兩寸滑數兮吐逆上奔兩關滑數兮
蛔蟲內齧心胸留飲寸口沉滑臍腹或瀉關中促結左關弦緊兮
緣筋脈之拘攣右關沉滑兮因食積之作孽
脈有浮沉遲數診必擘要尋端浮而無力爲虛有力爲邪所干浮
大傷風兮浮緊傷寒浮數虛熱兮浮緩風涎沉緩滑大兮多熱沉
遲緊細兮多寒沉實須知積滯沉弦氣痛淹淹沉遲有力疼痛使
然遲弦數弦兮瘧寒瘧熱之辨遲滑洪滑兮胃冷胃温之徵數而
有痛恐發瘡瘍若兼洪滑熱甚宜凉陰數陰虛必發熱陽數陽強
多汗黄脈有七情之傷而有諸氣之逆怒傷於肝者其脈促而氣
上冲驚傷於胆者其氣亂而脈動掣過於喜者傷於心故脈散而

氣緩過於思者傷於脾故脈短而氣結憂傷於肺者脈必濇而氣沉恐傷於腎者脈當沉而氣怯若脈促而中氣消因悲傷而心系急傷於寒者脈多遲其人必致氣收傷於熱者脈大數其人必主氣泄。

脈體既明脈證須徹浮多虛而表顯沉乃實而裏決滑是多痰乳固失血濡散總因虛而冷汗弦緊共爲寒而痛切洪則燥煩遲爲冷別緩則風而不頑實則脹而秘結濇兮血少而寒長兮瀾而又熱短小元陽必敗堅強患乎滿急伏因痛痺伏藏細弱眞陽內傷結促惟虛斷續代云變易不常緊急或緣瀉利緊弦癥痞相妨數主心煩大爲病進上盛則氣高下盛則氣脹大是血虛之候細爲

氣虛之恙浮洪則外証推測沉弦惟內疾斟量陽亢兮吐衄立至陰乳兮下血須防盛滑則外疼可別實緊則內疾多傷弱小濇微爲久病浮數滑疾是新痰沉而弦緊痃癖內痛脈來緩滑胃熱須涼長而滑大者酒病浮而緩濡者濕傷堅而疾者爲癲遲而伏者必厥洪大而疾則發狂緊滑而細爲嘔噦脈洪而疾兮因熱結以成癰脈微而濇兮必崩中而脫血陰陽皆濇數知二便之艱難尺寸俱虛微明精血之內竭

脈見危機者死只因指下無神不問何候有力爲神按之則隱可見無根蓋知元氣之存必見力和而緩邪氣之至力強而峻彈石爲硬來即去解索則散亂無緒屋漏半晌而落雀啄三五而住魚

傷寒汗后而好睡者病者將愈傷寒轉瘧而口渴者是者安康

翔似有似無鰕游靜中一躍更有鬼賊雖如平類土敗於木眞弦可畏是亦危機因無胃氣以此而推五藏不異諸逢此者見幾當避

宜忌括畧　傷寒病熱兮洪大易治而沉細難醫傷風咳嗽兮浮濡可攻而沉牢當避腫脹宜浮大癲狂忌虛細下血下痢兮浮洪可惡消渴消中兮實大則利霍亂喜浮大而畏微遲頭疼愛浮滑而嫌短濇腸澼臟毒兮不怕沉微風痺足痿兮偏嫌數急中惡中風緩滑則生心腹作痛沉細爲良喘急浮洪者危欬血沉弱者康脈細耎而不啞洪知不死於中惡脈微小而不數急料無憂於金瘡吐血鼻衄兮誠不喜其實大跌蹼損傷兮是則畏其堅強痢疾

身熱而脈洪，其災莫測；溫病體煩而脈細，此患難當。水瀉脈大，着可怪；亡血脈實，者不祥。病在中兮，脈虛爲害；病在外兮，脈濇爲殃。腹中積久而脈虛者死，身表熱甚而脈靜者亡。陽証而見陰脈，病勢入深；陰証而見陽脈，雖困無妨。汗後脈靜而身涼，知爲易已；汗後脈躁而熱甚，識其將喪。畜血之候，牢大可攻；骨蒸之餘，虛數可逐。淋宜實大，濇小不利；疝必脈弦，牢急非凶。藏爲積兮府爲聚，實強生兮沉細亡。新產之脈，小緩可喜；虛勞之脈，細數堪傷。凡此有宜有忌，吉凶可辨，而在爲診爲治，仔細以詳。

醫學指要卷四

楚滎詒績乃菴氏手輯　男謀祺　姪謀烈　訂字

脈義之要

內經曰上焦開發宣五穀味熏膚充身澤毛若霧露之溉是謂氣中焦受氣取汁變化而赤是謂血壅遏營氣令無所避是謂脈然則脈固主宰乎氣血所以行氣行血者也要實本乎穀氣也內經曰人受氣於穀穀入於胃以傳於肺五臟六腑皆以受氣清者為營濁者為衛營行脈中衛行脈外此明胃氣為脈道之根藏府之本血氣之自出也夫人之生皆受氣於穀萬物資生之本也凡穀之入必先至於胃萬物歸土之義也坤土不能自專精微上輸於

肺。蓋地道卑而上行也。肺為乾金，所受精微。下溉藏府，蓋天道下濟而光明也。金土互輸，地天交泰。淸而上升者為營，血陰生於陽也。濁而下降者為衛，氣陽根於陰也。營血為陰，故行脈中。衛氣為陽，故行脈外也。是故華元化云：脈者氣血之先也。而內經論脈則曰：有胃氣則生，無胃氣則死。正以胃氣為脈之根蒂也。故東垣亦曰：脈貴有神。此可知脈有本原，誠為診治之大要也。

脈度之要　明寸關尺人迎寸口氣口及常變與獨之體總現乎表裏虛寔之間

內經曰：從魚際至高骨，却行一寸，名曰寸口。從寸至尺，名曰尺澤。故曰尺寸。寸後尺前，名曰關。大指從魚際穴至高骨後一寸，故名為寸也。肘腕內廉尺澤穴至高骨後一尺，故名為尺也。扁鵲曰：只寸脈之大要會也從關至尺是尺內陰之所治也從關至魚際是寸口內陽之所治也上部法天主胸以上至頭之有疾中部法人主膈以下至臍之有疾下部法地主臍以下至足之有疾浮脈法天輕手按之以察其表也中候法人不輕不重按之以察其半表半裏也沉候法地重手按之以察其裏也寸爲陽爲高常宜浮大尺爲陰爲下常宜沉小左脈不和爲病在表爲陽主四肢右脈不和爲病在裏爲陰主腹藏關前一分人命之主左爲人迎以察外因右爲氣口以察內因寸關尺三部各占三分共成寸口故知關前一分左關之前一分屬少陽膽部膽爲風木之司故曰人迎緊盛傷於風也東方風木主天地春升之令萬物之始生也經云肝

者將軍之官謀慮出焉與足少陽膽相爲表裏膽者中正之官決斷出焉人身之中膽少陽之脈行肝脈之分外肝厥陰之脈行膽脈之位內兩陰至是而交盡一陽至是而初生十二經脈至是而終且膽爲中正之官剛毅果決凡十一藏咸取決於膽故左關之前一分爲六府之源頭爲諸陽之主宰察表者不能外也右關之前一分屬陽明胃部胃爲濕土之司故曰氣口堅實者傷於食也中央濕土得天地中和之氣萬物所歸之鄉也經曰脾胃者倉稟之官五味出焉土爲君象土不主時寄旺於四季之末故名孤藏胃爲五藏六府之海其精氣上交於肺肺氣從太陰而行之爲十二經脈之始故右關之前一分爲五藏之陰口爲百脈之根蔕察

裏者不能廢也況乎肝膽行春令春氣浮而上升陽之象也陽應乎外故以候表焉脾胃爲居中土性凝而重濁陰之象也陰應乎內故以候裏焉若人迎逆度則發生之本虧氣口先機則資生之元壞古人以爲人命之主厥有旨哉然又須知氣口即寸口也黃帝曰氣口何以獨爲五藏主岐伯曰胃者水穀之海六府之本源也五味入口藏於胃以養五藏氣氣口亦太陰也是以五藏六府之氣皆出於胃變見於氣口氣口六部之總稱非專指右關之前也難經曰十二經皆有動脈獨取寸口何也寸口者脈之大會會於手太陰之動脈也肺爲五藏六府之華蓋位處至高受百脈之朝會布一身之陰陽故經曰藏眞高於肺以行營衛陰陽者是也

是以十二經皆有動脈，獨取肺家一經之動脈，可以决五藏六府之強弱吉凶也。要之，決壽夭則存乎肺，肺主氣也；決傷食則存乎胃，胃主食也。何莫非係乎右之關前也。至於察脈，須明其常變。凡脈有素大、素小、素陰、素陽者，此其賦自先天，各成一體也。而邪變之脈，有倏緩倏疾、乍進乍退者，此其根於病本，隨氣各異也。故凡診視，必須先識藏脈，而後可以察病脈；先識常脈，而後可以察變脈。於常脈可以察人之器局壽夭，於變脈可以察人之吉凶生死。至於男以陽爲主，若寸反弱於尺者，腎氣不足也；女以陰爲主，若寸反旺於尺者，上焦有餘也。有餘不足，固皆病也。老弱之人，脈宜緩弱，若脈旺者，病也。然有脈旺而非躁疾，此乃天稟之厚，引年之徵也名爲諦脈如脈見躁疾有表無裏則爲孤陽死期近矣而少壯之人脈宜充實若脈見微弱病可知矣其有脈細而和緩三部同等此天稟之靜淸逸之士也名曰陰脈如細小而勁直前後不等短期必矣肥人當沉而反浮瘦人當浮而反沉亦自可以類推耳而又有其要者則在獨見其眞也獨之爲義有在於部位者謂諸部無恙惟此獨乖處藏奸此其獨也有在於藏氣者不得以部位拘也如諸見洪者皆是心脈諸見弦者皆是肝脈肺之浮脾之緩腎之石五藏之中各有一脈五脈互見獨乖者病乖而弦者卽本藏之有餘乖而弱者卽本藏之不足此藏氣之獨也若脈體之獨者如經所云獨小者病獨大者病獨疾者病獨遲者病獨熱者

病獨寒者病獨陷下者病此脈體之獨也要此三者之獨亦總歸於獨大獨小獨疾獨遲之類但見其一即得其病之本矣故經曰得一之精以知死生又曰知其要者一言而終不知其要流散無窮正此之謂也然綜而觀之則表裏虛實四字尤爲脈之切要者矣表陽也腑也凡六淫之邪襲於經絡而來入胃府及藏者皆屬於表也裏陰也藏也凡七情之氣鬱於心腹之內不能散越及飲食之傷留於藏府之間不能通泄皆屬於裏也虛者元氣之自虛精神耗散氣力衰竭也實者邪氣之太實由於正氣之本虛邪得乘之非元氣之自實也故虛者補其正氣實者瀉其邪氣經曰邪氣盛則實精氣奪則虛此大法也然而大實有羸狀誤補益疾至

虛有盛候。妄瀉含寃。陰証似乎陽。淸之必斃。陽証似乎陰。溫之轉傷。此非察於陰陽脈絡之微。鮮不誤矣。諸凡疑似之際。大抵証不足憑。當參之於脈。而脈又不足據。則必取諸沉候。彼假証之發見。皆在表也。故浮取脈而脈亦假焉。眞証之隱伏。皆在裏也。故沉候脈而脈乃見耳。此特爲之提綱挈領。以爲診視入門之準。而醫之大要已可睹矣。學者宜深玩之。

脈有浮中沉三按之要　明上中下三部專求互証之義

夫經所言上中下者。寸關尺之部位也。內外者浮沉之部位也。掌後高骨爲關。中部也。關前爲寸。上部也。關後爲尺。下部也。皮膚取而得之謂之浮。外也。肌肉取而得之謂之沉。內也。右寸浮以候胸中。沉以候肺。左寸浮以候膻中。（即心主包絡）沉以候心。右關浮以候胃。沉以候脾。左關浮以候膽。沉以候肝。左尺浮以候膀胱。（洪大是膀胱）中以候小腸。（脈圓是小腸）沉以候腎。右尺浮以候三焦。（洪大是三焦）中以候大腸。（脈直是大腸。）沉以候腎。腎有兩枚。均司水火。而有水火之別。故兩尺以候腎。經曰。腎合三焦膀胱。蓋膀胱爲腎之水府。三焦爲腎之火府。故左尺以候膀胱。右尺以候三焦。三焦之氣。生於腎。從下而上。分隸於胸膈腹。而候於右尺者。乃其所居之定位。而又候於上中下三部者。乃其游行之部署也。是以寸候胸中。主上焦也。關候膈中。主中焦也。尺候腹中。主下焦也。若夫膈膜之脈。亦有診焉。內固不在府。外亦不在經。所謂半表半裏。似也。非是也。時行瘟疫之邪氣不由皮毛而入。故不在經府。其邪之入也。自口鼻而入於膜原伏於背脊之前。腸胃之後。經所謂橫連膜原。治之以膽。膜原故其脈或在左關。或在右關。其名曰動。其象如豆。上下無頭尾。其動數而不移。（即厥厥動搖之動此動脈不可以繫二十八脈之動）此膈膜有病之診也。然診脈之法。貴於圓通。肺與大腸為表裏。心與小腸為表裏。則尺寸可以互相印證。肺與膀胱同主腠理。則右寸左尺亦可以互相印證。夫麻黃為肺家嵩藥。而仲景用以解太陽之邪。硝黃為腸胃主藥。而局方用以瀉心經之火。即此乃知可以印證也。而治法亦於此可推矣。如浮主皮膚之病。中主肌肉之病。沉主筋骨之病。此雖不以藏府之部位言。實浮中沉之確義。診家之切要也。內經曰寸口主中人迎主外。兩者相應。俱往俱來。若引繩然。蓋寸口者。右寸之前也。人迎者。左關之前也。主中主藏也。主外主肌也。十二經脈之流行始肺。終復由肝注肺。故曰兩者相應。俱往俱來。若引繩然。又曰寸口人迎。大小齊等。春夏人迎微大。秋冬寸口微大。名曰平人。蓋齊等則藏府無有偏勝。微大則應時而旺。四時之脈。獨診肺肝者肝藏屬木生火。統主春夏。肺藏屬金生水。統主秋冬。此以候平人之無病也。又曰人迎大一倍於寸口。病在足少陽。一倍而躁。病在手少陽。人迎二倍。病在足太陽。二倍而躁。病在手太陽。人迎三倍病在足陽明。三倍而躁。病在手陽明。寸口大於人迎一倍。病在足厥陰。一倍而躁。病在手心主。寸口二倍。病在足少陰。二倍而躁。病在手少陰。寸口三倍。病在足太陰。三倍而躁。病在手太陰。蓋藏氣盛則寸口大於人迎。府氣盛則人迎大於寸口。虛則皆見其小。此以候藏府之盛虛也。如一盛瀉膽以補肝。二盛瀉膀胱以補腎。可以類推。夫經脈之次第。肺始而肝終。寸口人迎之盛虛。則由肝以及肺。膽附肝爲甲木故也。其序不可紊。而氣脈之貫通如此。所以寸口又爲六府之總稱也。內經曰。氣口何以獨爲五藏主。曰胃者水穀之海。六府之大源也。是以五藏六府之氣味。皆出於胃。變見於氣口。故曰氣口緊盛傷於食。人迎緊盛傷於風。人迎者肝膽脈也。肝膽主風。氣口者脾胃脈也。脾胃主食。人迎氣口。乃左右關部之前一分也。關脈一部分爲三分。仍在關上。但在前之一分耳。若夫脈口兩寸之口。以候經絡之氣者也。內經曰上部天兩額之動脈額之兩旁足太陽膀胱脈所行上部地兩顴之動脈。鼻之兩旁近巨勝之分足陽明胃脈所行上部人耳前之動脈。耳前曲車下陷中手太陽小腸脈所行中部天手太陰也。兩手氣口之動脈肺脈所行中部地手陽明也。合谷之分動脈大腸脈所行中部人手少陰也。銳骨端之動脈心脈所行下部天足厥陰也。毛際外氣街下五里之分動脈肝脈所行下部地足少陰也。足內踝後太谿之分動脈腎脈所行下部人足太陰也。魚腹上越兩筋間箕門之分動脈脾脈所行故下部之天以候肝地以候腎人以候脾胃之氣中部之天以候肺地以候胸中之氣人以候心。上部之天以候頭角之氣地以候口齒之氣人以候耳目之氣夫經脈環絡一身故候法不獨寸關尺而十二經脈獨稱九候者神藏五形藏四也。神藏五者心藏神肝藏魂肺藏魄脾藏意腎藏志也。形藏四者，大腸、小腸、膀胱、胃，皆藏有形之物也。合爲九藏。惟膻無出入，三焦包絡，皆無所藏，故不論也。而九候之外，又有謂之衝陽、太衝者，與九候中之太谿，同爲足之三動脈，皆古脈法之切要者。衝陽者，胃脈也。在足背上中間。太谿者，腎脈也。在足內踝後跟。太衝者，肝脈也。足大指本節後。凡病危篤，當候衝陽以驗胃氣，候太谿以驗腎氣，候太衝以驗肝氣。絕者不治。然百脈稟氣於胃，衝陽不衰，雖危猶可治也。若似有似無，爲陽虛；重按似緊，爲中寒耳。且夫在經者在藏府之外，在府者在藏府之內。如太陽經也，膀胱府也。在經之脈，洪緩不一，總皆浮也。在府之脈，或浮數而鬨，或沉實而長。平脈篇曰：脈浮爲在表，沉爲在裏，數爲在府，遲爲在藏。夫浮者，皮膚取而得之脈也故主表沉者筋骨取而得之脈也故主裏數者一息六至之脈也故爲陽府屬陽故主之遲者一息三至之脈也爲陰藏屬陰故主之而程知曰軀殼之外營衛爲表軀殼之內藏府爲裏故以浮沉別之諸陽雖皆屬府諸陰雖皆屬藏當以遲數別之然傷寒之傳變亦有數而入藏遲而入府者熟讀經文自知也若夫脈之來去疾遲所以診表裏虛實法也來者自骨肉之分而出於皮膚之際氣之升而上也此陽脈也故以候表去者自皮膚之際而還於骨肉之間氣之降而下也此陰脈也故以候裏疾者脈數疾有餘也故以候實遲者脈徐遲不足也故以候虛虛爲正虛實爲邪實出來疾入去遲爲表實裏虛出來遲入去疾爲表虛裏實經曰來

者爲陽去者爲陰疾爲陽太過也遲爲陰不及也表實裏虛者陰不及而陽太過也表虛裏實者陰太過而陽不及也來去出入者脈之大關鍵也表裏虛實者病之大綱領也知內外之陰陽而辨其孰爲虛孰爲實者診家之切要也凡此明臟府之定位內外之定候表裏之定情皆爲內經之要旨學者盡可忽乎哉

脈有藏府六經之要明六經平脈病脈及陰陽五行相乘之義

內經曰平心脈來累累如連珠言滑利如珠連綿相貫如循琅玕言溫潤而柔滑二象喻其盛滿流行無太過不及之象也曰心平夏以胃氣爲本平肺脈來厭厭聶聶濇之象也如落榆莢毛之象也言輕浮和緩爲和平之象也曰肺平秋以胃氣爲本平肝脈來耎弱招招言作起作伏之象也如揭長竿末稍長而耎也此喻其弦長而兼和緩柔耎之象曰

肝平。春以胃氣爲本。平脾脈來和柔相離（言悠悠揚揚時一代也）如雞踐地（雞之行也舉足獨緩雞足四爪踐地四布此形容脾脈之灌溉四藏和緩而四布也）長夏以胃氣爲本。平腎脈來喘喘累累（沉寔生動之象）如鈎（如水流而迴轉之象）按之而堅（不空虛也此言心腎同象心主血腎主水故也）曰腎平。冬以胃氣爲本（言四時脈應乎中和意思欣欣難以名狀者胃氣脈也）此五藏平脈之切要也。內經曰病心脈來喘喘連屬（急數之象）其中微曲（尚未至于全曲鈎多胃少之象也）曰心病。病肺脈來不上不下（濇之象也）如循雞羽（浮之象也毛多胃少肺金之病將見）曰肺病。病肝脈來盈實而滑（弦之太過）如循長竿（長竿無稍則失其和緩之意）曰肝病。病脾脈來實而盈數如雞舉足（舉足非如踐地之和亦不至于鳥距之疾弱多胃少之象也）曰脾病。病腎脈來如引葛（牽連引蔓之象）按之益堅（腎多胃少）曰腎病。此五藏病脈之切要也。內經象曰太陽脈至洪大以長少陽脈至乍數乍疎乍短乍長陽明脈至浮大而短或曰厥陰之至其脈弦少陰之至其脈鈎太陰之至其脈沉故太陽脈浮浮緩中風浮緊傷寒脈浮而緊風寒症具當兩解之陽明浮長其病在經陽明長洪在經熱甚陽明脈實其熱入府少陽爲病其脈必弦若陽氣微結其脈則細凡脈細脈沉脈緊皆陽熱鬱之症可見陽氣一結不但陽症似陰陽脈亦似陰矣太陰沉遲陰邪脈也沉遲而數陽症必見少陰沉細陰邪脈也沉細而數陽症當辨人知數而熱不知沉細中見數爲寒甚眞陰寒症脈嘗有七八至者但按之無力而數耳宜深察之厥陰微細陰邪脈也邪從陽化陽症當辨此六經脈象之切要也內經曰心脈急甚者爲瘛瘲心爲火藏寒甚故瘛瘲微急爲心痛引背食不下微則薄于宮城之分食氣入胃濁氣歸心心氣逆故食不下也緩甚爲狂笑心氣有餘心藏神神有餘

故笑不休微緩爲伏梁在心下心下有餘積上下行時唾血心主血熱則上溢而時唾大甚爲喉吤心氣盛故喉中吤然有聲微大爲心痺引背心氣逆於心下善淚出心氣行於上則心精隨氣上奏于目小甚爲善噦吃逆也心藏虛則火土之氣弱故善噦微小爲消癉三消之症心肺主上消脾胃主中消肝腎主下消滑甚爲善渴心陽氣盛而有熱盛于上故渴微滑爲心疝引臍小腹鳴小腹當有形也濇甚爲瘖微濇爲血溢心主言心氣少故瘖血多故溢于上維厥四維也陽氣少故手足四維厥冷也耳鳴顛疾心開竅于耳心氣虛故耳鳴顛疾肺脈急甚爲癲疾寒甚故也所謂重陰則癲微急爲肺寒熱皮寒熱也寒在皮毛也怠惰欬唾血引腰背胸若鼻息肉不通肺主氣此皆肺氣虛寒之所致緩甚爲多汗熱甚故也微緩爲痿瘻肺熱葉焦則爲痿也偏風身偏枯不用頭以下汗出不可止腠理開故也頭以下者頸項胸背之間肺之外部也大甚爲脛腫微大爲肺痺引胸背大主多氣少血氣盛于下則爲脛腫微盛于上則爲肺痺引胸

背也熱惡日光陰血少故惡日光金畏火也小甚為泄氣血皆虛故也肺與大腸相表裏也微小為消癉肺主津水之生源也滑甚為息賁上氣陽氣盛故如此微滑為上下出血血隨氣行者也濇甚為嘔血血留不行故為嘔血微濇為鼠瘻在頸支腋之間寒熱病也下不勝其上其應善痠矣痠者陰寒而痠倒不能行肺主氣而發原在下少氣有寒則下不勝其上矣

肝脈急甚者為惡言肝主語在志為怒肝苦急故急甚為惡言微急為肥氣在脇下若覆杯皆有餘之氣也緩甚為善嘔食氣入胃精散于肝緩主多熱熱則肝氣逆也微緩為水瘕痹亦飲食所積也大甚為內癰大主肝氣盛則鬱怒而不得疏達故也善嘔衄肝氣逆于上也微大為肝痹陰縮肝氣逆于下也欬引小腹肝脈抵小腹上注肺小腹者經氣逆于上下也小甚為多飲微小為消癉木火盛故如此滑甚為㿗疝氣盛而熱故也微滑為遺溺肝主疏泄肝氣盛故遺溺濇甚為溢飲飲留于四肢則經脈阻滯故脈濇微濇為瘈攣筋痹肝氣虛而有寒故如此肝主筋

也脾脈急甚為瘛瘲瘛者急而收引瘲者縱而懈弛脾主四肢故急甚為瘛瘲微急為膈中食飲入而還出後沃沫脾有寒不能運化飲食故為膈中不能遊溢津液上歸于肺四布于皮毛故涎沫從口出也緩甚為痿厥微緩為風痿皆四肢癱瘓而不為所用四肢不用心慧然若無病病在外而不及于中大甚為擊仆四肢不舉若擊而仆地也微大為疝氣腹裏大膿血在腸胃之外皆有餘之積聚也小甚為寒熱血氣虛也微小為消癉不能為胃行其津液故也滑甚為㿗癃濕熱則為疝㿗為小便閉癃微滑為蟲毒蛕蝎腹熱濕熱則生虫也澀甚為腸㿗脾氣虛而有寒微澀為內㿗多下膿血多血少氣故也腎脈急甚為骨癲疾陰寒太甚故也微急為沉厥奔豚正氣虛寒則為沉厥虛氣反逆故為奔豚足不收陰寒在下不得前後腎開竅于二陰氣虛不化故如此緩甚為折脊腎脈絡腎貫脊緩則督脈懈弛故折脊也微緩為洞洞者食不化下嗌還出腎氣緩故如此大甚為陰痿陰器不舉微大

為石水（腎水）起臍以下至小腹腄腄然上至胃脘（水泛而土敗也）不治小甚為洞泄（腎氣虛也）微小為消癉（精血不足）滑甚為癃㿉（腎有熱則為小便癃閉為澤九腫㿉）微滑為骨痿坐不能起（熱傷腎氣也）起則目無所見（熱傷骨精也）濇甚為大癰（血氣阻滯故也）微濇為不月沉痔（氣血不行故也）諸急者多寒（寒氣收勁故急）緩者多熱（熱氣散故脈緩）大者多氣少血（宗氣營氣行于脈中衛氣行于脈外故大主多氣）小者氣血皆少滑者陽氣盛微有熱濇者多血少氣微有寒（按內經曰濇者陽氣有餘也言陽氣受傷故脈濇也滑者陰氣有餘也言血隨氣行陰血沸騰故脈滑也）此六經病脈之切要也要之各藏各經無非氣血陰陽之相周通也則陰陽五行之相乘可弗辨哉夫陰脈不足陽往從之陽脈不足陰往乘之如寸脈微名曰陽不足陰氣上乘入于陽中則洒淅惡寒尺脈弱名曰陰不足陽氣

下陷于陰中則發熱此內傷不足陰陽相乘有休止之惡寒發熱也若脈緊無汗洒淅惡寒發熱者是傷寒也脈緩有汗洒淅惡寒發熱者是中風也皆外感有餘風寒中傷營衛無休止之惡寒發熱也至于水乘火金乘木乘其所勝是相剋也名曰縱火乘木木乘金乘所不勝是反侮也名曰橫水乘金火乘木子乘其母是倒施也名曰逆金乘水木乘火母乘其子是相生也名曰順五藏之脈肝弦心洪脾緩肺濇腎沉五藏各見本脈自無病也若見他脈以此推之縱者病甚橫者病危逆者病虛順者病實也金木水火皆生于土故不言乘爾凡此皆診視之要旨明於內經學者苟能深究焉則藏府六經之間寧有遁情哉

脈有本脈變脈眞藏之要（明縱橫順逆及有胃氣無胃氣之義）

心肝脾肺腎五藏其中各有本象平脈各有經情病脈各有眞藏死脈三者均要心領神會本脈維何一如肝臟微弦心臟微鈎脾臟微緩肺臟微毛腎臟微石本象各現于本部者為本脈若現于別臟部位當以順逆縱橫論之凡順逆縱横間變脈也變脈維何諸書言生尅制化暗包夫妻司了順逆縱橫在內經曰上下者（指標脈言）脈本萬物之終始左右者（左右指經脈絡脈言）陰陽之道路（指臟神腑氣言）又曰五臟相通移（指順脈言）又曰變化相移（指縱脈言）以觀其妙又曰從其氣則和（指縱順言）逆其氣則病（指橫逆言）不當其位者病（言鬼賊入宮也）迭移其位者病（言飛弱生虛也）失守其位者危（指本脈失位言）尺寸反者死（指逆脈言）陰陽交者死（指橫脈言）

本變眞藏　三

先立其年是言司天在泉以知其氣言主氣客氣左右應見天泉定而應與不應分於當應而見則吉不當應而見則凶然後可以言生死之順逆以逆爲死脈以順爲生脈大意已見雖根與順逆而縱橫自寓其中以上經文皆是指順逆縱橫而言順者心部與右腎部得肝脈肝部得左腎脈左腎部得肺脈肺部得脾脈脾部得心與右腎脈是也逆者心部與右腎部見左腎脈左腎部見脾脈脾部見肝脈肝部見肺脈肺部見心與右腎脈是也縱者心部見肝脈肝部見心脈左腎部見肝脈肝部見左腎脈肺部見脾脈脾部見肺脈右腎部見脾脈脾部見右腎脈是也橫者心部見肺脈肺部見心脈肝部見脾脈脾部見肝脈左腎部見右腎脈右腎部見左腎脈是也平人忽得全順之本脈者清秀主身榮名貴濁主發財

見宜病人忽變至順之本脈者可以不藥自愈平人忽得至逆之純脈者病象主危平象主重病非災病人忽變至逆之純脈者死不治平人忽得至縱之本脈者清秀主青雲穩步濁主時運亨通病人忽變至縱之病脈者此爲匆約有喜平人忽得至横之本脈者清秀主重病非災濁主死病人忽變至横之病脈者救之有法僅可萬死一生然而得至脈者少犯三者多至者易治不至者難治凡臨症無論大小輕重均要凝神細思握定經絡標本順逆縱横以核受病症之傷中專吞合併新久分臟分府審虚審實撐取七方中對症之一如法施治自然應手取效如或萬無生理可不必用心于無益之地間或稍能施功務宜詳據六臟之脈象以

弦多胃少為肝病，弦甚曰今病，但弦無胃曰死。鈎多胃少為心病，鈎甚曰今病，但鈎無胃曰死。毛多胃少為肺病，毛甚曰今病，但毛無胃曰死。石多胃少為左腎病，石甚曰今病，但石無胃曰死。虛浮濇澁為右腎病，搏硬曰今病，忽散無胃曰死。虛濇堅快為脾病，春硬曰今病，乍疎乍數，軟散無胃曰死。此乃内經要緊真秘，最宜熟味。至于脈象去來之間，或夾二象三象，中含陽氣沖蓄而溫柔者為靜，名曰有胃氣，症雖危險不死。若是二三象全帶陰氣硬合，現名曰胃少。若只一象獨見，無兼而躁者，名曰無胃，乃真臟死絕之脈。經曰：陰氣者靜則神藏，躁則消亡。（陰氣指六陰藏之元神真氣）飲食自倍，（一飧能吃兩飧。）[illegible]中[illegible]脾胃乃傷。（將絕也）若脈來絕急如兩指用力搏弓硬鬬堅硬之症作（也）

上戴尖鋭微春似笠頂者此心家眞臟脉也如純絃硬若長本正身中夾急促而外形粗澁似刀斫砍此肝家眞臟脉也如風燭擺燈焰倏滅倏明似無似有往來不耐指按者此肺家眞臟脉也如纏急若于指彈不越按越覺楞澁此左腎眞臟脉也如慢則似斷似續動若魚翔蝦遊如其逝而不覺其遂急則數如迸泉自井底不流水中湧出到水面即一圈而散皆右腎眞臟脉也至于脾家眞臟書云鵲啄屋漏水流覆盃猶覺似是而非形容尚未盡善經云乍數乍疎擬議伺其神也學稽滑動數脉名曰三陽開泰象之甚美者也胡爲竟與死脉並看要須于乍字深味凡脉迹來幾至圓活轉動形情似數非本性之善乃如燈將滅而復明又來幾至

踈離渙散樗澁春硬如鳥之距如鳥之啄又若雞之舉足此乃元陽穀氣垂絕象脾家之眞臟脈也以上六種眞象無論心肝脾肺腎獨現于脾部者爲最心與右腎絕遇壬癸日時死肝絕庚辛日時死脾絕甲乙日時死肺絕丙丁日時死左腎絕戊巳日時死凡六臟絕脈各現于本位者心與右腎現丙丁日時死肝現甲乙日時死脾見戊巳日時死肺見庚辛日時死左腎見壬癸日時死以上如係暴病或爲慣醫用氣臟眞俱爲葯邪夾併以致脈現眞象者的準此期若于久病則不然旬多應在當令日內時日亦可如前而定更須兼察夾護夾護者即當迎送之令脈也假如脾臟眞脈或現于本部或現于別部春季宜防三月內別部應戊巳日時

本部應甲乙日時。假如肝脈尚未重損而可送。心脈猶未全憊而可迎。此爲爽護得力。三月可以無碍。如心脈雖未大損而可送。肺脈全壞不能迎。此爲爽護已傷。的于六月殞命。別部應戊巳日時。本部應甲乙日時。九月十二月之脈理同推。其餘心肝肺腎五臟眞脈。理可類推。然必以餘脈雖損未現眞象。惟此一臟獨見者。方準此斷。若是別有兩部三部兼帶此臟眞脈。更屬雜而且的。如或兩臟三臟同絶。數經眞脈雜現。則難決定期。間有內久因病形肉盡削脈雖不現眞臟亦死。其餘暴病間或夾帶一二縱横。宜于症治用方緊要。說內參究。至于壽夭窮通。無不顯著于脈象。大抵清秀奇特者貴。和緩停勻者富。神氣流通者福。胃氣強旺者壽。斷續不勻者夭滯澁短促者貧橫逆帶輕者賤橫逆帶重者貧而且夭全橫全逆者必遭凶禍死刑縱順夾少者富縱順夾多者福而兼壽全縱全順者必主富足貴顯未發者必宜洪盛圓通已發者尤宜長弦流利脾主財祿腎主嗣續凡此應驗理有固然學者宜于脈細求之也。

臟腑驗于形體括畧

人身形體之于藏府內外相應其驗不爽醫者所宜析究也。夫心者君主之官神明出焉是心爲生之本神之變也其充在血脈而心之合脈也其榮色也其主腎也制則化生心合小腸小腸者亦脈其應也肺者相傳之官治節出焉是肺爲氣之本魄之處也其充在皮而肺之合皮也其榮毛也其主心也肺合大腸大腸者亦皮其應也肝者將軍之官謀慮出焉是肝爲罷音疲極之本魂之處也其充在筋而肝之合筋也其榮爪也其主脈也肝合膽膽者亦筋其應也脾者倉廩之官五味出焉是脾爲營之居也其充在肉而脾之合肉也其榮脣也其主肝也脾合胃胃者亦肉其應也腎者作強之官技巧出焉是腎主封蟄藏之本也精之處也其充在骨而腎之合骨也其榮髮也其主脾也腎合三焦膀胱三焦膀胱者腠理毫毛其應也若膽爲中正之官決斷出焉膻中爲臣使之官喜樂出焉胃爲水穀之海五味出焉大腸爲傳道之官變化出焉小腸爲受盛之官化物出焉三焦爲決瀆之官水道出焉膀胱爲州

都之官津液出焉氣化則能出矣是皆名曰器能化糟粕轉味而出入者也其華在唇四白其充在肌也是故面赤心之色也好喜心之志也臍上動氣心之部位也胸膻間痛心之宮城也舌色紅心開竅于舌也口乾心煩心之熱也驚悸怔忡心神不安也發狂昏冒心實而熱乘之也悽然好悲心虛而神怯也面白肺之色也好悲肺之志也右脇動氣肺之部位也咳動肩背肺之腧也胸痺而痛肺之府也洒淅惡寒肩痛汗出肺主皮毛也咳嗽唾痰噴嚏流涕喘呼氣促氣短不續肺氣虛也面青肝之色也好怒肝之志也左脇動氣肝之部位也右脇下痛引小腹肝脈所循也搐搦長黑肝主風也耳聾不聽肝與膽爲表裏也目䀮䀮無所見肝開竅

于目。虛故也。如有人將捕之。肝虛則膽薄也。面有微塵。膽之色也。體無膏澤。木鬱不能敷榮也。善太息。木氣不舒也。善嘔。嘔有苦。長太息。心中憺憺。恐人將捕之。邪在膽逆在胃。膽氣泄則口苦。胃氣逆則嘔苦。數唾。膽有邪也。嗌中吩吩然。膽爲相火也。膻中包絡。代心行事。面赤。本色也。氣舒則喜樂。不舒則悲愁。膻中爲氣海也。手心熱。臂肘攣急。腋腫。外因也。胸脇支滿。心中憺憺大動。目黃。喜笑不休。有餘也。面黃。脾之色也。憂思。脾之志也。[illegible]臍中有動氣。脾之部位也。病則食少。脾主味也。倦怠乏力。脾主四肢也。腹滿腸鳴。痛而下利。脾主腹也。此皆脾虛之症。身體沉重。腹脹便閉。脾主肉也。此爲脾實之症也。腹滿胃實也。飢不受穀食。胃虛也。脹滿。胃中寒也消谷善飢胃中熱也寒慄鼓頷胃氣虛也當心而痛胃脘痛也臍以上皮熱胃中熱也臍以下皮寒腸中寒也胃寒腸熱脹且泄也胃熱腸寒小腹痛脹而疾飢也能食而脈浮數有力與三陽熱症同見者陽結便閉也不能食而脈沉遲有力與三陰寒症同見者陰結便閉也便鞕腹痛胃實也先鞕後溏腹痛脾虛也噎膈反胃氣道阻隔也久病老弱血液乾枯也當臍而痛不能久立此大腸病也小腹痛乃小腸病也膀胱移熱于小腸則下不得小便上爲口糜控睾引腰脊上冲心邪在小腸也當耳前熱若寒甚若獨有上熱甚小腸之脈上頰入耳中交肩上也面黑腎之色也腎之赤也臍下動氣腎之部位也腹脹喘不得臥腎主水也溲便不

利，腎開竅二陰也。少腹滿，背與骨痛，腎主骨，膀胱爲表裏也。呵欠，腎主欠也。心主飢，腎邪上乘于心也。足寒，腎氣厥也。腹氣滿，小腹充堅，不得小便，窘迫，三焦病也。三焦病，氣滿于皮膚中，輕輕然而不堅。下焦病，實則癃閉，虛則遺溺。閉則點滴不出，小腹脹痛，癃則數而無度。莖中澁痛，三焦主氣，癃閉氣實也，遺溺氣虛也。小腹偏腫而痛，以手按之，即欲小便而不得，肩上熱，膀胱病也。小便之赤白，主乎裏之寒熱也。赤者爲熱，若平素淺紅淡黃，則爲陰虛也。白者爲寒，若平素白渾如米泔，則爲濕熱所化也。此皆五藏六府之必應，昭然若揭矣。而內經有曰，五藏六府，肺爲之蓋，巨肩陷咽候見其外。五藏六府，心爲之主，缺盆爲之道，䯏骨有餘，以候髑骭，肝主為將使之候外欲知堅固視目小大脾者主為衛使之迎糧視唇好惡以知吉凶腎者主為外使之遠聽視耳好惡以知其性胃為之海廣骸大頸張胸五穀乃容鼻隧以長以候大腸唇厚人中長以候小腸目下果大其膽乃橫鼻孔在外膀胱漏泄鼻柱中央起三焦乃約又曰頭者精明之府頭傾視深精神將奪矣背者胸中之府背曲肩隨府將壞矣腰者腎之府轉搖不能腎將敗矣膝者筋之府屈伸不能行則僂附依附而行筋將憊矣骨者髓之府不能久立行則振掉骨將憊矣于屈而不伸者其病在筋伸而不屈者其病在骨肺心有邪其氣留于兩肘肝有邪其氣留于兩腋脾有邪其氣留于兩髀腎有邪其氣留于兩膕又曰邪之中人或中于

自或中于陽，上下左右，無有恒常。其中人也，方乘虛時，及新用力，若飲食汗出，腠理開而中于邪。中于面則下陽明，中于項則下太陽，中于頰則下少陽。其中膺背兩脇，亦中其經（膺屬陽明，背屬太陽，脇屬少陽）。中于陰者，常從臂胻始（手臂足胻之陰屬三陰經）。臂與胻，其陰皮薄（臂胻外側屬三陽，內側屬三陰經），其內濡（柔濕光軟澀潤），故俱傷于風，獨傷其陰。又曰：從腰以上，手太陰陽明主之；從腰以下，足太陰陽明主之。傷于風者，上先受之；傷濕者，下先受之。蓋人身八萬四千九毛竅，應呼吸爲開闔，而風邪隨處可入，故聖人避風如避矢石焉。此舉邪之所傷，歸于藏府，症之所發，驗于形體，而內外相因之理，皆內經所闡明者。大要如此，學者尋繹經旨，觸類推求，則診治不皆確然有據也哉。

診外感内傷脉舉要

凡人之病内傷外感雖症有可驗而脉實宜審得其要者治乃有濟矣外感總非六淫如風脉浮緩而喻嘉言曰中風之脉必有所兼兼寒則浮緊兼熱則浮數兼痰則浮滑兼氣則浮濇兼火則盛大兼陽虚則脉微兼陰虚則脉數或細如絲虚滑爲頭痛遲緩爲營衛衰虚浮遲緩正氣不足自可補救急大數疾邪不受制必危無疑若數大未至急疾尚有可救者寒脉浮緊三陽脉浮大自緊有數二陰脉沉小有緊有數而仲景于三陰統以微細言之蓋沉必重按始得緊數亦在沉細中見不似三陽脉浮大而緊數也暑脉浮濡暑乃天之氣係清邪所以中手少陰心經其症多與傷

寒相似但傷寒脈必浮盛傷暑脈必濡弱為不同耳蓋寒傷形表邪外盛故脈大而有餘暑傷氣元氣耗傷故脈虛而不足濕脈濡滯經曰肝腎并沉為石水并浮為風水水在皮膚故脈浮脈浮惡風惡寒不渴名風水脈沉腹滿不喘水積胞中堅滿如石名石水脈沉遲發熱胸滿身腫汗如柏汁名黃汗脈沉遲且喘名正水脈浮胕腫如泥按之沒指其腹如鼓不惡風不口渴名皮水陽水沉數陰水沉遲燥脈遲數經曰諸澀枯涸乾勁皴揭皆屬于燥乃肺與大腸陽明燥金之氣也肝血不足風熱甚而金燥心火燥腎消燥腎脂令腎枯燥仲景曰脈浮而數名曰陽結脈沉而遲名曰陰結脈結而代皆燥脈也即以陽結陰結明之平脈篇曰其脈浮而

數能食，不大便者，此爲實，名曰陽結，陽能消谷，故能食。其脈沉而遲，不能食，身體重，大便反鞕，名曰陰結，陰不能消谷，故不能食。又曰脈藹藹如車蓋者，名曰陽結也，浮數中有脈纍纍如拂上之象。循長竿者，沈遲中有直引盛偃之象。名曰陰結也。陽結者，偏于陽而無陰以生液；陰結者，偏于陰而無陽以生液，皆于脈之浮而數、沉而遲、如車蓋、如循長竿辨之也。凡病後傷液，多有此症，或潤竅以導之，或耎堅以下之，乃不至于窘苦萬狀也。若關格一候，非可以外感之燥症概之也。關格之脈，有以尺寸候者，如云浮大之脈在于尺，爲關陰，關閉陰氣不能施化，故不得小便；浮大之脈在于寸，爲格陽，格拒陽氣不能宣通，故吐逆。浮爲正氣虛，大爲邪氣實，此一候也。有以內外候者，如云脈上來微小下去反大名曰反脈上來益大下去微小名曰覆反者病在裏爲陰盛覆者病在表爲陽盛陽盛則病格陰盛則病關陰陽盛極不相交通則病關格此又一候也有以衝陽候者如云衝陽脈伏則尺寸之陰陽不升降故吐逆水穀不入名曰格衝陽脈濇則三焦之元氣不流通故不得小便名曰關此又一候也其症頭無汗者陽未離陰可治頭有汗則陽已上脫不可治此不得視爲燥者也火脈洪長朱丹溪曰氣有餘便是火也其脈洪大而長虛火外炎脈浮細而數虛火內灼脈沉細而數六淫之外感其脈有如此者若夫內傷則有七情之脈凡喜傷于心者氣緩而脈散悲則氣消而脈短怒傷于肝者氣上衝而脈促驚傷于膽者氣亂而脈動

與憂傷于肺者氣沉而脈濇思傷于脾者氣結而脈短恐傷于腎者氣怯而脈沉此大較也而飲食勞倦所宜辨也其診皆在右關右關浮而有力爲飲食傷胃飲食傷形爲有餘故脈浮而有力右關沉而無力爲勞倦傷脾勞倦傷氣爲不足故脈沉而無力若寒氣在內腹滿絞痛腸鳴洞泄則胃脈沉緊亦屬內傷如寒氣在外骨節煩痛其脈浮緊是外感也而食厥氣厥亦宜辨也人有忽然厥逆手足逆冷口不能言肢不能舉者名曰食厥食塡太陰抑遏肝膽之氣不得上升兩實相搏痛連胸膈陽氣不舒手足逆冷下焦隔絕尺脈不至者作中風中氣治之危可立待經曰上部有脈下部無脈其人當吐不吐者危宜先以鹽湯吐之再行消食導氣之劑

此法大勝。惟如人有厥逆痰壅、口噤、脉伏者，身溫爲中風，身冷爲中氣。中風多痰涎，中氣無痰涎，以此爲辨。暴怒、暴喜、憂愁不已之人，氣多厥逆，往往得中氣之症，因怒而得者爲多，而方用烏藥順氣散治之，不可作中風治。然而中風多挾中氣，內因七情得者，法當調氣；外因六淫得者，亦調氣中依所感六淫治之，宜用八味順氣散，此嚴氏之法也。若元氣虛弱者，又當變而通之，玉機微義論之詳矣。疝又有宜辨者，則爲疝瘕之脉。內經曰：腎脉大急沉，肝脉大急沉，皆爲疝；心脉搏滑急爲心疝（少腹當有形也）；肺脉沉搏爲肺疝（肺脉當浮流搏，寒氣也）；三陰急爲疝，三陽急爲瘕；腎脉小急，肝脉小急，心脉小急不鼓，皆爲瘕（小急爲虛寒，不鼓爲血不流，故內凝爲瘕也）。此疝與瘕之有可辨者也。

若六鬱者，其症與脈，不又有辨歟？滑伯仁曰：鬱者，結聚而不得發越，當升者不得升，當降者不得降，當變化者不得變化，所以傳化失常，而病見矣。氣鬱者，胸脇痛；濕鬱者，周身痛，或關節痛，遇陰寒則發；痰鬱者，動則氣喘，寸口沉滑；熱鬱者，昏瞀，便赤，脈沉數；六鬱不言風寒者，風寒鬱而為熱也。血鬱者，四肢無力，能食；食鬱者，噯酸，腹飽不能食，寸口緊盛。六者之中，以氣為主，氣行則鬱散矣。此則內傷外感所兼有之症，不可不知也。要之，凡此內傷外感，有症有脈，病本輕淺，別無危候，但因其症以治其標，無不可也。若病關臟氣，稍見疑難，須辨虛實，憑脈用藥，方為切當。輕者從症，十惟一二；重者從脈，十常八九。此脈之關係非淺也。夫治病之法，有舍症從脈者，有舍脈從症者迷途莫此為甚如外煩熱而脈見微弱者必虛火也腹脹滿而脈見微弱者必胃虛也虛火虛脹其堪攻乎此當從脈之虛不當從症之實也如無煩熱而脈見洪數者非邪火也如無脹滿而脈見弦強者非內實也無熱無脹其堪泄乎此當從症之虛不當從脈之實也蓋實無假實虛無假虛凡此可以類推然眞實假虛之說豈曰必無或寒邪內傷或食停氣滯而心腹急痛者則脈或沉或伏或促或結脈雖似虛此假虛也或四肢厥逆或惡寒畏風內有煩熱便結等症而脈見濇數者症雖似虛亦假虛也治傷寒者每以陰脈作伏脈不知伏脈之體雖細必隱隱有力况傷寒明明有症豈容任意胡猜草菅人命哉雖然脈症尤宜審其順逆也

暴病之脈，浮洪數實者爲順；久病之脈，微緩耎弱者爲順。暴病而沉微細弱，久病而浮洪實數，皆爲逆也。有餘之病，浮洪緊數爲順；不足之症，和緩柔耎爲順。有餘而微濇細弱，不足而洪大浮數，亦皆逆也。明乎此，則欲愈之脈症，必能知矣。凡病人發熱身疼，脈反沉遲者，是陽症而見陰脈，爲難愈也。若其人有恬然嗜臥之狀，熱除身輕之意，其脈沉而遲者，爲欲愈也。何以知之？表有病者脈當浮大，今反沉遲，是無表脈，故知欲愈也。凡此診脈之切要，明辨以晰，學者可勿熟玩而深求哉！

脈有內外候之要

人身中臟腑既具，皆有經脈、絡脈，冲貫。主六腑之絡脈，細而浮爲陽爲表，取之以察腑合之病症；主五臟之經脈，粗而沉，爲陰爲裏，取之以决元眞之有亡。浮指輕探肘端肌肉之間，得絡中之陽象，乃腑脈；沉指重按肘旁筋骨之界，得經中之陰神，乃臟脈。腑者府也，以其能受能盛，猶之朱門大厦，故曰府。臟者藏也，言神不能自藏，須假他物以藏之，譬如幽居密室，故曰臟。腑以表名，言其表彰于用也；臟以裏名，言其收斂于内也。細體外候胃、内候脾二語，知分臟内腑外的係經文正旨，於是因從而正之曰：下附上，左内以候水腎，外以候腹中；右内以候火腎，外以候命門中。附上，左内以候肝，外以候膈；右内以候脾，外以候胃。上附上，左内以候心，外以候膻中；右内以候肺，外以候胸中。寸關尺正經脈之兩傍，即經所云季脇脈也季脇乃奇經八脈之絡邪犯奇經則參差偏斜現于正經左右上面無病亦不現也于是分心肝肺脾腎六神臟于內候分胸中膻中腹中命門爲四形臟統轄膽胃大腸小腸膀胱包絡六腑于外候膽候膈中胃候在關包絡寄候膻中小腸寄候命門大腸膀胱寄候腹中則內經九臟六腑之旨昭著于內外二候之中十二經十五絡之義三部九候之法分明于六指之下矣內經言形臟有四有註爲骨脈膽女子胞者有註爲耳目顱與頭角者其說不一內經已分骨脈于命分膽于腑女子胞係命門安得又入形臟且女子以胞爲臟則男子豈不止有形臟也甚爲可笑况臟之爲言藏也竟以耳目頭角之顯露爲藏更爲可笑用以數

十年辛苦而得諸試驗者特爲闡揚經旨願以質之同人焉

脈有經絡之要

脈有體象宜細參求如先分診一指獨按寸關尺脈之形象俱皆強旺有力不急後來總診三指齊按或于中候間有力量不足而沉按則更力微氣弱甚有全然不到寸關者當以分診之力量爲假宜作神虧虛病治假若先分診獨按力量強旺可憑後來總診三部齊按其力量仍如此當以分診之力量爲眞宜作神強實病醫然所言強旺非謂其急硬搏指也甚言胃氣與神氣相失離奇矣實痰癥遲渙結澁倉惶是也若形象長硬如棍堅銳如刀力大如春碓搏擊如張弦俱屬純寒純冷之象切勿慣認爲有力而妄

行攻伐也如或浮指輕取則有指尖絡脈沉指重按絕無指端經脈此係臟神爲腑氣所併如或象帶結革遲細弦澁堅硬長搏尚不過爲虛爲寒君係一味浮濡微恍斷續軟散或急促硬散俱係眞元絕憊臟神已爲腑氣所吞甚難醫治必大方重劑而葯力猛方可挽救也如或形肉脫盡者必不治初病得此脈雖輕亦重假如浮指輕候不見指尖絡脈沉指重按纔現指端經脈此爲腑氣歸臟如同葉落歸根生氣收藏之謂也加以和緩停匀輕舒流動皆爲體旺無病如或帶滑帶數俱屬臟氣太過宜作火旺實強治如帶遲弦緊急細弱硬濇均屬臟眞快虧宜作神傷虛損醫初病人如得此脈雖重可治若浮部指尖絡脈高厚或有一部及一候

不符即當留神細察本部沉候指端另有一脈在下安靜和緩此不過外因天時六淫所干其病在腑務宜細心審的果係六氣中何氣因風滯弦因寒滯緊因暑浮洪而虛因濕緩大而濇因燥洪數因火滑數仍存各象是病起于枝葉法當正治即取時賢方中之對症一湯攻其標邪而病自已病去然後養體無恙即經云從外之內者治其外又曰從外之內而盛于內者先治其外而後調其內是也如或沉候不見指端臟脈止有浮部一按候盡薄而欠圓此無力無神是病起于七情內損臟眞須要細察本部之正脈可是本經病脈否不然又要探的本脈飛在何部或躍過或坐虛又須細辨本部的係何臟之客脈加臨可遵順逆縱横條內分虛

損益惡制方急救本臟以退逆積必俟本經凶症悉除主回脈轉而象漸現漸寬者乃腑脈或象漸現漸厚者乃標脈均可另更攻伐之劑以靖外邪庶可保全性命即經云從內之外者調其內又曰從內之外而盛于外者先調其內而後治其外是也如無腑脈標脈現不可妄動攻伐除此有一種外不因于天時之六淫內不因于人事之七情或臟或腑偶然一時無情之生尅以致夫妻母子轉盼參商自相勝負更互爲病名曰不內外因症惟此種最輕脈皆取其獨大獨小獨浮獨沉獨滑獨數獨疾獨遲獨弦獨緊獨微獨澁者爲病脈認的經絡泄其太過補其不及有邪攻邪有積去積小其方緩其制取專經對症之品或宜補七攻三或宜攻七

補三或宜攻補均施或宜先攻後補或宜先補後攻或宜專攻或宜專補引之以嚮導濟之以活法此即經云中外不相及則治主病者是也凡此皆為按脈施治之要學者宜熟念之

脈分臟府經絡之要

經曰心藏神肺藏氣肝藏血脾藏肉腎藏精與智六臟之道皆出于經隧以行血氣故神留六者有餘不足而百病生焉神有餘則笑不休神不足則悲氣有餘則喘咳上氣不足則息短少氣血有餘則怒不足則恐形有餘則腹脹涇溲不利不足則四肢不用志有餘則腹脹飧泄不足則厥精有餘則少腹脹莖中痛赤白癃閉不足則少腹引痛腰脊強痛機關不利又云肝脈滿腎滿肺滿皆

實節爲臃。肺之壅喘而兩胠滿。肝壅兩胠滿。不得小便。腎壅腳下至少腹滿。脛有大小。髀骱（音彼骱音杭）大跛易偏枯。心脈滿大。癇瘛筋攣。肝脈小急。癇瘛筋攣。肝脈騖暴。有所驚駭。（直急急亂皆曰騖）脈不至若瘖。不治自已。腎脈小急。肝脈小急。心脈小急不鼓。皆爲瘕。腎脈肝脈並沉爲石水。並浮爲風水。並虛爲死。並小弦欲驚。腎脈大急沉。肝脈大急沉。皆爲疝。心脈滑急爲心疝。肺脈沉搏爲肺疝。（陰氣作痛爲疝）三陽（指太陽）急爲瘕。三陰（指太陰）急爲疝。二陰（指少陰）急爲癇厥。二陽（指陽明）急爲驚。肝脈外鼓沉爲腸澼。（腸澼泄痢也外鼓沉指脾藏標脈言此標脈當作胃府絡脈看不言脾藏內候即包本脈和緩在內學者要知此等間文即係脈閉殺最宜細玩）久自已。（府藏之脈所以易愈是知包函脾臟和緩之意）肝脈小緩爲腸澼易治。肝脈小緩則肝氣強旺。知爲經溼入絡之腑病。小緩又爲二象兼見之印證。腎脈小搏沉爲腸澼下血。小搏沉乃三象兼見之印證。腸澼下血係腎臟陰病。須要小心仔細。血溫身熱者死。悞作腑病陽症醫治。致其元氣外越。故身熱。陰火內躁。故血溫。知爲腎臟憊絕。必死也。心肝澼亦下血。兩臟總斷一句。不言脈象。即隱然在上文小搏沉也。二臟同病者可治。其脈小沉濇爲腸澼。分而言之。如心脈小沉濇爲心澼。肝脈小沉濇爲肝澼。合心肝二脈。俱帶小沉濇。爲少陰厥陰併病。純陰脈象。甚爲難治。其身熱者死。悞以陽症治故必死。熱見七日死。胃脈沉鼓濇。純陰寒冷之象。胃外鼓大。此指胃之外邪標脈。亦見純陰寒象。詳究胃內胃外二語。不惟臟脈有根盤標本。及數象兼見之殊。即腑脈亦有根盤標本及數象兼見之别。細心領會，診脈關竅在是。心脈小堅，此足徵離陽失柄，陰冷侵陵，胃腸偏枯。男子發左，女子發右，不瘖舌轉，可治。脈至而搏，血衄身熱者，脈來懸鉤，浮爲常脈。脈至如喘，名曰暴厥。暴厥者，不知與人言。純陰脈象，乃虛冷之症。脈至數，脈兼陽象，使人暴驚，見症亦輕，三四日自已。陽脈陽症，故可不藥自愈。人咸以數脈爲凶，曷不以此證之？脈至浮合，浮合如數，倉卒探之，有似乎數，細心領會，實是弱急，乃神氣脱離之象。醫要用意。一息十至已上，是經氣予不足也，微見九十日死。脈至如火薪然，即前所謂形如燈焰之閃灼是也。是心經之予奪也，草乾而死。象如吹毛，乃肺之眞臓脈現，其應在秋。脈至如散葉，所謂輕散脈是也。是肝氣之予虛也。脈至塞而鼓，乃死。硬草脈之象。是腎氣予不足也。懸去流指無根棗華而死。脈至如丸泥，形如豆之堅硬。死頑死圖若燥土之枯澁。是胃精予不足也。榆莢落而死。脈至如横格，形如板木横格上下。難去難來，乃結脈無氣無神之變象。是膽氣予不足也。禾熟而死。即秋初時脈至如弦縷，即新張弓弦之象。是胞精予不足也。病善言。下霜而死。不言可治。心神亦不亂則無妄言。雖弦且喜中帶綿縷之軟。善于調治。則死硬不現。尚有可起之機。脈至如交漆。謂脈象如急流旋水。乍分乍合。急射合撞硬轉。交後圓作四圓而散。交漆者，左右傍至也。微見三十日死。脈至如湧泉，所謂硬散脈象是也。浮鼓肌中。太陽氣予不足也。少氣者，韭英而死。脈至如類土謂脈象散亂雜下尋按提摸也按之不得是肌氣予不足也乃脾氣微壞之互詞五色先見黑白壘發而死脈至如懸雍其象輕似實而重即空輕似聚而重似散也懸雍者浮揣切之益大是二俞之予不足也水凝而死懸雍即腎眞石脈之變體死應在冬。脈至如偃刀謂形如刀背之堅銳是也乃肝臟死絕眞脈偃刀者浮之小急按之堅大急五臟菀熱小急堅大急陰象雖有兼象猶萬物茂極已熟勢將枯槁也寒熱獨併于腎也陰水嚴凝爲寒陰火酷烈爲熱兩相吞併眞精暗損矣如此其人不得坐不得起床立春而死脈至如丸滑不直指輕按似豆之直留而下形似叢聚而不圓轉重按則形象頓失全不當手矣不直指者按之不可得是大腸氣予不足也。衰生而死。脈至如華者，形如花瓣大放似叢而實鬆散，輕取似有，重按全無，此乃胃神兩失也。令人善恐，不欲坐臥，行立常听。（肯心）是小腸氣予不足也。季秋而死。季秋九月也。心與右腎之元眞既憊，則依傍命門之腑難立，火庫歸戍，乃臟腑表輸應之理。以上悉皆內經辨別臟腑之數象，兼見主病，眞臟脈與腑氣吞臟脈之必死定期。玩此則分臟經腑絡爲兩診，確乎其有據矣。而六臟有眞象，與夫吞臟之腑脈亦有眞象，腑象遲，臟象速，均不可忽也。

脈分有力有神有胃氣之要

凡臟脈去無力，形象浮薄者，悉屬元眞虛弱無疑矣。如或浮而且

大更屬營氣不足法宜溫中養胃浮小又兼臟精虛憊法宜峻補
脾胃浮澁係陰經元陽不足宜于扶陽隊中少加補血益陰之品
浮微本于眞精不足而元眞無倚無藏以致二陽暴露藥忌辛香
燥烈切恐精液重損則元眞二烝反逐藥性而散故方宜太緩而
味尚甘溫久則本液自生眞精隨復二陽漸收漸旺矣如帶浮摶
弦硬均係陰寒動鼓元眞宜于峻補大方內加入辛香燥烈發散
之品加麻黃附子細辛小建中湯是也浮洪係陽中眞陰不足陰
血虛損不能翕和其陽以致陽氣獨盛治法不可抑陽只宜偏補
眞陰則水火自相旣濟如或浮急浮結浮澁浮緊浮革均係臟眞
耗損元陽困憊凝成純陰冷象方宜重大燥補藥忌陰潤凝滯以

建立中氣爲主。選揀寔將飛騎急救其元。是正法也。至于躁脈後人惧擬爲燥。故立湯有滋燥養營之名。立言有滋陰降火之論。施于眞浮元越。陽元津枯。可謂瓮沉海底。躁指臟神舞跳不安。因于元眞衰憊。務要細心分察。或于諸般浮象動中忽然躑躍舞跳狀異乎象。宛如豆暴相似。名曰陽躁。乃陽中之眞陰虧損。不能吸引下交于腎。或于諸般沉象靜中忽然躑躍舞跳狀。異乎象。亦如豆爆相似。名曰陰躁。係陰中之眞陽虛損。墜陷于下。不能呼陰精上媾于心。二者均屬陽虛陰弱。元眞衰頹。起于大驚大怖。大懼大恐傷腎動心。或併病而爲夢遺。或直中而爲自洩。或于初病未困之先。或于大病既愈之後。貪因一念之魔。曰妄動。曰神交。致損元神

眞精皆能令脈現躁察的浮沉兼帶分淸臟腑受病淫情根蔕虛
實始末呑併因由果係陽躁宜于保陰隊中加入安神鎭驚補眞
助元之品果係陰躁宜于扶陽劑內加入寧魂奠魄退陰提陽之
味關鎖陰精塡益骨髓則躁象自除神氣自交諸病不作矣凡診
脈無論麄細強弱均以指端羅紋來往自然形跡以過指者爲眞
元陽氣以耐尋按者爲有力以得六臟正象者爲有神于中暗藹
和緩生機者爲有胃氣縱帶虛損中傷症雖危急不死如或倚斜
短促脈獨不上指心羅紋時或恍惚如燈縮閒耳依稀中羽毛輕
重尋按有時似覺乍遇浮沉捕捉久候似難再獲皆爲陽氣脫離
胃神德絶卒難回生也若是形跡大過得強急搏堅結緊濇草之

鼓指者。又係純陰無陽。此乃切要之元機。醫者不可不知也。脈象之關緊要者。莫如胃氣。經曰四時百病。胃氣爲本。何等明切。無奈後人妄指胃氣爲神氣。大失旨矣。夫胃爲水穀之海。凡飲食入胃。賴水火二氣。泌蒸化生五味。味中之清氣精液。上升于肺葉華蓋之下。將胃中精氣聚化成液。滴入血海。滋血養氣。貫通于脈中。而各歸本臟。培養靈根。塡補精髓。內强筋骨。外潤皮肉。名曰營氣。以其源發于胃。故又名胃氣。以胃中之精液生于穀。又曰穀氣。神氣者。指六臟中所藏眞神而言。心神之象鈎。肝神之象弦。脾神之象緩。肺神之象毛。腎神之象左石。右動如胃中穀氣盛。則營衛充而六臟元神自足。徵應于脈象。心旺則微鈎。肝旺則微弦。脾旺則和

緩肺旺則微毛左腎旺則微石右腎旺則舒軟若胃中穀氣減少
則營氣虧而六臟元神自弱微應于脈象心虧則鈎多胃少肝虧
則弦多胃少脾虧則弱急春硬肺虧則毛多胃少左腎虧則石多
胃少右腎虧則虛浮恍澁假若元眞兩傷則龍雷之火散于外釜
底寒陰起于內飲食入胃輒飽脹呃噫回酸吐饅完穀不化盡顯
火力不能泌蒸之症以致胃氣盡絶六臟眞神獨見內經曰皆眞
臟即死脈也絶脈也如此分胃分神何等透徹誠于鈎多胃少弦
多胃少毛多胃少石多胃少弱急春硬虛浮恍澁之時驟建眞元
急退寒陰庶龍雷關鎖不擾斯盡善矣如或認脈欠的邪正猜疑
虛實無憑補泄妄施則龍雷熯燎于上釜底寒生于下穀氣斷絶

于中。一八但鉤無胃。但弦無胃。但毛無胃。但石無胃。急散無胃。耎散無胃。雖岐黃之聖。惡能斷鰲立極于無有之鄉哉。

脈有先天後天之要

察精氣神之隱微。無過乎脈象。分脈象中之平病死。不離乎精氣神三者。大要又在先天後天。苟能留心細察。則識天氣通吉凶邪正。無不蘊蓄其中矣。先天乃人身元精元氣元神。後天係人身凡精凡氣凡神。元精主氤氳。凡精主交媾。元氣主升降。凡氣主呼吸。元神主恬淡。凡神主慾慮。元神主悟性。凡神司記性。元氣藏皮肉。凡氣發皮外。元精沖臟腑。凡精潤皮毛。先後兩旺。氣色均善。先後兩衰。氣色俱凶。先天獨用有氣無色曰困。後天獨用有色無氣曰總脈象中之先天後天元神至則體象虛靈爲六臟脈中之主宰凡神現則體象圓活爲六臟沖和之本脈元氣至則輕舒沖和凡氣至則力強活健元精至則流暢圓通凡精至則停勻潤澤元精失則枯澁搏堅凡精失則浮躁瞤惕元氣失則斷續參差凡氣失則短縮滯缺元神失則飄颻閃走凡神失則慌忙急促先天爲脈中主宰動應指心後天爲脈象濡潤温柔軟款三元並失脈象中空而輭散三凡並失脈象中急而硬散先後俱喪爲臟眞絶脈先天爲陽火後天爲陰火脈象之大要陽舒陰慘陽靜陰躁陽軟陰硬陽和陰烈陽通陰滯陽聚陰散陽滑陰澁先天稟父母之所鍾受天地之滋長後天賴五穀之栽培假五味之滋灌飽于穀則傷

貪于味則洩。縱于慾則損。恣于情則漏。適于漏則精竭。精竭則氣脫。氣脫則神離。神離則後天盡矣。後天既盡。先天豈能獨存也。夫先天猶山澤也。後天猶草木也。草木非山澤不能滋長。山澤無草木不能蔭藏。誠能融會先天後天入脈。自于醫道神矣。

醫學摘要　卷四

松月山房

醫學指要

卷三

症治診治
方脈血証
傷寒脈形
三陰三陽
陰陽寒熱
陰毒類凶

合併感温
孕婦傷寒
傷中評別
要治用方
調經胎産
小兒方法

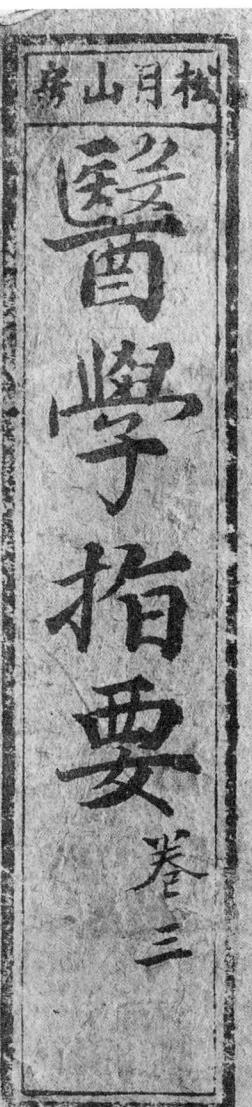

醫學指要卷五

楚攸蔡貽績乃菴氏手輯　男謀祺　姪謀烈　訂字

症治舉要詳指傷中合併及運氣之義

古云傷寒爲諸病之祖，勞瘵爲虛損之宗。蓋傷寒外感之重者也，勞瘵內傷之重者也。內傷以肝腎虛損者爲陰虛勞，以心脾右腎虛損者爲陽虛勞，肺氣損而嗽者爲勞傷，心肺並損而熱咳者爲勞瘵。又或微兼內傷，時未能辨脈用藥，並致水火虧損，而陰虛勞作矣。或致火土同敗，而陽虛勞起矣。倘治弗能如法，久漸肝腎廢殘，不能納諸經之氣，氣逆而肺受之，咳嗽生矣。嗽久則津液盡化爲痰，而肺經清肅之令不行，則龍雷陰火無濟，必暗動而爲潮熱矣熱嗽咸集虛並至而勞已成矣此畧舉虛勞大概而精微妙用貴乎臨症會通先哲有言凡治內傷虛損如奉魯哀朝惟道以法祖其旨深矣若夫外感以兩經傷中而平等者爲併病以二三經輕重而差等者爲合病傷寒要治賴仲景祖述岐黃著論闡發立三百九十七法以窮一百一十三湯之用又著卒病論指明暴中陰症經曰西北之氣散而寒之散言發汗即解表也寒言涼瀉即攻裏也東南之氣收而溫之收言急收回邪犯本臟之元眞溫言剎宜熱補以驅其陰寒也所謂同病異治者同病指東西南北之傷中言異治指散寒收溫之方法言也蓋西北高厚陵居而苦風寒人身腠理緻密夏秋畧熱則亢春冬微寒輒冰傷之感之多屬

邪實熱病症依次序傳經藥可計日施治間有症移傳病内中微別兩感治療頗不相侔東南卑薄山多濕熏嵐瘴之鄉濕鬱甚燥條寒倏熱乍濕乍燥氣蒸迫汗腠理踈竅音洞先因情慾勞損致正虛而關門失堵復由沐雨櫛風招外邪以乘間直入中之者多傷之者僅見千百中一二故每見陰寒冷症若只謹守一日太陽二日陽明定期遵其一日二日發表而散常法有不悮人者鮮矣且東南之人魚米嗜炙勞多逸少加之以酒為緣無分晝夜以色為常不滿冠笄先元後乾未盈卽虛離日坎月不圓而缺以致腑嬌臟空神疲氣弱五淫之邪皆能深中豈獨寒之為然邪經曰或其傳化有不以次正謂此也每見東南之人所感多屬合邪為病病

既越乎祖病之外湯又何不可以變祖方而施治也須知六氣首推風寒可分可合可兼分則獨傷獨中合則兩傷兩中兼則夾帶暑濕燥火因此暑濕燥火必要假合風寒兩賊附一纔能透皮毛開腠理干筋骨亂氣血犯腑臟變脈象而傷人中人殺人也凡欲治療傷中暴卒先將各經本脈病脈眞臟死脈或在本部或夾順逆縱橫橫認準的次將臟腑標本精詳然後于仲景祖病論中各經傷病中病合病併病壞症辨別臨診俱要細審邪犯何經病止何地葯兵進所必由之路賊邪走泆衝犯之鄉盡皆一一籌畫何經氣足脈實可以假道而驅邪邪去料正無用補何經脈虛神困先調重兵以把守致邪賊不敢內侵務使邪氣一攻直去可绝流

逆衝逆突及他經也或只除邪而正自足或只養正而邪自服四氣中或風挾何氣為病或寒帶何氣為病或風寒合引數氣為病或風邪乘虛直中或寒邪乘虛直中或風寒乘虛直中因怒中肝手足麻痺筋攣亦中肝因房勞中腎夢遺洩精亦中腎大喜過樂亦中腎因憂中心驚懼怔忡亦中心諸般失血亦中心經期產後亦中心寢臥驚跌亦中心因悲中肺鬭閙嗽喝亦中肺因思中脾食爽飲冷亦中脾泄瀉下利亦中脾食飽房勞亦中脾凡此皆經文令不得以其次之隱衷也宜于傷寒條內截其後湯後法視病之合併經重節取對症加減施治焉有不効者乎經曰補上下者從之從者言順其病性以熱治熱即用熱不遠熱之法治上下者

道之道者言反其病情以寒治熱即用寒不遠熱之法以寒熱盛衰而調之者調言其以和平爲正毋使太過不及也人身中五臟所藏之精神猶樹木本根腑脈臟脈猶樹木正榦外現病症猶樹木上之枝花花有結子實花似眞陽症熱病也有不結子虛花似假陽症冷病也是枝花榮枯即枝花亦不得而自主也其所以主之者在乎本根而病症之虛實生死即病症亦不得而自主也其所以主之者在五臟中之胃氣神氣凡病機權變轉換處皆曰症症者証也務必取諸臟腑之虛實邪正以即証其病之虛實邪正庶幾萬無一失若只徒分某症爲虛某症爲實是望見花葉而棄根柢則千百中僅一二驗耳經曰必先歲氣毋伐天和言攢一歲

之和氣在是故此不可攻伐曰無盛盛下盛字言即受天時之實
邪而病上盛字戒醫者無再補以助其實曰無虛虛下虛字言既
受天時之虛邪而病上虛字戒醫者無再攻以益其虛曰無致邪
有邪弗攻為致曰無失正惧損真元為失凡病症雖有千形萬狀
脈象不過虛實邪正死絕而已如過此經脈虛則所發之症皆出
于此經之正虛如過彼經脈實則所發之病皆出于彼經之邪實
正虛急補正元邪實速攻邪氣經曰上取下取言病在上取法乎
下病在下取法乎上以別邪氣清濁內取外取言內索本臟經脈
外求腑標絡脈之病以求其過言細求發病根源能毒者以厚藥
言治虛虛實實重病用藥貴取大毒以其味厚氣猛力能大攻大

補不勝害者以薄為言即係小虛小實之病藥亦宜平氣味均薄取其溫補清涼勝病而已其所言正虛者乃五臟神氣內奪也假如左手三部脈象細如蛛絲遲微無力斷續無常隱顯不一又或有腑無臟右關尺兩部反見搏堅急躁疾湧如奔馬圓實若轉豆輕按有餘重按不足奔馬係孤陽無陰轉豆似心臟脈絕喜在部位均有兼夾明顯孤陽為寒陰克戰脈因亡血著象時畏寒時昏躁似熱實非熱似渴實無味間或喜怒無因有時尋死欠訥藥忌重辛散陽重滋傷陰偏火枯水偏氣竭血偏于扶陽則孤陽依附失所偏于補陰則將滅之陽受刼皆非翕陽和陰之道法宜生津補虛津生則精血自生虛補則陰平陽秘藥之性味取能扶陽強

陰師書云養陰則不滯不寒強陽則不燥不熱是也宜于補陽隊中加入鹿茸鹿膠人參巴戟枸杞蓯蓉北味烏梅飴糖乳汁之類如或亢極陽秘服補輙生燥悶甚至喉焦舌爛脣瘡齦衄又當于法中加法引以黃連梔臍藕汁梨汁童便竹瀝生對冷服經曰治寒以熱涼而行之治熱以寒溫而行之治溫以清冷而行之治清以溫熱而行之因其制宜貴乎與病適當假如右關右尺之脈俱和緩有神左關左尺之脈均微弱無力法當陰陽平補如左關尺脈俱微弱或遲慢無力右關尺脈有足神旺微帶滑數雖係陰虧水弱亦不可妄行滋陰降火以傷其陽恐陽損難于恢復也假如五經臟脈俱和緩溫柔神旺胃足六腑絡脈亦帶滑數有力方

敢大攻大瀉。如或左右關尺脈細，胃兩虛微弱遲小，雖屬水火陰陽均衰，又不宜陰陽平補，理應先救真臟，自然陽生陰長。如或兩關尺脈右弱左強，水旺火虧，又不容不偏補火土，急救真元也。假如兩經三經合病，內中有虛有實，虛甚者，法當先補虛，必俟虛經脈回，然後治其實；若虛者，法宜虛實並治，補瀉兼施。假如右關脈浮緊，右關脈浮弦，或左關脈浮緊，右關脈浮弦沉，指肝脾及各部臟腑脈均帶真滑真數者，此為少陽陽明合病，風寒停滯中焦，勿拘所現病症，皆以大青龍湯主之。如右關脾部不見，沉指臟脈皆並現于腑，而浮或弦硬澁小，或微急虛恍，此脾經已屬重傷，加之心肝腎命諸部臟脈失其乳哺，皆惶惶錯亂，或微或緊或弦或硬

或急青在脾氣垂絕症必四肢軟弱元陽陷下氣之出入升降不
相接辰巳時病增渴愛飲滚而不耐多飲後輒渴仍如故而色枯
黄雞頭紫赤上眼皮現搯卓目難開開閉瞳神無移不耐久睜上
下脣口或枯燥或紅色光亮枯燥者口必無涎紅亮者口必多涎
無涎者危多涎者略輕甚有腹脹洞瀉完穀不化呃噦噫噫病原
起于大恐或貪食飲冷或瀉後或大病體未復即勞傷醉飽而成
斯病者急宜多服立元湯俟本經臟脈回然後能更他方以除其
病如右寸肺部不見沉指臟脈皆並現于腕而浮或硬濇而微或
毛多胃少此肺經已屬重傷加之各部臟脈俱于虛弱中皆帶毛
象此肺經垂絕之候症必聲嘶口渴喘咳氣逆呼如寡蛋肌膚消

瘦綵綵汗出透體如珠膠凝粘手小便短少胸膈脹滿飲食難下不能坐臥俯仰維艱肺俞獨寒闕中黑暗面白唇青毛枯髮槁有時赤燥實邪時病重熱甚此乃肺痿之症作矣病原起于忿悶憂鬱過于悲哀鬭鬧號喝之後即繼以煎炒厚味醉飽房勞所致急宜多服立甦湯倂本經及各臟腑脈回纔能另更他方以除其病假如兩經三經合病內中並無虛脈只有得全實邪侵犯腑合即經行攻邪瀉實之法凡屬實熱者乃五臟六腑胃神過甚氣血有餘加以嘗令淫邪從皮毛客入肌膚由合及腑鬱遏臟中強陽盛氣不得舒洩故實也治實大概木鬱宜達火鬱宜發土鬱宜奪金鬱宜泄水鬱宜折又必先其所因毋助真過毋抑假盛毋徵期使

大過生災毋失勢使不及莫救如果外挾風邪宜于治鬱隊中加入桂枝防丰蘇葉只壳藁本獨活秦艽干葛柴胡白芍水葱之類果挾寒邪宜于治鬱隊中合入麻黄細辛前胡杏仁羌活蒼朮菖蒲川烏附子泡姜肉桂生姜呉萸川椒華撥澄茄之類果挾暑邪宜于治鬱隊中合入人參香茹干葛炙草白朮黄耆砂仁扁豆藿香麥冬北味青皮陳皮半夏升麻蒼朮當歸黄柏之類果挾濕邪宜于治鬱隊中合入蒼朮羌活茵陳茯苓厚朴白朮黄柏香附只實鬱金元胡麻黄草蔻白蔻川烏草烏首烏荆芥神曲山查黑姜青蒿仙茅遠志北味之類果挾火邪宜于治鬱隊中合入大黄芒硝黄柏黄連黄芩梔仁蓮子心膽草石蓮元參苦參豆根人中黄

蘆薈、沉香、木香、檀香、川楝之類。栗燥邪宜于治鬱隊中合入天冬、麥冬、生地、竹瀝、藕汁、藕汁、荷汁、姜汁、薄荷汁、荆汁、白蜜、元胡、鬱金、知母、貝母、人參、元參、地骨皮、人乳、羚羊、犀角之類。假如六部本脈停勻，有似和緩不急，宜加細察，係何臟鬱。帶眞滑、眞伏、眞數、眞實、眞牢，便是此臟陽鬱，復加浮。指輕按，腑標絡象，果係六氣中何氣六鬱。内何鬱？亦如前條别類加減，以消息之。更宜加察歲運之司天、在泉、天政、地政、主氣、客氣。司天之左間、右間，在泉之左間、右間，以天干化氣爲中運，地支本音爲歲氣，以定上下之位。推算平氣、太過、不及之紀。平氣之歲，木曰敷和，火曰升明，土曰備化，金曰審平，水曰静順。不及之歲，木曰委和，火曰伏明，土曰卑監，金曰從革水曰涸流。太過之歲，木曰發生，火曰赫曦，土曰敦阜，金曰堅成，水曰流衍。不及之歲，其數生，水一，火二，木三，金四，土五。譬如物類初萌，不堪早凉風霜。太過之歲，其數成，水六，火七，木八，金九，土十。譬如物類堅實，可耐霜雪飄暴。平氣之歲，其數中，水合一六，土和五十，火歸二七，木符三八，金涵四九，五十蔟攢，九六沖和，雨順風調，寒暑適中，人安物阜，自具氤氳太和景象，此天地氣運自然之理也。故五行各有本初之氣，各有更革之氣。本初，正氣也；更革，邪氣也。正氣有定位，邪氣無定時，有間客氣摶換爲邪氣者，有間主氣驟發爲邪氣者。經曰：非其位則邪，當其位則病。言臟本先受識邪所傷，猶未現象，時當邪氣主令，其症必發矣。古人于此深致意焉。甲己化土，五十同途，乙庚化金四九爲朋丙辛化水一六同宗丁壬化木三八爲友戊癸化火二七同道除陰年陽年內之平氣而外中有陽年化氣太過者有陰年化氣不及者皆非中和之正悉能爲殃如犯孤虛空亡者危經曰乘年之虛則邪甚也失時之和亦邪甚也遇月之空亦邪甚也即太陰消滅重感于邪則病危矣所謂感邪而生病也六甲之年敦阜之紀歲土大過濕氣盛行其邪干水左腎爲孤六乙之年從革之紀歲金不及炎火盛行其邪干金肺臟爲虛六丙之年流行之紀歲水大過寒氣盛行其邪干火心與右腎爲孤六丁之年委和之紀歲木不及燥金盛行其邪干木肝臟爲虛六戊之年赫曦之紀歲火大過炎火盛行其邪干金肺臟爲孤六己之年卑監之紀

歲土不及風氣盛行其邪干土脾臟爲虛六庚之年堅成之紀歲金大過燥氣盛行其邪干木肝臟爲孤六辛之年涸流之紀歲水不及濕氣盛行其邪干水左腎爲虛六壬之年發生之紀歲木大過風氣盛行其邪干土脾臟爲孤六癸之年伏明之紀歲火不及寒氣盛行其邪干火心與右腎爲虛兼犯四時主客空亡則不治主氣空亡即春土夏金秋木冬火四季月水是也若與客氣同到必死不救客制主生者病輕主制客生者病危大凡起病日時最忌干支化氣與主制客犯符合經曰從其氣則和違其氣則病不當其位者病迭移其位者病失守其位者危尺寸反者死陰陽交者死先立其年以知其氣左右應見乃可以言生死之順逆故歲

運不及者宜補孤虛用攻藥涼藥有犯歲氣太過者宜損淫邪用補藥熱藥者有犯運氣平治者雖可隨症攻補亦宜中病即止無令藥劑太過不及者以犯之經曰司氣以熱用熱無犯司氣以寒用寒無犯司氣以涼用涼無犯司氣以溫用溫無犯間氣同其主無犯異其主可小犯之太乙天符者至尊之貴人也中之犯之其病暴而死天符同天符者猶執法之相傳也中之犯之其病速而危歲會同歲會者猶行令之方伯也中之犯之其病徐而遲中者邪之所中氣虛而邪得所湊犯者藥之所犯傷損而正氣致失中固由天而犯全在人醫者不可不愼如遇歲運太過不及之所中所犯病輕如値當令旺季救治得法可獲半死半生若犯孤虛空

亡乃不治之症也即或不加不臨無太乙天符無天符無歲會沒無同天符無同歲會者雖爲平治之年紛亦不宜過犯以逆其政令經曰無失天信無逆氣宜無翼其勝無贊其復是謂至治先明天時次察地利又次察人情日用辨別東西南北兼理水土厚薄抑揚性情急緩至于年齒老少秉賦虛實形質肥瘦天時旱潦風寒邪正以及先苦後樂先樂後苦富貴貧賤不同藜藿膏粱適異外顯病症雖符內用治療宜別醫者欲萬舉萬全其于脈象虛實豈可忽乎

診治六部虛實

六部之脈必有虛實辨症用方自無差謬如左寸心脈三拔有力

爲實其外症必口燥舌乾煩悶顛狂汗如流水面似桃花小便短少宜黃連瀉心湯麥冬湯三黃湯竹葉石羔湯如左寸心脈三按無力爲虛其外症多怔忡健忘宜養心湯歸脾湯茯苓補心湯如左關肝脈三按有力爲實其外症必惡風怕寒遍體疼痛發熱頭疼宜麻黃湯桂枝湯或平肝飲黃芩飲或清脾飲或逍遥散如左關肝脈三按無力爲虛其外症必雙目多淚兩足乏力眼睛時痛女子經來少必差後宜補肝飲或三陰煎或大補血湯補元煎或四物湯或七寶美髯丹如左尺腎脈三按有力爲實其外症必小便癃閉不時淋瀝常帶紅赤或眼中如流火宜知柏四物湯或知柏地黃湯如左尺腎脈三按無力爲虛其外症必男子頭暈腰痛

心冲兩足無力雙目瞶矇不時流淚夜間尿湧遺精敗濁女子崩帶腰痛眼矇時脚痺而底疼時經水而不通宜歸腎丸或左歸丸左歸飲或大補元煎或地黄飲補血湯或還少丹或五味子散如右寸肺脈三按有力爲實其外症必胸脹滿鼻衄血咳背汗流宜香蘇散四七湯有熱脈數瀉白散或清脾飲或黄芩竹葉石羔湯如右寸肺脈三按無力爲虛其外症不時汗出如珠頭昏若倒語言蹇澁氣脫亡陽女子帶淫白濁崩漏宜參耆湯或補中益氣湯或耆附四君湯耆附六君湯如右關脾脈三按有力爲實其外症必齒牙常痛面常浮腫夜難安臥腹時疼痛善飢善飽宜瀉黄散或竹葉石羔湯或清胃散或小承氣湯或正氣散或香砂平胃散

或保和丸或養胃湯如右關脾脈三按無力爲虛其外症必不時瀉泄四肢難舉面黃目暗宜朮附湯或四君湯或桂附四君湯或補中益氣湯或參苓白朮散或耆附六君湯或眞武湯如右尺腎脈三按有力爲實其外症必夢遺淋瀝女子多淫穢育兒多癬疥宜元參地黃湯或六味地黃湯或一陰煎如右尺腎脈三按無力爲虛其外症必脾胃吐瀉夢遺滑精宜右歸丸右歸飲或黑錫丹硫黃丸或桂附丸耆附丸學者按脈審症如此而瀉如此而補庶無誤矣

心脈實　用方

黃連瀉心湯　研細末或五分或一錢

麥冬湯　麥冬　白苓　淨風　黄芩　竹葉
三黄湯　黄連　黄柏　黄芩　梔仁　大黄
竹葉石羔湯　人參　麥冬　半夏　石羔　竹葉　甘草
粳米　姜引

心脈虚　用方

養心湯　人參　黄耆　當歸　川芎　茯神　茯苓　半夏
五味　遠志　棗仁　柏子去油　肉桂　一方無耆桂苓志芎夏
有生熟二地麥冬

歸脾湯　人參　黄耆　當歸　白朮　茯神　遠志　棗仁
龍眼　木香　甘草　姜棗引

茯苓補心湯　人參　白苓　當歸　川芎　白芍　熟地

　前胡　蘇葉　半夏　陳皮　甘草　姜棗引

　　肝脈實用方

麻黄湯　麻黄　桂枝　杏仁　甘草

桂枝湯　白芍　桂枝　甘草

平肝飲

吳苓湯　吳萸　白苓

清脾飲　柴胡　青皮　黄芩　白朮　白苓　半夏　川朴

　草菓　甘草　姜棗引

逍遥散　當歸　白芍　白朮　白苓　柴胡　薄荷　川朴
姜引

肝脈虛　用方

補肝飲
四陰煎　沙參　麥冬　白芍　白苓　百合　生地　甘草
三陰煎　當歸　熟地　酒芍　棗仁　人參　炙草
大補血湯（郎補血湯）　人參　淮藥　熟地　當歸　棗皮　杜仲
枸杞　甘草
補元煎（郎大補元煎）　人參　當歸　熟地　川芎　白芍　茯神
棗仁　麥冬　陳皮　五味　梔仁　甘草

四物湯 當歸 川芎 白芍 熟地

七寶美髯丹 何首烏 白苓 當歸 淮膝 枸杞 兎絲

固脂 忌鐵重用枸杞杜仲

腎脈實 用方

知柏四物湯 當歸 熟地 川芎 白芍 知母 川柏

知柏地黃湯 熟地 淮葯 白苓 棗皮 丹皮 澤瀉

知母 川柏 或加淮膝金釵木通擇而用之

腎脈虛 用方

歸腎丸 熟地 淮葯 白苓 當歸 棗皮 枸杞 兎絲

杜仲

左歸丸　熟地　淮葯　川膝　棗皮　枸杞　兎絲　鹿膠
龜膠
左歸飲　熟地　淮葯　白苓　棗皮　枸杞　甘草
大補元煎人參　淮葯　熟地　當歸　棗皮　杜仲　枸杞
甘草
地黃飲　熟地　巴戟　蓯蓉　白苓　棗皮　遠志　五味
麥冬　熟附　肉桂　石斛　菖蒲　入薄葉姜棗引
補血湯　熟地　當歸　川芎　白芍　人參　茯神　棗仁
麥冬　陳皮　五味　梔仁　甘草
還少丹

五味子散　五味　吳萸　姜棗引

肺脈實用方

香蘇散　蘇葉　香附　陳皮　甘草

四七湯　白苓　川朴　半夏　蘇葉　姜棗引

瀉白散　桑皮　地骨　粳米　甘草

清肺飲　連翹　川芎　白芷　黃連　黃芩　荆芥　桑皮

黃芩竹葉石羔湯

肺脈虛用方

參耆湯　人參　黃耆

補中益氣湯　人參　黃耆　白朮　當歸　陳皮　升麻

柴胡　炙草

耆附四君子湯　人參　白朮　白苓　黄耆　熟附　甘草

耆附六君子湯　人參　白朮　白苓　半夏　陳皮　黄耆

熟附　甘草

脾脈實　用方

瀉黄散　防风　藿香　梔仁　石羔　甘草

竹葉石羔湯

清胃散　升麻　黄連　當歸　生地　丹皮　石羔　石斛

小承氣湯　川朴　只實　大黄

正氣散　藿枝　蒼朮　川朴　白苓　半夏　陳皮　桔梗

蘇葉　白芷　腹皮　神曲　甘草

香砂平胃散　蒼朮　川朴　陳皮　藿香　砂仁　神曲

甘草

保和丸　神曲　山查　白苓　半夏　連翹　菔子　麥芽

養胃湯　蒼朮　川朴　白苓　半夏　陳皮　藿梗　草菓

人參　甘草　姜棗引一方有熟附入分

脾脈虛　用方

朮附湯　熟附　生姜　白朮　甘草　大棗

四君子湯　香附六君子湯　補中益氣湯

參苓白朮散　人參　白苓　白朮　淮葯　米仁　蓮肉

砂仁　桔梗　扁豆　甘草　棗引
桂附四君子湯　人參　白苓　白朮　熟附　肉桂　甘草
眞武湯　白芍　白朮　白苓　熟附　甘草　姜引

命門脈實用方

元麥地黃湯　即地黃湯重用丹皮元參麥冬
六味地黃湯　熟地　淮葯　白苓　棗皮　澤泄　丹皮
一陰煎　熟地　生地　白芍　麥冬　牛膝　丹參　甘草

命門脈虛用方

右歸丸　熟地　淮葯　當歸　棗皮　枸杞　兎絲　杜仲
鹿膠　肉桂　熟附

右歸飲　熟地　淮葯　熟附　棗皮　枸杞　肉桂　杜仲
　甘草

黑錫丹　黑鉛　硫黃各二兩　將錫鎔化漸入硫黃候結成片傾
　地上出火毒研至無聲爲度　治陰陽不升降上盛下虛

硫黃丸

桂附湯　肉桂　熟附

耆附湯　黃耆　熟附　姜引

　診病方脈總論

夫病有表裏症有寒熱脈有虛實方有補泄神而明之存乎人耳

如外感乃六淫之脈。必左關部浮大有力。左尺寸俱帶浮洪。其外症必頭疼發熱惡寒怕冷。或腰疼而咳嗽。或善噴而流涕。務宜汗之散之。如咳嗽。參蘇飲加麻黄。或金沸草散。或半夏溫肺散。或小青龍湯。或蘇沉九寶湯。兼陰虛者。茯苓補心湯去地黄。遍體疼痛五積散必用當歸。加羌活防風之屬。或荊防敗毒散。或麻黄桂枝湯。而內傷七情者。必右關部浮大有力。右寸肺脈沉而濇。或三五不調。其外症不思飲食。或吐瀉。或飽脹胸腹不快。吐酸。面黄而白。宜正氣散加砂仁桂枝。或神曲山查之屬。右寸關浮而無力。按之虛空無力者。宜補中益氣湯加防風。或健中湯。或真武湯加桂枝。或桂附六君湯。或歸脾湯。或調中益氣湯。右寸按之有力者。宜四七湯或香蘇散且如右手肺脾二脈浮空無力按指無神其外症惡寒發熱遍體疼痛神思昏倦面色微黃無論老幼初實皆係不足一概寒涼勿用發表少投宜補中益氣湯加桂附建中湯用飴糖速進參服或真武湯加桂枝粉葛或理中湯加椒著熟附渴甚者加粉葛汗多倍用黃耆頭痛加蔓京白芷體痛倍熟附白朮或加菟絲淮葯萸肉或加五味巴戟金毛陽弱加附子肉桂固脂陰虛加枸杞熟地蓯蓉若氣口脈浮中沉按指有力真真傷食無疑宜不換金正氣散加砂仁查肉香砂平胃散倍神曲腹痛瀉泄以五苓飲痞滿飽脹以養胃湯或補中益氣湯或藿香正氣散或枳朮丸或保和丸或香砂六君湯且如左手肝腎二脈三按無力其

外症熱發于午夜之間肌消于骨肉之際咳嗽不已吐血交作此爲眞陰虧損陽火煎熬宜茯苓補心湯去半夏加淮藥或四物湯去地芎加淮藥菟絲或地黃湯去丹皮澤泄加龜膠板鹿膠茸蓯蓉或七寶美髯丹加淮藥金狗或還少丹或養榮湯或去陳皮芍藥而加蓯蓉淮藥或添淮藥附子而倍五味木香脾虛要去地黃遺泄須加龍骨若人迎脈浮中沉按指有力斷斷外感無疑宜五積散麻黃湯半夏越脾湯次以小柴胡湯加桂枝粉葛再熱不退以敗毒散加芩連舌色黑渴不歇則以大承氣湯倍大黃又如左手三部浮數有力右手三部浮數無神其外症頭疼發熱遍體疼痛口渴欲飲俯仰難安坐臥不寧此氣虛勞力感寒也宜黃耆建中湯

加兎絲淮葯朮附之類以調之右手三部按指有力左手三部畧按無神其外症頭目昏疼腰疼足軟口燥舌乾言語蹇澁神思昏聵此腎氣虛憊之症也宜左歸丸左歸飲及當歸地黃枸杞杜仲兎絲加黃耆之類以理之至若兩手三部有力兩尺更覺有神其外症身重如山熱大如爐揚手擲足掀衣去被狂言不已飲冷不休者此眞內有燥糞急宜攻之下之凡此審病驗症按脈取方如此而下如此而汗如此而溫庶無虛虛實實之誤矣

痢症方脈摘要　用方

參蘇飲　人參　白苓　半夏　陳皮　前胡　枳殼　桔梗　粉葛　木香　甘草　加麻黃

金沸草散　旋復花一名金沸草　麻黃　白芍　半夏　前胡
荆芥　甘草　姜引
半夏溫肺湯　半夏　陳皮　白芍　杏仁　五味　北辛
肉桂　干姜　甘草
小青龍湯　麻黃　桂枝　白芍　半夏　五味　干姜　北辛
甘草
蘇沉九寶湯　麻黃　桂枝　杏仁　蘇葉　桑皮　陳皮
腹毛　甘草
茯苓補心湯
五積散　當歸　川芎　白芍　白苓　半夏　陳皮　桔梗

枳殼　蒼朮　川朴　麻黃　桂枝　干姜　甘草　加羌活

防丰

蒼防敗毒散　桔梗　川芎　白苓　枳殼　羌活　獨活

柴胡　前胡　蒼朮　防丰　薄葉　姜引

麻黃桂枝湯　麻黃　桂枝　杏仁　白芍　甘草

藿香正氣散　藿香　蒼朮　白苓　川朴　半夏　陳皮

桔梗　蘇葉　腹毛　白芷　神曲　甘草　加砂仁桂枝

查肉

補中益氣湯　加淨風

建中湯　熟地　白芍　白苓　生姜　桂枝　飴糖

眞武湯　白苓　白芍　白朮　熟附　甘草　姜引　加桂枝

桂附六君子湯　六君子湯加熟附肉桂

歸脾湯

調中益氣湯　人參　黃耆　蒼朮　陳皮　升麻　柴胡

　木香　甘草

四七湯　香蘇散

補中益氣湯　加肉桂熟附　建中湯

眞武湯　加桂枝粉葛

理中湯　人參　白朮　干姜　甘草　加熟附黃耆川椒

渴加粉葛　汗倍黃耆　頭痛加蔓荆白芷　體痛倍熟附白

朮　或加兎絲淮藥棗皮　或加五味巴戟金毛　陽弱加熟
附肉桂固脂　陰虛加枸杞熟地肉蓯蓉
不換金正氣散　蒼朮　白苓　川朴　半夏　陳皮　藿香
甘草　加砂仁查肉
香砂平胃散　倍加神曲
五苓飲　白朮　白苓　豬苓　澤泄　肉桂
養胃湯
補[illegible][illegible]湯　加砂仁　正氣散
朮丸　白朮　枳實　荷葉燒飯和丸　加砂仁
保和丸

香砂六君子湯　茯苓補心湯

四物湯

地黄湯　除丹皮澤瀉加龜膠鹿膠肉蓯蓉或龜板鹿茸

七寶美髯丹　加淮藥金狗

還少丹　熟地　淮藥　淮膝　巴戟　枸杞　杜仲　白苓

棗皮　遠志　五味　楮實　小茴　蓯蓉　石菖蒲

加查肉蜜丸

人參養榮湯　人參　黄蓍　白朮　白苓　熟地　當歸

白芍　肉桂　五味　遠志　陳皮　甘草　姜棗引

或去陳皮白芍加肉蓯蓉淮藥　或添淮藥熟附倍用五味黄

蒼白朮　脾虛除熟地　遺泄加龍骨

五積散　麻黃湯

半夏越脾湯　麻黃　半夏　石羔　甘草　姜棗引

小柴胡湯　人參　半夏　柴胡　黃芩　甘草　姜棗引

加桂枝粉葛

敗毒散　桔梗　白苓　川芎　枳殼　羌活　獨活　柴胡

前胡　薄葉　姜引

大承氣湯　大黃　芒硝　川朴　枳實

黃耆建中湯　白芍　肉桂　黃耆　甘草　姜棗引

左歸丸　左歸飲　倍當歸熟地枸杞杜仲兎絲加黃耆

諸血指要

夫人之血生于心藏于肝統于脾宣布于肺施泄于腎灌溉一身則知血既統于脾脾實生化之本而治失血之症宜以理脾胃爲主雖云血來多因火迫而火宜導以歸源斯血乃歸經苟妄用寒涼則反激浮火逆上且傷胃氣而脾愈不能統血也矣夫血有因于外感者經曰歲火太過炎暑流行肺金受刑民病血溢血泄是火氣能使人失血也太陰司天寒淫所勝民病嘔血血泄鼽衂善悲是寒氣能使人失血也太陰在泉濕淫所勝民病血見是濕氣能使人失血也少陰司天水火寒熱持于氣交熱病生于上冷病生于下寒熱凌犯而爭于中民病血溢血泄是寒熱凌犯能使

人失血也太陰司天初之氣風濕相搏民病血溢是風濕相搏能使人失血也歲金太過燥氣流行民病咳逆血溢是燥氣能使人失血也此六氣俱能使人失血者也若其由于內傷者憂悶傷心則面赤而心中懆擾血來鮮紅左寸脈必濇而芤也怒氣傷肝則脇疼而血來多紫入水必沉左關脈必急而芤也勞碌思慮傷脾則面目萎黄四肢困倦血來必多入水半浮半沉右關脈必弱而芤也憂思抑鬱傷肺則胸前膨脹面無光澤血來少而或淡紅入水必浮右寸脈必浮濇而芤也如火盛爍金則乾欬無痰痰中時帶血星或如膿臭或如肉屑或如紅絲右寸脈必浮數而芤也淫慾傷腎虧損眞陰眞陽血逆上行入水亦沉兩尺脈必微弱而芤

也。此五志七情，皆能使人失血者也。又有飲食傷胃，倉猝血來，或夾欬夾痰者，屬脈必浮緩而芤也。要之血行清道則出于鼻，血行濁道則出于口。欬血衂血出于肺，嘔血出于肝，吐血出于胃，痰涎血出于脾，咯血出于心，唾血出于腎。耳血曰衈，鼻血曰衂，齒血（牙縫出血），舌血（舌上無故出血如線不止或如簪孔者宜香薷汁日三服外以槐花炒末乾摻之）亦曰衂。肌膚出血曰血汗。鼻口俱出曰腦衂。九竅俱出曰大衂。胸前有一孔常出血水，名曰心漏（宜用鹿茸去毛酥炙附子炮去皮臍鹽花共末棗肉爲丸每服三十丸空心酒下此治腎虛腰痛亦神）。便血清者屬營虛有熱，濁者屬熱與濕。色鮮者屬火，色黑者火極。血與泄物並下，屬有積，或絡脈傷也。尿血因房勞過度，陰虛火動，營血妄行。血色黑黯，面色枯白，尺脈沉遲者，此下元虛冷，所謂陽虛陰必走也有嘔吐紫血者原病式云此由熱甚銷爍以爲稠濁熱甚則水化制之故赤兼黑而紫也汗血者由大喜傷心喜則氣散血隨氣行也凡下血先見血後見便爲近血自大腸來先有便後見血爲遠血自肺胃來腸胃本無血由氣虛腸薄故滲入而下出也善治者于外感則順時氣而調之于內傷則雖因各經之火而消息之要必以脾胃爲主也嘗觀先哲之言血上行爲逆其治難下行爲順其治易究之實火之血調氣爲先虛火之血養正爲急要莫不以脾胃藥收功也按歸脾一方乃心肝脾三經之主劑遠志棗仁補肝以生心火茯神龍眼補心以生脾土參耆朮草補脾以壯陽氣木香者香先入脾總欲使血歸于脾故以歸脾湯名

是健脾之陽有三善焉。蓋脾中之陽氣旺。則如天清日朗而龍雷潛伏。脾中之陽氣旺。則胸中窒塞之陰氣如太空不留纖翳。脾中之陽氣旺。則飲食運化精微。復能生其陰血。況地氣必先蒸爲濕然後上升爲雲。若土無蒸而不濕。則地氣于中隔絶矣。天氣有不清明乎。且萬物以土爲根。元氣以土爲宅。可不重歟。至其土旺生金。金以生水。猶其理之顯然者也。彼徒泥知柏地黄爲滋陰降火。將以寒涼純陽之氣味吸引陰邪上逆。必致胸膈滯礙。飲食日減滑泄以作。且陰氣久居于上。勢必龍雷之火應之于下。燔熾莫遏矣。仲景云陽旺能生陰血。蓋言人之眞陽盛旺。自能化生陰血。此八味地黄之所由立也。張璐曰人生以胃爲本。凡久虛不愈諸藥不效者。惟有益胃補腎兩途。然當先培中土。使藥氣四達。則周身之機運[illegible]流通。水穀之精微敷布。何患其藥不效哉。喻嘉言曰。虛勞病至于亡血失精。精血枯槁。難爲力矣。急宜建其中藏。使飲食增而陰血旺。故但用稼穡作甘之味。生其精血。而酸辛鹹苦。在所不用。舍是無良法也。故參苓朮草。所以爲四君子也。外此而張景岳有溫甘純靜之用。馮楚瞻有脾胃爲主之論。皆得其要也。即或血爲火逼而暴吐暴衄。不得不與爲暫止。亦當思時珍之用童便必乘熱而飲。勿以冷進也。俗傳回輪湯一法。于理難通。蓋人惟飲食之精華。存爲氣血之資。而其渣滓化爲穢濁。降于二陰。此何臟府所不容之物。何至使反諸中。而生精血乎。彼無知者不足怪。往

往以明理之人亦奉爲金丹此不可解也予診治血症獲濟甚衆故特闡明於此

傷寒脈要

夫傷寒之脈表裏虛實宜急辨也初持輕手候之脈見皮膚之間便得曰浮是太陽經脈也有力者主寒邪在表無汗爲寒傷營血表實宜汗之無力者主風邪在表有汗爲風傷衛氣表虛宜實表之重手候之脈附于肌肉之下筋骨之間而得曰沉是三陰經脈也三陰經俱是沉脈要在指下有力無力細分之有力者主熱邪在裏爲裏實宜下之無力者主寒邪中裏爲裏虛宜溫之不輕不重取之脈應于血肉之分陰陽相半曰中中者半表半裏是也若見

微洪是陽明經脉也主邪在表多裏少宜解肌若見弦數是少陽經脉也主邪在半表半裏宜和解蓋陰陽表裏虛實寒熱俱在浮中沉三按中分有力者爲陽爲實爲熱無力者爲陰爲虛爲寒若浮中沉之不見則委曲求之若隱若見乃陰陽伏匿之脉也然三脉中有進退焉脉大者邪氣勝爲病進脉緩者胃氣和爲邪退又有伏脉焉一手無脉曰單伏兩手無脉曰雙伏如病初起頭痛發熱惡寒而脉伏者緣陰邪陷于陽中不得越發此欲汗而當攻之使邪氣退而正氣復脉自至而病自除也若七八日以來别無刑尅症候或昏冒不知人事或脉全無者此欲汗而勿攻之回陽之吉兆也又有可解不可解焉脉浮緊在表者以汗解之脉沉實在

裏者以下解之脈沉遲而無力者以溫解之然又有浮而宜下者則因大便難也沉而宜汗者則因表有熱也又有歇至焉如陰寒直中陰經溫之而斷續者是也又有躁亂焉因汗下後脈當靜今反盛者是也夫傷寒之脈浮大動數滑爲陽沉濇弱弦微爲陰而其弦緊浮滑沉濇六者爲殘賊之脈傷寒先入皮膚肌肉次入筋骨腸胃專以浮中沉遲數辨其陰陽寒熱及表裏虛實而斷之諸浮爲在表屬陽諸沉爲在裏屬陰諸遲爲在臟屬寒諸數爲在府屬熱雜病以弦爲陽傷寒以弦爲陰雜病以緩爲弱傷寒以緩爲和傷寒以大爲進病以緩爲邪退以緩爲胃氣寸口陽脈中或見沉細無力者爲陽中伏陰尺部陰脈中或見沉數有力者爲陰中

伏陽寸口數大有力爲重陽尺部微而無力爲重陰寸口細微如絲爲脫陽尺部細微無力爲脫陰寸脈弱而無力切忌發汗尺脈弱而無力切忌輕下初按來疾去遲名曰內虛外實去疾來遲名曰內實外虛尺寸俱同名曰緩緩者和而生也汗下後脈靜者生躁亂身熱者死乃邪氣勝也溫之後脈來歇止者正氣脫而不復生也純弦之脈名曰負負者死按之解索者名曰陰陽離離者死陰病見陽脈者生陽病見陰脈者死寸脈下不至關爲陽絕尺脈上不至關爲陰絕此皆不治脈來藹藹如車蓋者名曰陽結脈來纍纍如循長竿者名曰陰結脈瞥瞥如羹上珠者爲陽氣微脈縈縈如蜘蛛絲者爲陰氣衰脈綿綿如瀉漆之絕者亡其血脈來緩

時一止復來者曰結脈來數時一止復來者曰促陽盛則促陰盛則結此皆病脈至于兩手洪急緊盛爲夾食右手脈空虛左手脈緊盛爲勞力左手脈緊盛右手脈洪滑或寸沉伏身熱惡寒隱隱頭痛喘欬煩悶胸脇腹痛爲夾痰左手脈緊濇右手脈沉數心胸脇下少腹有痛處爲血鬱此皆脈症相因不可不察也按陰脈本沉而亦有緊有數仲景惟以微細言之蓋沉脈必重按始得緊數亦在沉細中見不似陽症浮大而緊數也陳氏曰人知數爲熱不知沉細中見數爲寒甚眞陰寒症脈常有七八至者但按之無力而數耳故曰脈數爲熱浮數爲表熱沉數爲裏熱數而有力爲實熱數而無力爲虛熱況沉細乎若初病便譫語發熱六部無脈而

大指之下寸口之上有脈動者此鬼脈也不得混爲反關脈也此診傷寒之大要也

傷寒陰陽表裏脈症指要

夫傷寒有汗下溫之法必按脈驗症而用之不容謬也太陽者陽症之表陽明者陽症之裏少陽者三陽三陰之間而太陰少陰厥陰又居于裏總謂之陰症也發于外則太陽爲之首發于內則少陰爲之先太陽惡寒少陰亦惡寒但太陽之脈多浮少陰之脈沉細自異也凡發熱惡寒身體疼痛或自汗或無汗是爲表症可汗不惡寒反惡熱口燥咽乾壯熱腹滿小便如常大便秘結是爲裏症可下厥冷囊縮自利煩燥而無身熱頭痛是爲陰症可溫浮洪

緊數此表病之脈沉實滑數此裏病之脈微細緩弱此陰病之脈在表者邪傳於營衛之間在裏者邪入於胃府之內胃府之下少陽居焉若傳之陰則爲邪氣入藏矣夫營與衛固爲表也胃府亦可以爲表然以藏府而分之則在府爲表在藏爲裏若合營衛藏府而分之則表者營衛之所行裏者胃府之所主而藏則又深於裏矣審脈問症隨經用藥豈可忽哉經曰傷寒六七日目中不了了無表症脈雖浮亦有可下者以六七日不大便故也假使大便不難其敢輕下乎少陰病亦有發汗者以少陰本無熱今反發熱而表猶未解故用溫藥微取其汗也假使身不發熱其敢輕汗乎陰症四逆法當用溫但四逆湯用姜附四逆散用枳柴一寒一熱

並至四逆固不倖矣。然傳經之邪與陰經受邪初病便厥者不同。四逆散用藥寒，主先陽後陰也。四逆湯用藥熱，主陽不足而陰有餘也。至於陽極發厥，陰極發厥，陰症似陽，陽症似陰，差之毫厘，謬以千里，學者尤當深思之耳。要之風寒初入，或先太陽寒水之經，此經本寒標熱，便有惡風惡寒、頭痛脊強發熱之症，若在他經，則無此症矣。若無頭痛惡寒，脉又不浮，此爲表症罷而在中。中者何？即半表半裏之間，乃陽明少陽之分也。蓋二經不從標本，從乎中也。過此則邪入裏爲熱實，脉不浮而沉，按至筋骨之間方得，如脉來沉實有力，外症則不惡風寒而反惡熱，譫語大渴，或潮熱自汗，或揚手擲足，揭去衣被，五六日不大便，是邪熱傳入胃府，屬裏而有燥糞也。宜大柴胡湯下之而愈矣。若脈來沉遲無力，此爲直中陰經真寒症之陰脈。其症無頭痛，無身熱，初起怕寒，手足厥冷，或戰慄踡臥不渴，或腹疼嘔吐泄瀉，或口出涎沫，面如刀刮，乃陰經門中之寒，不從陽經傳入，故不在傳經熱症治例。更當看其外症如何。若腹滿咽乾屬太陰，舌乾口燥屬少陰，煩滿囊縮屬厥陰，此三者俱是陽經傳入陰經之熱症，脈沉實有力，急當攻裏下之。如下後利不止，身疼痛，脈反沉細無力，又當救裏溫之，此權變之法也。三陰傳經熱症，與三陰直中寒症，脈雖沉而有力無力，要當分別，証異而治各不同矣。惟以浮中沉三脈，分察其症，則緣症以明治，庶可以得其要矣。

浮中沉脈形主病指要

浮者指下皮膚之上。輕按便得。而邪初入足太陽經。病在表之標。可發而去之。然惟浮緊有力。無汗惡寒。頭項痛。腰脊強。發熱。此爲寒傷營。表實宜發表。冬用麻黄湯。春夏秋用羌活沖和湯去地黄加紫蘇藿香。渴加石羔知母。無渴不宜加。若浮緩無力。有汗惡風頭項痛腰脊強發熱。爲風傷衛。表虛宜實表。冬用桂枝湯。春夏秋用加減沖和湯。腹痛小建中湯。甚者桂枝大黄湯。止汗退邪。必加涼藥于中。庶免斑出黄生之患也。中者。指不輕不重。畧按至皮膚之下。肌肉之間。乃得。謂之半表半裏症也。然惟長而有力。即微洪脈也。此爲陽明在經。其症微有頭痛。眼眶痛。鼻乾不得眠。發熱無汗。用葛根解肌湯。若渴而有汗不解。或經汗過渴不解者。用白虎湯加人參。無渴不可用。若脈弦而數。此爲少陽經病。其症胸脇痛。耳聾。寒熱。嘔而口苦。兩陽交中。故名曰少陽。但用小柴胡湯加減。若兩經合病。則脈弦而長。以小柴湯加葛根芍藥。緣膽無出入。有三禁。只宜和解表裏也。沉者下指重按至肌肉之下。筋骨之際乃得。爲沉脈。至此方分陰陽而辨其寒熱也。若沉數有力。則爲陽明之本。表症解而熱入于裏。惡寒頭痛悉除。反覺怕熱。欲揭衣被。揚手擲足。譫語狂妄。躁渴。或循衣摸床。五六日不大便。輕則大柴胡湯。重則三承氣湯。用以泄去胃中燥糞。自愈。若沉遲無力。爲寒。外症無頭痛。身熱不渴。初起怕寒厥冷。踡臥。或兼腹滿脹痛。吐泄。

或戰慄面如刀刮或口吐白沫冷涎或小便清白或大小腹痛皆是陰經自中眞寒症輕則理中湯重則姜附四逆湯溫之也此于浮中沉三者可以得汗下溫之大要焉

傷寒三陽三陰指要

夫傷寒症候傳變不一要當審其病在何經以施汗下溫三法也而三陽三陰究未可以日數拘矣仲景所云一日太陽二日陽明三日少陽四日太陰五日少陰六日厥陰此特言傳經次第由陽入陰之大槪耳要之傷于寒邪而即發者是爲正傷寒惟在太陽經則脈必尺寸俱浮其症惡寒發熱頭項痛腰脊強者以其脈上連風府故也在陽明經則脈必尺寸俱浮長其症身熱目疼鼻乾

不得眠者。以其脈夾鼻絡于目故也。又曰不惡寒而作渴爲在經。不惡寒反發熱自汗出。大便難爲在府也。在少陽經則脈必尺寸俱浮弦。其症胸脇痛。耳聾。口苦舌乾。往來寒熱而嘔者。以其脈循脇絡于耳故也。若在太陰經則脈必尺寸沉細也。其症腹痛咽乾。手足自溫。直中者或腹痛自利不渴。以其脈布胃中絡于嗌故也。在少陰經則脈必尺寸俱沉。其症口燥舌乾而渴。直中者惡寒口中和。默默欲寐。腹痛。或咽痛。以其脈貫腎絡于肺系舌本故也。在厥陰經則脈必尺寸俱沉而微緩。其症煩滿囊縮。直中者唇青舌卷不欲食。或吐蛔。以其脈循陰器絡于肝故也。若其邪入陽明胃府。則潮熱自汗。譫語發渴。不惡寒反惡熱。揭衣去被。揚手擲足。或發斑黄狂亂。五六日不大便。此乃陽熱既極。陰氣消亡之候。不可不以大承氣下之。以承領其一線之陰。使陰氣不盡爲陽所刼。因而得生矣。夫傷寒之邪。實無定體。或入陽經氣分。則太陽爲首。或入陰經血分。則少陰爲先。而其脈以浮而有力無力。則知表之虛實。沉而有力無力。則知裏之寒熱。中而有力無力。則知半表半裏之緩急。故陽盛陰虛。則邪乘虛而入于裏。下之則除其內邪而愈。若誤汗則竭其津液而死矣。陰盛陽虛。則邪得客于腠理。而未能入。汗之則散其外邪而愈。若誤下則邪盡入裏而凶矣。觀此不可以知脈症治法之大要乎。按經文三陽傳經。先太陽。次陽明。後少陽。論傷寒者皆宗之。不知太陽行乎身之後。陽之表也。陽明行乎身之前陽之裏也少陽行乎身之側半表半裏也如前所云焉有傳裏已後方傳半表半裏者哉此固所宜亟正也惟三陽熱邪傳至三陰藏府入裏爲盡無所復傳故言三陰無傳經也如再傳者是足傳手經也若云傳足不傳手者俗醫之謬也蓋傷寒者乃冬時感寒卽病之名冬乃坎水司事其氣嚴寒時則太陽少陰正司其令觸冒之者則二經受病其次則足少陽厥陰繼冬而司春令而亦受傷何也春木之令起于大寒節正當十二月中至春分後方行溫令故風寒亦能傷之足陽明太陰中土也與冬時無預而亦傷之何也土無定位寄旺于四季能終始萬物則四時寒熱溫涼之氣皆能傷之也故表邪傳裏必歸于脾胃而成燥糞矣乎之

六經主于夏秋。故不傷之足之六經。蓋受傷之方分境界也。若言傷足不傷手則可。以爲傳足不傳手則不可耳。況風寒之中人營衛。晝夜循環。無所不至。豈間于手經哉。傷寒傳變之大要。舉此可推。學者宜細究之。若夫瘟疫症。亦多類傷寒。而其初起舌即有輕黄胎現。非若傷寒黄胎。兩邊猶紅也。且症則惡食不惡寒。又無頭疼。或嘔吐酸臭。是乃分別之切要也。況右手關脈滑大可辨。蓋時感瘟疫。感天地之戾氣。邪自口鼻入內。不客藏府。舍于伏脊之內。去裏不遠。附近於胃。乃表裏分界。是爲半表半裏。鍼經所謂橫達膜原是也。凡邪在經爲表。在胃爲裏。今邪在膜原。正當經胃交界之所。病之所發。惡食。或慄慄怯寒。甚則肢厥。陽氣鬱極而通。則厥

回而中外皆熱始而怯寒既而發熱非若傷寒發熱而并惡寒也且其爲變往往至急至危尤有大異于傷寒者此又不可不辨之也

傷寒症治指要

夫傷寒症治仲景方法具詳醫宜得其要也如太陽主表爲一身之外藩綜六經而統營衛風爲陽邪故傷衛寒爲陰邪故傷營衛受邪則有汗或有欬鼻流清涕乃爲虚邪故用桂枝湯或參蘇飲加荆防主之營受邪則無汗惡寒發熱頭痛脊強乃爲實邪故用麻黄湯羌活湯香蘇散等主之營衛俱受邪俱無汗皆爲實邪大青龍主之然太陽之症頭項強痛惡寒發熱脈必浮緊而有受邪

重傷脈伏而附骨重按乃得沉緊之致是須重用發散之劑而脈始見也若單惡寒不頭痛項強而惟腹痛脈代者則又爲直中陰經矣此又不可不知如陽明主裏內候胃中外候肌肉而有病經病府之分如云身熱煩渴目疼鼻乾不得眠不惡寒反惡熱者此陽明經病也若潮熱譫語手足肢下濈然汗出腹滿痛大便鞕不得解者此陽明府病也而其候有三經脈則有邪已傳陽明而表尚未罷兼見頭痛惡寒無汗之太陽症者有太陽之邪已盡悉傳陽明但見大熱有汗心煩不眠口渴引飲之陽明府者有陽明之邪未已復轉少陽兼見胸脇痛寒熱往來口苦而嘔目眩耳聾之少陽症者

傷寒陰証陽証指要

凡讀仲景書須將傷寒與中寒分別辨明庶不使陰陽二症混謬也夫邪之所奏豈有定所不必拘以六日傳畢六經而方愈故仲景立法在表發汗在中和解在裏攻下惟于邪之所在而驅散不過使邪退而正氣俱行耳彼凡陽症寒邪自外入内由皮毛及肌膚次及筋骨而達腸胃必先入太陽寒水之經便有惡風怕寒頭痛脊強諸症是爲表症脈浮緊無汗爲傷寒以麻黄湯主之得汗即解若無頭痛惡寒脈又不浮此爲表罷而在中中者何表裏之間也乃陽明少陽之分脈不浮不沉在乎肌肉之間皮膚之下也脈洪而長即陽明脈也外症鼻乾不眠用葛根湯以解肌脈弦而

數即少陽脈也外症脇痛耳聾寒熱往來而口苦以小柴胡湯和之蓋陽明少陽不從標本從乎中治也若有一毫惡寒尚在表也雖入中還當散邪過此邪入裏爲寒熱脈沉實洪數有力外症不惡寒而反惡熱譫語大渴掀衣氣粗揚手擲足四肢躁熱身輕易于轉側六七日不大便此爲熱入裏而腸胃燥實也輕則大柴胡湯重則三承氣湯大便通而熱愈矣若在陰症初起便怕寒手足厥冷或戰慄身靜氣短少息目不了了水漿不入二便不禁喜向壁臥閉目不欲見人唇口不紅不渴腹痛腹滿嘔吐泄瀉或口流涎沫面慘息冷引衣自覆身重難于轉側不發熱而脈沉遲或紘數無力此自陰經受寒即眞陰症不從陽經傳入熱症治例更當

看外症何如輕則理中湯重則姜附湯四逆湯以溫之不可少緩經所謂發熱惡寒者發于陽也無熱惡寒者發于陰也此法人皆知之至于發熱面赤煩躁揭去衣被脉大無力者人多不知誤作陽症妄投寒涼死者多矣不知陰症不分熱與不熱無論脉之浮沉大小但指下無力重按無力者便是伏陰急用五積散通解表裏之寒惟內有沉寒必須姜附溫之倘作熱治而用寒涼則渴愈甚而躁愈急豈得生乎此宜取脉不取症也夫六府屬陽陽經受寒邪先發于太陽五藏屬陰陰經受寒邪先發于太陰陽經發病必先疎表清利邪熱陰經發病必須溫託扶正祛邪藏邪無瀉法故傷寒者由皮毛而後入藏府初雖惡寒發熱而終爲熱症中寒

者直入藏府，始終惡寒，而並無發熱等症。一則發表攻裏，一則溫中散寒，兩途判然明白。要之傷寒發熱者，陰寒既鬱而成熱，遂從乎陽，傳變不一。中寒不發熱者，陰寒一定而不移，則不變也。外寒所受皆同，惟裏之有火無火，所以為傷為中則異耳。治陰症以救陽為主，治傷寒以救陰為主。然傷寒縱有陽虛當治，必看其人血肉充盛，而陰分可受陽藥者，方用回陽。若面熏舌黑，身如柴枯，一團邪火內燔者，則陰已先盡，焉敢回陽，益劫其陰邪。傷寒論曰：陰症得陽脈者生，陽症得陰脈者死。人皆奉其言，未嘗繹其義。夫正虛邪旺，久而不痊，但與扶正，則邪自除，此必見虛衰之陰脈也。正氣實者多見陽脈，正氣虛者多見陰脈。症之陽者假實也，症之陰者真虛也陳氏曰凡察陰症不論熱與不熱惟憑脈用藥百不失一不論脈之浮沉大小但重按無力便是伏陰忌用寒涼犯之必死然則沉小者人固知爲陰脈不知浮大亦有陰脈也但內傷元氣者脈皆無力不可不辨耳是知諸病千變萬化只虛實二字盡之不獨傷寒一症也故凡氣實而病者攻邪無難挾虛而病者不補其正邪何能退奈何有傷寒無補法之語以致虛症因而束手待斃良可歎也獨不觀仲景爲傷寒之祖立三百九十七法脈症之虛寒者百有餘條定百一十七方用參者三十用桂附者五十餘即東垣丹溪節菴亦有補中益氣回陽返本溫經益元等湯未嘗不補也况今人挾虛傷寒者十常六七虛症類傷寒者十有八

尤醫者每因一語所誤虛而不補且復攻之危亡立待殊不知發散而汗不出者津液枯槁陰氣不能外達也人知汗屬于陽升陽可以解表不知汗生于陰滋水即所以發汗也清解而熱不退者陽無陰斂陰不足也人知寒凉可以去熱不知養陰即所以退陽也元陽中虛以致陰寒內襲者壯元陽即所以散外寒也脾胃正虛而元陽不能藏納以致餘熱潮熱不已者補脾胃即所以斂浮陽也陶節菴曰得其要易于拾芥脈症與理而已矣

傷寒寒熱二症陰陽二厥指要

夫傷寒變症不一而寒熱二症所當急辨也凡脈數者或飲水者或煩躁動擾者皆屬熱症若脈遲者或新欬嗽者或水液清徹而

泄不遂者。或手足厥冷者。或大便完穀不化。身涼不渴者。皆屬寒症。但手足厥冷。亦有陰陽偏陷。不能宣行。是以陽氣蓄積于內。不能營運四肢。所謂熱深厥亦深者。又宜細察。惟氣虛甚者。其脈沉細。手足厥冷。身倦息微。而懶言動。雖身熱而不渴者是也。此爲中氣大虛。肩膝踈豁。故外寒內冷。得以感中。不分經絡。惟當溫補也。

若其厥証。又所當辨。況三陰三陽。陽脈在五指。陰脈聚足心。集于膝下膝上。故經曰陽氣衰于下。則爲寒厥。陰氣衰于下。則爲熱厥。蓋陽氣衰則陰氣盛。自足心至膝而俱冷。是謂陰厥。然過膝者多不治。陰氣衰則陽氣勝。故必熱自五指而至足心。是謂陽厥。然熱極反兼寒化。即所謂熱深厥亦深。故陽厥必熱極而發厥。兼以脈數昏憒煩濁，身復時溫，便秘厥冷者是也，宜承氣湯下之。陰厥必身不熱而便不秘，脈遲微細而不濁，引衣自蓋，下利者是也，宜四逆湯溫之。然有陽厥極深，至于身冷脈微欲絕，爲熱極而將死，急以大承氣湯下之則厥愈者，所謂寒藥反能生脈而令身煖也。若誤以熱藥助其陽，則陰氣暴絕，陽亦必絕而死矣。如陰已先絕，而陽亦將絕，于此時而復下之，則陰陽俱絕而亦死矣，可不細辨歟。至于陰症似陽者，則如面目赤而引飲，脈來七八至，按之則散者，此無根之脈也。並有夾陰中寒，面色青而脈沉，厥冷，舌卷囊縮，下利清穀，裏寒外熱者，或身痛脈沉及脈微欲絕厥冷者，並用四逆湯加減主之，皆不可覩爲陽症也。又凡身熱面赤眼紅，六脈無力，或谿大而空者。此下元虛憊。陽浮于上。謂戴陽之症也。陽已戴于上。若再加表散。或寒凉。則孤陽浮越。危亡立至矣。故陶節菴以人參附子等藥。收歸陽氣于下源。而加葱白透表以散外邪。此顧本逐客之妙用也。

傷寒陰毒眞假及格陽格陰并兩感指要

夫陰毒病者。腎經虛寒。眞假宜辨。或傷生冷。或感寒邪。或汗吐亡陽以致手足指甲背青。腹中絞痛。四肢逆冷。虛汗恍惚。擲聲嘔吐。倦怠身痛。六脈沉微。或尺衰寸盛。或沉細而急者。必用溫和補氣之藥。遍其內外。以復陽氣。若俱不效。乃死症也。五日內可治。六七日不可治。然陰症而見陰脈。人易知之。或至反常。則不易曉。如發熱面赤煩躁欲冷揭去衣被而其脈反大若誤認爲陽症妄投寒凉死者多矣必須審察其脈但見指下無力按至筋骨全無力者是有伏陰在内所以逼陽于外所謂陽欲暴脱者外顯假熱也此當急與八味地黄大劑如或下部惡寒足冷上部渴甚燥極或欲飲而反吐即于六味地黄中加肉桂五味甚則加附子冷飲下咽即愈矣且與傷寒口渴一症言之邪熱入于胃府消耗精液故渴恐胃汁乾急下之以存津液其次有但云欲飲水者不可不與不可多與並無治法醫乃妄投今遍知柏麥冬花粉五味石膏知母之類此皆以有形之水沃其無形之火徒使水與火爭安能滋腎中之眞陽耶若以六味地黄服之其渴立愈何至傳及少陰而成

燥實堅之症乎既成燥實堅之症仲景不得已而以承氣下之此
權宜之霸術所爲諄諄有虚人老弱人之禁故以大柴胡湯代之
陶氏以六乙順氣湯代之豈以二湯爲平易乎代之而愈所損亦
多矣況不愈者十之八九哉苟用六味地黃大劑服之取效雖緩
其益無窮也況陰虚發熱者小便必少大便必實其前症口渴煩
燥與傷寒無異彼之承氣者不過因亢則害下之以存真陰之氣
耳今直探其真陰之原而補之如亢旱而甘霖一施土木皆濡頃
刻爲清涼世界矣若腎水既虚復經一下萬無可生之理矣慎之
慎之此趙氏之創論實採本窮源之學也且夫陽盛格陰陰盛格
陽二症至爲難辨蓋陰盛極而格陽于外外熱而内寒陽盛極而

格陰于外。外冷而内熱。經所謂重陰必陽。重陽必陰。重寒則熱。重熱則寒是也。當于小便分之。便清者外雖躁熱。而中必寒。便赤者外雖厥冷。而内實熱。再看口中燥潤。舌胎淺深。蓋舌爲心苗。邪在表則未生胎。邪入裏而津液搏結。則生胎而滑。胎白者丹田有熱。胸中有寒。邪在半表半裏也。熱入漸深。則燥而澁。熱爍于胃矣。宜用承氣白虎。若熱甚口乾舌黑。乃腎水乘于心火。熱益深而病篤矣。然亦有胎黑屬寒者。必舌無芒刺。口有津液也。而要宜以脉之有力無力細辨之耳。至于兩感于寒而病者。必死之候也。如一日太陽與少陽俱病。則發熱惡寒。頭痛口乾。煩躁而渴。二日陽明與太陰俱病。則腹痛身熱。譫語不食。睡臥不寧。三日少陽與厥陰俱病則脇痛耳聾囊縮而厥水漿不入不省人事總爲陰陽共病表裏俱傷府藏之氣不得通于上下營衛之精不得行于内外病至六日六經俱絶不可救治然何爲而兩感也如太陽與少陰俱病則太陽府也邪自腎俞而入少陰藏也邪自鼻息而入鼻氣通于天故寒邪無形之氣從鼻而入腎爲水藏物以類聚故腎受之經曰天之戾氣感則害人五藏内外兩感府藏俱病欲表之則有裏欲下之則有表表裏既不能一治故曰兩感者不治然所禀有厚薄所感有淺深虚而感之深者必死實而感之淺者猶有可治表症多者先解其表裏症多者先攻其裏所謂治有先後要在臨症變通但得其宜亦多無害耳

傷寒類症凶症指要

凡症有類傷寒者。如胸膈赤腫疼痛。頭疼身痛。發熱惡寒。宜荆防敗毒散加瓜蔞子黄連黄芩元參紫金皮赤芍白芷升麻。如症有表復有裏者。防丰通聖散加瓜蔞子黄連紫金皮。如表症已退。大便燥實者。涼膈解毒散加瓜蔞子枳殼桔梗紫金皮赤芍。又宜以稜針刺腫處出血。如胸膈腫痛而兼半表半裏者。柴胡桔梗湯加瓜蔞子紫金皮赤芍服之。凡耳中策策痛者。是風入腎經也。不治則變惡寒發熱。脊強臂直。如痓之狀。名黄耳傷寒。宜小續命湯去附子加殭蚕天麻羌活獨活。次用荆防敗毒散加細辛白芷蟬退黄芩赤芍紫金皮。又有解㑊傷寒。解者肌肉解散。㑊者筋不束骨其症似寒非寒似熱非熱四體節骨解散懈惰煩疼食不知味是也原其所因或傷酒或中濕或感冒風寒或房事過度或婦人經水不調血氣不和症與痧症相似實非痧病也宜先用熱水蘸搭臂膊而以苧麻刮之宜服蘇合香散又有痧病者惟嶺南烟瘴之地陰毒砂風水弩射工蜮短狐蝦鬚之類俱能含砂射人被其毒者則憎寒壯熱百體分解似傷寒初發之狀彼土人治法以手捫痛處用角筒入肉以口吸出其砂外用大蒜搗膏封貼瘡口即愈諸毒惟蝦鬚爲最若不早治十死八九其毒深入于骨如蝦鬚之狀其症類于疔腫彼地有鸂鶒等鳥專食以上諸虫故以此鳥毛糞燒灰服之及籠此鳥于病者身畔吸之其砂聞氣自出而愈也

更有大頭傷寒者發于鼻額紅腫以至兩目腫甚而不開額上面部皆赤腫者屬陽明也或壯熱氣喘口乾舌燥咽喉腫疼而脈來數大者用普濟消毒飲主之如內實熱盛用通聖消毒飲若發于耳之上下前後並頭角紅腫此屬少陽也或肌熱日晡熱寒熱往來口苦咽乾目疼脇下滿宜小柴胡加花粉羌活荊芥連翹芩連主之若發于頭上並腦後項下及目系赤腫者此屬太陰也宜荊防敗毒散主之若三陽俱受邪並于頭面耳目鼻者宜普濟消毒飲外以清涼救苦散敷之治法宜先退熱消毒虛人兼扶元氣胃虛宜助胃氣候其大便內結而熱甚方以大黃下之拔其毒根此緩急得宜不可不知也若夫傷寒凶候尤不可忽至如四五六日

狂言直視小便遺失者。腎絕也。直視搖頭形體甚黑者。腎水尅火而心絕也。大小腸痛極者。小腸爲心府。大腸爲肺府。火尅金而肺將絕。因乃汗出如油。喘而不休也。爪甲青黑。不省人事。面青作搐舌卷囊縮者。肝脾腎絕也。大便欲死。血甚黑者。或水穀不化。穀食直下。環口黧黑。唇反者。脾絕也。傷寒以陽爲主。若手冷如冰。足冷過膝。皮肉瞤動。自汗無度。是陽已脫也。陽先絕。色青。陰先絕。色赤並皆不治。若頭重視身。天柱骨倒。元氣已敗。必死。大便獨氣極臭者。陰毒過六七日者死。但欲寐而息高者。死。汗油髮直。喘不休者死。寸尺俱虛。熱不止者死。大發濕家汗。則痙熱而痙者死。目睛正圓者死。卵縮入腹。脈見離經者死。瘥後小便澀有血。名內外瘡。若黑黶不出膿者死熱盛躁極不得汗出是陽没極死舌上黑胎生芒刺刮不去而易生者死鼻衄自汗者死胃寒發呃丁香茴香柿蒂良姜湯調服如脈不出加膽汁合生脈散其脈又不出或暴出者死大肉脫去者死凡此至凶之候臨症所當審也學者慎毋忽諸

合病併病及兩感瘟疫指要

趙嗣眞曰嘗疑合病併病之難明也久矣今始釋之合病者二陽經或三陽經同受病病之不傳者也併病者一陽經受病又過一經病之傳者也且如太陽陽明併病一症若併而未盡是傳之未過猶有表症仲景所謂太陽症不罷面色赤陽氣怫鬱在表不

得發越煩燥短氣是也猶當汗之麻黃桂枝各半湯若併之已盡是爲傳過仲景所謂太陽症罷潮熱手足汗出大便難而譫語者是也法當下之以承氣湯是知傳則入府不傳則不入府所以仲景論太陽陽明合病止出三症如前于太陽陽明併病則言其有傳變如此也又三陽互相合病皆自下利仲景謂太陽陽明合病則主以葛根湯太陽少陽合病主以黃芩湯少陽陽明合病主以承氣湯至于太陽少陽併病其症頭項强痛目眩如結胸心下痞硬當刺大椎肺俞肝俞不可汗下但三陽合病仲景無背强惡寒語句雖別有口燥心煩背微惡寒乃屬太陽症而非三陽合病也三陽若與三陰合併即是兩感所以三陰無合病例也太陽陽明

者本太陽病若汗若下若利小便亡津液胃中燥轉屬陽明大便難爲脾約是也若惡寒升麻葛根湯不惡寒反惡熱白虎湯譫語者調胃承氣湯喘而胸滿者不可下麻黃湯太陽少陽者本太陽病不解傳入少陽頭項強急脇下鞕滿乾嘔不能食目眩往來寒熱脈沉緊者小柴胡湯少陽陽明者本少陽病因發汗利小便後胃中燥實大便難調胃承氣湯正陽明者乃胃家風盛氣實也大柴胡湯大小承氣湯撥輕重而用之三陽合病腹滿身重難以轉側譫語遺尿口中不仁白虎湯口燥舌乾不仁背惡寒同太陽陽明少陽陽明正陽明無表症者俱可下惟惡寒者爲太陽陽明合病未過經爲屬表可發汗蓋在經則汗過經則下也陽明少陽合

病必下利。其脉不負者順，負者逆也。互相克賊曰負。脉滑而數者有宿食也，宜下之，大承氣湯。此爲合病併病診治之大要，不可忽也。趙嗣眞曰：仲景論兩感爲必死之症，而復以治有先後發表攻裏之説繼之者，蓋不忍坐視而欲觀其萬一之可治也。仲景云：太陽與少陰俱病，則頭痛爲太陽邪盛于表，口乾而渴爲少陰邪盛于裏也。陽明與太陰俱病，則身熱譫語爲陽明邪盛于表，不欲食腹滿爲太陰邪盛于裏也。少陽與厥陰俱病，則耳聾爲少陽邪盛于表，囊縮爲厥陰邪盛于裏也。夫三陽之頭痛身熱耳聾，救表宜汗也；三陰之腹滿咽乾囊縮而厥，救裏宜下也。活人書引下利身疼痛虛寒救裏之例，而欲施于煩渴腹滿譫語囊縮實熱之症，謂宜先救裏以四逆湯後救表以桂枝湯不亦謬乎蓋仲景所謂發表者葛根麻黃湯是也所謂救裏者調胃承氣是也如活人言救裏救表是以救爲攻豈不相悖將藏府何由而通營衛何由而行其不坐以待斃者鮮矣噫兩感病固爲不治之症也然用藥之法助正除邪之理學者不求定法于胸中而徒執活人一書其害人更不淺矣若夫疫病乃時行不正之氣從口鼻而入老幼相染緣人正氣既虛邪得乘機而入表症見者人參敗毒散半表半裏者小柴胡湯裏症具者大柴胡湯下之而其症變不一多有至速至危之候尤宜參脈症而施治以平爲期而已耳學者總宜細審勿忽

傷寒變温病熱病指要

趙嗣眞曰：按仲景論謂冬月冒寒，伏藏于肌膚而未即病，因春温氣所變則爲熱。夫變者，改易之義也。至此則伏寒各隨春夏之氣改變爲温爲熱，既變之後，不得復言其爲寒也。仲景所謂春分巳後秋分節前，天有暴寒，爲時行寒疫是也。三月四月，其時陽氣尚弱，爲寒所折，病熱則輕。五月六月，陽氣已盛，爲寒所折，病熱則重。七月八月，陽氣已衰，爲寒所折，病熱亦微。是知時行寒疫與温熱二病，所論陽氣盛衰時月則同，至于論暴寒之寒與伏寒已變之寒，自是相違矣。仲景又云：其病與温及暑病相似，但治有殊者。要在辨其病源寒熱温三者之殊，則用藥之冷熱判然矣。夫温病乃是冬時感寒所得，至春變爲溫病也。經曰：溫病之脈，行在諸經，不知何經之動，隨其經之所在而取之。如太陽症，頭痛惡寒，汗下後過經不愈，診得尺寸俱浮者，太陽病溫也。如身熱目疼，汗下後過經不愈，診得尺寸俱長者，陽明病溫也。如胸脇痛，汗下後過經不愈，診得尺寸俱弦者，少陽病溫也。如腹滿咽乾，診得尺寸俱沉細，過經不愈者，太陰病溫也。如口燥舌乾而渴，診得尺寸俱沉，過經不愈者，少陰病溫也。如煩滿囊縮，診得尺寸俱微緩，過經不愈者，厥陰病溫也。是故隨其經而取之，隨其症而治之。如發斑，乃溫毒也。治溫大抵不宜發汗，過時而發，不在表也；已經汗下，亦不在表也。經曰：發熱不惡寒而反渴者，溫病也。其熱自內達外，無表症明矣若傷暑與傷寒俱有熱如誤以傷寒治之則不可蓋寒傷血熱傷氣傷寒則外惡寒而脈浮緊傷暑則不惡寒而脈虛此爲異耳經曰脈盛身寒得之傷寒脈虛身熱得之傷暑治宜小柴胡湯渴加知母石羔或人參白虎湯天久淫雨濕令大行蒼朮白虎湯若元氣素弱而傷之重者清暑益氣湯凡此皆舉其要而言之無非欲人按脈審症以善其治也學者宜切究之

妊婦傷寒指要

經曰有故無殞也大積大聚不可犯也損其大半而止過則殺也且妊婦傷寒保胎宜阿膠散大抵妊婦傷寒仲景無治法最宜避忌諸藥不可以尋常例視之凡有表症宜汗者用羌活冲和湯加

當歸芍藥柴胡蘇葉之類速散表邪毋使入內是即安胎之第一義若裏實熱症大便不通而燥渴者則亦當用大黃芍藥須用酒製更兼芎歸以護之則無損于胎矣設或眞寒脈伏厥冷者則用姜桂附子用大黃甘草制之乃無害也如有大寒大熱之症不急除去反足以損胎故曰有故無殞但中病即巳毋過其劑外用井泥靑黛伏龍肝末調勻塗于孕婦臍下二寸許乾則再塗以保其胎也惟腸胃虛寒而畏寒泄瀉者忌之若夫產後傷寒不可輕易汗下恐產時傷力其發熱者有因去血過多或惡露不盡或三日蒸乳或早起勞動或飲食停滯俱有發熱惡寒狀類傷寒不可便用發表攻裏之藥但產後惡露不盡發熱惡寒者必脇肋脹滿連

大小腹有塊作痛。飲食停滯。發熱惡寒者。必有噯氣作酸。惡聞食臭。胸膈飽悶。右關脈緊盛。若蒸乳發熱惡寒者。必乳間脹硬疼痛。令産婦揉乳汁通。其熱自除。不藥而愈矣。若係産後不謹。虚中感冒者。當以四物湯加入風藥。尤宜審其正氣之虚實。邪感之輕重以汗之。至于熱邪傳裏。燥渴便秘。而脈見沉實。熱甚譫語者。重則下之。用四物湯加柴胡黄芩。熱大黄枳實。輕則蜜導。下後用四物加干姜少許。參朮大用以温補其血氣。如熱邪傳至半表半裏。用四物合小柴胡湯主之。然當産後氣血太虚。諸病宜以大補爲主。雖有雜症。以末治之。况汗下乎。是在臨症者細審之。又婦人有熱入血室之候。亦當分辨。如婦人中風發熱惡寒。而經水適來。得之七八日熱除脈遲身涼胸脇滿如結胸狀譫語者此爲熱入血室當刺期門隨其實而瀉之傷寒發熱而經水適來晝日明了暮則譫語如見鬼狀此爲熱入血室無犯胃氣及上中二焦必自愈或中風七八日續得寒熱發作有時經水適斷者此爲熱入血室其血必結故如瘧狀宜小柴胡湯或陽明病下血譫語此爲熱入血室但頭汗出者刺期門隨其實而瀉之濈然汗出而愈夫婦人熱入血室有二而經水適來二條不言治者蓋以經水方來熱氣乘虛而入經血止則熱亦出矣故不可用汗下藥犯其胃氣及上中二焦如胸滿譫語此內實也刺期門以瀉之若經水適斷續得寒熱其血必結故用小柴胡湯若陽明熱入血室此男子失血之症

但當刺以瀉熱耳。此皆不可不明者也。至若勞復之爲壞症者，如男子病新瘥，婦人與之交，曰陽易；婦人病新瘥，男子與之交，曰陰易。男子陰腫，小腹痛；婦人裏急，連腰痛，眼昏，四肢拘急，爲女勞復者。此皆爲不治之症也已。

辨傷寒中寒假熱假脹之要

凡霜降以後，春分以前，天氣嚴寒，調理不謹，或中其邪，頭疼壯熱，名爲傷寒。其餘三季雖寒而不嚴，少有眞傷寒之病也。然冬月嚴寒，何傷寒多而中寒者少？三季微寒，何傷寒無而中寒者偏多？蓋冬主閉藏，天之陽氣、人之陽氣並伏于內，所以外雖嚴寒，不能直入，乃名爲傷，當從表散，表能裏和，無拘三陰傳變。若在春夏，天之陽氣入之陽氣升浮在外即有發熱者乃虛陽浮表也其脈必沉細而無神宜補中氣以斂虛陽有頭痛者虛上冒上也其脈必浮大而無力宜溫下元以藏龍火此引火歸源之法以治假熱之症也更有假脹者凡人中氣充足健運不息何有脹滿之處若胃虛不能納食則有虛飽之患脾虛不能化穀則有倒飽作脹之處更有下元虛極無根脫氣上乘胸次蓋腎主納氣肺主出氣腎虛不能閉藏則氣竟出而不納肺雖司出氣氣奔大迫有出無歸肺亦脹滿是肋胸膈之間脹悶難狀甚有攻刺衝心大痛欲絕此惟宜以補爲消從塞因塞用之法心脾不足者大補心脾以使中氣運行則快若腎經虛寒者溫補下元使眞氣封藏乃愈此納氣藏源

之法以治假脹之症也如不知此一加消尅順氣益令虛氣無依上攻喘促而死然氣病用氣藥而不效者緣氣之藏者無以收也肺主氣腎藏氣故古人用補腎藥加肉桂五味子以收濁氣下歸也總之表熱多由裏陽外越上熱皆由下火上乘雖有外邪感觸亦不過初受發病之端況玩經云邪之所湊其正必虛可見外邪感襲亦由虛召至于春夏陽氣浮越尤易正氣外洩倘不知此輕投寒劑則外浮耗散之陽何自而歸內存幾希之陽復加撲滅重則暴亡輕則中滿奈何近醫不識病情凡五六月發熱概云瘟病傷寒稍見紅點即云時行瘟疹投以寒涼誤人多矣至于口乾煩渴喜冷浩飲似屬實熱然究其源若非胃汁乾枯即係腎水燥槁

所以引水自救也冰水入胃津液愈竭寒入丹田虛火益上雖係龍雷亦能焚焦草木故面赤眼紅牙焦舌燥六脈洪數竟似有餘投以寒涼必致煩躁狂擾津液燥竭而死若能求源從治用水中補火熱藥涼飲之方二三劑後自然假陽之症潛消而眞寒之症自退不知此而以寒涼誤投者更多矣惟眞傷寒實熱便秘等候者則從寒涼利下先標後本可也然須辨症的確務審可寒則寒可下則下必期中病否則殺人如劍懼之

評傷寒論

夫人之有生者皆精氣神具備而成之也氣足而神生氣弱而神困矣氣化而精生氣虛而精散矣經曰精者身之本也故藏于精

者春不病溫要知外邪之觸必乘正氣之虛治之者乘其表邪初客急爲疎解使無深入以傷于裏繼以調和之劑則表邪散而中氣和自可相安無恙若外感少內傷多只須溫補不必發散正氣得力自然推去寒邪蓋元氣極虛之人雖卽微邪易爲感受惟使正氣一旺而健行則微邪不攻而自退若不顧正氣之虛而徒以逐邪爲事則元氣轉傷邪反乘虛伏匿而爲病矣況有毫無外感因勞而發熱者謂之勞發只須補中尤忌疎解卽有頭痛惡風口渴等候須知頭痛者非虛火上浮卽血虛作痛也惡風者陽虛不能衞表也口渴者藏府津液不足則腎虛引水自救也以脈消息病無遁情不論浮沉大小但重按無力便非實症奈何泥于前人

多岐傳經支離等語凡有發熱頭疼即用古方太陽經藥重加發散津液耗亡欲不口乾發熱其可得乎復謂陽明經症見矣忍飢以虛其裏疎散以虛其表化源之生機既絕陰道之消爍日深欲不脇痛耳聾其可得乎復謂少陽經症見矣柴芩和解之劑一投引邪深入之害實大以致脾虛氣弱欲不腹滿嗌乾其可得乎復謂太陰經症見矣重爲峻攻其裏脾陰愈耗欲不口乾大渴便秘煩燥其可得乎復謂少陰經症見矣寒涼峻利之藥一投肝腎之陰愈槁欲不煩滿舌捲囊縮其可得乎尚謂厥陰經症見矣不知種種症候皆由調治失宜以令邪氣日深正氣日消所致直至手足厥冷脈細欲絶乃認虛寒方議溫補已無及矣故古人傷寒類

太初則麻黃葛根柴胡等湯繼則調胃大小承氣回陽急救溫經益元等湯重用參耆苓桂朮附以追失散之元陽殊不知寒涼久進熱藥難溫尅消久投補藥難挽奈何後人不詳此旨徒遵上古証治真傷寒之舊則引治今人稟賦虛弱者之類同凡遇本元虛損發熱口乾煩燥正氣不足之症以作外邪深入有餘之治縱得苟延殘喘而不至精神消耗殆盡者未之有也蓋古人傳經總論不過明其寒邪自陽及陰由表入裏然邪之所湊豈有定位況陰陽相關表裏相應表病不解裏亦隨病陽病不除陰亦隨傷此表裏陰陽本氣爲病之必然豈必待有邪傳遞所致乎故始或因外邪感觸者亦有之然繼則累及陰陽本氣自病矣故名傷寒復名

病熱傷寒者已往之病原病熱者現在之實害寒既爲熱則所傷之寒早已消彌經既曰藏于精者春不病溫原由陰精不足而致病熱病溫今既病而陰精愈消愈竭此時雖寒邪消散奈眞陰正氣受傷更熱更損莫可發生以制陽光故久熱不已耳豈寒邪既由表入裏而爲熱復能變寒由裏出表再傳而爲二候三候乎此必無之理也若能以外邪爲始病之因以陰陽本氣自病爲繼病之實善爲調之適之則何有大熱不解之候也如始終以寒邪爲實症傳變爲定期反覆攻逐是猶縛妻子以爲賊指路人以爲父何其寃哉抑皆未究治熱之所由來而不達經所謂陽強不能密陰氣乃絶陰平陽秘精神乃治之至理也況天人一理相生所以

相繼相尅所以相成故天之火深藏于水土之中凡井水氣蒸土中溫煖則地表濤肅猶人之丹田元陽封固則火不浮遊于上中宫脾元充足則火不散越于表蓋火之藏納不外乎水土之中故發熱者即我身内之火因正氣虛而不能援納致邪乘虛而激出之乃陰陽本氣反常之變實非外來之火也凡遇客邪一退脾元虛者調中以歛陽陰中水虛者補水以配火陰中火虛者補火以藏源則故物仍歸病斯愈矣如不知此竟以火爲外邪重汗以亡其陽陽無歸源之力矣重下以耗其陰陰無配陽之能矣復加寒凉峻削脾元益傷肌表之浮陽何能歛納將此身内必要之火驅滅必欲其盡將此有限之精氣神磨滅必欲其完以有形之猛劑

亦無逆之陰陽況火者生身之始而精氣神亦因之以生者也試思人與物一不熱則無氣矣故氣生于火而火即氣之祖也今但悉火之爲熱而清之獨不思火去而氣亦絶矣此特表而出之願學者務求要領無事支離必詳虛實無拘故套既知百病之來莫不乘虛而入則以正虛爲本而外邪爲標保精氣神以治客病則客病退而正氣無傷矣惟初病正氣尚旺客病牢固者急爲驅逐勿致蔓延若一概瞻顧因循猶似閉門留寇豈其治乎

別症論

凡治適病者易治失病者難今工者盡難蓋知虛實之變幻寒熱眞假之不齊也庸者反易蓋不知虛虛實實之利害陰陽造化之

深微常多一時之微中也丹溪曰醫者臨機應變如對敵之師操舟之工自非隨時取中寧無愧乎潔古云運氣不齊古今易轍舊方新病難相符合許學士云予讀仲景書守仲景法未嘗守仲景方乃爲得仲景心也故醫術之要先尋大意大意既曉則條分縷晰脈絡分明內經曰知其要者一言而終不知其要流散無窮歷觀名論皆以别症爲先嗟嗟别症甚未易也脈有雷同症有疑似水火亢制陰陽相類大實有羸狀誤補益疾至虚有盛勢反瀉含寃陰症似乎陽清之必斃陽症似乎陰温之轉傷蓋積聚在中實也甚則嘿嘿不欲語肢體不欲動或眩暈眼花或泄瀉不實皆大實有羸狀正如食而適飽反倦怠嗜臥也脾胃損傷虚也甚則脹

滿而食不得入氣不得舒便不得利皆至虛有盛候正如飢而過時反不思食也脾胃虛寒眞陰症也陰盛之極往往格陽面目紅赤口舌破裂手揚足擲語言錯妄有似乎陽正如嚴冬慘肅而水澤腹堅堅爲陽剛之象也邪熱未解眞陽症也陽盛之極往往發厥厥則口鼻無氣手足逆冷有似乎陰正如盛夏炎熱而林木流津津爲陰柔之象也大抵症既不足憑當參之脈理脈又不足憑當取諸沉候久候彼假症之發現皆在表也故浮取脈而脈亦假焉眞症之隱伏皆在裏也故沉候脈而脈可辨耳且脈之實者始終不變脈之虛者乍大乍小適當乍大之時便以爲實適當乍小之時便以爲虛豈不誤甚必反覆久候則虛實之眞假判然矣然

脈辨已真猶未敢信更察稟之厚薄病之久新醫之誤否合參其究自無遁情且臟之發也類于腑血之變也近于氣調氣者主陽而升調血者主陰而降差之毫釐失之千里要知醫爲司命功專去病以長生慎勿舍生而治病未大虛而過加溫補所誤不至傷生繼以寒涼投之其功愈効若不足誤加寒涼甦則猶死者不復生斷者不可續縱加溫補莫可挽回試思古云陽氣一分不盡則不死誠然也

傷寒用藥舉要

夫發表之藥用溫攻裏之藥用寒溫裏之藥用熱者何也蓋表既有邪則爲陽虛陰盛溫之乃所以扶陽陽有所助而長則陰邪所

由以消故用辛甘温之劑發散爲陽此發表之藥宜温也裏既有邪則爲陰虚陽盛寒之乃所以助陰而抑陽陽受其抑則微而真陰所由以長故用酸苦之劑湧泄爲陰此攻裏之藥宜寒也陰經自受寒邪則爲臟病主陽不足而陰有餘故用辛温之劑以助陽抑陰此温經之藥宜熱也表有邪不汗其邪從何而去裏有邪不下其邪從何而出臟有寒不温其寒何自而除此三者乃傷寒用藥之大要也然而五劑之藥醫所當識如表汗用麻黄無葱白不發吐痰用瓜蒂無豉不涌去實熱用大黄無枳實不通温經用附子無干姜不熱甚則以沉清水加葱白煎之竹瀝無姜汁不能行經絡蜜導無皂角不能通秘結非半夏姜汁不能止嘔吐非人參

竹葉不能止虛煩，非小柴胡不能和解表裏，非五苓散不能通利小便，非天花粉乾葛不能消渴解肌，非人參麥冬五味不能生脈補元，非犀角地黃不能止上焦之吐衄，非桃仁承氣不能破下焦之瘀血，非黃耆桂枝不能實表間虛汗，非茯苓白朮不能去濕助脾，非茵陳柏皮不能除黃疸，非大承氣不能制發狂，非枳桔不能除痞滿，非陷胸湯不能開結胸，非羌活沖和不能治四時之感冒身痛，非人參敗毒散不能治春溫，非四逆湯不能救陰厥，非人參白虎不能化斑，非理中烏梅不能治蚘厥，非桂枝麻黃不能治冬月之惡寒，熱隨汗解，非姜附湯不能止陰寒之泄利，非大柴胡不能除實熱之妄言，陰陽咳嗽上氣喘急，用加減小青龍，分表裏而汗下。此用藥之大法，不可不知也。若夫兩感傷寒，用沖和靈寶湯取微汗可愈。如不愈，表症多而甚急者，方可用麻黄葛根湯解之。表解，如裏症多而甚急者，先以調胃承氣湯下之。如陰經自中寒，發熱下利，身痛，脈沉細無力，不渴，蜷臥昏重者，又當先救裏溫之。回陽救急湯分表裏寒熱而治。此權變大法也。古云兩感雖為死症，猶有可救之理。若發表攻裏一誤，則枉死者多矣。良可痛矣。至于刼病之法，亦有不可忽者。如傷寒發狂奔走，人難制伏，先于病人處坐火一盤，用醋一碗傾于火上，其烟沖鼻入內，即安，方可察其陽狂陰躁，親切用藥，庶無差也。若病初起頭痛發熱惡寒方除，以後登高而歌，棄衣而走，大渴欲死，脈來有力者，乃因邪熱傳裏，陽

升麻發表湯即麻黃湯加減無汗用

麻黃四分　桂枝　甘草各三分　杏仁去皮尖　白芷　防風各八分

升麻五分　羌活　川芎各一分　姜葱引　一法加豆豉　若發熱惡寒頭痛無汗而喘去升麻加干葛身體痛去杏仁加蒼朮白芍身癢面赤者以不得汗出去白芷杏仁加柴胡白芍胸滿加枳殼桔梗　感寒甚重服不作汗宜再服二三劑汗仍不出必死也

疎邪實表湯即桂枝湯加減有汗用

白朮　赤芍各一錢　桂枝三分　防風　川芎　羌活各八分　甘草三分

若汗不止加黃耆喘加柴胡杏仁　姜棗引　一法加飴糖二匙

羌活冲和湯以代麻黃桂枝青龍各半等湯此太陽經之神藥也

治雜症亦神効

川芎　防風　蒼朮各八分　羌活　黄芩　地黄各一錢　白芷八分

細辛　甘草各三分　姜棗引一法加葱白汁、若胸滿去地黄加

枳殼桔梗夏加石羔知母名神朮湯如服此不作汗加蘇葉喘

加杏仁汗後不解宜再服汗下兼行加大黄乃釜底抽薪之法

若春夏秋感冒亦有頭痛惡寒少熱自汗脉浮緩宜實表去蒼

朮細辛加白朮若汗不止加黄耆白芍、

柴葛解肌湯即葛根湯加減治足陽明胃經症若陽明腑滿則別

有治法

柴胡　干葛　黄芩　芍藥各錢　羌活　白芷各八分　桔梗七分

甘草三分　姜棗引　一法加石羔二錢　無汗惡寒甚者去黃芩加麻黃　春少加　夏秋去麻黃加蘇葉

柴胡雙解飲　即小柴胡湯加減　治足少陽膽經症

柴胡一錢　黃芩一錢　陳皮八分　芍藥　人參　半夏各五分　甘草三分　姜棗引　若小便不利加茯苓　脇痛加青皮　寒熱似瘧加桂枝　痰多加瓜蔞仁貝母　渴加花粉知母　齒燥無津液加石羔　嗽加金沸草　虛煩加淡竹葉炒粳米　若少陽與陽明合病加干葛芍藥　婦人熱入血室加當歸紅花　男子熱入血室加生地　嘔加姜汁竹瀝　如無表症熱勝者加大黃　甚則加芒硝

桂枝大黃湯　即桂枝湯加減　治足太陰脾經症

柴胡 大黄 芍藥各一錢 桂枝 甘草各五分 枳實八分 生姜棗引

若腹滿不惡寒而嘔者去甘草加大腹皮

加味理中湯即理中湯加減治足太陰脾經臟寒症

干姜 肉桂各四分 白朮一錢 人參 陳皮 茯苓各八分 甘草三分

姜棗引、若厥冷消渴氣上沖心飢不飲食食即吐蚘腹痛大便實者加大黄蜜少許利之嘔吐加半夏姜汁踡卧沉重利不止少加熟附利後身痛者急温之加熟附自利腹痛入木香磨姜汁調和之、

茵陳將軍湯即茵陳湯加減治足太陰脾經症脉沉實者

大黄 山梔 黄芩各一錢 茵陳 厚朴 枳實各八分 甘草三分

姜燈心引。 若大便自調者去大黃厚朴加大腹皮利以小便清爲効。

導赤散。即五苓散加減此小水不利小腹滿下焦蓄熱或引飲過多或小便赤澁而澀脈沉數者宜用。惟汗下亡津液或陽明汗多者。不宜服。

茯苓 梔子 白朮各一錢 澤泄 猪苓各八分 甘草 桂枝各三分 滑石五分 姜燈心引。身目黃者加茵陳。水結胸症加木通燈心。

若得病起無熱但譫語煩燥不安精采不與人相當此湯治之

六乙順氣湯。治傷寒熱邪傳裏大便結實口燥咽乾怕熱譫語揭衣狂妄揚手擲足斑黃陽厥潮熱自汗胸腹滿硬繞臍疼痛等症悉皆治之。能代大小承氣、三乙承氣、調胃承氣、大柴胡、大陷胸等湯，神効藥也。

大黃一錢二分　枳實　黄芩　厚朴　柴胡　芒硝　芍藥各錢

甘草三分

凡傷寒過經及老弱并血氣虛人，或婦人産後有下症，或下後不解，或表症未除，裏症又急，不得不下者，用此湯去芒硝下之，最妙。煎法：先將水煎滚三沸，後入藥煎至八分。又法：臨服入鈇綉水三匙調服，立効。取其沉重之義，最能墜熱開結，有神。此千金不傳之秘方也。

如神白虎湯　即白虎湯加減。治身熱渴，有汗不解，或經汗過渴不解，脉微洪，宜用。

石羔二錢　麥冬　知母　梔仁各一錢　人參五分　甘草三分
五味九粒　姜棗引。一法加淡竹葉十片。若心煩加竹茹。大渴背惡寒去梔仁加花粉。無渴不加。

三黃石羔湯　治陽毒發斑身黃。如塗朱眼珠如火狂躁欲走。六脈洪大燥渴欲死。鼻乾面赤齒黃。過經不解已成壞症。此表裏皆熱實由熱在三焦閉塞經絡。津液榮衛不通故也。又治汗下後三焦生熱脈洪譫語晝夜喘息鼻衄身目俱黃狂妄。通用此湯治之如神

石羔三錢　麻黃　香豉各五分　黃連　黃柏　黃芩　梔仁各一錢
姜棗引。一法入細茶葉。

三黃巨勝湯治陽毒發斑狂亂妄言大渴叫喊目赤脈數大便燥實上氣喘急舌卷囊縮難治者權以此劫之 即三黃石羔湯內去麻黃香豉加大黃芒硝是也姜棗引一法臨服入泥漿清水二匙

冲和靈寶湯治兩感傷寒頭痛惡寒發熱口燥舌乾以陽先受病多者以此探之即愈

羌活 黃芩 柴胡各二錢 白芷 防風 干葛 川芎各八分

地黃 石羔各半錢 甘草 細辛各三分 姜棗引一法入黑豆一撮

桃仁承氣對子即桃仁承氣湯加減治熱邪傳裏熱蓄膀胱其人如狂小水自利大便黑小腹滿痛身目黃譫語燥渴爲畜血症

脈滑有力宜此下之。未服前而血自下者為欲愈不宜服

桃仁去皮尖 大黃 芒硝 柴胡各一錢 芍藥 枳實 當歸各八分

青皮五分 桂枝 甘草各三分 姜引。一法入蘇木煎汁三匙調服

消斑清黛飲治熱邪傳裏裏實表虛血熱不散熱氣乘于皮膚而為斑輕則如疹子重則如錦紋重甚則斑爛皮膚俱宜此湯治之

人參 青黛 黃連各五分 犀角磨 知母 柴胡 元參 梔仁

地黃各一錢 石羔一錢五分 甘草三分 姜棗引。一法臨服入苦酒一匙調服大便實者去人參加大黃

生地芩黃湯治鼻衄成流久不止或熱毒深入吐血不止者或去

血過多。錯語失神。撮空閉目。不知人事者。宜用此。

地黃錢五分 黃芩 黃連 梔仁 柴胡各一錢 桔梗 芍藥 川芎各八分 犀角磨 甘草三分 薑引。一法臨服入茅根搗汁。磨京墨。調服。無茅根。藕汁亦可。鼻衄外用水濕紙扎于鼻中。

加味犀角地黃湯。治煩躁漱水不下咽者。屬上焦有瘀血。宜用。

犀角磨如無用升麻 生地錢五分 芍藥 桔梗 當歸 陳皮各八分 甘草 紅花各三分 丹皮八分 姜引。一法臨服入藕汁。

回陽救急湯。即四逆湯加減。治寒邪直中陰經眞寒症。初起無身熱。頭痛。止惡寒。四肢厥冷。戰慄。腹痛吐瀉。不渴。引衣自蓋。踡臥沉重。或手指甲唇青。口吐涎沫。或至無脈。或脈來沉遲無力者。

宜用。

熟附　干姜　人參各五分　茯苓　白朮各一錢　官桂四分　甘草三分

陳皮　半夏各七分　五味九粒　姜引。若無脈加猪膽汁一匙。

泄瀉不止加升麻黄耆。嘔吐涎沫或小腹痛加鹽炒吳萸。嘔吐不止加姜汁。

回陽返本湯治陰盛格陽陰極發燥微渴面赤欲坐臥于泥水中。脈來無力或全無欲絕者宜用

熟附　干姜　人參各五分　臘茶　甘草各三分　五味九粒　麥冬一錢

陳皮七分　澄清水煎。一法臨服入蜜五匙冷服取汗。面戴陽者下虛也加葱七莖黄連少許。

溫經益元散治因汗後大虛頭眩振振欲擗地并肉瞤筋惕及發汗太多衛虛亡陽汗出不止或下後利不止身體疼痛者宜用

人參　肉桂　甘草各四分　熟地　生地　白朮　當歸各一錢　白芍　陳皮　黃耆　茯苓各八分　姜棗引一法加糯米一撮煎服若飽滿去地黃加枳殼利不止去地黃當歸加炒白朮升麻陳壁土嘔吐加姜汁炒半夏汗後惡風寒去生地肉桂加桂枝飴糖頭痛加川芎羌活有熱去肉桂瘦人去芍藥

柴胡百合湯治瘥後昏沉發熱口渴錯語失神及食復勞復百合等症悉宜用

柴胡　生地　黃芩各一錢　知母　百合　陳皮　人參各八分

甘草三分 姜棗引若頭微痛加羌活川芎胸中煩燥加梔仁嘔吐入姜汁炒半夏食復加枳實黃連產後乾嘔譫語失神呻吟睡不安者加黃連犀角心驚悸為血虛加當歸茯苓遠志咳嗽加杏仁痰甚加瓜蔞仁貝母勞復時熱不去加烏梅姜汁虛汗加黃耆棗仁胸中虛煩加竹茹竹葉脾倦加白朮腹鳴加煨姜

如聖飲治剛柔二痙頭搖口噤身反張手足攣搐頭面赤項強急等症宜用

羌活 防風 川芎 白芷 芍藥 當歸各八分 烏藥七分 柴胡 黃芩各一錢 半夏 甘草各四分 姜引一法臨服入姜汁竹瀝溫服有汗是柔痙加白朮桂枝無汗是剛痙加麻黃蒼朮口

嚥唆牙大便實者加大黃。

逍遙湯。治瘥後血氣未平。勞動助熱。復還于經絡。因與婦人交而復發者。謂之勞復。因憂淫慾而無病人反得病者。謂之陰陽易。予會見舌出數寸而死者多矣。此症最難治。宜用此方。

人參　知母　地黃　柴胡各一錢　甘草　韭根各三分　黃連五分　犀角磨　滑石五錢　竹青　姜蠶引。一法臨服燒褌襠末一錢五分調服。以汗出爲度。如無再服。以小水利陰頭腫即愈。

升陽散火湯。治叉手冒胸。尋衣摸床。譫語昏沉。不省人事。名曰撮空症。小便利者可治。不利者難治。

人參　當歸　芍藥各八分　黃芩　麥冬　白朮　柴胡各一錢

防風　茯神各八分　甘草三分　姜棗引一法入金首飾煎若有痰加姜汁炒半夏大便燥譫語發渴加大黃

再造散治頭痛發熱項脊強惡寒無汗用發藥二三劑汗不出者此陽虛不能作汗名無陽症庸醫不論時令妄用麻黃重藥及火劫取汗誤死多矣

黃耆　人參各一錢　桂枝　熟附　細辛　甘草　煨姜各三分

防風　川芎　羌活各八分　棗引一法加炒芍藥若夏月加黃芩石羔

黃龍湯治心下硬痛下利純清水譫語發渴身熱此利因熱邪傳裏胃中燥屎結實使然宜急下之名曰熱結利症身有熱者宜

用無熱者用前六乙順氣湯

大黃　芒硝各一錢　厚朴　人參　枳實　當歸各八分　甘草三分

姜棗引一法加桔梗　若年老氣虛者去芒硝

調榮養衛湯即補中益氣湯加減治頭痛身熱惡寒微渴濈濈然汗出身痛脚腿酸疼無力沉倦脈空浮無力此因勞力內傷氣血外感寒邪名勞力感寒症宜用辛甘溫藥則愈有下症者大柴胡湯下之則緩前症若大發其汗則輕變重矣

人參　黃芪　當歸　羌活　防風　白朮　陳皮各八分

柴胡　地黃各一錢　甘草　細辛各三分　川芎七分　姜棗一法加葱白一莖若元氣不足者須知至陰之下求其升加升麻少許口

湯加花粉知母、喘嗽去升麻加杏仁汗不止去細辛升麻加芍藥、飽悶去地黃黃芩甘草加枳殼桔梗痰盛去防丰細辛加瓜蔞仁貝母、腹痛去黃芩加芍藥和之

導赤各半湯治傷寒心下不硬腹中不滿大小便如常身無寒熱漸變神昏不語或睡中獨語一二句口舌唇焦舌乾不飲水稀粥與之嚥不與則不思形如醉人此熱傳手少陰心也心火上而侮肺所以神昏名越經症

人參　黃連　茯神各六分　梔仁　黃芩　麥冬　知母各一錢

甘草三分　滑石錢五分　犀角磨　姜棗引一法加燈心一握、

益元湯治有身熱無頭痛不煩便作燥悶面赤飲水不得入口此

元氣虛弱無根虛火上炎名戴陽症庸醫呼爲熱症而用涼藥
誤死多矣

熟附　干姜　黃連　人參各五分　甘草　陳皮各三分　知母
麥冬各一錢　五味九粒　姜棗加葱二莖引一法入童便三匙冷服

桂苓飲治初起無熱譫語煩燥不安此因熱結膀胱名如狂症庸
醫呼爲發狂妄用下藥誤死多矣

豬苓　澤瀉　白朮　黃柏各八分　甘草　桂枝　蘇葉各三分
梔仁　知母各一錢　姜引一法加滑石一錢取微汗爲效

當歸活血湯治無頭痛惡寒止身熱發渴小便利大便黑口出語
無倫此內傳心脾二經使人昏迷沉重名挾血如見祟症庸醫

認作熱症而用涼藥誤人多矣。

當歸　人參　柴胡各八分　地黃一錢　赤芍　枳殼　桃仁泥

紅花　干姜　甘草　桂心各三分　姜引一法入酒三匙三貼

後去桃仁紅花干姜桂心加白朮茯苓。

加味導痰湯治痰症憎寒壯熱頭痛昏沉迷悶上氣喘急口出涎沫此因內傷七情以致痰迷心竅神不守舍則生痰名挾痰如鬼祟痰症類傷寒與此同治法

茯苓　白朮　桔梗各八分　南星　枳實各七分　半夏　陳皮

黃連　瓜蔞仁各五分　貝母　黃芩一錢　甘草三分　姜棗引一法入竹瀝姜汁溫服。

加減調中飲治食積類傷寒頭疼惡寒發熱氣口脈緊盛但身不痛爲異耳

蒼朮 厚朴 陳皮 枳實 白朮 神曲 山查各八分 黃連五分 草果四分 甘草 干姜各三分 姜引一法用木香磨汁入服若腹痛大便實加大黃去白朮草果干姜山查神曲心中兀兀欲吐者與乾霍亂同治法用滚水一碗入塩一撮皁莢末五分探吐

加減續命湯治脚氣類傷寒頭痛身熱惡寒肢節疼便閉嘔逆脚軟屈弱不能轉動禁用補劑及淋洗

防風 蒼朮 白朮 川芎 防己 羌活各八分 麻黃四分

白芍一錢　桂枝　甘草各三分　姜棗燈心引。一法入姜汁。若暑中三陰，患必熱，脈數，去麻桂，入黃芩、黃柏、柴胡。寒中三陽，患必冷，脈遲，加熟附。起于濕者，脈弱，加牛膝、木瓜。起于風者，脈浮，加獨活。元氣弱，加人參。大便實，加大黃。

芩連消毒湯　治天行大頭病，發熱惡寒，頭項腫痛，脈洪，喉痺痰熱。

黃芩　柴胡各一錢　桔梗　川芎　防風　羌活　枳殼各八分　甘草三分　連翹　射干　白芷　黃連各七分　荊芥三分　姜引。或鼠粘子一撮。一法入竹瀝姜汁先服。可加大黃，利後去大黃，加人參、當歸。

六神通解散　治時行三月後謂之晚發，頭痛身熱惡寒，脈洪數。先

用中和湯、不愈、後服此

麻黃四分 甘草 細辛各三分 石羔 滑石 黃芩各一錢 川芎

羌活 蒼朮各八分 姜引、或加豉葱白

獨活湯、治傷風溫熱等症、

羌活一錢 獨活 枳殼 防風各八分 人參 麻黃泡二次 茯苓七分

細辛 菊花 甘草各三分 蔓荊五分 姜三片 薄荷五葉引

解肌湯、治溫毒天行頭痛壯熱、春感寒邪、發熱而渴、不惡寒、

干葛一錢 桂枝三分 黃芩 芍藥各一錢 麻黃四分 甘草三分 棗

引、如不解、再服取汗、

凡傷寒祖方、如麻黃湯、桂枝湯、大小青龍湯、大小柴胡湯、三承

氣湯等，以及五積散、敗毒散、參蘇飲之類，方書無不詳列，故不贅述。茲所載者，恐人所易忽，而備及焉。

中華醫藏

第三編

叢書卷

醫學四要

2

（清）蔡貽績 輯

《中華醫藏》編委會 編

江凌圳 主編

國家圖書館出版社

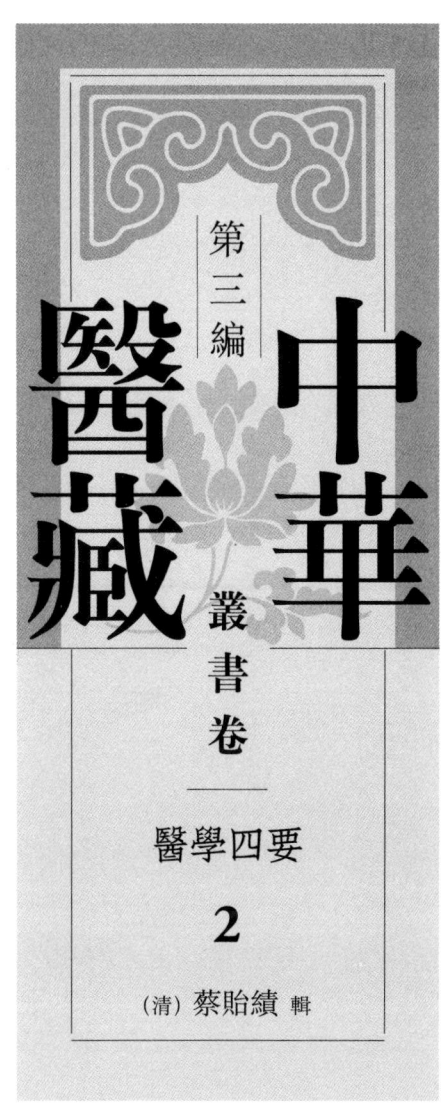

第二册目録

（清）蔡貽績 輯

醫學四要十八卷（二）

清道光三年（1823）翰墨園刻本

醫學指要卷六

楚儀蔡貽績乃菴氏手輯　男謀祺　姪謀烈　訂字

補藥得宜論

夫虛者宜補。然亦有不受補者。乃補之不得其當也。必須察脈用藥。不可問病執方。六脈一部。或大或小之間。便有生尅勝負之別。一方分兩。或減或加之中。便有重此彼輕之殊。脈有眞假。藥有逆從。假如六脈洪大有力者。此眞陰不足也。六味地黃湯。右寸更洪更大者。麥味地黃湯。如洪大而數者。人謂陰虛陽盛而用知柏地黃湯。則誤矣。如果眞陽盛實。則當濟其光明之用。資始資生而致脈有神。疾徐得以循其常經矣。惟其眞陽不足。假陽乘之。如天日不彰而龍雷之火妄熾疾亂變常也宜六味加五味子肉桂助天日之陽光以逐龍雷之假火若至弦數細數則更係眞陰眞陽虧損便當重用六味少加桂附類既可從承乃可制火既制而陰易長矣況脉之微緩中和胃之氣也不微而洪大不緩而弦數近乎無胃用此既補眞陰以息假陽復借眞火以保脾土此補腎中眞陰眞陽之至論也更有勞心運用太過饑飽勞役失調以致後天心脾氣血虧損者設以根本爲論從事補腎則元氣反隨下陷化源既絶於上腎氣何由獨足於下縱下實而上更虚矣故凡如六脉浮大無力者此中氣不足榮陰有虧而失收攝元氣之用宜於温補氣血之中加以斂納之味如養榮湯加五味子更宜減去

陳皮是也。六脈沉細無力者。此元陽中氣大虛。大宜培補中州。温補氣血。蓋脾胃既為氣血之化源。而萬物之滋補。亦必仗脾胃運行而始得。故古方諸劑。必用參芪。即此義也。況中氣既虛。運行不健。故用辛温鼓舞。使藥力自行。藥力不勞於脾胃之轉輸。如歸脾湯之用木香。十全湯之用肉桂是也。輕則人參理中湯。重則附子理中湯。不得雜一陰分之藥。蓋陽可生陰。陰能化陽耳。如六脈細數。乃按無神者。此先天後天之陰陽並虧也。早服八味地黃湯。晚服人參養榮湯去陳皮。或十全大補湯去川芎。生地換熟地可也。如兩寸洪大。兩尺無力者。是上熱下寒。上盛下虛也。宜八味地黃湯加牛夕五味子。服至尺寸俱平而無力。則照前方另煎參湯沖服。如兩尺有力。兩寸甚弱者。此元氣下陷。下實上虛也。宜補中湯升舉之。地既上升。天必下降。二氣交通。乃成雨露。此氣行而生氣不竭矣。先天之陽虛補命門。後天之陽虛溫胃氣。先天之陰虛補腎水。後天之陰虛補心肝。蓋心為血之主。而肝為血之藏也。然更重乎太陰。蓋脾者營之本。血之統。化源之基也。其一味之中。與脈有宜有禁。宜者加之。禁者去之。如應用十全大補湯。而肺脈洪大者。則芎耆應去。而麥味應加者也。蓋芎辛味而升。耆味雖甘。氣厚於味。故功專脾肺而走表也。六脈無力。則十全最宜。倘無力服參者。耆朮倍加。止用當歸。勿用地芍。蓋重於補氣則歸為陰中之陽地芍為陰中之陰耳。至於地黃一湯。依脈輕重變化百病。俱見神功。但六脈沉微。亡陽之症。切宜急之。蓋雖有桂附之熱。終屬佐使。而地茱一隊陰藥。乃係君臣。故能消陰翳之火也。其熟地重可加至二三兩。山茱只可加至三四錢。蓋酸味獨厚。能掩諸藥之長。況過酸強於呑服。便傷胃氣矣。此特取數端。以證變化之無盡。學者類推之。而自得其神矣。

治法提綱

夫治病者。當知標本。以身論之。外爲標。內爲本。陰爲標。陽爲本。六腑屬陽爲標。五臟屬陰爲本。臟腑在內爲本。十二經絡在外爲標。以病論之。人之元氣爲本。病之邪氣爲標。先受病機爲本。後受病症爲標。故治病必求其原。而先治其本。古聖之至論。但急則治其標緩則治其本。後搭之變通。然病在於陰。毋犯其陽。病在於陽。毋犯其陰。犯之者是謂誅伐。毋過病之熱也。當察其源。火果實也。苦寒鹹寒以折之。若其虛也。甘寒鹹寒以攝之。病之寒也。亦察其源。寒從外也。辛熱辛溫以散之。動於內也。甘溫以益之。辛熱辛溫以佐之。經曰。五臟者藏精氣而不瀉也。故曰滿而不能實。是有補而無瀉者。此其常也。臟偶受邪。則瀉其邪。邪盡即止。是瀉其邪。非瀉臟也。臟不受邪。毋輕犯也。世謂肝無補法。知其謬也。六腑者傳道化物糟粕者也。故曰實而不能滿。邪客之而爲病。乃可攻也。中病乃已。毋盡劑也。病在於經則治其經。病流於絡則及其絡。經直絡横相維輔也。病從氣分則治其氣。虛者溫之。實者調之。病從血分則治其血。虛則補肝補脾補心。實則爲熱爲瘀。熱則淸之。瘀者行之。因氣病而及血者。先治其氣。因血病而及氣者。先治其血。因證互異。宜精別之。病在於表。毋攻其裏。病在於裏。毋虛其表。邪之所在。攻必從之。受邪爲本。現症爲標。五虛爲本。五邪爲標。如腹脹由於濕者。其來必速。當利水除濕。則脹自止。是標急於本也。當先治其標。若因脾虛漸成脹滿。夜劇晝靜。病屬於陰。當補脾陰。夜靜晝劇。病屬於陽。當益脾氣。是病從本生。本急於標也。當先治其本。舉一爲例。餘可類推矣。病屬於虛。宜治以緩。虛者精氣奪也。若屬沈痼。亦必從緩。治虛無速法。亦無巧法。蓋病已沈痼。凡欲施治。宜有次第。如家貧年久。室內空虛。非旦夕間事也。病屬於實。宜治以急實者邪氣勝也。邪不速逐。則爲害滋蔓。故治實無遲法。亦有巧法。如寇盜在家。宜開門急逐。即安。此病机緩急一定之法也。故新病者陰陽相乖。補偏救弊。宜用其偏。久病者陰陽漸反。扶元養正。宜用其平。若久病誤以重藥投之。徒增其竭絶耳。至於藥性之溫者。於時爲春。所以生萬物者也。藥性之熱者。於時爲夏。所以長萬物者也。藥性之涼者。於時爲秋。所以肅萬物者也。藥性之寒者。於時爲冬。所以殺萬物者也。夫元氣不足者。須以甘溫之劑補之。如陽春一至。生机勃勃也。元氣不足而至於過極者。所謂大虛必挾寒。須以辛熱之劑補之。如時際炎蒸。生機暢遂也。熱氣有餘者須以甘涼之劑清之。如涼秋一至。溽燔如失也。邪氣盛滿而至於過極者所謂高者抑之。須以苦寒之劑瀉之。如時值隆冬陽氣潛藏也。故凡溫熱之劑均爲補虛。寒涼之劑均爲瀉實。然元氣旣虛。但有秋冬肅殺之氣。獨少春夏生長之機。虛則不免於熱。倘不察虛實。便以寒涼之劑投之。是病方肅殺。而醫復肅殺之矣。其能久乎。故無陽則陰無以生。無陰則陽無以化。蓋物不生於陰而生於陽。如春夏生而秋冬殺也。如向日之草木易榮。潛陰之花卉易萎。經曰陰陽之要。陽密乃固。此言陽密則陰亦固。而所重在陽也。又曰陽氣者若天與日。失其所則折壽而不彰。故天運當以日光明。此言天之運。人之命。俱以陽爲本也。古人莫不喜陽而惡陰。即丹溪主於補陰。亦云實火可瀉。芩連之屬。虛火可補。參耆之屬。今人但知有火而不分虛實，言用寒涼者，是欲使秋冬作生長之令，春夏爲肅殺之時，令斯民折壽而不彰乎。

治療大法指要

夫虛實者，諸病之根本也；補瀉者，治療之綱紀也。經曰：邪之所湊，其氣必虛。凡言虛者，精氣奪也；凡言實者，邪氣勝也。是故虛則受邪，邪客爲實。經曰：邪氣盛則實，精氣奪則虛者，此耳。倘邪重於本，則以瀉爲補，是瀉中有補也；本重於邪，則以補爲瀉，是補中有瀉也。且升降者，病機之要括也。升爲春氣，爲風化，爲木象，故升有散之之義；降爲秋氣，爲燥化，爲金象，故降有斂之之義。如飲食勞倦則陽氣下陷，宜升陽益氣；瀉利不止，宜升陽益胃；鬱火內伏，宜升陽散火因濕洞泄宜升陽除濕此類宜升之者也如陰虚則水不足以制火火空則發而炎上其爲症也欬嗽多痰吐血鼻衄頭疼齒痛口苦舌乾骨蒸寒熱是謂上熱下虚之候宜用麥冬貝母枇杷葉白芍藥牛夕五味子之屬以降氣氣降則火自降而氣自歸源更之益以滋水添精之藥以救其本則諸症自瘳此類宜降之者也更有塞因塞用者如脾虚中焦作脹腎虚氣不歸源以致上焦逆滿用人參之甘以補元氣五味之酸以收虚氣則脾得建運而脹自消腎得歛藏而氣自歸上焦清泰而逆滿自平矣通因通用者如傷寒挾熱下利或中有燥糞必用溫胃承氣下之乃安傷暑滯下不休得六一散清熱除積乃愈然治寒以熱治熱以寒此

正治也。如熱病而反用熱攻。寒病而反用涼劑。乃從治也。蓋聲不同不相應。氣不同不相合。大寒大熱之病。必能與異氣相拒。善治者乃反其佐以同其氣。復令寒熱參合。使其始同終異也。如熱在下。而上有寒邪拒格。則寒藥中入熱藥為佐。內經云若調寒熱之逆。冷熱必行。則熱藥冷服。下膈之後。冷體既消。熱性隨發。寒在上而上有浮火拒格。則熱藥中入寒藥為佐。下膈之後。熱氣既散。寒性隨發。情且不違。而致大益。病氣隨愈。嘔吐皆除。所謂寒因熱用。熱因寒用。使同聲易於相應。同氣易於相合。而無拒格之患。經曰必先其所主。而後其所因也。用熱遠熱者。是病本於寒。法應熱治。所投熱藥。僅使中病。毋令過焉。過則反生熱病矣。用寒遠寒者。是病本於熱。法應寒治。所投寒劑。僅使中病。毋令過焉。過則反生寒病矣。故益陰宜遠苦寒。以傷胃。益陽宜遠辛散。以逆氣。袪風勿過燥。清暑毋輕下。產後忌寒涼。滯下忌斂澀。然天地四時之氣。行乎六合之間。人處氣交之中。亦必因之而感。春氣生而升。夏氣長而散。長夏之氣化而耎。秋氣收而斂。冬氣藏而沉。人身之氣。自然相通。其生者順之。長者敷之。化者堅之。收者肅之。藏者固之。此藥之順乎天者也。春溫夏熱。元氣外洩。陰精不足。藥宜養陰。秋涼冬寒陽氣潛藏。勿輕開通。藥宜養陽。此藥之因時制用。補不足以和其氣者也。然既戒勿伐天和。而又防其太過。所以體天地之大德也。昧者舍本從標。春用辛涼以伐肝。夏用鹹寒以抑火。秋用苦溫以泄金。冬用辛熱以涸水。謂之時藥。殊失內經順逆之理。夏月伏陰冬月伏陽。推之可知矣。然而一氣之中。初同末異。一日之內。寒燠迥殊。且有乖戾變常之時。大暑之候而得寒症。大寒之候而得熱症。症重於時。則舍時從症。時重於症。則舍症從時。六氣太過爲六淫。六淫致疾爲客病。以其天之氣從外而入也。七情動中爲主病。以其人之氣從內而起也。此用藥權衡主治之大法。萬世遵守之常經。雖聖哲復起。豈可變更也。然有性稟偏陰偏陽。又當從法外之治。假於性偏陰虛。雖當隆冬。陰精虧損。水既不足。不能制火。陽無所依。外滲爲熱。或反汗出。藥宜滋陰。設從時令。誤用辛溫。勢必立斃。假如性偏陽虛。雖當盛夏。陽氣不足。不能外衛其表。表虛不任風寒。洒淅戰慄。思得熱食。及御重裘。是雖天令之熱。亦不足以敵真陽之虚。病屬虚寒。藥宜溫補。設從時令。誤用苦寒。亦必立斃。故變通合宜之妙。存乎其人。且人禀天地之氣以生。而强弱莫外乎天地之運氣。當天地初開。氣化濃密。則受氣常强。及其久也。氣化漸薄。則受氣常弱。故上古之人。度百歲乃去。今則七十稱古稀矣。蓋天地運氣漸薄。人亦因之。以致血氣精神。亦應因之漸衰。故用藥消息。亦必因之漸變。不可執泥古法。輕用峻利。况近世之囂競日深。斲喪戕賊。難鮮難遏。於是元氣轉薄。疾病叢生。虚多實少。臨症施治。專防尅伐。多事溫補。痛戒寒涼。抵當承氣。日就減少。補中歸脾。日就增多。此今日治法之急務也。設使病宜用熱。亦當先之以溫病宜用寒亦當先之以清縱有積滯宜消必須先養胃氣縱有邪氣宜祛必須隨時疎散不得過劑以損傷氣血氣血者人之所賴以生者也氣血充盈則百邪外禦病安從來氣血一虧則諸邪輻輳百病叢生世大之病十有九虛醫師之藥百無一補豈知用藥一誤則實者虛虛者實是死於藥而非死於病也且古人立方既有照胆之朗識復盡活人之苦心有是病方下是藥分兩多而藥味寡譬如勁兵專走一路則足以破壘擒王矣後人既無前賢之識見徒存應世之游移分兩減而藥味多譬猶廣設攻圍以庶幾於一遇嗟乎品類既繁攻治必雜病之輕者因循而愈病之重者豈能一得乎然藥雖有大力之品終屬草木之華必藉人之

正氣爲倚附。方得運行而獲效。如中氣虛極。雖投硝黃。不能迅下也。榮陰枯槁。雖投羌麻。不能得汗也。元陽脱盡。雖投熱藥。不覺熱也。眞陰耗極。雖投寒藥。不覺寒也。正氣重傷。雖投補藥。不覺補也。非醫者立見不移。病人專心守一。焉有日至功成之益哉。

用方舉要

古人所製諸方。何嘗不可圓而用之也。蓋方必詳其所治之症。爲宜對症用之也。然有所加減於其間。則即示以變通之妙焉。是其體則方。而用則圓也。故無論症不盡乎方之所指。固當有加有減。即症實相當。而勢有孰輕孰重之分。則方亦有孰君孰臣之宜。安得拘泥古方。而不知所善用也。今竊畧舉一二。以廣體方用圓之義試以四逆一湯言之炙甘草二兩泡姜一兩人參五錢生附子五錢方也若病者左關左尺臟脉平等右關右尺弦急乃逆脉此係右腎眞陽衰弱譬如天氣苦寒全無火而寒自生本非左腎陰寒動尅火土之比火衰虧弱尚未離宫陽即困乏猶未浮越唇舌雖欠潤猶未至枯燥手足雖憎寒猶未至厥冷可以如湯分兩易熟附子甚妥若加口角流涎手足厥冷明見内招外犯陰寒畧重宜用泡姜爲君熟附次之人參甘草又次之若是舌潤多涎元陽受濕仍君甘草必犯嘔吐宜平偏重姜附以救眞元可也若氣冷四肢逆厥如坐泉水中牙關緊閉頸筋粗大左右手關脉尺脉俱見浮卑急梗横逆形象顯著此乃眞元將滅純陰冷症一切潤藥概

不宜入。恐引陰寒上干。清道窒塞。則吐瀉之症作矣。宜用生附子爲君。如或上唇紅枯。舌本無治。面黑。微渴而潤者生。若乾澁如鐵鑿而渴甚。渴喜飲滚。不耐多飲。飲後輙渴仍如故。此係元虛津償手足微温。懶食少氣。理合偏補元陽。方取人參爲君。炙草次之。姜附又次之。兼補眞陽。以生元陽。用之何其圓也。又如六味地黃一湯。若病者左手關尺臟脉洪濇。或浮弱無力。右手關尺眞緩。是此乃火強土旺。水虧陰損。宜本方地黃爲君。如左手關尺臟脉稍平。獨右關臟脉細弱者。宜用山藥爲君。地黃與乾少用。如挾痰濕。而小便欠利者。宜用茯苓爲君。若右關脾脉緩滑。或浮數力。益挾火而小便短赤者。宜用澤瀉爲君。如右手關尺臟脉沉數有力。左手關尺臟脉微弱少神。此乃火旺水虧。宜用丹皮爲君。若右手關尺臟脉和緩力盛。獨左關肝脉微弱。或觸漫少神。其人平日手足間筋攣。上腭舌根夜燥。兩脇常緊。如痛似脹。此因血虛。致肝氣不收宜用棗皮爲君。用之又何其圓也。其餘古湯。能倣此一二意變換。自見圓活之法耳。既見圓活。則引之以嚮導。濟之以權宜。施之以法度。則用無不當。當無不效矣。至於內經方法。至神至化至圓至活大小緩急奇偶複七方是也。仲景因創一百一十三方。悉遵法制。後代稱爲祖方。醫者臨症。諦視合併直中。邪正久暫。採大小緩急奇偶複七方之一。對脈主治。品味分配君臣佐使。制輕制重。制戰制守。制分制合。制攻制和。贏輸操縱。在我範圍。藥力在彼。務期有當而已如病直中一經宜取君一臣二○其制也擇專經對症之藥一味爲君重其分兩曰大方又要另揀一味與君同性同氣者分兩減半爲臣以輔君不用佐以牽掣其雄入之勢不用使恐先動把關拒敵之兵專取飛騎突將勇往直前攻其無備出其不意也若病傷乎兩經名曰併病併病者兩經兩症平現猶二雄並爭一國另取君二臣四偶其制也擇取專經對症之藥二味一味君此經一味君彼經彼此二味務要分兩均重爲大方又要另揀二味與君同性同氣者分兩減半爲臣以輔彼君以攻彼經之邪輔此君以攻此經之邪亦不用佐使如遇危險逆症宜將君臣藥品分作數罐另煎退火稍冷和服其効尤速至於合病又有兩經三

經之別。假如兩經合病有一經病重而症多。有一經病輕而症少。
方取君二臣三。奇其制也。擇專經對症之藥二味。一味君此經。一
味君彼經。彼此二味。分兩俱要均重。爲大方。又擇與此君同氣二
味。分兩折半。爲臣。輔此君以攻病症重經之邪。又揀與彼君同氣
一味分兩折半。爲臣輔彼君。以攻病症輕經之邪。亦不用佐使義
同。三經合病。若有兩經病症平現而重多。一經病症稍差而輕少。
宜於併病方内。增入二臣。分攻其最輕。即君二臣六。是也。如一經
症獨重。兩經症輕而平等者。即宜單用君一。以治其獨重。以四臣
分攻平等之兩輕。乃君一臣四之偶制也。如或一經病症重多。一
經病症畧少。又一經病症最輕。宜用君一臣二。以治其重經用君

一臣一。以治其畧少。用君一臣一。以治其最輕。亦君二臣四之偶制也。然而併病合病重者固多。而輕者亦復不少。重者方倒可如前訂。稍輕者又當小其方。偶其制。君二臣六之類是也。病輕者宜增佐於方內。假如先前病重服大方重劑。後而病症漸次減輕者亦可與小方輕劑。凡治頭面耳目口鼻齒舌膀手胸背肺心肝膽咽喉膈包絡胸中膻中之病。方宜奇制。經曰近者奇之之謂也。凡治脾胃兩腎命門丹田腹中大小腸膀胱陰股膝足大小便道之病者。方宜偶制。經曰遠者偶之之謂也。發表不遠熱者。以清邪干犯肌表。腠裏得緩則開。而汗汁易於滲泄。庶外邪可以假汗宣去而解散也。攻裏不遠寒者。以濁邪盤蓄腸胃膀胱之火熱鬱毒得寒則煞。可以便於乘勢而斬關奪門也。汗者不可以奇。恐清陽因汗散越。以致魄汗淋漓。亡陽亂語之症作矣。故分兩品味。俱宜偶制。以留戀其陽。毋犯重陽是也。下者不可以偶。防清陽隨藥力下墜。溺陷難升。致生腸滑飧瀉。疼瘧腸澼之病起矣。故分兩品味俱宜奇制。以提挈其陽。勿犯重陰是也。補上治上制以緩。緩者藥品衆而氣味薄。分兩輕而性力緩。及丸散服藥之類。取其藥性輕清易於上浮也。補下治下制以急。急者藥品少而分兩重。氣味厚而性力沉。及骨角金石之類。取其力猛勢重。易於下走也。經曰。近而奇偶制小其服也。遠而奇偶制大其服也。大則數少。小則數多。多則九之。少則二之。九爲老陽。剛強已極。譬如用其大方。二爲柔陰輕弱之至譬如用輕小方二爲之中量遠近制輕重配奇偶以爲大方小方活法神且化矣大則補陽補氣補火之數宜奇壯陰壯水壯火之數宜偶此方法中之秘鑰也如或四經五經駁雜互相爲病氣宜補而血亦喜扶火宜清而水亦當養病惟此種最輕少則九味十一味多則十餘味二十味或一二湯或三四湯合而用之皆曰複方複者重也湯不厭合藥不嫌眾也凡物有隧道者亦名曰複因時取義於一劑藥中兼療數經病症一方法内統制升降浮沉七方惟此不用細辨令人動手便是尤嫌其過於重複耳至若嚮導一法又不可不繼七方而亟講也假如直中一病就取直達本經一味自兼嚮導便可其餘合病併病以及諸經雜病則不

然當取諸藥味之鹹者入腎。故內經治一切腎病以鹹散之。以鹹收之。以鹹補之。以鹹瀉之。以鹹軟之。以鹹濕之。以鹹燥之。如味不鹹者。要取直捷入腎。補火補水。須制之以鹽。或入鹽同煎。若要取其入腎清火除熱。宜制之以童便。或用童便參服。凡藥味辛辣者。即能入肺。故內經治一切肺病以辛散之。以辛收之。以辛緩之。以辛燥之。以辛清之。以辛溫之。以辛凉之。以辛補之。以辛瀉之。如味不辛者。要取直捷入肺。須制之以姜汁。或用竹瀝參服。凡藥味之酸者。即能入肝。故內經治一切肝病以酸散之。以酸收之。以酸緩之。以酸燥之。以酸溫之。以酸清之。以酸凉之。以酸補之。以酸瀉之。如味不酸者。宜制之以醋。凡藥味之苦者。能入心。故內經治一切心病以苦散之以苦收之以苦緩之以苦燥之以苦清之以苦溫之以苦涼之以苦補之以苦瀉之如味不苦者宜炮令致苦以補之或入黃連膽汁以瀉之凡藥味甘者能入脾故內經治一切脾病以甘散之以甘收之以甘緩之以甘燥之以甘清之以甘溫之以甘涼之以甘補之以甘瀉之如或味欠甘欲其補脾宜製以蜂蜜調之以飴糖人乳或炒粘米糯米同煎欲其清胃則烝之以生蜂蜜蔗汁藕汁竹瀝取其味性相投故曰稼穡作甘也此爲同氣相求又以品味色赤者入心色青者入肝色白者入肺色黃者入脾色黑者入腎此爲同類相得心合血心與包絡爲表裏三者有病治宜用苦赤同法肝合筋肝與胆爲表裏三者有病治宜用酸

黄同法。脾合肉。脾與胃爲表裏。三者有病。治宜用甘黄同法。肺合皮毛。肺與大腸爲表裏。三者有病。治宜用辛白同法。左腎合精。右腎合骨。左腎與膀胱爲表裏。右腎與小腸爲表裏。六者有病。治宜用鹹黑同法。至於藥味性情。有導入一經者。取之爲君。固妥。亦有能入兩經三經者。用以爲君。則不受本方統轄。用以爲臣爲使。則不服君藥節制。勢必離奇撒野。别生禍端。全在用法圓通。毋徒執拘爲貴。凡治腑合之病。先將人本臟本腑部味。會鍊成陣。預煎合熟。後取直達病所一味。投入數滾。即起。取其生性輕浮。力能上行外走。引經之法也。如病着手足。通身逆冷。牙關緊閉。胸膈閉塞。涎凝結。不省人事。速用艾灸關元。攔阻陰寒來路。急投辛香熱燥。峻補之品。濃煎淡服。斬關之法也。如治下焦中焦臟寒上熱假症宜將峻補補臟氣藥品。濃煎退火。如冰冷服。又或細末爲丸。裹以甘寒外殼藥。過咽胸。全無苦燥。偷關之法也。如喉。舌已爲陰火燥烈遍腫潰痛熱補入口。倍增其苦。先將補藥熬煎後入黃連些少。數滾即起。或入豬膽汁幾點。將喉舌陰火假掩。使劑中雄兵猛將。姿然乘勢直下。斬關之法也。如胸膈爲痰涎凝阻。藥不能入。急取生牛夏生南星牙皂細辛生礬硃砂薑汁竹瀝之類。視病重輕。擇取兩味。細末水調灌入。外用薑葱搗炒。或燒酒拌淬紅灰包熨胸背。俟其一吐。稍開旋以正藥急投。闖關之法也。經曰奇之不去則偶之。是爲重方。偶之不去則反佐以取之。所謂寒熱溫涼反從其病也。

如過吐血衄血嘔血崩産及諸般失血過多。旨藥因效。脈因亡血盡見代芤濡弱捉摸甚難。法取細料薄紙或絹綿。爇收本血曬焙研拘。速以燒灰調入養氣補血、安血藥內。重用人漫無不應手取效。又如盜汗淋漓。諸方難收。速用淨青布拭體。收其本汗曬乾再抹如此多次。方用滚水沃布取汗煎藥。數服即收。又如素因酒損致病。諸藥不能投效。宜取酒煎立效。如小兒嘔逆拒藥。尤宜詳究。若嗜酒則用酒調丸藥。自然投合矣。如不喜酒又當別詢所好。旋取所好和藥必效。蓋亦精竊選以收從治之勳假因緣而獲萬全之効也。至於藥有宜於食前服者。取其腹內空虛。藥力易於直下旋蓋以食。可免犯上之弊。治下法也。藥有宜於食後服者。先取其谷氣實腹。使藥後往胸中。藉下焦火力。脾胃薰蒸。氣性易於挽上就勢飛達巔頂。治上法也。藥有宜於食遠服者。取其不飢不飽。藥往胃中。易於達膈。療腸運行四肢。調中法也。以上所言。蓋皆與繫法之一字。加配於七方十劑。前後中間。豈不至遍至靈至圓至活至易於效驗。至極其穩當。雖武侯之用兵。能制勝而不行險。斯為可宗可法也歟

醫學指要

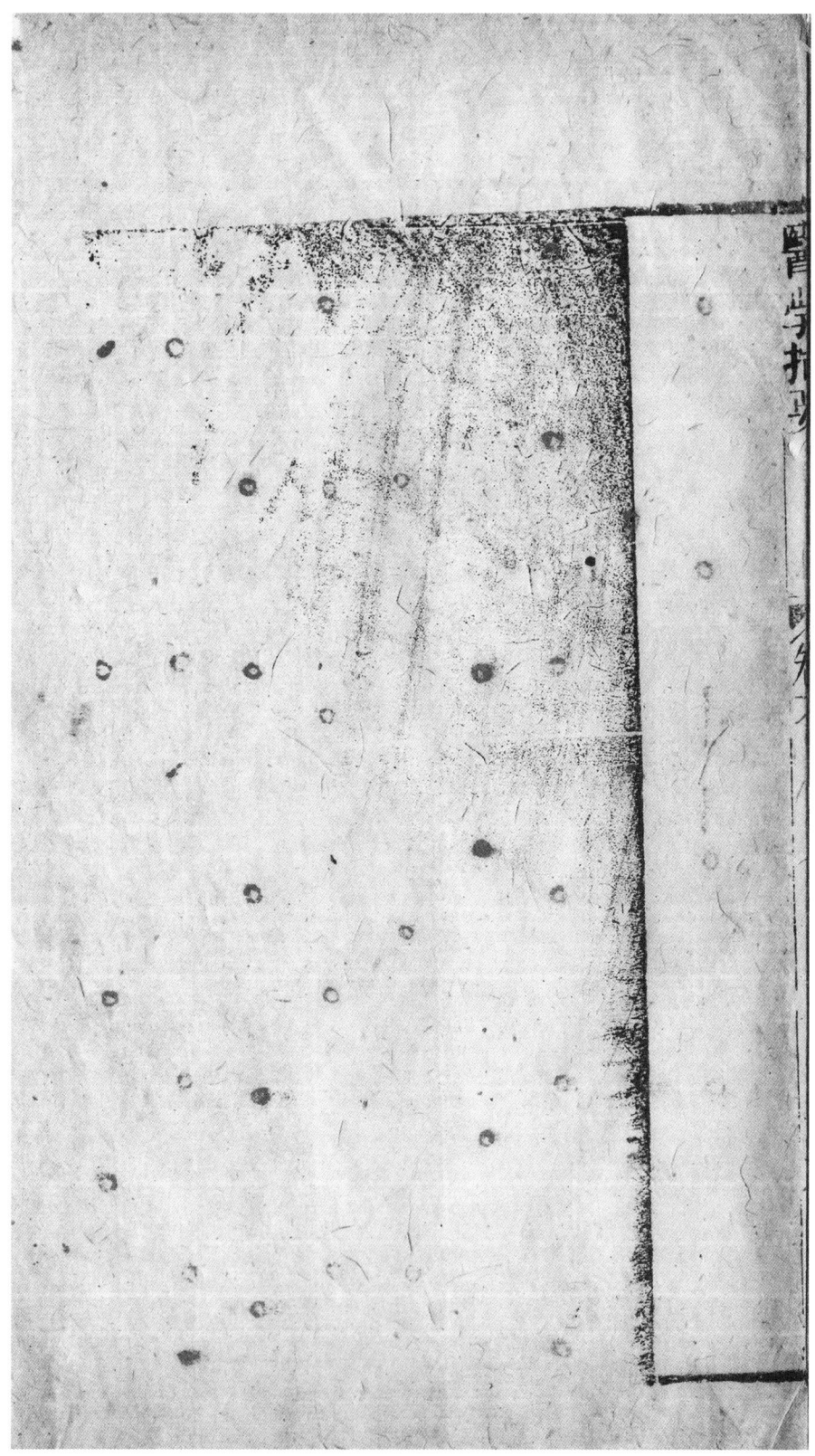

調經扼要

脉經曰：婦人寸關調如故，而尺脉絶不至者，月水不利，當患小腹引腰痛，氣滯上攻胸臆也。又云：尺脉來而斷絶者，月水不利。又云：脉來狀如琴絃，若小腹痛，主月水不利，孔竅生瘡。又云：尺脉滑，血氣實，月水不利。凡婦人之脉，總宜肝腎有神，不宜肺部太旺。此所云月水不利者，謂其差前差後之不調也。夫女子以血爲主，天真氣降，壬癸水合，腎氣全盛，血脉流行，常以三旬一見，以象月盈則虧，故曰月經。其來也有信，其去也有時，方能育子。若差前而來多，必左肝腎脉同旺，右肺脉緊實，此氣血盛而火有餘也，宜芩附四物湯，内用生地酒洗，再加丹參、丹皮。差後而來少，必左肝腎脉不

未行而痛

行过

足右寸尺無神此氣血不足也宜十全大補湯補血湯或左歸丸右歸丸或歸脾湯多服可也未行而先腰腹疼痛者由七情憂鬱所致必兩寸沉濇有力宜七製香附丸或香蘇飲合芎歸湯加丹參淮膝或茯苓補心湯除地黃加香附或四七湯或小溫經湯最妙行過而腹痛者由去血過多而血海空虛也必肝腎部及右尺寸均無力宜十全大補湯或歸脾湯補血湯服之至於數月不行經年不至者均氣血虛也必兩尺浮弱兩寸短濇宜補血湯合參附湯或十四味建中湯或十全大補湯或補元煎擧元煎擇而服之若破氣破血則正氣愈不足邪氣更留之而經水愈不行矣有月前十日而來少月後十日又不多者此非有餘乃經血錯亂妄

行之所致也宜八珍湯十全大補湯或補元煎歸脾湯切不可用耗氣清涼之品耳有紫黑成塊者必兩寸脉同旺而兩尺脉同衰畧帶浮數皆由賦性燥急淫慾過度宜芩附四物湯内用生地加丹皮丹參或知柏地黃湯除枣皮易當歸加丹參香附間有兩寸不旺而兩尺不足者畧帶遲緩其來也亦見黑象此寒凝氣滯非有火也宜理中湯或十全大補湯加熟附砂仁若帶濁下者緣濕熱氣虛而起右寸關濡弱而兩尺亦衰用補中益氣湯加白芩黃芩酒炒或調中益氣湯加淨風白芩或防風除濕湯或舉元煎加淮藥龍骨總宜溫中大補血氣崩漏者全屬氣虛下陷間有濕熱以末治之故日華先生云氣升則無下陷之憂也必右寸微弱肝

腎衰虛宜大補血湯或補中益氣湯或舉元煎補元煎或阿艾四物湯加炙耆炙草間有血熱脉必帶數均加酒芩或六味地黃湯亦可頭目昏眩氣血虛也腰背酸疼氣血虛而兼火兼鬱也兼火鬱者右寸沉濇宜補中益氣湯加砂仁或調中益氣湯加砂仁茯苓或八物湯加砂仁或十全大補湯若心煩熱者由心火陷於脾家憂思抑鬱於內必左肝脉弦擊兩尺微弱宜逍遥散加丹參丹皮麥冬或柴芍地黃湯加丹參麥冬目如針刺脚底刀刮者因縱慾無度腎水虧之故也必肝腎兩脉弱而無力或間有結代之象宜左歸丸左歸飲或右歸丸右歸飲七寶美髯丹加炙耆進可愈雙足乏力者此脾虛也必右關虛而無力宜補中益氣湯或四

君湯加耆附或歸脾湯或黄耆六君湯服之即愈學者能依方脈照病証加减叠進則功効必多矣。

調經用方

苓附四物湯　生地　當歸　川芎　白芍　香附　黄芩

加丹參丹皮

十全大補湯　熟地　當歸　川芎　白芍　人參　黄耆

白朮　白苓　肉桂　甘草

補血湯　左歸丸

右歸丸　歸脾湯

七製香付丸

香蘇散合芎歸湯　香附　蘇葉　陳皮　當歸　川芎　甘草
加丹參淮膝
茯苓補心湯　除淮地加香附
四心湯
小溫經湯　熟地　當歸　川芎　白芍　白朮　砂仁　香附
小茴炒　黄芩　羌活　白芷　桂枝　柴胡　只殼　甘草
姜引　若血氣刺心腹痛難忍者加元胡索干漆炒五分
補血湯合參附湯　熟地　當歸　川芎　白芍　陳皮　茯神
棗仁　五味　麥冬　梔仁　人參　熟附　甘草
十四味建中湯　人參　黄芪　白朮　白苓　熟地　當歸

川芎　白芍　半夏　麥冬　肉桂　茯苓　熟附　甘草

舉元煎　黄耆　白术　升麻　甘草

補元煎　人参　淮藥　熟地　當歸　束皮　杜仲　枸杞

甘草

八物湯即八珍湯

知柏地黄湯　除枣皮用當歸加丹参香附

十全大補湯　加熟附砂仁

理中湯　人参　白术　干姜　甘草

補中益氣湯　人参　黄耆　白术　當歸　陳皮　升麻

柴胡　甘草　加白芍酒芩

調中益氣湯　人參　黃耆　蒼朮　木香　陳皮　升麻
柴胡　甘草　加浮風白苓
防風除濕湯　防風　白苓　蒼朮　陳皮　厚朴　半夏
甘草
大補血湯　熟地　當歸　川芎　白芍　人參　茯神　棗仁
麥冬　陳皮　梔仁　五味　甘草
阿艾四物湯　熟地　當歸　川芎　白芍　白朮　黃芩
阿膠　砂仁　香附　艾葉　粳米煎　加炙耆炙草
地黃湯　熟地　淮藥　白苓　棗皮　澤泄　丹皮
逍遙散　當歸　白芍　白朮　白苓　柴胡　川朴　薄荷

姜引　加丹参丹皮麥冬

柴芍地黄湯　即地黄湯加柴胡白芍　加丹参麥冬

左歸飲　▽　右歸飲

黄耆六君子湯　人参　白术　白苓　半夏　陳皮　黄耆

甘草

胎產扼要

內經曰婦人陰搏陽別。謂之有子。又曰手少陰脉動甚者。妊子也。脉經曰妊娠初時寸微小。呼吸五至。三月而尺數也。脉滑疾。重以手按之散者。胎已三月也。脉重手按之不散。但疾不滑者。五月也又曰三部脉浮沉正等。按之不絶者妊娠也。又曰寸微關滑尺數流利往來雀啄者，爲有姙也。又法姙娠四月，欲知男女，左疾爲男，右疾爲女，俱疾爲生二子。又法尺脉左大爲男，右大爲女，左右俱大産二子。大者如實狀。婦人懷姙離經，其脉浮，設腹引腰痛，爲欲生也。俱離經者不病。又法婦人欲生，其脉離經不同常度，如昨大今小，昨緩今數之意。半夜覺，日中則生。婦人已産，脉宜小實，沉細緩滑微小，忌浮虚實大弦急牢緊。此皆姙娠之脉要，學者所當切究也。若其診治則方書可攷。書云胎前清熱與養血，月分依經善調變。一足厥陰二少陽，三四包絡三焦洪，五脾六胃七肺經，八手陽明成數究，九腎十膀神氣完，半産須防三七月。又曰胎前必先以安胎爲主，驅邪次之。蓋胎固則病自安，邪退則病自痊。予覽斯言，何其切而當歟。然女子善懷憂疑易起。故嘗有子懸、子氣、子腫、子煩、子嗽、子淋、子癇瘖惡阻、轉胞、胎漏、墮胎之見。種種惡狀怪候，皆由七情之火而妄動。五味之偏而不節耳。甚則縱勞縱慾，任性任能，耗散元陽，虧損真陰。若不審其虛實，明其表裏，妄投發表，妄施攻伐，其不致殺人也幾希。故善治者，但見其胎氣不和，湊上胸腹，心脇俱疼者，名曰子懸。必右寸實大，左關不足，宜紫蘇飲加生薑，或參术湯。妊娠數月以來，雙足浮腫，或流黃水，喘悶不食者，名曰子氣。此任脉素受風邪，兼抑鬱感寒，必右寸沉實，宜天仙藤散加白芩。胎中挾水，遍體浮腫者，名曰子腫，必右關浮虛，土不制水，宜六君湯除半夏甘草加桑皮、淮藥。受妊五月，心驚膽怯，煩悶不休者，名曰子煩，必左寸洪實宜竹葉湯或麥冬湯不時咳嗽由邪火上冲名曰子嗽必右寸有力宜紫菀湯加淮藥沙參房勞虛損觸動相火小便淋澀者名曰子淋必左關虛怯左寸洪數宜安營散除木通加淮藥杜仲偶受風寒角弓反張口流涎沫昏不知人名曰子癇必左肝腎虛弱兩寸洪旺宜八物湯除地黃加粉葛防風或羚羊角散受姙三五月忽失音不語名曰子瘖此胞絡系絕不須服藥分娩後自能言語受姙一月飲食不納噦嘔頻作者名曰惡阻必肝脾兩脉浮數而滑此穢惡之氣留住子宮而胃中痰火冲溢上焦俟百日內自安宜二陳湯加黃芩酒炒胎壓一邊臍下急痛小便欲出不出者名曰轉胞必左關尺弱右肺脾虛宜參朮飲除半夏加淮藥杜仲

受姙數月不時血來名曰胎漏必右寸浮虛左肝腎微弱宜聖元煎加阿膠淮藥杜仲或阿艾四物湯加炙耆艾蛤粉碎酒炒受姙三月而胎下或七月而胎下名曰墮胎必右關尺衝任兩脉浮數而弱兩寸浮數無神由於滿火日熾真陰虧損故也宜千金保胎散加熟地當歸麥冬熱甚者芩朮湯蓋婦人天癸未行屬少陽既行屬厥陰已絕屬太陰胎產之病治厥陰者是祖化之源也切不可汗下利小便也汗則痞滿下則傷脾利小便則亡津液尤宜禁忌飲食少於房事其胎平安矣

凡胎前宜以和氣飲爲主　左肝腎虛重用淮藥杜仲

胎前用方

紫蘇飲　當歸　川芎　白芍　人參　陳皮　蘇葉　腹毛
甘草　姜引　一方有香附無人參
苓朮湯　黄芩　白朮
天仙藤散　天仙藤即青木香酒拌略炒　蘇葉　陳皮　香附　烏藥
木瓜加　甘草　姜引　或加蒼朮
六君子湯　加桑皮淮藥去半夏甘草
竹葉湯　白苓　淨風　麥冬　黄芩、人參　竹葉　五尼煎
麥冬湯　白苓　淨風　麥冬　黄芩　竹葉
紫菀湯　紫菀　天麥　桑皮　杏仁　吉根　竹茹　甘草
加淮藥沙參

安榮湯　人参　當歸　麥冬　細辛　滑石　木通　灯芯
甘草　除木通加淮藥杜仲
参术飲　熟地　當歸　川芎　白芍　人参　白术　半夏
陳皮　甘草　姜引　除半夏加淮藥杜仲
八物湯　熟地　當歸　白芍　川芎　人参　白术　白苓
甘草　除熟地加淨風粉葛
羚羊角散　當歸　川芎　白苓　茯神　米仁　甘草　杏仁
羚羊角　枣仁　加皮　淨風　獨活　木香　姜引
舉元煎　黄耆　白术　升麻　甘草
阿艾四物湯　熟地　當歸　川芎　白芍　白术　黄芩

阿膠　砂仁　香附　艾葉　粳米煎

一方加蒲黃炒陳皮杜仲鹽水炒續斷甘草去艾葉

千金保胎散　熟地　當歸　人參　白术　陳皮　黃芩

香附　續斷　杜仲鹽水炒　一方惟用續斷杜仲二味爲末

糊丸山藥爲糊　一方去人參加砂仁川芎阿膠艾葉益母草

棗肉爲丸

二陳湯　陳皮　半夏　白苓　甘草　加黃芩酒炒用

小兒診法

小兒非無脉可診。虛實不易定耳。不若以指紋之可見者。與面色病候相印証。此望切兩兼之意。按十二經脉始於太陰肺其支者。

從腕後出食指之端。以交於陽明大腸脉。即此指紋是也。夫指紋與寸關尺同一脉也。但由旁支。脉体差小耳。若神明於用。則與寸關尺互相印證。而又聞聲察色。其病情自可得矣。稽古內經。乳子之病有二。曰病熱。曰中風。病熱之脉宜浮。洪忌沉細。中風之脉宜實大忌急數。若大而緩。乃胃氣存而邪氣退。則在所不忌。此經訓言簡意切。總括無餘者也。然小兒自彌月以至三歲。診之爲難。故宋孝子錢仲陽。乃始明指紋之法。以食指分爲三關。第一節寅位爲風關。第二節卯位爲氣關。第三節辰位爲命關。位則自上而下。邪則自淺而深。証則自輕而重。紋見寅關。邪氣初入。紋見卯關。邪氣正盛。紋見辰關。邪氣充盛。設透關射甲。則邪無所容。如亢龍之象矣然紋之所見總以活動紅潤爲吉滯澁黑黯爲凶不得徒執衛上辰關遂爲不救耳且又當以浮沉分表裏紅紫辨寒熱淡滯定虛實如指紋紅黄隱隱乳子無病之診指紋若浮邪尚在表速宜疎散指紋若沉邪已入裏但淺而半沉往來寒熱則邪倘在經治宜解肌瀉火甚深而極沉則邪已入府急須攻下救裏倘見身熱猶以風藥治之此病在内而治其外不特邪不能服適足燥其陰血愈增其困也如指紋紅鮮由血滯也此實邪初入皮毛之應無論内寒外熱初病久病一見此紋總以寒証施治若紋色淡變中氣弱也淡而兼紅虛寒之應也惟紋見深紅由實閉汗孔腠理不通寒化爲熱矣其然變經絡紋必見紫紫爲熱盛千古定論也

至於肝胆受邪，指紋必青，此傷風候也，但可以風熱目之，不可云驚風以誤人。如紫而兼青者，是爲傷食，蓋飲食有形之物，阻抑中焦，運遏脾氣，不能宣布，故風木乘其困而侮之，所以痰氣上逆也。疎通運滯，令其流利，則病愈矣。惟青而兼黑者，此風痰實熱，固結中焦，脾氣抑鬱之至，急宜攻下，庶有生機，誤認驚風，百無一救耳。若夫小兒稟賦陽虛，面色㿠白，唇舌淡瑩者，指紋四時皆淡，即有病之時，亦止淡紅、淡青、淡紫而已。淡紅爲虛寒，淡青爲虛風，淡紫爲虛熱，無論新病久病，總歸於虛，切勿誤投攻伐，致成莫救。如指紋濇滯，全無活潑流利之象，此由飲食風熱相搏，是爲實證，急宜蕩滌，去其菀莖，則可愈也。若三關純黑，推之不動，或硬如木直，或間如黑子。最危最惡。不可治矣。若其紋形主病。皆可詳推。如紋入掌中。則爲腹痛。知掌心爲包絡所主。知胃之大絡入心。則知治法矣。至若紋如彎弓。內外有別。彎向中指爲內。此外感風寒。治之猶易。惟彎向大指爲外。此內傷飲食。治之稍難。其有紋形如水字者。此食塡太陰。阻塞中焦。陰陽之氣。不得升降。治之宜宣通也。此皆診視指紋之切要也。然小兒診法。尤有要焉。夫內經以大小緩急診視小兒。亦浮沉遲數之意。蓋大卽浮洪類也。小卽沉細類也。急卽數。緩卽遲也。不若易以浮沉遲數之爲得乎。再以有力無力。辨其陰陽表裏寒熱虛實。此至顯明。至平易。至確當。誠診視小兒不易之妙法也。第手腕短促。惟以一指候之。誠非易易事。然保赤之道亦在心誠求之而已矣茲採明白易曉者四條錄之以示爲準則如脈之主病浮脈主表病在外沉脈主裏病在內遲脈主臟病爲寒數脈主府病爲熱四至五至爲遲爲不足浮遲外寒沉遲內寒有力實寒無力虛寒此一要也又如脈之主證浮而有力爲風熱無力爲陰虛沉而有力爲痰食無力爲氣滯遲而有力爲痰痛無力爲虛寒數而有力爲實熱無力爲瘡瘍此一要也又如脈證之有虛實浮洪壯熱表之實也浮濡大汗表之虛也沉而有力痰凝食滯結於裏也沉而無力氣滯於中不運化也遲主虛寒諸痛多實數主實熱瘡瘍多虛此亦一要也又如脈證之有宜忌脈浮身熱陽邪居表應從汗解如沉細身涼則無論表裏不堪攻伐凡

面腮紅、大便秘、小便黃、渴不止、上氣急、足心熱、眼紅赤，七者皆屬熱証，忌用溫補。面㿠白、糞青白、肚虛脹、眼珠青、吐瀉無熱、足脛冷、睡露睛，七者皆屬寒証，忌用清涼。此亦一要也。凡此指紋脈証，皆小兒診視之切要，學者所當熟識也。按此而精求治法，則左右逢原，自可得心而應手矣。

痘位脉証總要

小兒出痘，自頭面以及周身，各有藏府所屬部位，治者須詳察部位以定吉凶。如額先見點者，是毒發於心也；頦先見點者，毒發於腎也；左頰先見點者，毒發於肝也；右頰先見點者，毒發於肺也；鼻先見點者，毒發於脾也。項背腰臀足踹，太陽經所屬也；頭顱肩脏胸乳牙齦陽明經所屬也左右頷角耳前腋脇少陽經所屬也中脘兩肘四肢太陰經所屬也臍腹手足心內廉足跟少陰經所屬也頭項小腹男婦陰器厥陰經所屬也至於包絡乃周身脂膜之絡聯屬百骸藏府者也周身發痘俱從此出故無一定部位也凡痘瘡手足常要和煖不宜太熱大寒寒熱太甚則水火偏勝而殘矣如病人六府閉結狂妄煩躁口乾作渴其脉洪數沉緊者寔也手足熱本病也若手足冷陽極似陰謂之陽厥下之勿疑宜承氣化毒湯或曾經吐瀉其脉沉細微弱者虛也手足冷本病也若手足熱乃陰極似陽謂之陰燥宜補之回陽化毒湯溫之此痘之大要也至其間變態錯出臨証察脉用藥施治要在人之神而明之

已耳。若夫水痘似正痘外候面赤唇紅眼光如水咳嗽噴嚏涕唾稠黏。身熱二三日始出。明淨如水泡此發於脾肺二經由濕熱而成也。其顆易脹易靨。不似正痘之漿難滿而痂難收也。若溫之則痂亦難落。變成爛瘡。切忌薑椒辛辣並沐浴冷水犯之則成瘡疥水腫。自始至終。惟小麥湯為準。此又不可不辨者也。

麻疹証治總要

麻疹乃胎元之毒。伏於六府。感天地陽邪火旺之氣。毒起於胃。熱流於心。終始之變。腎則無証。藏府之傷。肺則尤甚。初起之候。咳嗽噴嚏。鼻流清涕。眼淚汪汪。兩胞浮腫。身熱二三日或四五日。如見點於皮膚之上。形如麻粒。色如桃花。間有類如痘大者。此麻疹初發之狀也。胃脉浮洪者。加減升麻。心脉浮洪者加減凉膈。肺脉浮洪者。加減荆防敗毒。凡麻疹出貴透徹。宜先用升發使毒盡達於肌表。若過用寒凉。多致毒氣內攻。喘悶而不可治。若已出透者。又當加清利之品。以去餘熱。庶免疹後諸証。麻疹屬陽邪。熱甚則陰分受傷。血爲所耗。而出沒之後。須以養血爲主。可保萬全。此首尾治疹之大法。至於臨時權變制宜。亦惟神而明之而已。若夫癮疹法脉則又當辨。癮疹者。乃心火灼於肺金。又兼外受風濕而成也。發必多癢。色則紅赤。隱隱於皮膚中。故名癮疹。俗名風丹。其脉六部浮大。浮爲風虛。大爲氣強。強者熱也。風熱相搏。必成癮疹。身體爲癢。癢者肌虛熱氣外薄故也。經曰。泄風盖諸癢爲虛。血燥不榮肌腠故癢也治法先用加減羌活散疎風散濕繼以加味消毒飲清熱解毒表裏清而疹自愈耳至若班與疹又宜辨也輕如蚊點爲疹重若錦紋爲班疹爲風邪發於太陰肺經客於皮毛班爲熱毒發於陽明胃經藴於肌肉表裏藏府治法天淵夫疹爲風邪法當宣揚大忌苦寒遏其宣發班爲熱毒法當清火大忌溫補助其毒勢若其陰証發斑其脉微其色淡紅隱隱見於肌表者此胃氣極虛誤服寒涼立見危殆矣此皆醫之切要所關學者能勿思臨証之宜細審哉

附方羌活散　羌活　前胡　薄荷　防風　川芎　只殼　吉根　蟬退　連翹　甘草　赤苓　姜引

加味消毒飲　荆芥　防風　牛子　升麻　甘草　赤芍　山查　連翹

小兒徵病說

驗諸小兒病症一歲二歲臟氣未滿者固不可以診定三歲四歲血氣靡定者亦未可以脉論務宜察面鼻部位以所現之氣色而辨別虛實邪正然面上部位當依靈樞所指黃帝曰庭者首面也指天庭穴管頭面事也闕上者咽喉也指稍下天庭分許管咽喉中也闕中者肺也指又下闕上分許在眉尖之上管肺與胸中事也下極者心也指在兩眉尖中間名曰印堂乃心經離陽所主管胸膻膈中事也直下者肝也指又下印堂分許在山根年壽之間管腹中事也肝左者膽也謂膽寄於肝故附徵於肝部之旁也下者脾也指準頭又曰明堂乃面王也管脾胃及諸臟之善惡也方上者胃也指附於準頭之旁內即鼻隧迎香乃胃家善惡之應也

中央者大腸也指人中管大腸也夾大腸者腎也指上口唇上乃
人中之兩旁左管左腎右管右腎也面王以下者小腸也指人中
上截鼻間之間管小腸也當腎者膀也指在口唇下承漿上乃膀
胱子處之應也徵氣之色有六青爲肝氣赤爲心氣黄爲脾氣白
爲肺氣黑爲左腎氣紅紫爲右腎氣青欲如蒼璧不欲如藍赤欲
如白裏褁朱不欲如赭黄欲羸裹雄黄不欲如黄土白欲如鵝羽
不欲如鹽黑欲如漆色不欲如地蒼紅欲如珊瑚不欲如凝朱大
凡各色現於部位以相生相旺者爲順如脾部得紅黄色肺部得
豕膠之白色肝部得翠羽之青色心部得雞冠之赤色左腎部得
烏羽之黑色右腎部得石榴之紅色是其正也以相尅相戰者爲

逆如脾部得青黑色肺部得赤青色肝部得白黄色心部得白黑色左腎部得黄色右腎部得丹紙之色是其逆也生旺者吉逆克者凶理則然也若五色主病大概可推青爲感冒風寒重青爲傷風青白爲傷寒青黑爲陰寒黑滯爲寒痛孤黄獨赤爲欲痙沉濁雜紫爲傷食紅黄隱隱爲無病紅黄氣深爲胃寒上下脣俱帶紫紅色似腫而厚者爲真陽上浮虚症必壯熱渴汗宜於養陰隊内大補真陽以生元陽如口脣紫色更加腫而枯燥者此則不惟真陽浮越且兼脾元損傷津液不潤可知急宜大補真元加入生津補液方是正治若誤認作陽症清之凉之及敷臍退熱等法必致不救矣如上下脣口俱帶紅氣潤如常面上臟腑部位别無青

黑氣色此爲火旺胃寔可攻可伐可清可瀉者也凡小兒總宜氣色隱隱紅黃爲得胃氣神氣所養又有一種同經異治最難用藥後先標本尤宜精究如下脣所現之氣或青或白或紅紫而枯燥者皆是火浮脾虛而上脣薄帶紅黄真氣此係胃寔火旺見其下脣所現是色法宜先補脾家臟真必俟脾氣強壯方可清解胃熱庶免以輕變重若見下脣所現是氣卽於補脾隊內畧加清胃之品一舉而兩功並收其餘肝虛胆實肺虛大腸實心虛包絡實左腎虛膀胱寔右腎虛小腸寔俱宜倣此以消息之至於手上關筋之虛寔與面部氣色無異同看法將小兒食指側面正筋分作三截以左手近指甲一頭辰內候膻中正卯位候心卯內候胆正寅

位候肝寅內候腹中近虎口一頭以入掌心橫紋正位候左腎以右手食指側面正筋候胸肺正位候脾內候胃正位候右腎俱宜以氣色善爲腑寔腑寔其病在合以色惡氣善爲腑困腑困其病在裏以氣色俱惡爲臟虛臟虛其病在神凡氣色以青淺爲外邪深黑爲臟愆浮粗爲外感沉散爲不足紫滯爲傷食青白爲多痰赤潤爲火毒紅紫爲痞積血色不冲和爲氣滯推之欲其活動如輕雲之過太虛推後喜其聚斂若霓虹之沉水底總以抓得動爲活不動爲死抓來而間或凝結如珠亦危此其要也其餘病症與大人治療無異獨於驚風一症原無經旨皆後人因象取名妄擬混呼由是訛以傳訛謬增症治耳夫驚者駭也恐怖也懵然觸其

不備之謂也前哲云小兒陽常有餘言其氣浮而暴非真陽有餘乃氣躁也小兒陰常不足言臟元之未滿非真陰不足也故小兒因臟腑神氣不固心怯胆小偶睹奇形怪像冥聞驟震大呼以及雞犬牛馬之奔馳能令小兒致驚驚則真元恍惚寤寐不寧作熱作搐恐挾外感即於養臟安神隊中兼帶發散自愈如無外感則取大人寧靜之精神安鎮小兒擾攘之氣魄所謂同氣相求以爲翕聚之機也溯諸本自今人所云急驚即傷寒門中剛痙剛痙原係陽症起於淫邪侵犯腑合發熱口渴手足抽掣角弓反張形狀類風宜遵正治有風治風見痰治痰發熱退熱畏寒除寒暑通者須於剛痙條内節取祖方治之今人所云慢驚即傷寒門中柔痙

柔痙本屬陰症因於胎元不足有發熱不發熱者有口渴不口渴者反張抽掣較剛痙差緩宜遵反治急須分經溫補先救臟真則痰搐寒熱可不治而自愈矣間有內外並因須要微存寒熱風痰不可盡徹必俟臟氣大回凶症悉減方可更變去之今人所云慢脾即傷寒門中亡陽壞症筋惕肉瞤是也明見机兆一至急取四將四逆或真武等湯救之凡治真元衰憊要在病症未及全現之先庶可挽回千百中之一二如病盡發而後葯之勢必萬無可及矣至有吐泄並作非關陽腑嘔泄者更宜急補火土間有半陰半陽病症夾雜者亦宜穩守陰盡回陽方可更行清涼以盡拔病本耳又有一種小兒胎元充足臟氣強旺生來面部闕筋氣色俱善

縱冐重感均屬淫邪暴病如果僅在合分皮毛血肉骨絡之間尚與臟腑無咎不可亂投葯餌恐其引邪入內宜遵推拿之法即安但或氣色不善不可妄推臟氣若經推散病勢頓劇卒難生聚慎之慎之列圖於左以便需用者之採擇焉

小兒正面圖

男重揉大陽發汗
女輕揉大陽止汗

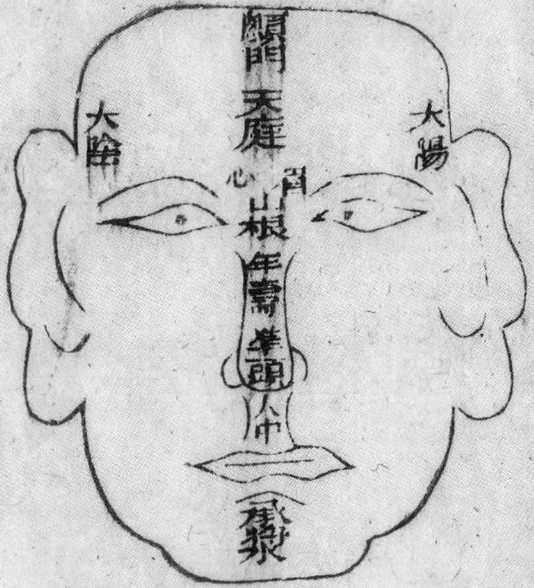

女重揉大陰發汗
男輕揉大陰止汗

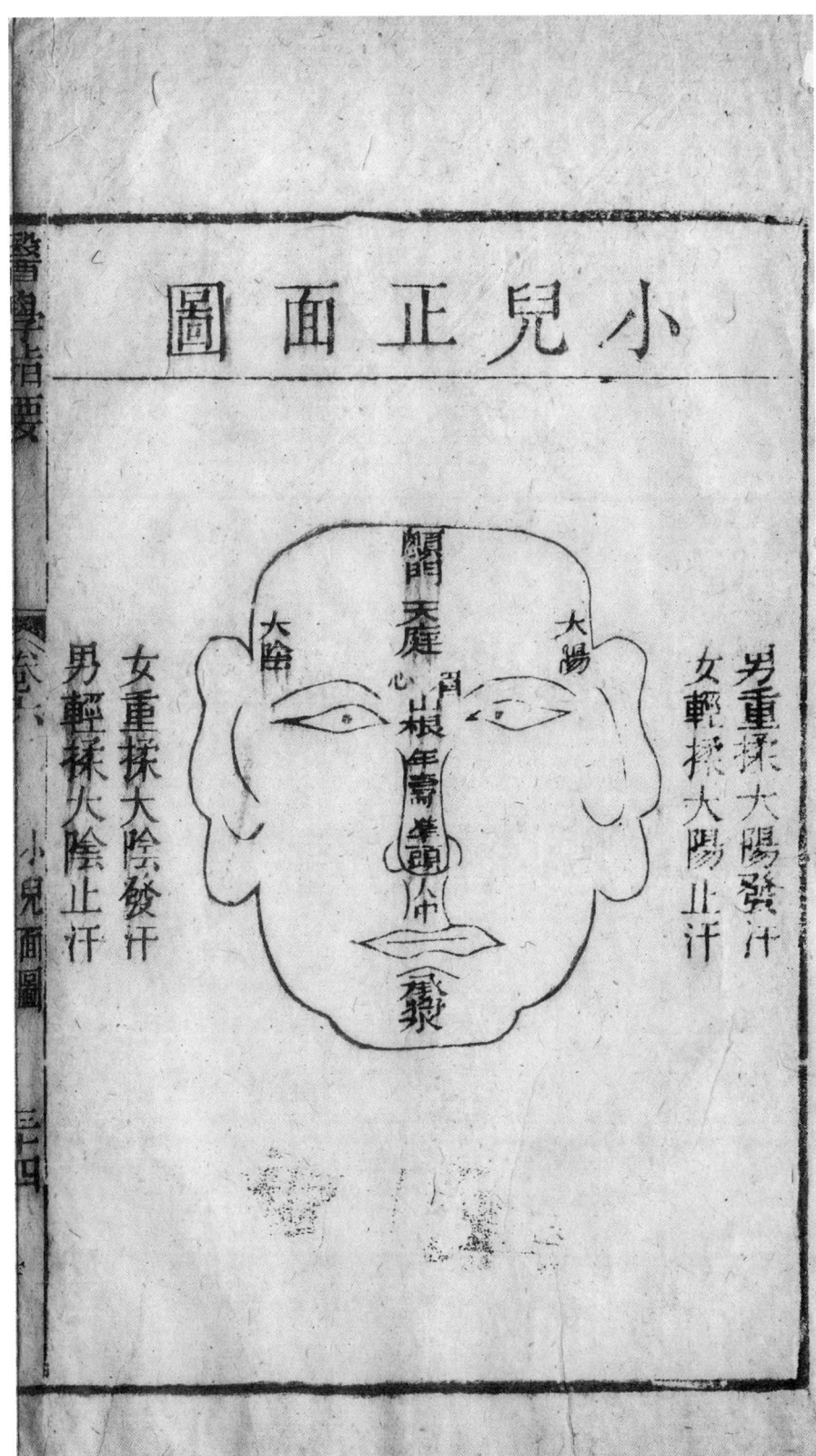

推法先取生姜水葱搗碎巾裹揪出自然汁三盞煖熱用二大拇指醮汁先從眉心雙推二十四下次從眉心分推左右至太陰太陽九下次從天庭去法下至承漿各穴掐一下以代鍼法更於太陰太陽二穴或發汗或止汗次將兩耳下垂尖掐而揉之次將兩手捧頭而搖之以順其氣次看寒熱向手推三關六腑運八卦分推胸口並揉臍揉委中畢再揉井肩至於別穴看症再加揉法

手掌正面圖

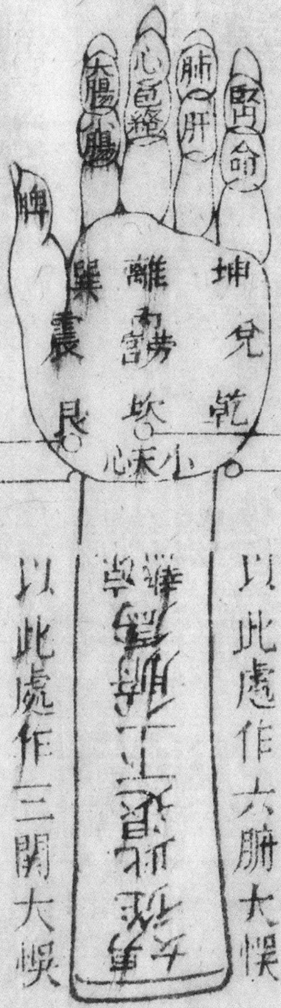

男左手掌上推。推往上爲清

女右手掌上推。旋推爲補脾

熱則旋推從坎入艮

精灵對拿除咽喉痰响

以此處作六腑大悞

以此處作三關大悞

威灵對拿哭則生不哭則凶再看採肺穴

寒則旋推從艮入坎

推三關退六腑運八卦男女俱在左手以男左女右分論大悞。

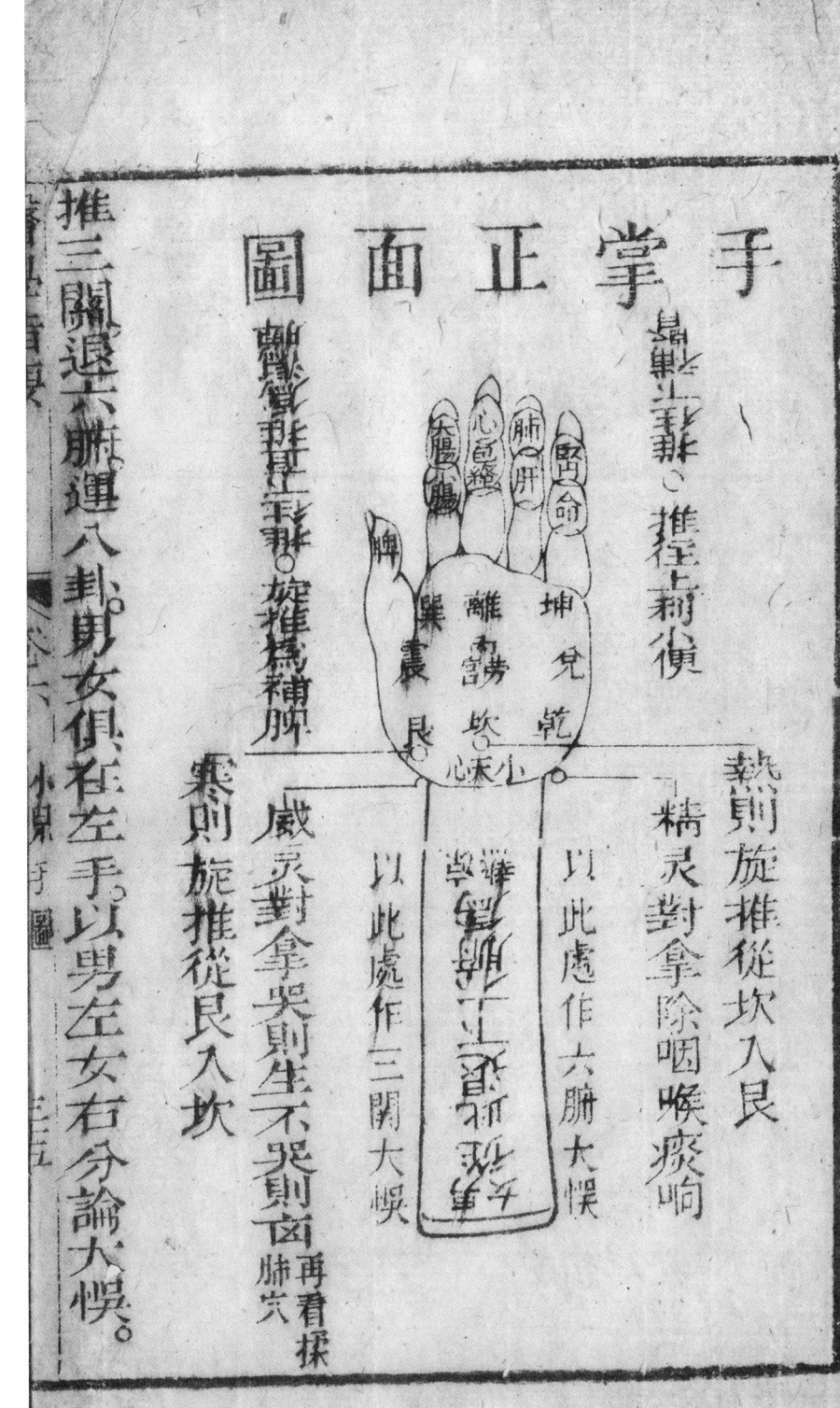

推法以兩手握兒手，將兩大拇指在兒手總筋中分推，各往側邊去。

手掌正面圖

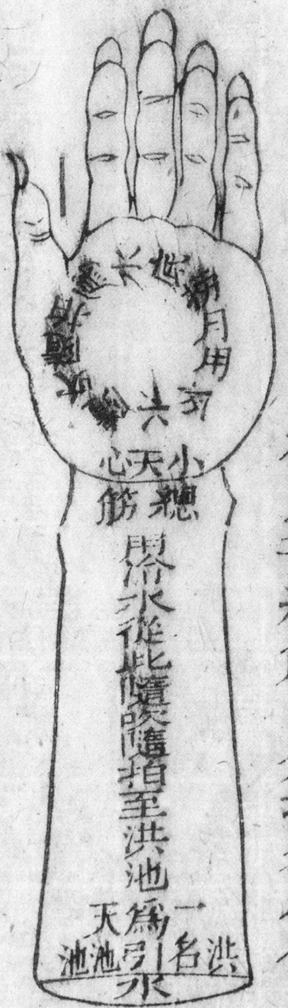

兒眼翻上者，將大指甲在小天心向掌心一掐，即平。又眼翻上者，將大指甲在小天心向總筋一掐，即平。

凡推上三關十下，必須退下六腑三下，以應之，宜輕。如退下六腑十下，當輕輕推上三關三下，以應之，庶爲補瀉得宜。

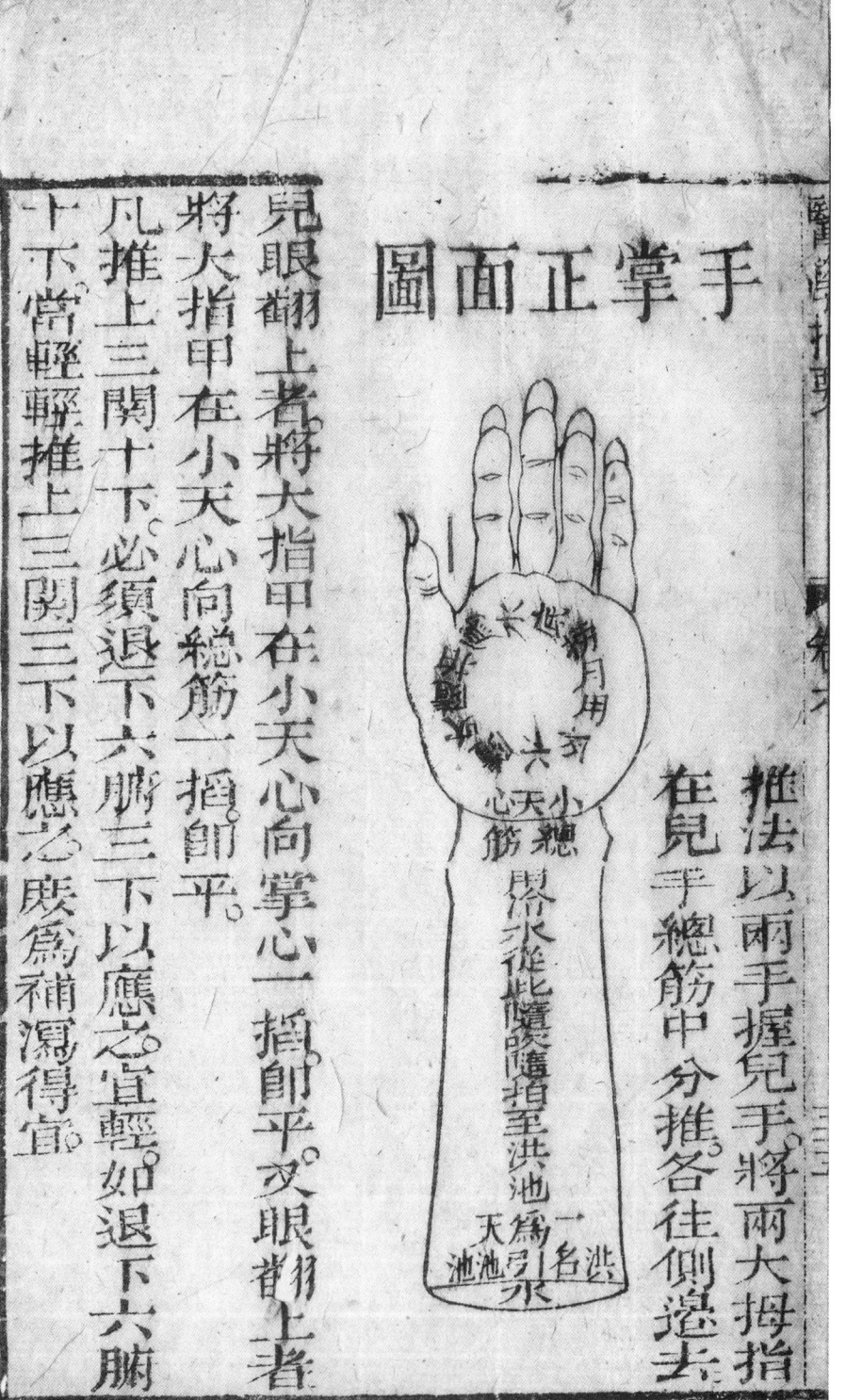

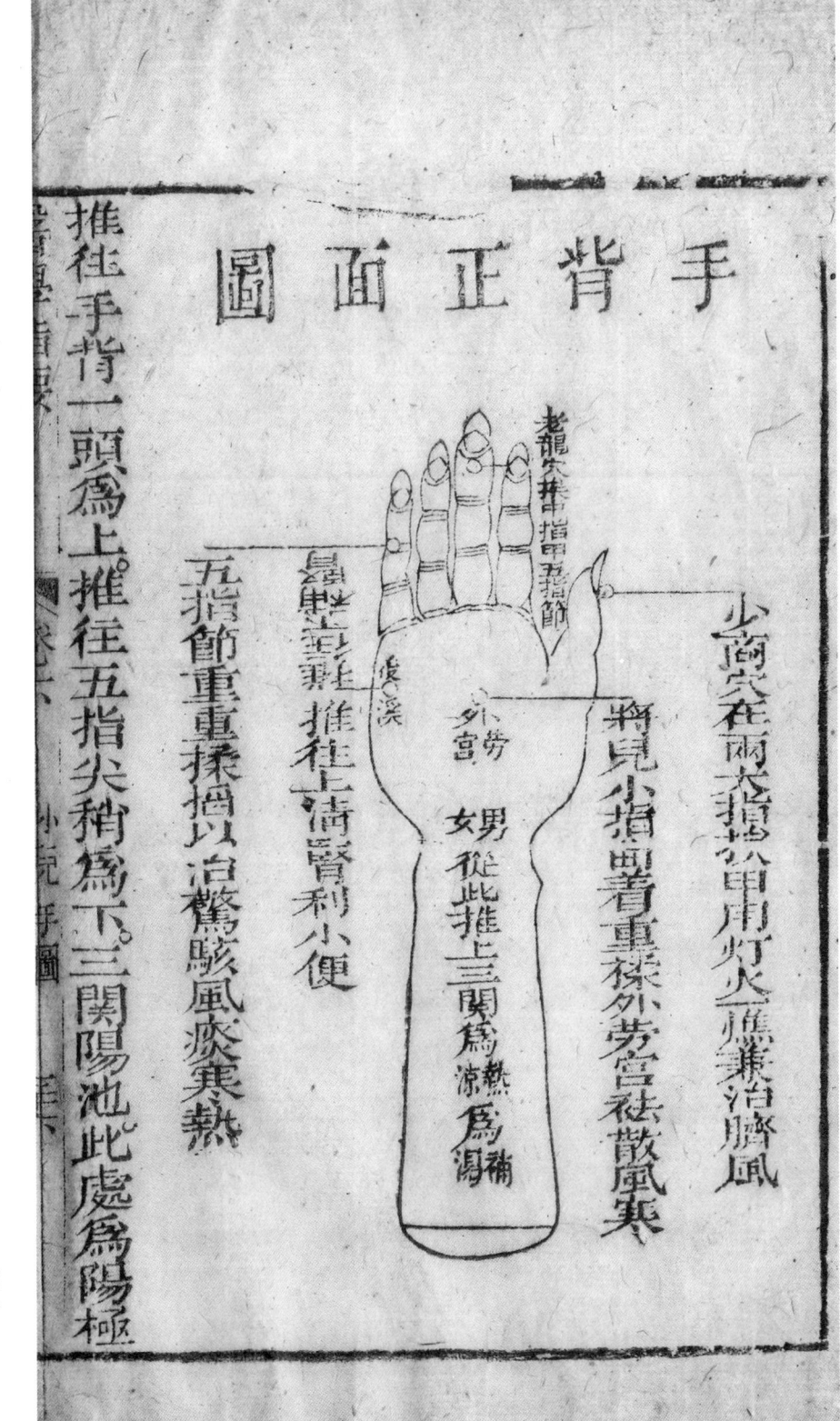

手背正面圖

少商穴在兩大指外甲用灯火一醮兼治臍風

將兒小指甲着重揉外勞宮袪散風寒

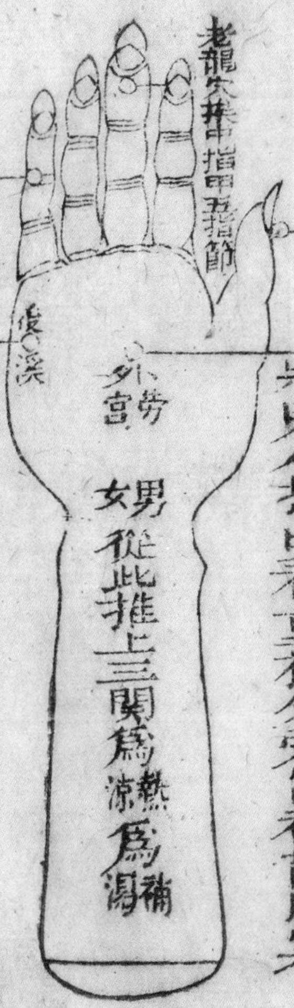

[illegible]推往上清腎利小便

五指節重重揉掐以治驚駭風痰寒熱

推往手背一頭為上。推往五指尖稍為下。三關陽池。此處為陽極陰生之地。女陰道。故從陰生處推上爲涼爲瀉。六腑陰也。此處爲陰極陽生之地。男陽道。故從陽生處退下。爲涼爲瀉。

訣曰。腎水一紋爲後溪。推上爲淸。下補之。小便閉赤淸之妙。腎虛便澁補爲宜。心肝脾肺四臟在上。故以推上爲補。推下爲瀉。腎臟在下。故以推下爲補。推上疏通水道。而小便自淸。故爲瀉。反此必推之不驗。

合骨虎口老龍三穴之圖

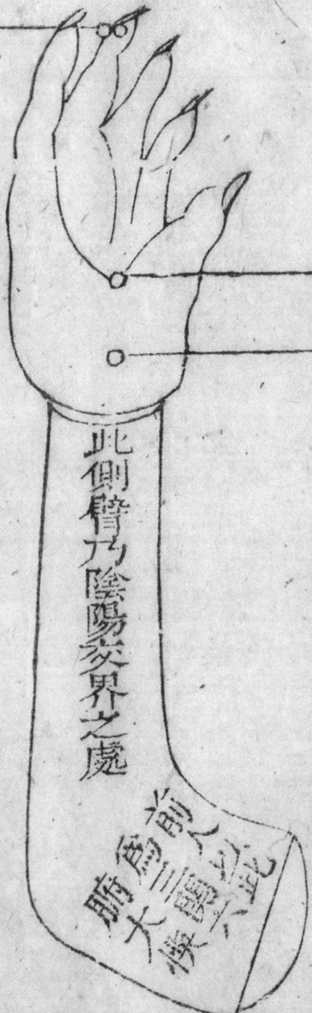

老龍穴於驚死時在精威二穴拿不醒再於此穴一掐知痛者生不痛者死可再向肺俞穴重揉以揉之

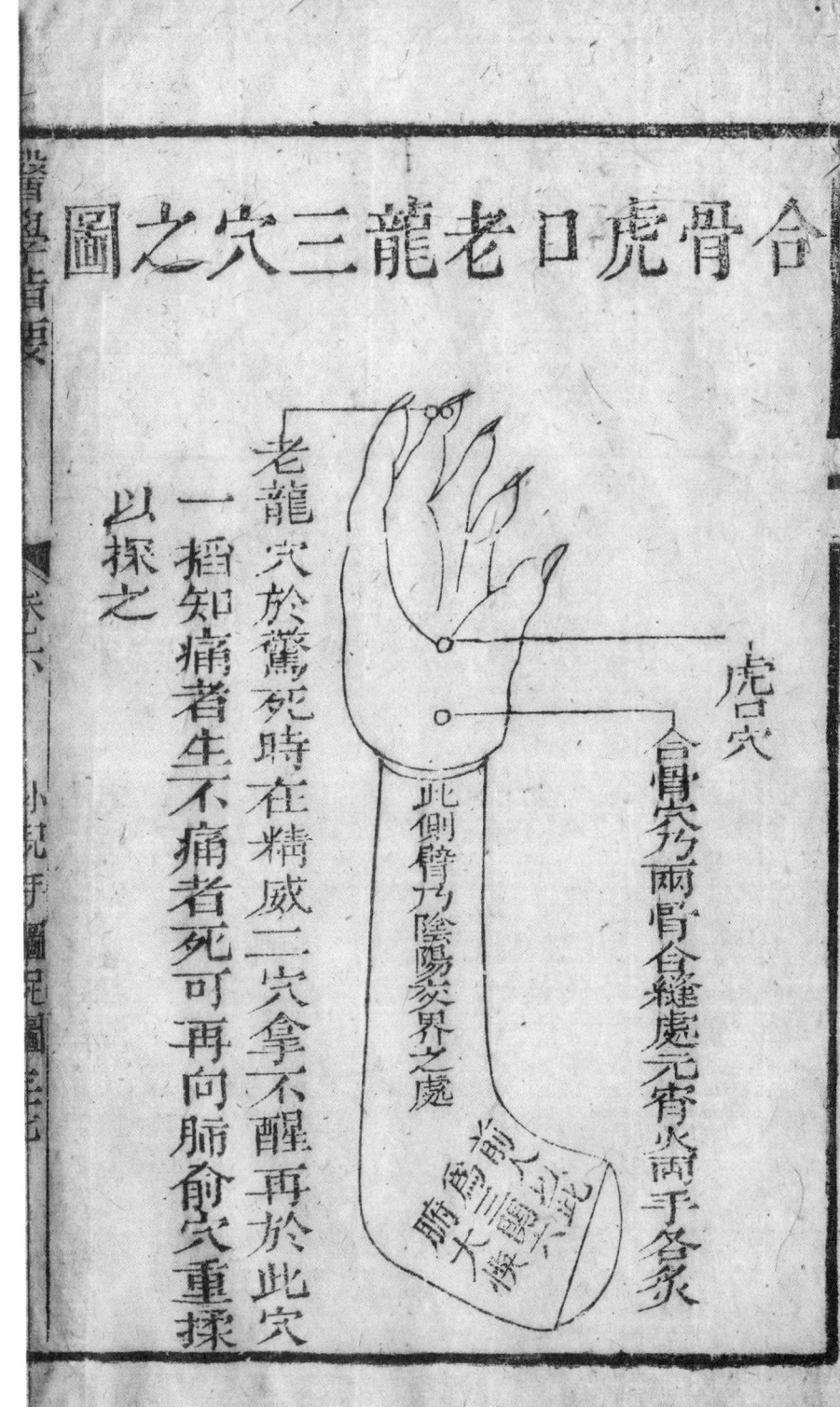

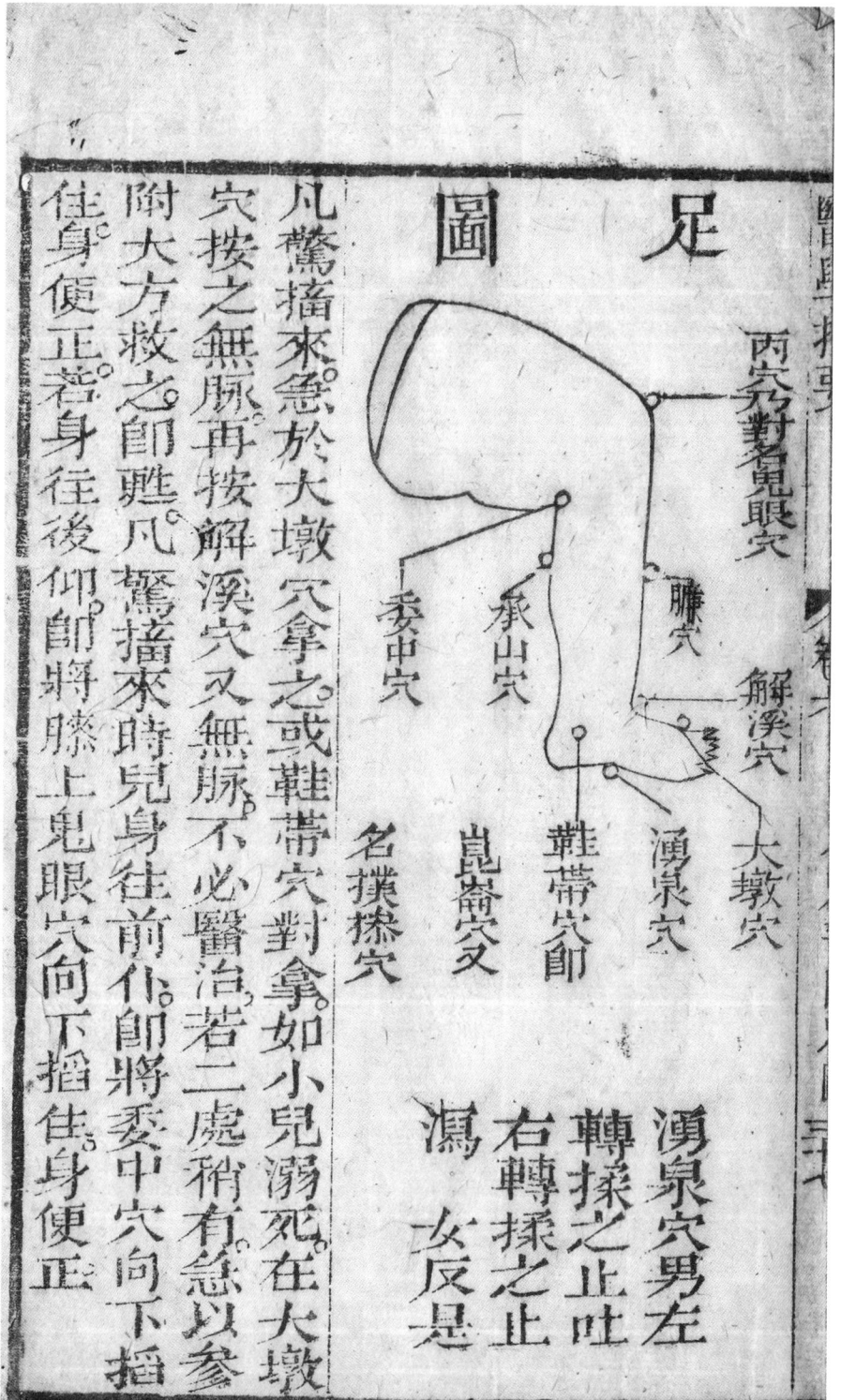

足圖

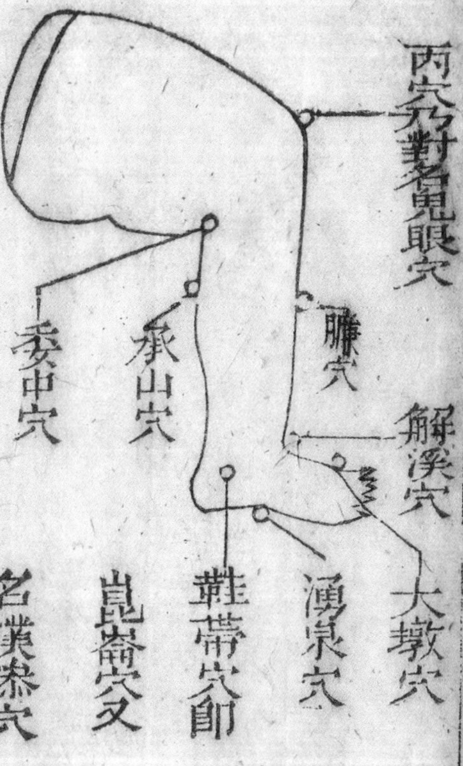

湧泉穴男左轉揉之止吐右轉揉之止瀉　女反是

凡驚搐來急。於大墩穴拿之。或鞋帶穴對拿。如小兒溺死。在大墩穴按之無脉。再按解溪穴又無脉。不必醫治。若二處稍有脉。以參附大方救之。卽甦。凡驚搐來時兒身往前仆。卽將委中穴向下掐住。身便正。若身往後仰。卽將膝上鬼眼穴向下掐住。身便正

望形色審苗竅

小兒惟以望爲主。問繼之。聞又次。而切則無矣。蓋望形審竅。自知其病。五臟之苗竅。形見於頭面之間。舌乃心之苗。紅紫。心熱也。腫黑。心火極也。鼻準與牙床。乃脾之竅。鼻紅燥。脾熱也。慘黃。脾敗也。牙床紅腫。熱也。破爛。脾胃火也。唇乃脾胃之竅。紅紫。熱也。淡白。虛也。如漆黑者。脾胃將絕也。口右扯。肝風也。左扯。脾之痰也。鼻孔。肺之竅。乾燥熱也。流清涕。寒也。耳與齒。乃腎之竅。耳鳴。氣不和也。齒如黃豆。腎氣絕也。目。乃肝之竅。勇視而睛轉者。風也。直視而不轉睛者。肝氣將絕也。以目分言之。又屬五臟之竅。黑珠屬肝。純是黃色。凶症也。白珠屬肺。色青。肝風侮肺也。淡黃色。脾有積滯也。老黃色乃肺受濕熱疸症也。瞳人屬腎。無光彩又兼黄髮腎氣虛也。大角屬大腸。破爛肺有風也。小角屬小腸。破爛心有熱也。上皮屬脾腫脾傷也。下皮屬胃。青色胃有寒也。上下皮睡合不禁。露一線縫者。脾胃虛極也。面有五位五臟各有所屬。額屬心。離火也。左腮屬肝。震木也。右腮屬肺。兌金也。唇之上下屬腎。坎水也。五臟裏也。六腑表也。小腸心之表。小便短黄澁痛心熱也。清長而利虛也。胃乃脾之表。唇紅而吐胃熱也。唇慘白而吐胃虛也。唇色平常而吐作傷胃也。大腸肺之表。閉結肺有火也。肺無熱而便閉。必血枯不可通。下脫肛肺虛也。胆乃肝之表。口苦肝旺也。聞聲作嚇肝虛也。膀胱腎之表。居臍下氣海之右。筋腫筋痛腎水之寒氣入膀胱也。面有五色。一曰紅。紅病在心。面紅者熱。一曰青。青病在肝。面青者痛。一曰黃。黃病在脾。面黃者脾傷。一曰白。白病在肺。面白者寒。一曰黑。黑病在腎。面黑而無潤澤。腎氣敗也。望其色若異於平日。而苗竅之色。與面色相符。則臟腑虛實無有不驗者矣。

臍風說

凡小兒初離母胎。時當以煖護為第一緊要。三朝內外。必須時時檢點。謹防臍風。如過一七外。則此症無憂矣。如小兒兩眼內角挨眉心之下。山根年壽之間。微起黃色。狀類雞肫裏之皮。則兒口含乳吞吃之間。必較先前畧鬆。此即臍風初起徵兆。急將兒左手小指曲着。蘸點姜葱熱汁。重揉外勞宮。隨用燈火於顖門眉心人中承漿兩手大指少商穴。每穴一灸。臍輪六灸。未落臍帶。卽於帶口燃之。或灸之。如臍帶已落。卽於臍心一灸。共十三灸。則風止寒散。而黃皮漸退矣。如過期治緩。則黃色侵入鼻準。而兒口緊撮。侵入人中兩旁。則拘急囊縮。侵入明堂。則舌強難乳。侵入天庭。則兩目直視。鼻孔黑煤而死矣。凡此、皆係初浴兒時、欠細心之故也。因其紮臍繩鬆。則兒之元氣、真血。俱從此處走洩。兼以拭水未盡。一經風襲。則生寒。風寒假氣血之玄關。而變爲坂廬之蹊逕。由臍入腹欝生頑痰。肝臟風木也。撓之則鳴。肝竅通於目。徵位應乎山根。故微黃、初發。起於目之兩內角。漸及山根之間。木病必逆傳於土。脾開竅於口。故黃色侵鼻。而口隨噤矣。土病必逆傳於水。腎之苗發宗筋。徵應在人中之兩旁。故黃色侵入。則囊縮矣。腎統周身筋骨。故現拘急。水病必逆傳於心。舌乃心之苗。徵應在明堂。故黃色侵入。則舌捲短縮。其火發越。故筋惕肉瞤。風火交煽。故燥擾不寧。閃撲呱呼。嚙舌嚼指。勢所必至。心病必逆傳於金。肺竅通於鼻孔。徵位應在天庭。若黃色侵入。則鼻孔黑燥。汗透如珠。金再逆回於木。肺傳之肝。則兩目圓直上視。六臟絕。六腑盡。九竅閉。筋骨弛硬而死矣。以上諸症。均係小兒臨危必有之候。不獨臍風爲然也。學者察之。

病須知機與大人可參

黃帝問曰。願聞病機何如。岐伯對曰。諸風掉眩。皆屬於肝。諸寒收引皆屬於腎。諸風膹鬱皆屬於肺。諸濕腫滿皆屬於脾。諸熱瞀瘛皆屬於火。諸痛痒瘡皆屬於心。諸厥固泄皆屬於下。諸痿喘嘔皆屬於上。諸振鼓慄如喪神守皆屬於火。諸痙項强皆屬於濕。諸逆衝上皆屬於火。諸脹腹大皆屬於熱。諸躁狂越皆屬於火。諸暴强直皆屬於風。諸病有聲鼓之如鼓皆屬於熱。諸病胕腫疼酸驚駭皆屬於火。諸轉反戾水液渾濁皆屬於熱。諸病水液澄澈清冷皆屬於寒。諸嘔吐酸暴注下迫皆屬於熱。謹守病機各司其屬有者求之無者求之盛者責之虚者責之必先五勝疏其血氣令其調達而致和平。又云黑色現於明堂大如拇指者其人必暴死。大明堂本屬心火正位黑乃左腎寒水真色今無故而逆加天庭必其入相火已損。不能發散寒邪。君火已傷。難於照伏陰翳。宜急施參附姜桂大方重投。至黑色收盡為度。庶令將滅之陽火復明。已動之寒陰歸位耳。凡醫診視病者。務必大燃火炬。將氣色二字睈音遲的。如遠觀面目鼻唇。紅明嫺灼。鮮艷可愛。而口渴壯熱。近覷皮肉肉氣。譟滯青恍。此係真陽浮越。純陰内急之機。宜用四將四逆遵法收之。十中可挽一二。若悞認作陽症。汗之下之。以除煩解燥。清之凉之。以止渴退熱。轉瞬必變氣喘痰鳴。頸大筋粗。肉瞤筋惕。手足抽掣。兩目圝矕。上𥇖呃逆而死矣。如遠觀面目鼻唇。黑滯黶黮。色惡不堪。近覷皮內肉氣。動隱紅黃濃曆。神安倦食懶言。此乃元真搏聚。雷斂龍伏。不過外感風寒。蘊蓄火毒。純陽之機兆也。急宜發散以除煩渴，攻裏而解燥熱，自獲安愈。若慣認爲虛妄，投參术，勢必病上加病，而致重篤矣。經曰：諸寒之而熱者取之陰，諸熱之而寒者取之陽，所謂求其屬也。其餘大小病症，無不各有机兆。如或面色青者，乃陰寒爲痛之机；面色赤者，真元外越之机；面色黑者，勞損之机；面色黃者，脾胃受傷之机；面黃色而鮮明者，胸中有留飲之机；鼻頭色青者，胸中有寒痰之机；鼻頭色微黑者，胸中有陰寒；鼻頭色黃者，脾胃有痰積；鼻頭色白者，病因亡血；鼻色紅活，鼻氣黃潤，乃是陽火生土；鼻色紫赤，鼻氣枯紅，即係陰火燥土。凡看面圖部位，青如翠羽，赤如雞冠，黃如蟹腹，白如豕膏，黑如烏羽，紅如石榴子，乃氣色俱善之生机也。若青如草滋，赤如衃血，黃如枳實，白如枯骨，黑如煙煤，紅如丹紙，乃色枯氣脫之殺机也。又以面黃目青、面黃目赤、面黃目黑者爲生机；面青目赤、面赤目白、面青目黑、面黑目白、面白目青者爲殺机。聲呼而手頻握者，肝病之机；時笑時憂而怔忡者，心病之机；歌唱而噦者，脾病之机；哭泣時欬者，肺病之机；呻吟戰慄者，腎病之机；聲音如向甕中言者，中濕之机；語言微小，後語似難接續者，氣奪之机；語言失謹，不顧廉恥者，神亂之机；語聲寂寂然，喜驚呼者，骨節間受病之机；語聲喑喑然不徹者，胸膈間受病之机；語聲啾啾然細而長者，頭腦中受病之机；首身先俯，欲言强仰，言未盡，聲中忽帶噯喃而側向者，腰腹股節間受病之机；聲中重濁者，痰病之机；鼻中言語者，寒病之机。語言蹇澀者。風病之机。語言疾憤者。火燥之机。語言斷續者。脾病之机。胸中悶亂者。嘔之机。腹內煩寃者。瀉之机。壯熱者。瘧之机。燥悶者。汗之机。眸睛恍惚。側覷上瞬。似無一守。矚物者。痰病之机。安眠。氣靜。徧體微熱。日重夜輕。狀似羸弱者。寒症之机。躁擾不歇。身半以上熱。身半以下冷。頭生瘡疽。喉舌腫潰。夜重日輕者。陰症之机。凡病初來。診其邪犯之所。如止在絡脈經脈。安靜。此犯腑之机也。治在腑。合即俗云腦痛救腦。脚痛救脚。其病立愈。如或脈止有浮無沉。錯亂參差。又或急硬堅搏。似棍如刀。病雖在腑。內淫犯臟之机已現。急早施補養。以救臟真。庶可保全。若誤作腑。合病治直逼邪氣之深入。速催臟氣之喪亡也。更有一種肌肥肉厚之小兒內氣光白外色紅艷體質豐而皮毛脆嫩貌雄偉而神曠黯默無精口角流涎沫沾衣襟即損此係痰胎先天生來火土不足三元禀賦欠充乃純陰僥惡之机傷比潤色尤甚非假參附姜桂拔盡本原陰毒病發即不治矣凡病無大小各有机兆學者不可不察之也

幼科扼要總論

幼科之病難而易幼科之疾易而難夫易者何蓋乳臭之子無所憂鬱無所斵損不過外感風寒內傷飲食而已又難者何痛痒不知寒熱不曉不過晝夜啼哭而已矧肌膚之柔脆腸胃之嬌嫩重寒不能投大煖重熱難以用清凉務要細觀其顏色詳察其證候

其庶幾乎若欲盡憑閲斷吾恐失之遠矣何也風氣命三關曰病在風關易治氣關亦要躊躇若通於命十難救濟予嘗見幼稚其無病而冲上命關者不知凡幾業今子復生予何竟無害也故雖有紫紅赤熱青驚白寒黃屬脾積黑中惡氣之斷而務要辨其外感內傷審其寒熱虛寔察眼目黑白之分明聽聲音輕重之嘹喨再睹顏色之黑白黃紫肌膚之肥瘦強弱尤審大便之緊鬆小便之赤白啼哭則辨其有淚無淚睡臥則看其眼閉眼開頭髮則喜密黑肌肉最忌肥重不可綿衣過煖肥甘恣食蓋幼稚陽氣既足陰血未全若過煖必損真陰恣食必傷脾胃此丹溪先生之大戒也故能辨內傷外感以察其寒熱虛寔則治療之法無餘蘊矣蓋

外感必流涕而咳嗽發熱翕翕不已手背熱大手心熱微外而畏風內而思食小便長而大便利者此外感也紫黑之體用荆防敗毒散或參蘇飲去木香或藿香正氣散熱大者或柴葛桂枝湯加白苓淨風肥白色者小青龍湯內除北味加白苓或金沸草散或半夏溫肺湯或麻黃附子細辛湯汗多補中益氣湯黃耆建中湯熱久不退者四神湯或十味人參湯或柴芍六君湯加粉葛四肢發厥而泄者名曰寒厥理中湯加附子白苓或七味白术散內傷飲食者肚腹脹大不思飲食小便混濁大便溏泄熱來乍大乍小手心熱大面色黃滯常有瀉泄不時嘔吐此內傷也通用藿香正氣散去腹毛加砂仁或不換金正氣散作嘔者藿香養胃湯去甘

草嘔兼泄者亦用養胃湯除川朴或附子理中湯加白苓或七味白朮散有寒均加桂枝健脾退熱者用參苓白朮散或四神湯四君子湯或柴芍六君湯加淮藥或黃耆六君湯蚘虫出者椒梅理中湯紫黑之體熱不退者荆防敗毒散加麥芽查肉或連翹敗毒散有汗而元氣虛者補中益氣湯加神曲白苓酒芍肥兒之體悉是痰象一概寒凉勿用初起桂苓甘朮湯或真武湯加桂枝重寒加北辛有熱暑加粉葛有濕防風除濕湯此乃辨内傷外感之大畧耳至若寔証虛証自形於外一望而知爲寔証者小便赤大便緊口弦紅眼眵多口渴甚飲水不休眼目純紅熱大如爐不欲言語皆寔証也虛証者大便常溏小便帶白口弦不紅眼無眵淚口

不渴。即渴飲水亦少。睡則眼開。熱來作大作小。面色光白。兩眼無神。此虛証也。啼哭無淚者。必有痛。髮黃面白者。盡爲痰。皆診治之切要也。而運用之妙。惟存乎一心耳。

幼科用方

荆防敗毒散　吉根　荆芥　淨風　白苓　川芎　只殼
羗活　獨活　柴胡　前胡　薄葉　姜引

參蘇飲　人参　白术　半夏　陳皮　前胡　只殼　吉根
粉葛　木香　甘草　除木香

藿香正氣散　藿香　蒼术　白苓　川朴　半夏　陳皮
吉梗　蘇葉　腹毛　白芷　神曲　甘草

柴胡桂枝湯　桂枝　白芍　柴胡　粉葛　甘草
小青龍湯　麻黄　桂枝　白芍　半夏　五味　干姜
北辛　甘草　除五味加白苓
半夏溫肺湯　半夏　陳皮　白芍　杏仁、五味　北辛
肉桂　干姜　甘草
金沸草散　麻黄　白芍　半夏　前胡　荆芥　旋覆花
甘草　姜引
麻黄附子細辛湯
補中益氣湯　人参　黄耆　白术　陳皮　升麻　柴胡
甘草　當歸

黄耆建中湯　白芍　肉桂　黄耆　甘草　姜棗引

四神湯　當歸　川芎　白芍　干姜

十味人参湯　人参　白术　白苓　白芍　半夏　陳皮

柴胡　黄芩　粉葛　甘草　姜棗引

柴芍六君子湯　人参　白术　白苓　半夏　陳皮　柴胡

白芍　甘草　加粉葛

理中湯　白术　人参　干姜　甘草　加熟附白苓

七味白术散　人参　白术　白苓　藿香　木香　粉葛

甘草　如無氣滯吐瀉則減去木香藿香

正氣散　去腹毛加砂仁

不換金正氣散　蒼朮　白苓　川朴　半夏　陳皮　藿香
甘草

藿香養胃湯　藿香　蒼朮　川朴　白苓　陳皮　草菓
半夏　炙草　烏梅　人參　又名人參養胃湯

參苓白朮散　人參　白苓　白朮　淮藥　米仁　蓮肉
砂仁　吉根　扁豆　甘草　姜棗引

四君子湯　柴芍六君子湯加淮藥

六君子湯　黃耆六君子湯

椒梅理中湯　人參　白朮　干姜　川椒　烏梅　甘草

荆防敗毒散　加麥芽山查

連翹敗毒散
補中益氣湯　加神曲　白苓　白芍酒炒
桂苓甘朮湯　肉桂　白朮　白苓　甘草
真武湯　白芍　白朮　白苓　熟附　甘草　姜引
加桂枝　重寒加細辛　有熱暑加粉葛
防風除濕湯　白苓　防風　白朮　藿香　陳皮　川朴
半夏　蒼朮　甘草

松月山房

醫學指要

卷四

傷寒溫疫
正名宜知
四時運氣
傷寒溫疫脉法
寒疫提綱

寒疫合併兩感
病原脉象
溫疫症治
傷寒大法
傷寒六經
諸症分晰
傷寒壞症
合病兩感

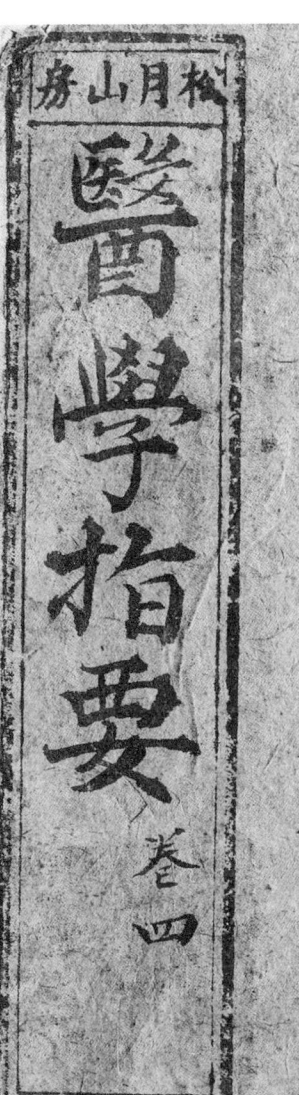

道光壬午年鐫

楚攸蔡乃菴手輯

傷寒温疫抉要

翰墨園藏板

古今来術精而傳世者不一大
約小道可觀無關利濟求其義
蘊深微回生起死以濟世利人
者則惟醫為最昔人云不為良
相則為良醫誠以醫之道大非

一材一藝之謂也學自軒岐道
興靈素盧扁以下代有傳人歷
有著述如仲景之傷寒金匱直
啓靈蘭之秘洩玉版之文至若
河間東垣丹溪合仲景爲四大

名家各有傳書世咸宗之迨後
薛立齋張景岳喻嘉言等或作
或述亦皆參考前哲有所發明
法云備矣而獨温疫一症前人
間有論及究無專書醫者無所

秉承每以温疫爲傷寒誤投湯
劑貽害多矣前明又可吴氏吴
門良醫也於温疫傷寒察癥辨
脉縷晰條分著爲温疫論上下
二卷其書最爲精切惜海内行

之未徧或有得而習之者則又領會未到論者不無遺憾焉陰山蔡乃菴先生幼攻舉業黌序蜚聲恂恂儒雅爲楚南碩望士既以軒岐術出而問世惟以濟

物利民爲心當道卿大夫以及
遠近聞人學士無不傾心而器
重之曩者著刊醫學指要一書
久已膾炙人口兹又纂輯傷寒
温疫抉要五卷予與諸同志閲

而讀之見其義藴精深識高學
邃且又註釋詳明於吴氏之所
未備者無不引伸而闡發之從
此廣布流傳發蒙指迷温疫傷
寒之症不致混淆有混淆壽世福

民況痾恙起非特吴氏之後勁
柳亦遠紹前賢之瓣香也已
嘉慶丁丑嘉平月暢園彭信書
於楚南薇署書齋

自序

予嘗讀內經有云知其要者一言而終不知其要流散無窮爲之三復經旨爰悟病有所因証隨病現脉必符証治當如法乃無誤投之藥不痊之病蓋此中實寓至當不易之理所謂要也醫於凡病皆然而所尤宜知要者莫如傷寒温疫傷寒自仲景

創立三百九十七法嗣西昌喻嘉言尚論
篇繼出始揭其要温疫自劉河間王溯洄
悉心叅究立論於前而吳又可繼之闡明
其要於後二公具千載卓識發前人所未
發後人本此以極深研幾自可得其要於
引伸觸類之中第證傷寒者多於温疫其
他方書於温疫有及有不及故世醫究心

於傷寒者多而溫疫間一寓目罕能舉其病証脉理治法剖析幾微以致臨証多岐顛倒混淆且泥於叔和之論狃於湯頭之歌方藥妄施貽害安窮予曩沐學周陳先生指授得其端緒從此搜討諸書多歷年所時復與精醫諸名宿互相討論舉傷寒溫疫辨其病証若何脉理若何治法若何

條分縷晰彙爲一書於疑似恍惚之間務得其至當不易之要而於他証概不一及者非畧也以諸書皆悉詳其要也予向有醫學指要一書業付剞劂頗不見謬於同道茲編纂輯成帙方慮一得之愚於理容有未安適同學諸公易麗昭夏之敏等索之案頭反覆披玩以爲病情脉治燦若列

眉公諸當世不無少補遽醵金慫恿授梓
於此見仁人君子利濟自有同心第管窺
蠡測所見不遠倘期高明訂正誨我以所
未逮云爾

旹

嘉慶二十二年丁丑歲仲冬月既望秦貽
績乃菴氏自識

傷寒溫疫抉要目錄

卷一

卷二

傷寒温疫抉要卷之一

凡例

一是書惟因世醫誤以傷寒正法治其温疫貽害多人爰舉傷寒温疫兩條彙輯一編明其受病之原脉証方法之異俾觀者瞭然心目不致得此遺彼也

是書前列傷寒門後列温疫門脉證方法俱詳各條下其傷寒之方不加註釋以諸書原自剖晰惟温疫之方必加註釋以舊書每多蒙混故詳略異

致觀者察之

一是書傷寒脉證方法悉宗先哲所定毫無敢議惟溫疫脉證方法觸類引伸於吳又可原篇較爲詳明要亦非敢妄參臆見

一是書以乾隆甲辰歲閒家遭溫疫時未知醫予與先慈數人爲醫誤治命如懸絲幸賴陳學周先生極力全活背醫後究心於此耿耿難忘故特輯此一編以告諸同人

一是書傷寒溫疫脉証方法之要極爲詳盡非若醫

學指要專求脉理而証治多略然合而玩之要自有相須之妙用爲觀者詳之

一是書傷寒温疫各條摽目則用口記脉之要處用△記証治節目則用丨記觀者詳之

傷寒治例摘要 卷之

傷寒温疫抉要卷一

楚攸蔡貽績乃菴氏手輯　受業楊心濬靈源　劉登憲福田　姪良顯康齋　男謀祺維祚　仝訂

傷寒温疫釋疑

漢張仲景著傷寒論十卷卒病論六卷其傷寒論雖不無殘缺幸存三百九十七法一百一十三方可以校正惟卒病論惜經兵燹而淪亡思其卒病云者蓋知并言温疫者邪故惟傷寒論存注釋者有十數家而西昌喻嘉言尚論一篇出其卓識闡發元奧使人

知傷寒證治，自有不易之定法矣。若溫疫實失其傳，而王叔和搜討成書，附以已意，指爲伏寒異氣，妄立溫瘧、溫疫四變，揷入傷寒論中，混而爲一，遂使後世治溫疫者，皆用傷寒方法，其貽誤豈淺鮮哉。不知溫疫之脈，經曰：寸口脈陰陽俱緊，與傷寒脈浮緊不同。溫疫之證，經曰：清邪中於上焦，濁邪中於下焦，中於上曰潔，中於下曰渾，陰中於邪，則內慄。清邪言烟霧嵐瘴之氣，濁邪言腐臭穢惡之氣，陰屬血分，非上焦中下焦，所以有大頭、蝦蟆、絞腸、軟脚、瓜瓤、疙瘩之殊、狀中於陰。所以邪由血分而外達氣分。與傷寒邪由氣分入血分。而行身背行身前行身側不同。溫疫治法則傷寒論曰。凡傷寒之爲病。多從風寒得之。始由表中風寒入裏則不消矣。未有溫覆而當不消散者。成氏註風寒初客於皮膚。便投湯藥溫覆發散而當。則無不消散之邪。此論傷寒治法也。又曰凡治溫病。可刺五十九穴。成氏註以瀉諸經之溫熱。謂瀉諸陽之熱逆。瀉胸中之熱。瀉胃中之熱。瀉四肢之熱。瀉五藏之熱也。此論溫疫治法也。詳究其旨。則傷寒溫疫豈不判若霄壤也哉。竊嘗徧考方書，劉河間直格以寒傷爲雜病，以溫疫爲大病，特製雙解散、涼膈散、三黃石羔湯爲治溫疫主方。王安道溯洄著有傷寒立法考、溫病熱病說，治法較若列眉，皆得長沙不傳之秘。惜於傷寒感受常氣、溫疫感受雜氣未能剖晰源流而明示之耳。惟吳氏又可著溫疫論，謂傷寒感天地之常氣，風寒之邪由皮毛而肌膚而經絡藏府，自表傳裏，由氣入血，始於太陽，及陽明，及少陽，方傳至三陰。惟溫疫感天地之厲氣，其邪非風寒暑濕之所侵從鼻口而入先伏於中焦膜原初發即在半表半裏閒而兼有三陽証者是其熱淫之氣浮越於三陽經能顯某經之病從無陰証始終皆屬熱邪而治專瀉熱逐穢此誠卓越之見發前人所未發者而近有楊氏條辨實爲之曲暢其旨矣若云合病併病仲景方法未詳而其兩感仲景則謂不治要之此等病証傷寒則少温疫爲多亦惟按其虛實消息以治之可耳學者研究於此傷寒以發表爲要温疫以攻裏爲主夫豈不渙然氷釋也哉

溫疫正名演說

按吳又可正名論謂古無瘟字。傷寒論言發熱而渴。不惡寒者爲溫病。溫字從氵。後人易之以疒。於是指冬之伏寒。至春夏發爲溫。爲熱。以非時之氣爲瘟疫。遂至以溫瘟爲兩病也。夫溫之爲言熱病也。疫者。以其延門合戶。爲徭役之役。釋文有行役之訓。謂感時行戾氣。而衆人均等也。因其惡厲。又謂之疫癘。觀周禮方相、禮記月令儺、以逐疫之義。可知疫病之凶惡。不可測識矣。夫春溫、夏熱、秋涼、冬寒。四時之常氣也。

春言病温言感春之氣而病熱也非即爲温病也而時疫之爲温病則四時皆有惟夏爲甚耳後世謬論温疫之病者或以傷寒過經不解者爲温病或言感三春當令之温氣爲温病或言温病復感温氣爲温病若王宇泰見活人有四時温之説而陶氏於冬温無言遂引丹溪述非其時有其氣以補冬温之缺皆屬謬之謬者也夫既知四時正令之春温又知至而爲病之春温與冬不藏精春必病温之温而温決不即是疫亦明矣惟經云治温病刺五十九穴又云寸

口脈陰陽俱緊。與夫傷寒論所云發熱而渴不惡寒者爲溫病。是乃所以言疫也。而疫實時疫。以溫疫並舉者。亦以習傳相沿之久而云然者。學者宜細辨之。

治宜知要論

凡治傷寒溫疫之要。莫切於時令地氣人體。以時令言。春溫、夏熱、秋涼、冬寒。四時之常令也。若以治溫熱者治寒涼。以治寒涼者治溫熱。皆違其時。非其治矣。況溫疫四時皆有。始終並屬熱邪。豈得執傷寒正治之常法治之乎。若謂時行之氣。則如春應溫而反大寒。夏應暑而反大凉。秋應凉而反大熱。冬應寒而反大温。序例所云非其時有其氣。一歲之中長幼之病多相似者。此則時行之氣也。然其所感之病。要不外乎四時之本氣。狀雖類乎温疫。而實非温疫。此節諸家所云風温暑温濕温秋温是也。按此四證乃時行之氣所發。與温疫根源不同。而怫熱自內達外。與温疫證治却相同也。以地氣言。經曰東南方陽也。陽者其精降於下。故右熱而左温。西北方陰也。陰者其精奉於上。故左寒而右凉。是以地有高下。氣有温凉。高者氣寒下者氣熱故適寒涼者脹適温熱者瘡又曰東方之域天地之所始生魚鹽之地濱海傍水其民食魚而嗜鹹西方者天地之所收引其民陵居而多風水土剛強其民華食而脂肥北方者天地所閉藏之域其地高陵居風寒冰冽其民樂野處而乳食南方者天地所長養陽之所盛處其地下水性弱霧露之所聚其民嗜酸而食胕中央者其地平以濕其民食雜而不勞又曰陰精所奉其人壽陽精所奉其人夭經云陰精所奉高之地也陽精所奉下之地也陰

方之地陽不妄洩寒氣外持邪不數中而正氣堅守故壽延陽方之地陽氣耗散發洩無度風温數中真氣頻竭故夭折又曰一州之氣生化壽夭不同何也高下之理地勢使然也崇高則陰氣治之污下則陽氣治之高者其氣壽下者其氣夭又曰東南山谷地氣濕熱病多自汗西北高燥地氣寒涼病多無汗中州土鬱病多膨脹又曰北方土厚水深水性沉下人體多實而少虛若有所治則宜多用清涼南方屬火火性輕炎人體多虛而少實若有所治宜多投温和

凡此可見傷寒溫疫之治，亦宜相其地氣也。已以人體言，稟有厚薄，質有陰陽，不可一槩而論。即如溫疫論有四損不正治之例，謂人有大勞大慾、大病久病，或老人枯槁，氣血俱虛，陰陽並竭，則未可以常法治矣。如氣不足者，氣不足以息，言不足以聽，感邪雖重，反無脹滿痞塞之形。血不足者，通身萎黃，口脣剝白，素或吐血、衄血、便血，或崩漏、産後失血過多，感邪雖重，面目反無赤色。真陽不足者，或厥逆，或下利，肢體畏寒，鼻口氣冷，感邪雖重，反無燥渴譫妄之狀。真陰不足者肌膚甲錯五液干枯感邪雖重晝夜不甚煩熱凡遇此等在傷寒温疫不得誤汗誤下皆當從其損而調之調之不愈者稍以常法正治之正治不愈者損之至也一損二損尚可救援三損四損神工亦無所施矣大凡治病務宜知要況於傷寒乎況於温疫乎

温疫四時熱邪論

夫温疫四時皆有始終皆屬熱邪爲凶惡之大病劉河間王溯洄啟發其微而與又可闡明其旨使後人

曠若發蒙矣。按《六元正紀大論》於六十歲客氣加臨民病云：子午之歲，五之氣，少陽加臨陽明，主秋分後六十日有奇，其病溫。此言時寒氣熱，陽氣盛也。丑未之歲，二之氣，少陰加臨少陰，主春分後六十日有奇，其病溫厲大行，遠近咸若。此言火甚氣熱而然也。寅申之歲，初之氣，少陰加臨厥陰，主春分前六十日有奇，溫病乃起，其病氣怫於上，血溢目赤，欬逆頭痛。此言君相二火合氣而然也。卯酉之歲，二之氣，少陽加臨少陰，主春分後六十日有奇，厲大至，民善暴泄死。此言二火交至臣位於君故疫癘大至民善暴死也又終之氣少陰加臨太陽主冬至前後各三十日有奇民病温此言火之化也辰戌之歲初之氣少陽加臨少陰主春分前六十日有奇民乃癘温病乃作身熱頭痛嘔吐此言風火相搏而然也巳亥之歲終之氣少陽加臨太陽至冬至前後各三十日有奇其病温癘此言時寒而氣熱也觀此可知温疫皆屬熱邪而四時皆有無容疑矣豈得以傷寒正治之法治之乎

運氣申論

五運六氣之理，乃天地陰陽五行自然之化也。傷寒、溫疫豈可不於此參究乎？然而未可拘泥也。何則？天地運氣之金木水火土，十干之五陰五陽，爲太過，爲不及，爲平氣，與夫十二支之六陰六陽，其司天在泉，爲主氣，爲客氣，爲勝復，此皆氣機之流行，以成其生尅制化者也。但以六十年爲印定，則三元遞嬗，安必前六十年無異於今，後六十年盡同於昔也。故經云：必先歲氣，無伐天和。蓋明示以善言運氣者，必在隨機觀變焉耳。其言必先歲氣者，謂如此年忽多淫雨民病多濕○務須用苦寒以燥之○佐以風藥○風能勝濕○即此意也○其言無伐天和者○謂如南政北政之或寸不應○或尺不應○明之則用藥不繆○即如春夏養陰○秋冬養陽○春夏禁用麻黄桂枝○秋冬禁用石羔知母芩連梔芍之類○即此意也○善哉繆仲醇之言曰五運六氣者○虛位也○歳有是氣至則算○無是氣至則不算○既無是氣○焉得用其藥乎○故在仲景有五運六氣主病加臨轉移之圖○載於傷寒論中○所以明其理而究有轉移通變之妙焉○至後來則河間之原病式○李東垣

之普濟消毒飲王海藏之神朮湯要皆據六氣以論治而實爲因時制宜之妙用又其彰明較著者也尋向於醫學指要論之矣茲又詳述而申明之惟願學者會通其理隨機觀變以神其用幸無執干支司歲一定之數以應無窮氣候盛衰之變也

傷寒脈要

脈者決死生處百病調虛實所關匪細也內經法遍診三部九候仲景法兼診衝陽及太谿後世只據難經獨取寸口顧可辨之不精邪夫病有証與脈合者

亦有證與脈相反者治之有從脈不從證者亦有從證不從脈者傷寒亦然此中之消息權衡在乎認證辨脈者之神而明之耳如仲景書云脈浮大心下鞕有熱屬臟者攻之不令發汗此又非外表邪可汗之脈也脈促爲陽盛若下利喘汗出用葛根黄芩黄連湯若脈促爲虛脱非灸非温不可此又非陽盛之脈法也陽明脈遲不惡寒身體濈濈汗出則用大承氣此又非諸遲爲寒之脈法也少陰病始得之反發熱者用麻黄附子細辛湯汗之此又非脈沉在裏之脈法

也此則仲景從證不從脈法也又如書云結胸症宜陷胸湯下之其脈浮者不可下此又非發熱七八日雖脈浮數者可下之證也譫語發潮熱脈滑而疾者因與小承氣一升明日不大便脈反微濇者不可更與承氣此又非湯入腹中轉矢氣者乃可攻之之證也發熱惡寒脈微弱又中遲者俱不可汗此又非在表宜汗之證也此則仲景從脈不從證法也茲輯內經與仲景脈法並附陶節菴脈訣以備治傷寒參究焉

內經脈法

脈合四時陰陽規矩。素問脈要精微論曰：萬物之處，六合之內，天地之變，陰陽之應，彼春之暖，爲夏之暑，彼秋之忿，爲冬之怒，四變之動，脈與之上下，以春應中規，夏應中矩，秋應中衡，冬應中權。是故冬至四十五日，陽氣微上，陰氣微下；夏至四十五日，陰氣微上，陽氣微下。陰陽有時，與脈爲期，期而相失，知脈所分，分之有期，故知死時。微妙所在，不可不察，察之有紀，從陰陽始，始之有經，從五行生，生之有度，四時爲宜補瀉勿失與天地爲一得一之精以知死生是故聲合五音色合五行脈合陰陽是故持脈有道虛靜爲保春日浮如魚之游在波夏日在膚泛泛乎萬物有餘秋日下膚蟄虫將去冬日在骨蟄虫固密君子居室故曰知內者按而紀之知外者終而始之此六者持脈之大法

天地萬物本因一氣凡天地之變即陰陽之氣故春之暖者爲夏暑之漸也秋之忿者爲冬怒之漸也春生夏長秋收冬藏是即陰陽四變之動而脈

亦隨之以上下也。規者所以爲圓，春氣發生，圓活而動，故應中規，而入脈應之所以圓滑也。矩者所以爲方，夏氣茂盛之極而止，故應中矩，而入脈應之所以洪大方正也。衡平也，秤横也，秋氣萬寶俱成，平於地面，故應中衡，而入脈應之所以浮毛而見於外也。權，秤錘也，冬氣閉藏，故應中權，而入脈應之所以沉石而伏於內也。凡兹規矩權衡者，皆發陰陽升降之理，以合乎四時脈氣之變象也。冬至一陽生，故冬至後四十五日以至立春，陽氣以漸而微上陽微上而陰微下夏至一陰生故夏至後四十五日以至立秋陰氣以漸而微上陰微上則陽微下此所謂陰陽有時也與脈爲期者脈隨時而變遷也期而相失者爲春規夏矩秋衡冬權不合於度也如脈所分者謂五臟之脈各有所屬也分之有期者謂衰旺各有其時也知此則知死生之時矣脈之微妙亦惟陰陽五行爲之經紀而陰陽五行之生各有其度如陽生於冬至陰生於夏至木生於亥火生於寅金生於巳水土生於申

此四時生旺各有其宜也紀綱紀也經經常也卽大綱小紀之義天地之道不足則當補有餘則當瀉補瀉不失其宜則與天地之道如一矣一之精者天人一理之精微也知天道之所以精微者則知人之所以生死矣聲合宮商角徵羽色合金木水火土脈合四時陰陽三者而理則一也凡持脈之道一念精誠最嫌擾亂必虛其心靜其志纖微無間而診道斯全矣保不失也脈得春氣雖浮動而未全出故如魚之游在波也脈得夏氣則洪盛

於外故泛泛如萬物有餘也脈得秋氣則洪盛漸斂故如欲蟄之虫將去也脈得冬氣沉伏在骨故如蟄虫之固密君子之於斯時當體天地閉藏之道而居於室也內言藏氣藏象有位故可按而紀之外言經氣經脈有常故可終而始之然必知此四時內外六者之法則脈之時動病之所在及病變之或內或外皆可得而知也故爲持脈之大法

脈有陰陽真藏　素問陰陽别論曰人有四經十二從四經應四時十二從應十二月十二月應十二脈

脈有陰陽。知陽者知陰。知陰者知陽。凡陽有五。五五二十五陽。所謂陰者。真藏也。見則爲敗。敗必死也。所謂陽者。胃脘之陽也。別於陽者。知病處也。別於陰者。知死生之期。三陽在頭。三陰在手。所謂一也。別於陽者。知病忌時。別於陰者。知死生之期。謹熟陰陽。無與衆謀。所謂陰陽者。去者爲陰。至者爲陽。靜者爲陰。動者爲陽。遲者爲陰。數者爲陽。

四經應四時。肝木應春。心火應夏。肺金應秋。腎水應冬。不言脾者。脾土四經而主旺四季也。十二經應十二月。手有三陰三陽，足有三陰三陽，以應十二月之氣，而在人則應十二經之脈也。脈有陰陽，最當詳辨。必知陽脈之體，而後能察陰脈；必知陰脈之體，而後能察陽脈。陽中有陰，似陽非陽也；陰中有陽，似陰非陰也。辨陰陽未必難，辨真假爲難耳。夫陽脈有五者，即五臟之脈，如肝弦、心鈎、脾耎、肺毛、腎石也。以一臟而兼五脈，則五臟互見，是爲五五二十五脈也。然五臟之脈，皆不可無胃氣，故曰五陽。所謂陰者，無陽之謂。無陽，即無陽明之胃氣而本臟之陰脈獨見如但弦但鈎之類是爲眞臟胃氣敗也故必死胃屬陽明胃腕之陽言胃中陽和之氣即胃氣也五臟賴之以爲根本者也能別陽和之胃氣則一有不和便可知疾病之所能別純陰之眞臟則凡遇生尅便可知死生之期也三陽在頭指人迎也三陰在手指氣口也人迎氣口相依所謂一也別於陽者復言眞臟胃氣忌時言氣有衰旺病有時忌也別於陰者謂無陰無陽死期之脈也蓋陰陽之理不可不熟若能謹其獨

闇獨見則自不與之所謀也脈之陰陽其概如此得陽者生得陰者死此其要矣

關格　素問六節臟象論曰人迎一盛病在少陽二盛病在太陽三盛病在陽明四盛已上爲格陽寸口一盛病在厥陰二盛病在少陰三盛病在太陰四盛已上爲關陰人迎與寸口俱盛四倍已上爲關格關格之脈羸不能極於天地之精氣則死矣

人迎足陽明胃脈也在頸下夾結喉傍一寸五分一盛二盛猶言一倍二倍也人迎寸口相較或此

大於彼或彼大於此而有三倍四倍之殊也然人迎候陽故一盛在少陽膽與三焦也二盛在太陽膀胱小腸也三盛在陽明胃與大腸也四盛已上者以陽脈盛極而陰無以通故曰格陽寸口手太陰肺脈也寸口候陰故一盛在厥陰肝與心主也二盛在少陰心與腎也三盛在太陰脾與肺也四盛已上者以陰脈盛極而陽無以交故曰關陰所謂俱盛四倍已上謂盛於平常之四倍也凡脈盛而至於四倍者以陰陽離絶不能相營故至羸敗

極盡也精氣天稟也言不能盡其天年而夭折也脈度篇曰邪在腑則陽脈不和陽脈不和則氣留之氣留之則陽氣盛矣陽氣太盛則陰脈不利陰脈不利則血留之血留之則陰氣盛矣陰氣太盛則陽氣不能榮也故曰關陽氣太盛則陰脈不能榮也故曰格陰陽俱盛不得相榮故曰關格關格者不得盡期而死也

陰陽虛搏病候死期　素問陰陽別論曰陰搏陽別謂之有子陰陽虛腸辟死陽加於陰謂之汗陰虛陽

搏謂之崩。三陰俱搏。二十日夜半死。二陰俱搏。十三日夕時死。一陰俱搏。十日平旦死。三陽俱搏且鼓。三日死。三陰三陽俱搏。心腹滿發盡。不得隱曲。五日死。二陽俱搏。其病温死不治。不過十日死。

陰搏者。陰手少陰心也。或兼足少陰而言。蓋心主血。腎主子宮。皆胎孕之所主也。搏。搏擊於手也。陽別者。言陰脈搏手。似乎陽邪。然其鼓動滑利。本非邪脈。蓋以陰中見陽。別有調和之象也。陰陽虛者。尺寸俱虛也。腸澼。利膿血也。胃氣不留。魄門不禁

而陰陽虛者臟氣竭也。故死。而陽加於陰陰氣泄
矣。故陰脈多陽者多汗。陰虛者沉取不足。陽虛者
浮取有餘。陽實陰虛。故爲血崩失血之証。三陰手
太陰肺。足太陰脾也。搏即眞臟之搏擊也。二十日
者。脾肺成數之餘也。夜半陰極氣盡。故死。二陰手
少陰心。足少陰腎也。十三日者。心腎之成數也。夕
時者。陰陽相半。水火分爭之會也。一陰手厥陰心
主。足厥陰肝也。十日者。肝心生成之數也。平旦木
火旺極。而邪更甚。故死。三陽手太陽小腸。足太陽

膀胱也水一火二故死在三日其死之速者既搏
且鼓陽邪之盛極也三陰三陽脾肺小腸膀胱也
四臟俱搏則上下俱病故在上則心腹脹滿至於
發盡發盡者脹之極也在下則不得隱曲陰道不
利也四臟俱病惟以胃氣爲本土數五五數盡而
死矣二陽手陽明大腸足陽明胃也十日者腸胃
生數之餘也

内經曰脈至而從按之不鼓諸陽皆然

註言病熱而脈數按之不鼓動於指下者此陰盛

格陽而致之非熱也
脈至而從按之鼓甚而盛也
註言病證似寒按之而脈氣鼓動指下而盛者此陽盛格陰而致之非寒也
東垣治一傷寒目赤面赤煩渴引飲脈息七八至按之不鼓此陰盛格陽於外非熱也用干姜附子湯加人參數服得汗而愈亦治法之奇妙也大抵診脈之要全在沉脈中分虛實如輕手按之脈來得大重按則無者乃無根蒂之脈為散脈此虛極

而元氣將脱也切不可發表攻裏須人參大劑煎飲之如誤治之則死以上所錄乃脈証治例之妙要當窮究其旨也

仲景傷寒脈法

問曰脈有陰陽何謂也答曰凡脈大浮數動滑此名陽也脈沉濇弱弦微此名陰也凡陰病見陽脈者生陽病見陰脈者死

陽道常饒大浮動數滑五者比之平脈有餘故謂之陽陰道常虧沉濇弱弦微五者比之平脈不足

故謂之陰陽傷寒之病邪在表則見陽脈邪在裏則見陰脈陰病見陽脈而主生者邪氣自裏之表欲汗而解也如厥陰中風脈微浮爲欲愈不浮爲未愈又厥陰下利足手厥逆脈數微熱汗出令自愈是也如脈不數而緊則死矣陽病見陰脈而主死者邪氣自表入裏正虛邪勝如譫言妄語脈沉細者死是也

寸口脈微名曰陽不足陰氣上入陽中則洒淅惡寒也尺脈弱名曰陰不足陽氣下陷入陰中則發熱也

一陰一陽之謂道偏陰偏陽之謂疾陰偏不足則陽得而從之陽偏不足則陰得而乘之陽不足陰氣上入陽中而惡寒者陰盛則寒也陰不足陽氣下陷入陰中而發熱者陽盛則熱也

陽脈浮陰脈弱者則血虛血虛則筋急也其脈沉弱者榮氣之微也其脈浮濡而汗出如流珠者衛氣之衰也

按陽脈浮其脈浮之二浮字應是二濡字若是浮字則與衛衰汗出如流珠之義不屬其脈沉之沉字應是弱字若是沉字則與血虛榮微之義不屬

惡宜正之

夏月盛熱欲看複衣，冬日盛寒欲裸其身，所以然者，陽微則惡寒，陰微則發熱也。

諸脈浮數，當發熱而反洒淅惡寒，若有痛處，飲食如常者，當發癰。

脈數不時則生惡瘡也。

寸口脈浮爲在表，沉爲在裏，數爲在腑，遲爲在臟。若脈浮大者，氣實血虛也。

按九難曰：何以別知臟腑之病耶？然，數者腑也，遲者臟也數則爲熱遲則爲寒諸陽爲熱諸陰爲寒故以別知臟腑病也此傷寒分三陰三陽証之總訣與若在雜病則脈之數者臟亦有熱脈之遲者腑亦有寒勿泥此也

寸口脈浮而緊浮則爲風緊則爲寒風則傷衛寒則傷榮榮衛俱傷骨節煩疼當發其汗也

風爲陽其體在外其傷在衛飄然流行於上者其脈不得不浮也寒爲陰其體在中其傷在榮摯然徵急而斂縮者其脈不得不緊也榮衛俱病骨節

煩痛當開戸以逐之故宜汗也

立夏得洪大脈是其本位其人病身體若疼重者須發其汗若明日身不疼不重者不須發汗若汗濈濈自出者明日便解矣何以言之立夏得洪大脈是其時脈故使然也四時倣此

立夏而其人身體若疼重是非其時而得寒證也雖得本位洪大脈亦須發其汗但不可遽汗候看明日身不疼重即不須發其汗如汗濈濈自出者便解以其得時脈也舉此以例春秋冬非其時而

有其病者若脈來應時爲正內固則雖外感邪氣不可遽治之且看明日何如耳內經曰脈得四時之順者病無他

諸脈得數動微弱者不可發汗發汗則大便難腹中乾胃燥而煩其形相象根本異源

動數之脈爲熱在裏發汗亡津液則熱氣愈甚胃中乾燥故大便難腹中乾胃燥而煩根本雖有表裏之異逆治之後熱傳之則一是以病形相象也

寸口脈浮大而醫反下之此爲大逆浮則無血大則

爲寒寒氣相搏則爲腸鳴醫乃不知而反飲冷水令汗大出水得寒氣冷必相搏其人必䭇

按令大汗出四字與上下文義不相連貫當是衍文宜刪之

傷寒表証欲發其汗脈浮有力者乃可汗之若浮而無力或尺脈弱濇遲細者此真氣內虛不可汗也汗之則死

傷寒裏証已具而欲下之切其脈沉有力或沉滑有力乃可下之若沉細而無力或浮而虛者此真氣內

虚不可下也。下之則死。
仲景治少陰病始得之反發熱脈沉者。麻黄附子細辛湯主之。
此太陽少陰之兩感也。有太陽之表熱。故用麻黄。有少陰之脈沉。故用附子細辛。發表温裏並行。此証治之奇。脈法之奥。故内經曰。微妙在脈。不可不察也。
脈濡而弱。弱反在關。濡反在巔。微反在上。濇反在下。微則陽氣不足。濇則無血。陽氣反微。中風汗出而反燥煩。濇則無血。厥而且寒。陽微發汗。躁不得眠。不可下。下之則心下痞鞕。陽微下之。陽氣已虛。陰氣內盛。故心下痞鞕。

寸關為陽脈。當浮盛。弱反在關。則裏氣不及。濡反在巔。則表氣不逮。衛行脈外。浮為在上以候衛。微反在上。是陽氣不足。榮行脈中。沉為在下以候榮。濇反在下。是無血也。陽微不能固外。腠理開疏。風因客之。故令汗出而躁煩。無血則陰虛。不與陽相順接。故厥而且寒。陽微無津液。則不能作汗。若發汗則亡陽而躁。經曰：汗多亡陽，遂虛惡風，煩燥不得眠也。

此二條言尺中脈濇者，不可汗下也。陽微陰濇，氣血兩虧，而關上脈復弱，胃土亦衰，所以汗下俱禁也。陽脈復用陽藥發汗，則陽氣轉傷，必躁不得眠。陽微而用陰藥攻下，則陽氣內陷，必心下痞鞕。

脈濡而弱，弱反在關，濡反在巔，弦反在上，微反在下。弦爲陽運，微爲陰寒，上實下虛，意欲得溫。微弦爲虛，不可發汗，發汗則寒慄不能自還。

弦在上則風傷氣風勝者陽爲之運動微在下則寒傷血血傷者裏爲之陰寒外氣怫鬱爲上實裏有陰寒爲下虛表熱裏寒意欲得溫若反發汗亡陽陰傷故寒慄不能自還

欬者則劇數吐涎沫咽中必乾小便不利心中飢煩晬時而發其形似瘧有寒無熱虛而寒慄欬而發汗踡而苦滿腹中復堅

此承上文言濡弱弦微之脈其有欬者則病劇而不可汗也欬則數吐涎沫其咽中必乾小便必不

利。膈中陽虛。必心中飢而煩。衛氣一晝夜五十週於身。陽虛不能自衛。故晬時寒慄如瘧。但有寒。不熱。此而發汗。則陽氣愈虛。陰寒益盛。必踡而苦滿腹中轉堅也。

微。則爲欬。欬則吐涎。下之則欬止而利。因不休。利不休。則胸中如虫齧。粥入則出。小便不利。兩脇拘急。喘息爲難。頸背相引。臂則不仁。極寒反汗出。身冷若冰。眼睛不慧。語言不休。而穀氣多入。此爲除中。口雖欲言。舌不得前。

此亦承上文而言也。內經曰感於寒則受病。微則爲欬。甚則爲泄爲痛。肺感微寒爲欬。則脈亦微也。下之。氣下欬雖止。而利因不休。則奪正氣而成危惡。胸中如虫齧。粥入則出。小便不利。兩脇拘急。喘息爲難者。裏氣損也。頸背相引。臂爲不仁。極寒反汗出。身冷如冰者。表氣損也。表裏損極。至陰陽俱脫。眼睛不慧。言語不休。難經曰。脫陽者見鬼。脫陰者目盲。陰陽俱脫者。厭不能食。而穀多入者。此爲除中。是胃氣除去也。口雖欲言。舌不得前。氣已衰脱。不能運也。此上三條皆言尺中微弱者不可汗下。

脈浮而大心下反鞕有熱屬臟者攻之不令發汗。

浮大之脈當責邪在表若心下反鞕者則熱已甚而內結也有熱屬臟者爲別無虛寒而但見裏熱也臟屬陰爲悉在裏故可攻而下之也不可謂脈浮大更與發汗病源曰熱毒氣乘心心下痞滿此謂有實宜速下之。

屬腑者不令溲數溲數則大便鞕汗多則熱愈汗少則大便難脈遲尚未可攻。

雖心下鞕。若餘無裏証。但見表証者。爲病在陽。謂之屬腑。當先解表。然後攻痞。溲小便也。勿爲飲結而利小便。使其溲數。大便必鞕也。謂走其津液也。汗多則邪氣除而熱愈。汗少則邪熱不盡。又走其津液。必便難也。便鞕固當下。設脈遲則未可攻。以遲爲不足。則裏氣未實故也。

病人脈微而濇者。此爲醫所誤也。大發其汗。又數下之。其人亡血。當惡寒。後乃發熱無休止時。夏月盛熱欲着複衣。冬月盛寒。欲裸其身。所以然者。陽微則惡寒陰微則發熱以醫發其汗令陽氣微也又大下之令陰氣弱五月之時陽氣在表胃中虚冷以陽氣内微不能勝冷故欲着複衣十一月之時陽氣在裏胃中煩熱以陰氣内弱不能勝熱故欲裸其身又陰脉遲濇故知亡血也

微爲亡陽濇爲無血不當汗而强與汗之者令陽氣微陰氣上入陽中則惡寒故曰陽微則惡寒不當下而强與下之令陰氣弱陽氣下陷入陰中則發熱氣爲陽血爲陰陽脉以候氣陰脉以候血陰

脈遲濇爲榮血不足故知亡血經曰尺脈遲者不可發汗以榮氣不足血少故也

傷寒陰陽俱緊惡寒發熱則脈欲厥厥者脈初來大漸漸小更來漸漸大是其候也如此惡寒甚者翕翕汗出喉中痛熱多者目赤脈多睛不慧醫復發之咽中則傷若復下之則兩目閉寒多者便清穀熱多者便膿血若熏之則身發黃若熨之則咽燥若小便利者可救之小便難者爲危殆

脈陰陽俱緊則清邪中上濁邪中下太陽少陰俱

感邪也。惡寒者少陰。發熱者太陽。脈厥者。表邪欲傳裏也。惡寒甚者則變熱。翕翕汗出喉中痛以少陰之脈循喉故也。熱多者太陽多也。目赤多者睛不慧以太陽之脈起於目故也。發汗攻陽則少陰之熱。因發而上行。故咽中傷。若復下之。則太陽之邪。因虛而內陷。故兩目閉。陰邪下行爲寒。多必便清穀。陽邪下行爲熱多。必便膿血。熏之則火熱甚。身必發黃。熨之則火熱輕。必爲咽燥。小便利者爲津液未竭。猶可救之。小便難者。津液已竭。則難制而危殆矣。

脈濡而緊。濡則衛氣微。緊則榮中寒。陽微衛中風。發熱而惡寒。榮緊胃氣冷。微嘔心內煩。醫爲有大熱。解肌而發汗。亡陽表虛煩。燥心下苦痞。堅表裏俱虛竭。卒起而頭眩。客熱在皮膚。悵快不得眠。不知胃氣冷。緊寒在關元。技巧無所施。汲水灌其身。客熱應時罷。慄慄而振寒。重被而覆之。汗出而冒巔。體惕而又振。小便爲微難。寒氣因水發。清穀不容間。嘔變反腸出。巔倒不得安。手足爲微逆。身冷而內煩。遲欲從後救。

安可復追還

胃冷榮寒陽微中風發熱惡寒微嘔心煩醫不溫胃反爲有熱解肌發汗則表虛亡陽煩燥心下痞堅先裏不足發汗又虛其表表裏俱虛竭卒起頭眩客熱在表悵怏不得眠醫不救裏但責表熱汲水灌洗以却熱客熱易罷裏寒益增慄而振寒復以重被覆之表虛遂汗出愈使陽氣虛也巔頂也頂肯巔體振寒小便難者亡陽也寒因水發下爲清穀上爲嘔吐外爲厥逆內爲躁煩顛倒不安雖

欲拯救不可得也。此專言誤汗

脈濡而弱，弱反在關，濡反在巔，浮反在上，數反在下。浮爲陽虛，數爲亡血，浮爲虛，數爲熱，浮爲虛，自汗出而惡寒，數爲動，振寒而慄，微弱在關，胸下爲急，喘汗而不得呼吸，呼吸之中，痛在於脇，緊寒相搏，形如瘧狀，醫反下之，故令脈數，發熱，狂走見鬼，心下爲痞，小便淋瀝，小腹甚鞕，小便則尿血也。

弱在關，則陰氣內弱；濡在巔，則陽氣外弱；浮爲虛，浮在上，則衛不足也，故云陽虛。陽虛不固，故腠理汗出惡寒。數亦爲虛。數在下則榮不及。故云亡血。血亡則不能温潤臟腑。脈數而動。振而寒慄。微弱在關。邪氣傳裏也。裏虛遇邪。胸下爲急。喘汗出脇下引痛。振寒如瘧。此裏邪未實。表邪未解。醫反下之。裏氣亦虛。邪熱內陷。故脈數。發熱狂走見鬼。心下爲痞。此熱陷於中焦者也。若熱氣深陷則客於下焦。使小便淋瀝。小腹甚鞕。小便尿血也。此專言誤下。脈浮而大。浮爲氣實。大爲血虛。血虛爲無陰。孤陽獨下陰部者。小便當赤而難。胞中當虛。今反小便利而大汗出。法應胃家當微。今反更實。津液四射。榮竭血盡乾煩而不得眠。血薄肉消而成暴液。醫復以毒藥攻其胃。此為重虛。客陽去有期。必下汚泥而死。

衛為陽。榮為陰。衛氣強實。陰血虛弱。陽乘陰虛。下至陰部。陰下焦也。陽位熱。則消津液。當小便赤而難。今反小便利而大汗出者。陰氣內弱也。是為衛家不微。而反更實。榮竭血盡乾煩不得眠。血薄則肉消而成暴液者。津液四射也。醫反下。又虛其表。是為重虛。孤陽因下而又脫去。氣血皆竭。胃氣內

盡必下汚泥而死也

寸口脈浮大而醫反下之此爲大逆浮則爲無血大則爲寒寒氣相搏則爲腸鳴醫乃不知而反飲冷水令大汗出水得寒氣冷必相搏其人卽䭇

浮大之脈邪在表也當發其汗若反下之是攻其正氣邪氣得以深入故爲大逆浮則無血者下後亡血也大則爲寒者邪氣獨在也寒邪因裏虛而入寒氣相搏乃爲腸鳴醫見脈大以爲有熱飲以冷水欲令水寒勝熱而作大汗裏先虛又得冷水

水寒相搏使中焦之氣濇滯故令餲也餲與噎通
餲與噦皆因妄下之後復與之水胸中虛氣逆而
作輕則爲餲重則爲噦噦即俗謂之吃逆者也餲
即東垣書所載咽喉噎塞口開目睜之證然無聲
也噦則氣自臍下直衝上出於口而吃吃然作聲
頻頻相續爲寒可治半時噦一聲爲虛難治也
脈浮而滑浮爲陽滑爲實陽實相搏其脈數疾衛氣
失度浮滑數疾之脈發熱汗出者此爲不治
浮爲邪氣併於衛而衛氣衰濇爲邪氣併於榮而

榮氣實邪氣盛實擁於榮衛則榮衛行速故脈數疾數而且疾是胃氣失其常度浮滑數疾之脈發熱汗出而當解若不解者精氣脫也必不可治經曰脈陰陽俱盛大汗出不解者死

傷寒欬逆上氣其脈散者死謂其形損故也

千金方以喘嗽欬逆上氣者肺病散者心脈是心火刑於肺金也內經曰心之肺謂之死陰死陰之屬不過三日而死以形見其死傷故也

寸脈下不至關為陽絕尺脈上不至關為陰絕皆不

治決死也若計其餘命死生之期期以月節尅之也脈經曰陽生於寸動於尺陰生於尺動於寸寸脈下不至關者爲陽絶不能下應於尺也尺脈上不至關者爲陰絶不能上應於寸也內經曰陰陽離決精氣乃絶此陰陽偏絶故皆決死期以月節尅之者謂如陽絶死於春夏陰絶死於秋冬

陶氏傷寒三診脈法

浮診以手輕按於皮膚之上切其浮脈之來以察表證之虛實尺寸俱浮者太陽也浮而緊者爲寒任表

浮而數者爲熱在裏。以脈中有力爲有神，可汗之。浮而緩者爲風在表，可解之，不可汗。浮而無力爲虛爲無神，不可汗。凡尺脈浮、寸脈浮俱有力，可汗也。尺脈遲弱者，此真氣虛，不可汗也。浮大有力爲實爲熱，可汗之。浮大無力爲虛爲散，不可汗也。浮而長，太陽合陽明。浮而弦，太陽合少陽。凡脈浮主表，不可攻裏也。太陽証脈雖浮緊或帶洪，按之不數者，多不傳經。若頗欲吐，煩燥而脈急數者，欲傳經也。

中診以手不輕不重按至肌肉之分而切之，以察陽明少陽二經之脈也。尺寸俱長者，或微洪者，陽明也。浮有力，則兼太陽表未解也。無汗者宜發汗。長而大有力爲熱，當解肌。長而數有力爲熱甚，當平熱也。長洪長滑有力者，胃中實熱，可攻之也。尺寸俱弦者，或弦微者，少陽也，宜和之。浮弦有力，兼太陽表未解也，可發汗。弦洪、弦長、弦數、弦滑有力爲熱甚，宜清解之。弦遲、弦小、弦微，皆內虚有寒，宜温之也。凡弦脈只可和，不可汗下利小便也。

沉診重手按至筋骨之分而切之，以察裏証之虚實

也尺寸俱沉細者太陰也俱沉者少陰也俱沉弦者
厥陰也沉疾沉滑沉實爲有力有神爲陽盛陰微宜
急滋陰以退陽也由三陽傳變宜下沉遲沉細沉微
爲無力無神爲陰虛陽微急宜生脈以回陽也直中
三陰者宜溫大抵沉診之脈最爲關要脈中有力爲
有神爲可治脈中無力爲無神爲難治用藥宜守而
不宜攻宜補而不宜瀉也
傷寒脈浮緊而有力中寒脈沉緊而欲絕外寒內熱
者脈或浮虛而數外熱內寒者脈或浮大而濇雜病

以弦爲陽傷寒以弦爲陰雜病以緩爲弱傷寒以緩爲和傷寒以大爲病進以緩爲邪退緩爲胃脈有胃氣曰生無胃氣曰死傷寒兩手無脈曰雙伏一手無脈曰單伏若初病頭痛發熱惡寒而脈伏者緣陰邪陷於陽中不得發越此當汗之使邪氣退而正氣復脈自至而病自除也若七八日以來別無刑尅証候或昏冒不知人事而脈全無者此欲汗而勿攻之回陽之吉兆也寸口陽脈中或見沉細者或但無力者爲陽中伏陰尺部陰脈中或見沉數者爲陰中伏陽

寸口數大有力爲重陽，尺部微而無力爲重陰。寸口脈細微如絲爲脫陽，尺部細微無力爲脫陰。寸脈弱而無力，切忌發吐；尺脈弱而無力，切忌汗下。初按來疾去遲，名曰內虛外實；去疾來遲，名曰內實外虛。尺寸俱同，名曰緩，緩者和而生也。汗下後脈當靜，反盛而躁亂身熱者死，乃邪氣勝也。寒邪直中陰經，溫之後而脈來歇至者，正氣脫而不復生也。純弦之脈名曰負，負者死。按之解索，名曰陰陽離，離者死。陰病見陽脈者生，陽病見陰脈者死。

三陰三陽脈証　太陽經脈由脊背連風府至巔頂故其病証頭項痛腰脊強身痛發熱惡寒惡風脈浮緊此三陽之表也仲景曰大汗後身熱愈甚者陰陽交而魂魄離也

陽明經脈主肌肉挾鼻絡於目故其病症身熱目痛鼻乾不眠脈洪而長此三陽之裏也　正陽明腑病由表傳裏由經入腑也邪氣既深故其病証爲潮熱自汗譫語發渴不惡寒反惡熱揭去衣被揚手擲足或發斑黃狂亂五六日不大便脈滑而實此實熱已傳於內乃可攻下若脈弱無神又當詳審

少陽經脈循脇肋絡於目故其病証往來寒熱胸脇滿痛默默不欲食心煩喜嘔口苦耳聾目眩脈弦而數此三陽三陰之間也由此漸入三陰故爲半表半裏之証傷寒邪在三陽但有一毫表症總以發汗解肌爲主

太陰脈經布胃中絡於嗌故其病症腹滿而嘔食不下咽嗌乾手足自温或自利腹痛不渴脈沉而細

少陰經脈貫腎絡於肺系舌本故其病証欲吐不吐脈注胸氣上逆心煩絡心故煩但欲寐陰主寐口躁舌乾自利渴絡心故乾渴或咽痛吐利引衣踡卧寒主收引故也其脈沉

厥陰經脈循陰器絡於肝故其病證煩滿囊縮消渴〔子盛則母虛故腎水消而土溫〕氣上衝心心中痛熱〔母盛則子塞是故氣衝心而痛熱〕飢不欲食食即吐出〔木邪則土受傷〕下之利不止脈沉而弦

按傷寒自外之內脈證一定而傳變無常但不可拘於日數泥於次序內經次第言之者以發明其理耳大抵太陽表證居多然豈無初病但犯陽明者豈無發於太陽即少陰受之者豈無太陽熱鬱以次而傳三陰者豈無太陽止傳陽明少陽而不傳三陰者是以仲景有云日數雖多有表證即宜汗日數雖少有

裏証即宜下。此二句、語活而義廣、治傷寒之良法也。要之、予於醫道閱歷數十年、見傷寒之依次傳經者實少、而合病併病兩感常多、惟在臨証者神明乎治法云耳。

温疫脈要

温疫脈不浮、不沉、中按、洪、長、滑、數、右手反盛於左手、總由怫熱鬱滯、脈結於中故也。若左手脈盛、或浮而緊、自是感冒風寒之病、非温疫也。

温疫脈怫熱在中、多見於肌肉之分、而不甚浮、若熱鬱少陰則脈沉伏欲絶非陰脈也。陽邪閉脈也。溫疫由內達外從血分出初病不惡寒而發熱一熱則口燥咽乾而渴脈多洪滑甚則沉伏此發表清裏之所以異也非若傷寒自外之內從氣分入初病發熱惡寒一二日不作煩渴脈多浮緊不傳三陰脈不見沉也

脈浮按中按浮大有力浮長有力溫疫得此切不可發汗乃白虎瀉心湯證也非若傷寒得此爲麻黄桂枝證自當發汗也生死關頭全於此分不可忽也

温疫內外有熱，其脈沉伏，不洪不數，但指下沉澀而小急，斷不可誤爲虛寒。若以辛温治之，轉益其熱也。所以傷寒多從脈，以風寒外入，循經傳也；温疫多從証，以怫熱內熾，溢於經也。

温疫初發，發熱頭痛，而脈見沉澀而小急者，伏熱之毒滯於少陰，不能發出陽分，所以身大熱而四肢不熱者，此名厥。正雜氣怫鬱，火邪閉脈而伏也。急以大劑清之瀉之，斷不可誤爲傷寒太陽初病發熱頭痛，反見少陰脈沉，而用四逆湯温之也。温之則危矣。又不可誤爲傷寒陽厥。慎不可下。而用四逆湯和之。和之則病甚矣。蓋熱鬱亢閉。陽氣不能交接於四肢。故脈沉而濇。甚至六脈俱絕。此脈厥也。手足逆冷。甚至通身冰冷。此體厥也。即仲景所謂陽厥。厥淺熱亦淺。厥深熱亦深是也。下之斷不可遲。

溫疫脈中按長洪滑數。重則脈沉。甚至閉絕。此治溫疫與傷寒脈浮脈沉異治之要訣也。

溫疫脈洪長滑數。兼緩者易治。兼弦者難治。

溫疫脈沉濇小急。四肢厥逆。通身如冰者危。

温疫脈或一手閉絕或兩手閉絕者危

温疫脈浮大而散狀若釜沸者死

温疫脈沉濇而微狀若屋漏者死

按傷寒温疫務要脈證兩得如表證脈不浮者可汗而解裏證脈不沉者可下而解以邪氣微不能牽引抑鬱正氣故脈不應下利脈實有病愈者但得證減復有實脈乃天年之脈也又脈法之辨以洪滑者爲陽爲實以微弱者爲陰爲虛不待問也然仲景曰若脈浮大者氣實血虛也內經曰脈大四倍以上爲關

格皆爲眞虛陶氏曰不論浮沉大小但指下無力重
按全無便是陰脈此洪滑之未必盡爲陽實也仲景
曰其脈如有如無附骨乃見洪微細脫乃陰陽潛藏
閉塞之候陶氏曰凡內外有熱其脈沉伏不洪不數
指下沉濇而小急是爲伏熱此微弱之未必盡爲勞
爲虛也脈原不可一途而取須以神氣形色聲音証
候彼此相參以決死生安危也

傷寒温疫抉要卷一終　　星沙文星堂藏板

傷寒温疫抉要卷二

楚攸蔡貽績乃菴氏手輯

受業　楊心濬靈源　劉登惠福田　姪良顯康齋　男謀祺維祚　訂字

寒疫脈証提綱歌括

手三陰三陽歌括　手太陰肺，少陰心，心之胞絡為厥陰。太陽小腸三焦少，陽明乃是大腸經。

足三陰三陽歌括　足太陰脾少陰腎，厥陰原以肝經。足太陽膀胱少陽膽。胃為陽明各相應。

傷寒總歌　傷寒心法仲景傳。三陰三陽脈証宣。三百九十七治法。一百一十三方全。表裏虛實須辨晰。寒熱陰陽多變遷。一日二日莫呆論。猶云第一第二然。

太陽脈証歌

太陽經由脊背纏。上連風府至腦巔。傷寒初發頭項痛。腰背強來身痛連。惡寒惡風并發熱。脈必浮緊表証傳。無汗表實麻黄用。有汗表虛桂枝煎。

陽明脈証歌

陽明經主肌肉間。挾鼻絡目本相關。傷寒傳變先傳此。身熱目痛還鼻乾。猶見不眠爲裏証脉必洪長要細看。若邪由經深入腑。証有潮熱自汗漫。不惡寒來反惡熱。譫語發渴衣被撒。揚手擲足斑黃見。或五六日大便難。脉滑而實須用下。脉弱無神又當參。

少陽經脉証歌

少陽經循脇肋行。絡於耳際自分明。但見往來寒熱証。胸脇滿痛不食成。心煩喜嘔並口苦。目眩耳聾又自生。脉弦而數定有此。半表半裏須認清。由此漸入三陰去。臨証須知未可輕。

太陰經脉証歌

太陰經原布胃中。絡於咽嗌本相

通。腹滿而吐食不下。手足自溫嗌乾。從亦或腹痛並自利。脈沉而細此宜窮。

少陰經脈證歌

少陰經自貫腎端。絡肺系於舌本矣。傷寒欲吐不吐候。但欲寐時心且煩。口燥舌乾自利渴。亦或咽痛吐利兼。引衣踡卧寒收引。脈見沉來證自攢。

厥陰經脈證歌

厥陰經循陰器。前絡於肝內有由然。煩滿囊縮更消渴。上氣冲心痛熱聯。飢不欲食食即吐。下之利或不止焉。傷寒傳此三陰盡。脈必沉兮且帶弦。

傷寒温疫合病併病兩感歌括

傷寒温疫有合併總在三陽經上完合則兩經或三經。不由相傳同受病併為一經受病來旋過一經由傳進兩感是為陰與陽。互混而病非一證。太陽或與少陰連陽明或與太陰并。少陽或與厥陰同仲景原有不治論。

瘟疫病原歌括

温疫實非正傷寒。雜氣來侵是病原。疵癘邪從鼻口

入火毒怫鬱勢如燔鼻氣通天口通地清邪中上濁下干先犯中焦佈上下由內達外理須探

溫疫脈象歌括

溫疫脈不見浮沉中按洪長滑數明右手反盛於左手總由熱鬱在中横寸口陰陽俱緊是不似傷寒浮緊形或見沉伏欲絕脈亦係陽邪閉脈因雖云少陰脈象此切勿視爲脈之陰寸口陰陽俱緊者去爲陰來爲陽也遲爲陰數爲陽也

溫疫証治歌括

温疫証治宜細認。邪由血分走氣分。病多起於陽明經。從未見此有陰証。熱邪充斥奔迫來脈閉體厥火毒盛。先注中焦在膜原瓜瓤疙瘩有二証。邪中上焦陽受傷大頭蝦蟆或相應。邪中下焦陰受傷絞腸軟脚亦堪信。若看舌上生胎痕病發白黃黑相併不宜發汗不宜温治當逐穢須急論。

傷寒大法盡寒邪之中人無有定體。或中於陽或中於陰。或但中於太陽。未及鬱熱而即發首尾皆在本經而不傳變者。宜發散表邪而愈。或有從太陽未及鬱結不從陽明少陽經而遂入於三陰之經者亦有不曾入於陽經而便傷於三陰之經而即病者宜溫中通脉而愈若夫始從太陽鬱熱以次而傳至於陽明少陽次第傳變於三陰之經者則爲傳經之熱証矣。

正傳太陽六傳太陽爲三陽之首膀胱經病若湯者自入於本經名曰傳本太陽傳陽明胃土者名曰巡經傳爲發汗不盡利小便餘邪不盡透入於裏也太陽傳少陽膽木者名曰越經傳爲先受病脉浮無汗宜用麻黄湯而不用故也太陽傳太陰脾土者名

曰誤下傳。爲先受病、脈緩有汗。當用桂枝、而反下之故也。病當腹痛四肢沉重。太陽傳少陰腎水名曰表裏傳、爲表病、急、當汗而反不汗、不發所以傳裏也。太陽傳厥陰肝木者。爲三陰不至於首、惟厥陰與督脈上行、與太陽相接名曰巡經得度傳。海藏六經標本經絡爲標、臟腑爲本。如太陽經爲標膀胱爲本餘倣此。入門

太陽形証用葯　太陽膀胱本病。頭痛脊強。小腸爲標與心爲表裏。故發熱。冬月麻黃桂枝湯。餘月九味

羌活湯。太陽以皮膚爲經。爲表。膀胱爲腑。爲裏。熱在皮膚。則頭痛項强。宜麻黄桂枝湯九味羌活湯。熱在膀胱。則口渴尿赤。宜五苓散。

發熱惡寒脉浮者。屬表。即太陽証也。仲景

太陽傷風。脉陽浮而陰弱。陽浮者熱自發。陰弱者汗自出。洒洒惡寒。淅淅惡風。翕翕發熱。鼻鳴乾嘔。桂枝湯主之。仲景

太陽傷寒。頭痛發熱。身疼腰痛。骨節皆痛。惡風無汗而喘。麻黄湯主之。寒傷榮血不利故也

太陽兩傷風寒脈浮緊發熱惡寒身痛不汗出而煩躁者大青龍湯主之

發熱惡風煩躁手足溫爲傷風候脈浮緊爲傷寒脈是傷風而見寒脈也寒多熱少不煩躁手足微厥爲傷寒候脈浮緩爲傷風脈是傷寒見風脈也蓋脈似桂枝反無汗病似麻黃反煩躁是也活人

太陽病似瘧發熱惡寒熱多寒少脈微弱者此無陽也身不痒不可發汗宜桂麻各半湯太陽病八九日如瘧狀發熱惡寒熱多寒少脈微而惡寒者此陰陽

俱虛不可更發汗更下更吐面色反有熱色者未欲解也以其不能得小汗出身必痒宜桂麻各半湯仲景

太陽畜血太陽病六七日表證仍在脈微而沉反不結胸其人如狂者以熱在下焦小腹當滿小便自利者下血乃愈抵當湯主之　太陽證俱在而脈反沉兼發狂小腹硬者宜用此藥

按太陽腑證有畜尿畜熱二端膀胱有尿熱邪入而搏之則少腹滿爲畜尿若無尿熱邪入無所搏則少腹不滿爲畜熱畜尿者五苓散倍肉桂畜熱者五苓

散去肉桂易滑石但小便不利氣化不行病在氣分不可用猪苓血分之藥當以桔梗易之且有蓄尿過多膀胱滿甚脹翻出竅尿不得出脝脹異常者名爲癃閉不可用五苓愈利而愈脹塞法宜用白蔻砂仁法夏肉桂桔梗生姜使上焦得通中樞得運而後膀胱之氣方能轉輸斯竅順而尿得出矣

桂枝湯　桂枝三錢白芍二錢甘艸一錢生姜三片大棗三枚

麻黃湯　麻黃三錢桂枝二錢杏仁十枚甘艸六分生姜三片大棗加葱白一方有石膏按病症非壯熱無汗不可用麻黃非有煩燥不可用石羔

麻黃桂枝湯　桂枝　白芍各二錢　麻黃一錢二分　甘草一錢
　杏仁八分　生姜大棗引

九味羌活湯　羌活　防風各一錢半　蒼朮　川芎
　白芷　黃芩　生地各錢二分　細辛　甘草各五分
姜棗葱白一名羌活冲和湯

大青龍湯　麻黃三錢　桂枝二錢　杏仁錢半　石膏四錢　甘草一錢
　姜棗引

桂麻各半湯　麻黃錢半　桂枝　芍藥　杏仁各一錢
　甘草七分　姜棗引

五苓散　澤瀉二錢　白术　朱苓　赤苓各錢半　肉桂五分

抵當湯　水蛭炒　蝱虫炒去足翅　桃仁留尖各十枚　大黃蒸二錢

陽明形証用葯陽明者太陽爲標與肺爲表裏故微惡寒、發熱爲經病宜葛根解肌湯。渴而有汗者宜白虎湯。胃爲本目痛鼻乾潮熱閉澁。滿渴狂譫宜調胃承氣湯入門　陽明以肌肉之間爲表胃腑爲裏熱在表則目疼、不眠宜葛根解肌湯。熱入裏則狂譫宜調胃承氣湯入門　陽明病有三症。有太陽陽明有正陽陽明有少陽陽明太陽陽明者脾約是也正陽陽明

者胃家實是也。少陽陽明者，發汗利小便，胃中煩躁
實大便難是也。仲景　陽明之爲病，胃家實也。緣何而
得？以太陽病發汗，若下，若利小便，若此亡津液，胃乾
燥，因轉屬陽明，不更衣，內實大便難也。仲景　陽明病
陰陽結，脈浮而數，能食不大便者，此爲實，名曰陽結，
期十七日當劇。脈沉而遲，不能食，身體重，大便硬，名
曰陰結，期十四日當劇。仲景
陽明外証，身熱汗自出，不惡寒，反惡熱也。傷寒轉屬
陽明者，其人濈然微汗出。陽明發熱汗多者，急下之。

宜大承氣湯 仲景

陽明証潮熱譫語

陽明病惡候傷寒若吐若下後不循不大便五六日至十餘日日晡所發潮熱不惡寒狂言如見鬼狀若劇者發則不識人循衣摸床卧而不安微喘直視脈弦者生脈濇者死 仲景 微者但發譫語宜大承氣湯下之一服利則止後服脈弦者生脈濇者死 仲景 按此仲景雖有証而無法錢氏仲陽云手循衣及撚物者肝熱也玉函列此於陽明部蓋陽明者胃也肝有

熱邪淫於胃經宜以承氣瀉之且得弦脈則肝正而胃不受剋此有生之理也本事

陽明實證宜下自汗出大便閉小便赤手足溫脈洪數譫語者必有燥糞在胃中調胃承氣湯下之手足濈然汗出者此大便已硬也譫語有潮熱承氣湯下之熱不潮者勿服明理

陽明虛證宜補海藏云嘗治傷寒發狂欲走脈虛數用柴胡湯反劇以參耆當歸陳皮甘艸煎服狂定再服安睡而愈綱目嘗治循衣摸床者數人皆用大補

氣血惟一人兼有振脈代遂以補劑中略加桂亦振止脈和而愈

陽明証汗渴治　汗後脈洪大而煩渴宜白虎湯和解之　三陽合病頭痛面垢譫語遺尿中外俱熱自汗煩渴亦宜此藥　仲景　汗下後表裏俱熱舌上乾燥而大渴脈洪大者人參白虎湯主之汗而不解脈浮者蒼朮白虎湯主之　仲景　無汗而渴者不可服　陽明証汗渴者竹葉石膏湯最妙

陽明三証　上焦熱脈浮發熱中焦熱渴欲飲水下焦

熱。小便不利。是乃三焦俱熱。宜使熱邪從小便而出。宜用豬苓湯。惟汗多而渴者不可服。

陽明脾約證　趺陽脈浮而濇。浮則胃氣強。濇則小便數。浮濇相搏。大便必難。其脾爲約。麻仁丸主之。一名脾約丸。仲景

陽明病禁忌　陽明病不能食。攻其熱必噦。胃氣虛冷故也。　傷寒嘔多。雖有陽明證。不可攻也。　胃家實不大便。若表未解。及有半表者。先用桂枝柴胡和解之。乃可下也。　陽明病自汗出。小便自利者。此爲津

液內竭。大便難澀。不可攻之。宜用密煎導法通之。陽明病口燥。但欲漱水不欲嚥。此必衄。不可下。宜用犀角地黃湯。仲景

大承氣湯　大黃四錢　厚朴　只實各錢半　芒硝二錢　除芒硝爲小承氣湯

調胃承氣湯　大黃四錢　芒硝二錢　甘草一錢

三承氣湯　甘草三錢　大黃錢半　芒硝錢半　厚朴錢半　只實錢半

白虎湯　石膏五錢　知母二錢　甘草七分　粳米半合

本方加人參名人參白虎湯再加蒼朮名蒼朮白虎

湯

竹葉石膏湯　石膏四兩　人參二錢　麥冬　半夏各一錢　甘草七分　竹葉七片　粳米百粒　入生姜汁二匙服

脾約丸一名麻仁丸　大黃蒸四兩　只實　厚朴　赤芍各二兩　麻子仁一兩　杏仁一兩二錢五分　蜜丸

蜜導法　煉蜜黃色入冷水中，急捻如指大，隨用皂角末麝香爲衣，將油塗肛門納入。

犀角地黃湯

少陽形証用藥。少陽之証。口苦咽乾目眩。仲景　眩而口苦舌乾者屬少陽。仲景 脇滿乾嘔往來寒熱者屬少陽。仲景 胸脇痛耳聾。尺寸俱弦者少陽受病也。仲景 口苦耳聾胸滿者少陽傷風也。仲景 少陽三焦相火爲本故微熱膽爲標故耳聾脇痛寒熱嘔而口苦宜從中治俱宜小柴胡湯。入門

少陽證爲半表半裏少陽居太陽陽明之中半表半裏也。禁汗恐犯太陽禁下恐犯陽明禁利小便恐生發之氣陷入陰中故只用小柴胡和之。入門

少陽以胸脇之間爲半表半裏表多則小柴胡湯裏

冬則黃芩湯。以上發熱。太陽多寒。陽明自汗。少陽多嘔。皆三陽証也。入門

少陽病不可發汗。發汗傷寒脈弦細頭痛發熱者屬少陽。不可發汗。發汗則譫語。仲景

少陽証。往來寒熱。血氣虛。腠理開。邪氣因入。與正氣相搏。結於脇下。邪正分爭。往來寒熱。休作無時。不欲飲食而嘔。宜小柴胡湯。仲景

少陽病壞証。太陽証不解。轉入少陽者。脇下硬滿。乾嘔不能食。往來寒熱。尚未吐下。脈沉緊者。與小柴胡

湯。若已吐下發汗譫語。柴胡証罷。此爲壞病。依壞治之。仲景

少陽病脇痛。少陽証。仲景　熱汗出。頭痛、心下痞硬滿、引脇下痛。乾嘔短氣。不惡寒。此表解裏未和也。宜十棗湯。若合下不下。則令人脹滿遍身浮腫也。杜玉曰。裏未和者。痰與燥氣壅於中焦。故頭痛乾嘔短氣汗出。是痰膈也。非十棗湯不治。綱目

小柴胡湯　柴胡三錢　黄芩二錢　人參　半夏各一錢　甘草五分　薑棗引

黃芩湯(一名黃芩芍藥湯)黃芩 白芍(各二錢) 甘艸(一錢) 腹痛甚、

加桂心(一錢)

十棗湯、芫花(微炒) 大戟(炒各等分)、大棗十枚 水一盞煎至半盞去藥調棗末強人一錢弱人五分服大便通利少以粥補之

太陰形證用藥 太陰之證。腹滿而吐。食不下。自利益甚。時腹自痛。(仲景)太陰肺爲標。故咽乾身目黃。脾爲本。故腹滿痛。宜大柴胡湯。身黃者。茵陳蒿湯。如自利不渴。屬臟病。宜理中丸。(入門)腹病自利不渴。四順理

中九亦主之。入門

腹滿時痛吐利不渴者。爲太陰。宜四逆湯。服理中湯、腹滿不減減不足言。宜大承氣湯。仲景　腹滿時痛復如故。此虛寒從下而上也。當以溫藥和之。宜理中湯。仲景　飲食不節。寒中陰經。腹滿閉塞。唇青手足冷。脈沉細。宜治中湯。仲景　傷寒自利不渴者屬太陰。以其臟有寒故也。當溫之。宜用四逆湯。仲景

太陰病腹痛。傷寒脈濇陰脈弦。法當腹中急痛。先與小建中湯。不差。後與小柴胡湯。仲景　太陽病。醫反下

之因而腹滿時痛者屬太陰桂枝湯加芍藥主之凡言加者謂倍入也大便實者桂枝湯加大黄主之仲景傷寒邪在三陰內不得交通故爲腹痛手足之經皆會於腹故也仲景

太陰腹脹滿太陰證下利清穀若發汗則必腹滿仲景發汗後腹脹滿宜用厚朴半夏湯仲景

太陰病發黄傷寒七八日身黄如橘子色小便不利腹微滿屬太陰宜茵陳湯仲景傷寒但頭汗出餘無汗際頸而還大便不利身必發黄仲景問白虎證亦

有身熱煩渴引飲。小便不利。何以不發黃。答曰。證雖相近。但遍身汗出。此爲熱越。白虎證也。頭面汗出。頸以下無汗。發黃証也。

大柴胡湯　柴胡四錢　黃芩　芍藥各二錢半　大黄二錢　只實錢半　半夏一錢　姜棗引

理中湯　人參　白朮　乾姜炮各二錢　炙草一錢

四順理中丸　即前方加炙草一倍爲末蜜丸彈子大

小建中湯

四逆湯　炙草六錢　炮姜五錢　生附子一枚　分三服

小柴胡湯　桂枝湯加芍藥　桂枝湯加大黃

厚朴半夏湯　厚朴三錢人參錢半半夏錢半甘艸七分姜七片

治中湯　即理中湯加陳皮青皮等分

茵陳蒿湯　茵陳一兩大黃五錢梔子二錢

少陰形證用藥

少陰之證，脈微細，但欲寐。蓋氣寤則行陽，寐則行陰，必從足少陰始，故少陰病但欲寐也。仲景：少陰心爲本，故舌乾口燥，或下利清水，譫語，便閉，宜小承氣湯；腎爲標，故面寒脣青，四肢厥冷，指甲面黑，宜姜附湯。入門：少陰病始得之及發熱脈沉者

麻黄附子細辛湯主之。仲景少陰病二三日以麻黄
附子甘艸湯微發之以二三日無証故微發汗也。無
証謂無吐利厥証也。仲景少陰病二三日口中和背
惡寒當灸之宜附子湯。仲景少陰病二三日心中煩
不得卧。黄連阿膠湯主之。仲景少陰病身體痛手足
寒骨節痛脈沉者附子湯主之。仲景傷寒欲吐不吐。
心煩但欲寐五六日自利而渴者屬少陰也。虚故引
水自救。若小便色白者以下焦有寒不能制水故色
白宜四逆湯。仲景下利脈沉而遲其人面少赤身有

微汗。下利清穀。必鬱冒汗出而解。病人必微厥。所以然者。其面戴陽。下虛故也。仲景　下利腹脹滿。身體疼痛。先溫其裏。乃攻其表。溫裏宜四逆湯。攻表宜桂枝湯。仲景　少陰病吐利。手足厥冷。煩燥欲死。吳萸湯主之。　少陰証口中和者。當溫。乾燥者。當下。東垣　少陰病脈沉。少陰証口燥舌乾而渴。尺寸俱沉。沉而疾則大承氣湯。沉而遲則四逆湯。東垣

少陰病脈絕。少陰証下利。脈絕。或無脈者。宜通脈四逆湯。仲景　少陰病。下利清穀。手足厥逆。脈微欲絕。通

脈四逆湯加豬膽汁下之。仲景下利脈微，與白通湯。利不止，厥逆無脈，乾嘔煩者，白通加豬膽汁湯主之。服後脈暴出者死，微續者生。仲景少陰病自利，傷寒下利，心下痞硬，服瀉心湯後，以他藥下之，利不止，與理中湯，利益甚。理中者理中焦，此利在下焦，赤石脂禹餘糧湯主之。仲景少陰病下利便膿血，桃花湯主之。仲景少陰病至四五日，腹滿痛，小便利，或下利，或嘔者，宜真武湯。仲景下利欲飲水者，以有熱故也，宜白頭翁湯。仲景少陰熱利不止，三黃熟艾湯及薤白

湯主之。仲景少陰病自利純青水、心下痛、口乾燥者、宜大承氣湯。仲景少陰病下利色青者當下、色不青者當溫。東垣

少陰四逆證有二。少陰病四逆、或咳、或悸、或小便不利、或腹中痛、或泄利下重、宜四逆湯。熱邪入深則手足漸冷。此熱厥似陰之證、宜四逆散。入門傷寒直中陰經、初來無頭痛、無身熱、無渴、怕寒、踡卧、沉重欲眠、唇青厥冷、脈微而欲絕、或脈伏、宜四逆湯。四逆者四肢逆冷也。仲景

少陰病伏氣咽痛。伏氣之病。謂此時有暴寒中人。伏氣於少陰經。始不覺病。旬日後發。脈更微弱。先發咽痛。似傷寒。蓋喉痺之病。必下痢。宜半夏桂枝湯。便差。古方謂之腎傷寒。活人少陰下利。咽痛。胸滿。心煩。豬膚湯主之。仲景少陰病二三日咽痛。可與甘艸湯。不差。與桔梗湯。仲景少陰病。咽中痛。宜半夏散。仲景少陰病禁忌。少陰病。脈細沉數。爲在裏。不可發汗。仲景少陰病。但厥無汗。而強發之。必動其血。未知從何道來。或從口鼻。或從目出。是名下厥上竭。爲難治也。仲景

小承氣湯

姜附湯　炮姜一兩　炮附子一枚五錢　用生附名白通湯

麻黄附子甘艸湯　即麻黄附子細辛湯除細辛用

甘艸

附子湯　白朮四錢　白苓三錢　白芍三錢　炮附　人參各二錢

黄連阿膠湯　黄連　阿膠　芍藥各二錢　黄芩一錢　連

芩芍煎至半去滓入阿膠後加入雞子黄一個

攪和日三服

四逆湯　桂枝湯　大承氣湯

吳茱萸湯　吳萸三錢　人參二錢　姜棗引　即吳萸人參湯

白通湯　炮姜三錢　生附半枚　葱白三莖　加豬膽汁服

通脈四逆湯　炮附二錢半　乾姜錢半　甘草一錢　加豬膽汁服

赤石脂禹餘糧湯　二味各二錢半　剉煎服

白頭翁湯　白頭翁　黃柏　黃連　秦皮各錢半

三黃熟艾湯　黃芩　黃連　黃柏　熟艾各錢半

四逆散　柴胡　芍藥　只實　炙草等分為末每

二錢米飲調服

半夏桂枝湯

豬膚湯　豬膚一兩水煎入白蜜白粉。熬熟服之

桔梗湯　甘艸三錢半　桔梗一錢半

半夏湯　法夏　桂枝　炙艸各二錢

厥陰形証用藥。厥陰心胞絡爲標故舌捲厥逆冷過肘膝。小腹絞痛。三味參萸湯。四順湯主之。肝爲本故男爲囊縮女則乳縮。手足乍冷乍温煩滿者大承氣湯主之。入門　厥陰之病消渴氣上冲心心中疼熱飢不欲食食則吐蚘。活人　傷寒六七日煩滿囊縮其脈尺寸俱微。緩者。足厥陰肝經受病也。其脈微浮爲欲

愈不浮爲難愈脈浮緩者囊必不縮外証必發熱惡寒似瘧爲欲愈宜桂麻各半湯若尺寸俱沉短者必是囊縮毒氣入腹宜承氣湯下之活人大抵傷寒病臟腑傳經陽經先受病故次傳入陰經以陽主生故太陽水傳足陽明土土傳足少陽木爲微邪也陰主殺故木傳足太陰土土傳足少陰水水傳足厥陰肝至六七日當傳厥陰肝木必移氣尅於脾土脾再受邪則五臟六腑皆困而危殆榮衛不通耳聾囊縮不知人而死速用承氣湯下之可保五死一生活人若

第六七日傳厥陰脉得微緩微浮爲脾胃脉也故知脾氣全不受尅邪無所容榮衛將復水升火降則寒熱作而大汗解矣活人

厥陰病

手足厥冷凡厥者陰陽氣不相順接便爲厥厥者手足逆冷是也仲景若始得之手足厥冷不温者是陰經受邪可用四逆湯温之若手足自熱而至温從四逆而至厥者傳經之邪也可用四逆散必須辨明勿令誤也明理諸手足逆冷皆屬厥陰不可汗下然有須汗須下者謂手足雖逆冷時有温時手足

掌心必煖非正厥逆當消息之活人厥陰病煩滿囊縮厥陰証手足厥冷小腹痛煩滿囊縮脈微欲絶宜當歸四逆湯仲景傷寒六七日尺寸脈微緩者厥陰受病也其証小腹煩滿而囊縮宜承氣湯下之仲景

三味參萸湯　吳萸三錢人參二錢姜四片棗二枚引

四順湯　即理中湯倍甘艸一倍

大承氣湯　四逆湯　四逆散

當歸四逆湯　當歸　白芍各二錢　桂枝一錢　細辛

通艸　甘艸各一錢　棗二枚引

傷寒陽証凡仲景稱太陽病者皆表証發熱惡寒頭項痛也若脈浮則與証相應宜發汗若脈反微不與証相應則不可發汗但用桂麻各半湯和之綱目少陰身雖有熱而無頭痛厥陰有頭痛而無身熱若身熱而又頭痛屬陽証無疑矣陽証似陰糞黑而脈滑身大熱反不欲近衣此爲表寒裏熱屬陽証宜陽旦湯入門陽証宜汗冬月麻黃湯桂枝湯虛者人參順氣散三時羌活冲和湯入門陽証頭痛身熱脈浮數宜香蘇散芎芷香蘇散人參羌活散參蘇飲十神湯

桂麻各半湯

陽旦湯　桂枝　芍藥各三錢　黄芩一錢　甘艸一錢　姜棗引

羌活冲和湯　即九味羌活湯

香蘇散　香附　蘇葉各二錢　蒼朮錢半　陳皮一錢　甘艸五分

　姜三片葱白三莖引

芎芷香蘇散　香附　蘇葉各二錢　蒼朮錢半　陳皮一錢

　川芎　白芷各一錢　甘艸五分　姜棗引

人參羌活湯　羌活　獨活　柴胡　前胡　只殼

　桔梗　川芎　赤苓　人參　甘艸各一錢　天麻

地骨皮各一錢　姜三片　薄荷少許引　即人參敗毒散加天麻地骨皮

參蘇飲　人參　蘇葉　前胡　法夏　乾葛各一錢　赤苓一錢　陳皮　只殼　桔梗　甘艸各一錢　姜棗

十神湯　香附　蘇葉　升麻　赤芍　麻黃各一錢　陳皮　川芎　乾葛　白芷　甘艸各一錢　姜三片　葱三莖引

傷寒陰証凡傷寒四肢厥冷，吐利不渴，蹤卧，此陰証之常也。須察其脈有力無力，如重按無力或無脈更是伏陰急與五積散加附子如脈有力是陽也不可不辨、入門三陰証血分自受寒謂之陰証傷寒、微者寒邪外襲漸入經絡宜麻黄附子細辛湯或辛黄三白湯甚者卒中陰經、初起無頭痛身熱便惡寒厥冷或胸腹痛嘔吐下利太陰用附子理中湯少陰用附子湯厥陰用當歸四逆湯、入門傷寒有口沃白沫或唾多流冷涎俱是寒証宜吳萸湯理中湯、切忌冷藥、傷寒陰証宜陰旦湯人參養胃湯藿香正氣散不換金正氣散正陽散○陰証似陽面赤而脈微

五積散 蒼朮二錢 麻黄 陳皮各一錢 厚朴 桔梗
只壳 當歸 乾姜 白芍 白苓各八分 白芷
川芎 半夏 薄桂各七分 甘艸六分 姜葱白引 除
白芷桂、餘共炒、名熟料五積散加附子亦可

麻黄附子細辛湯

辛黄三白湯 人参 白朮 白芍各二錢 白苓
當歸各一錢 細辛 麻黄各五分 姜棗引

附子理中湯 附子湯 當歸四逆湯 吳萸湯

理中湯

陰旦湯　桂枝二錢黄芩　乾姜炒各錢白芍一錢甘艸一錢

棗煎服

人參養胃湯　蒼朮炒錢陳皮　厚朴　乾姜各錢二分

白苓一錢藿香一錢人參　艸果　炙艸各五分姜棗

藿香正氣散　藿香錢半蘇葉一錢白芷　腹皮　白苓

厚朴　白朮　陳皮　半夏　桔梗　炙艸各五

分

不換金正氣散　蒼朮　厚朴　陳皮　藿香錢

半夏　炙艸各一錢　姜棗同上

正陽散　麻黃　陳皮　大黃　乾姜一兩　桂七分

白芍　炮附　半夏　炙艸各七分　吳萸五分　姜棗

傷寒表證　凡傷寒初得病二三日頭痛身體痛惡寒發熱皆表證也。局方　凡仲景稱太陽證者皆表證發熱惡寒頭項痛也、綱目　發熱惡寒身體痛而脉浮者表證也、表證者惡寒是也、惡寒屬太陽宜汗之　活人　頭項几几爲太陽表證、几音殊如短羽鳥不能飛騰動先伸引其頭也、項背強者動亦如之、一云無翅鳥欲飛貌　明理　傷寒表證通用麻黃杏仁飲、寒傷榮宜麻

黄湯風傷衛宜桂枝湯三時發表宜九味羌活湯（入門）
表證宜香蘇散十神湯人參敗毒散香葛湯葱白散
參蘇飲芎芷香蘇散小青龍湯神朮散消風百解
散　表證無汗宜羌活冲和湯有汗宜防風冲和湯
表裏不解宜雙解散河間
傷寒裏證傷寒發熱汗出不惡寒反惡熱乃陽明裏
證也宜下之陽明爲病胃家實也胃實則潮熱譫語
承氣湯下之明理陽明病潮熱不大便六七日恐有
燥屎欲知之法與小承氣湯轉屎氣者有燥屎可攻

若不轉屎氣者。無燥屎。慎不可攻也。攻之。必脹滿不能食。仲景　發熱汗出。不惡寒。反惡熱者。胃實也。宜調胃承氣湯。仲景　如不惡寒。反惡熱。發渴譫語。腹滿而喘。手足濈然汗出。急下之。宜大承氣湯。如邪未深。恐有燥屎。小腹痛。宜小承氣湯。微和胃氣。勿令大泄。如不惡寒。但實者。當和胃氣。調胃承氣湯主之。東垣　以上三法。不可差。差則無者生之。有者遺之。假令調胃承氣證。用大承氣。則愈後元氣不復。以其氣藥犯之。若大承氣證。用調胃。則愈後神痴不清。以其無氣藥也。小承氣証。用大承氣。則下利不止。變而成虛。後人合三紛為一方。號三一承氣。殊失仲景本意。裏証宜下。通用三一承氣湯。六一順氣湯。陶氏黃龍湯。

麻黃杏仁飲　麻黃　桔梗　前胡　黃芩　陳皮　半夏各一錢　杏仁八分　細辛八分　防風七分　甘艸四分　姜煎

麻黃湯　桂枝湯　九味羌活湯　香蘇散　一十神湯　參蘇飲　芎芷香蘇散　人參敗毒散

香葛湯　蒼朮　蘇葉　白芷　香附　升麻各一錢　乾葛　陳皮各一錢　川芎　白芷　甘艸各五分　姜

葱白豉七粒引

葱白散　麻黄　蒼朮　白朮　川芎　石羔各七分

乾葛　甘草各七分　姜三片葱白一莖引

小青龍湯　麻黄　白芍　五味　半夏各錢半　細辛

乾姜　桂枝　甘草各一錢

神朮散　蒼朮二錢　荆芥　藁本　乾葛　麻黄各一錢

炙草一錢　姜葱白引

消風百解散　荆芥　蒼朮　白芷　陳皮　麻黄

各一錢　甘草五分　姜葱白引

雙解散　滑石二錢　甘艸一錢　石羔　黄芩　桔梗各七分
防風　川芎　當歸　赤芍　大黄　麻黄
薄荷　連翹　芒硝　荊芥　白朮　梔子各五分　姜葱白引

防風冲和湯　羌活　防風各錢半　白朮　川芎各一錢
白芷　生地　黄芩各一錢　細辛　甘艸各五分
姜葱白引　一名加減冲和湯

羌活冲和湯　大小承氣湯　調胃承氣湯

三一承氣湯　甘艸三錢　大黄　厚朴　只實　芒硝

各錢五分姜煎

六一順氣散　大黃二錢　只實　厚朴　芒硝　柴胡

黃芩　赤芍　甘艸各一錢　姜煎

黃龍湯　大黃二錢　芒硝錢半　只實　厚朴各一錢　人参

當歸　甘艸各五分　姜棗引

傷寒半表半裏証。極難識。有言身前後者。有言身上下者。有言太陽陽明之間者。身後爲太陽。身前爲陽明。少陽居中。寒熱莫定。此以身之前後言也。小柴胡。主少陽之半表半裏也。膀胱寒水。近陽明燥金。水多

則寒燥多則熱亦往來寒熱五苓散分利膀胱之半表裏也理中湯治吐瀉不定上下之半表裏也入門

發熱脈弦細頭痛者屬半表半裏即少陽証也仲景

傷寒表証當汗裏証當下不易之法也然假令脈浮而大是表証當汗又發熱煩渴小便赤却當下此表裏俱見雙解散主之河間

假令不大便六七日頭痛身熱是裏証又小便清知不在裏因在表須當發汗此兩証俱見宜桂枝湯河間

假令心下滿口不欲食大便硬脈沉數是裏証當下又頭汗出微惡寒手足

冷卻當汗此半在表半在裏也小柴胡湯主之河間治表裏內外俱熱之証表者或脈浮或頭痛或惡風或惡寒裏者或譫語妄言或揚手擲足欲汗則裏証已急欲下則表証尚在通宜大柴胡湯海藏傷寒須分表裏若表裏不分汗下差誤豈爲上工且如均是發熱身熱不渴爲表有熱小柴胡加桂枝主之厥而脈滑爲裏有熱白虎加人參主之　均是水氣乾嘔微利發熱而咳爲表有水小青龍湯主之身涼表証罷咳而脇下痛爲裏有水十棗湯主之　均是惡寒

有熱而惡寒者，發於陽也。宜麻黄桂枝小柴胡主之。無熱而惡寒者，發於陰也。附子四逆湯主之。均是身體痛，脈浮，發熱頭痛身體痛者，爲表未解，麻黄湯主之。脈沉，自利，身體痛者，爲裏不和，四逆湯主之。匍藏

小柴胡湯　柴胡三錢　黄芩二錢　人參　半夏各一錢　甘艸五分　姜棗煎　一名人參湯　一名三禁湯　禁汗禁利大小便。

五苓散　理中湯　雙解散　白虎加人參湯

小青龍湯　十棗湯

大柴胡湯　柴胡四錢　黃芩　芍藥各一錢半　大黃二錢　只實一錢半　半夏一錢　姜棗引

麻黃桂枝湯　四逆湯　附子四逆湯

傷寒厥陰厥者，手足逆冷是也。其手足指頭微寒者，謂之淸，此疾爲輕。活人　陰厥者，初得病便四肢逆冷，脈沉微而不數，足多攣，臥時惡寒，或引衣自覆，不飲水，或下利淸穀，或淸便自調，外証多惺惺而靜，宜四逆湯、通脈四逆湯、當歸四逆湯。活人　陰厥者，無頭痛，無身熱，吐利不渴，靜踡而臥，手足盡冷，乃陰厥所主。

陰陽之氣不相接續而厥。太陰厥。手足指頭微冷者。理中湯。少陰厥。經寒足冷。甚則手至臂。足至膝者。四逆湯。厥陰厥。一身盡冷者。當歸四逆湯。厥逆煩燥者。不治。入門 小便數。微惡寒者。陽氣不足也。心煩足踡者。陰氣不足也。入門 厥陰證四肢厥冷。脈沉遲。按之無力。則爲陰。當溫之。宜四逆湯。海藏 陰厥指爪常冷。足踡卧不渴。清便如常。外證惺惺。得效

傷寒陽厥。陽厥者。初得病必身熱頭痛。外有陽證。至四五日方發厥。厥至半日。却身熱。蓋熱氣深。方發厥

若微厥却發熱者熱深故也其脈雖伏按之滑者爲裏熱或飲水或揚手擲足或煩燥不得眠大便秘小便赤外証多昏憒承氣湯白虎湯隨宜用之活人下証悉具而見四逆者是因失下血氣不通四肢便厥醫不識疑爲陰厥便進熱藥禍如反掌大抵熱厥須脈沉伏而滑者手雖冷時復指爪常温須承氣湯下之活人厥陰証四肢逆冷爪甲青脈沉疾按之有力則爲陽當下之宜大承氣湯海藏陽厥者未厥前有頭痛有身熱陽邪深入陷伏於内而後發厥半日間

却又發熱。熱氣下行。則腹痛下利。或便膿血。若不便血。則熱氣上行。必爲喉痺。入門　傷寒邪在三陽。則四肢熱。半表裏及太陰。則邪漸入深。故四肢溫。至少陰厥陰。邪入深而陷伏於內。則四肢厥冷。然先由熱後厥者。傳經熱厥也。輕則四逆散。重則大柴胡承氣湯下之。入門　熱厥脈沉伏而滑。頭上有汗。手掌溫。指稍亦溫。便宜下。入門

陰陽厥輕重。傷寒至四五日而厥者。必發熱。前熱者。後必厥。厥深者。熱亦深。厥微者。熱亦微。仲景　傷寒厥

四日熱及三日復厥五日其病爲進厥多熱少陽氣退故爲進也仲景傷寒發熱四日厥及三日厥少熱多其病當自愈仲景傷寒病厥五日熱亦五日設六日當復厥不厥者自愈厥終不過五日以熱五日故知自愈仲景熱多厥少者易愈厥多熱少者難已入門

四逆湯　通脈四逆湯　當歸四逆湯　理中湯

承氣湯　白虎湯　大承氣湯　四逆散　大柴胡湯

辨陰陽厥法陰陽二厥脈皆沉所以使人疑之然陰

厥脈沉遲而弱。陽厥脈伏而滑。又陽厥指爪時一温。陰厥常冷。得效　若未辨陰陽。宜以理中湯試之。陽厥則便熱。陰厥則不熱。得效

厥有臟厥、蚘厥。蚘厥躁無暫定而厥者。爲臟厥。活人　臟厥者。發躁無休息時。且發熱。十八日脈微。膚寒。心躁。或吐或泄。無時暫安者。乃陰厥。真臟氣盡故也。仲景無治法。四逆湯飲冷救之。又少陰厥而吐利發躁。亦不治。三味參萸湯救之。入門　靜而復動。吐虫而厥者。爲蚘厥。活人

厥與四逆不同。四逆者四肢不溫也。厥者手足逆冷也。傷寒邪在三陽則手足必熱。傳到太陰手足自溫。至少陰則邪熱漸深。故四肢逆而不溫。及至厥陰則手足厥冷。是又甚於逆。其四逆散凉藥。以治四肢不溫。其四逆湯熱藥。以治寒極而成厥逆者也。四肢逼冷。比之手足獨冷則有間。夫死者以四逆言之可治者。以厥冷言之。則亦可見四逆與手足厥冷之有輕重淺深矣。蓋四肢通冷其病爲重。手足獨冷其病爲輕也。四肢與手足。却有所分。以四字加於逆字之上。

是通指手足臂脛以上言也。以手足二字加於厥逆厥冷之上。是獨指手足言也。蓋以四逆爲四肢通冷。厥逆爲手足獨冷也。東垣

理中湯　四逆湯　三味參萸湯　四逆散

傷寒陰毒。傷寒三陰病深。必變爲陰毒。其證四肢厥冷。吐利不渴。靜踡而臥。甚則咽痛鄭聲。加以頭痛頭汗。眼睛內痛。不欲見光。面唇爪甲青黑。手背冷汗。心下結硬。臍腹築痛。身如被杖。外腎冰冷。其脈附骨。取之則有。按之則無。宜甘艸湯。正陽散。陽氣乍復。或生

煩燥者返陰丹復陽丹用之不可涼藥入門又此証面青舌黑四肢厥冷多睡入門積陰感於下則微陽消於上故其候四肢沉重逆冷腹痛咽喉不利或心下脹滿結硬燥渴虛汗不止或時狂言爪甲面青黑六脉沉細而一息七至以來速於氣海關元各灸二三百壯以手足溫煖爲效仍服還陽湯退陰散本事陰毒沉困之候六脉附骨取之則有按之則無一息八至以上或不可數至此則藥餌難爲功矣宜灸臍下二三壯更以還陽散等熱藥助之如手足不和煖

者不可治。本事 傷寒陰毒之病。面青身痛如被杖。咽喉痛。五日可治。七日不可治。甘艸湯主之。仲景 陰毒宜用正陽散。附子散。白朮散。回陽急救湯。熨臍法。有傷寒四肢逆冷。臍下築痛。身疼如被杖。蓋陰毒也。急服金液丹。來復丹。其脈遂沉而滑。證雖陰而有陽脈可生。仍灸臍下百壯。乃手足温。陽回得汗而解。本事

傷寒陽毒。傷寒三陽病深。必變爲陽毒。或有失於汗下。或本陽證。誤投熱藥。使熱毒深入。發爲狂亂。面赤眼紅。身熱斑黄。或下利黄赤。六脈洪大。名曰陽毒。發

斑。宜黑奴丸。白虎湯。三黃石羔湯。消斑青黛飲。醫鑒

陽毒爲病。面赤斑斑。如錦紋。咽喉痛。吐膿血。五日可治。七日不可治。宜湯毒升麻湯。陽毒梔子湯。葛根湯。外用水漬法。治人傷寒。先觀兩目。或赤或黃。赤爲陽毒。六脈洪大有力。燥渴者。輕則三黃石羔湯。三黃巨勝湯。重則大承氣湯下之。醫鑒

甘艸湯　炙艸　升麻　當歸　桂枝各一錢　雄黃　川椒各半錢　鱉甲炙三錢　一名升麻鱉甲湯

正陽散　麻黃半錢　陳皮　大黃生　乾姜　肉桂各七分

芍藥　炮附　半夏　炙艸各七分　吳萸五分　姜棗

還陽散　硫磺爲末每二錢新汲水調下良久或寒一起熱一起再服汗出而差

退陰散　川烏乾姜等分爲粗末炒放冷再研細末每一錢鹽一捻水少許煎溫服

甘艸湯

附子散　炮附二錢半　桂心　當歸　白朮各一錢　半夏　炮姜各一錢　姜引

白朮散　川烏炮　桔梗　炮附　白朮　細辛各二錢

炮薑二錢半

回陽急救湯　人參　白朮　白苓　陳皮　半夏

炮薑　肉桂　炮附　五味　炙艸各一錢　薑七片

金液丹　硫黃十兩研細飛過盛磁盒內以赤石脂泯縫外以鹽泥固濟訖先掘地坑埋小罐子盛水令滿安盒子在上用泥固濟訖慢火養七日夜候足加頂炭火一斤煅取出放冷研爲細末右藥末一兩用蒸餅一兩湯浸去水蜜和丸梧子大每三十丸至百丸溫米飲下

來復丹　硫磺硝石各一兩爲細末入鍋內以微火漫炒用柳木篦不住手攪令陰陽氣相入再研極細名二氣砂乃入水飛五靈脂陳皮青皮末各二兩次入太陰元精石末一兩和勻醋糊丸豌豆大米飲下三十丸　一名正一丹

黑奴丸　麻黄大黄各二兩黄芩釜底煤芒硝灶突墨梁上塵小麥奴各一兩右爲末蜜和丸彈子大新汲水化下須臾振汗汗出而解未汗再服若不大渴不可用此

白虎湯　三黃石羔湯　消斑青黛飲

陽毒升麻湯　黃芩　升麻　射干　人參各一錢

犀角錢半　甘艸七分　汗解

陽毒梔子湯　石羔二錢　升麻　黃芩　杏仁　柴胡

各一錢　梔子　赤芍　知母　大青各七分　甘艸五分

姜五片　豉一撮

葛根湯　葛根二錢　黃芩　大黃醋炒　梔子　朴硝各錢半

甘艸錢半

三黃石羔湯　石羔三錢　黃芩　黃柏　梔子各錢半

麻黃一錢豆豉錢半姜三片茶一撮引

三黃巨勝湯　即前三黃石羔湯去麻黃豆豉加芒硝大黃姜棗引

陰盛格陽其證身冷反躁欲投井中脣青面黑渴欲飲水復吐大便自利黑水六脈沉細而絕或無入門病人身冷脈沉細而絕煩躁而不飲水者陰盛格陽也活人陰盛格陽大虛證也身熱而脈不鼓擊或身冷而欲坐井中欲漱水而不入口非真熱也宜霹靂散回陽反本湯入門有人傷寒六脈沉伏不見深按

至骨。則若有力。頭痛身熱煩躁。指稍皆冷。胸中滿悶
心。醫皆不識。許學士診之曰。此陰中伏陽也。仲景法
中無此証。若用熱藥則爲陰所隔。不能導引眞陽。反
生客熱。若用凉藥則眞火愈消。須用破散陰氣導達
眞火之藥。用破陰丹三百粒作一服。冷鹽湯下。不時
煩躁狂熱。手足躁擾。許曰。俗所謂換陽也。須臾稍定
畧睡。汗出身冷矣。本事 若飲水者。非此証也。活人
陽盛拒陰。其証身體厥冷。其脈滑數。按之鼓擊於指
下。非眞寒也。此大熱証也。脈數而身反盡寒。宜三黄

巨陰湯

陰極似陽。陽邪不深。不能至於厥逆。陰邪不甚。不能至於煩燥。此水極似火。火極似水。謂之反化。亢極則害。之之義也。陰証之極。火浮於外。發燥擾亂。狀若陽証。然身雖煩燥。而引衣自覆。口雖燥渴。而漱水不下。脈必沉細無力。此陰極似陽也。宜通脈四逆湯。煩極而反發厥。乃陰所致。言熱極則反與陰盛發燥一同。必以四逆湯。理中湯治之。入門

霹靂散　炮附子一枚以冷灰焙半時取出切半枚細剉入臘茶

一錢水一盞煎至六分去渣入熟蜜半匙放冷服之須臾躁止得睡汗出差　一方附子一枚燒存性冷灰焙爲末入臘茶二錢分二服一貼水一盞蜜半匙同煎冷服名曰黑龍散

四逆反本湯　炮附　炮姜　人參　陳皮　麥冬　五味　炙艸　臘茶各一錢　以清泥漿二盞同煎去渣入蜜五匙調和放冷服之取汗爲效面赤者入葱七莖黃連少許煎服

破陰丹　硫磺五兩　硝石　元精石各二兩　附子乾姜桂心

各五錢。為末。用鐵銚先消元精石。次消硝石各半。一中間消疏磺末。又俻硝石元精石餘末蓋上。以小盞合着。用炭三斤燒令得所。勿令烟出。急取瓦盆合着地上。候冷取出。入餘藥同為末。糊丸梧子大。艾湯下三十丸。汗出為度。

三黄巨勝湯　通脈四逆湯　四逆湯　理中湯

陽証似陰。陽証之極。熱伏於內。故身涼。四肢厥逆。狀若陰証。但身雖冷。而不欲近衣。神雖昏。而氣色光潤。脈必沉滑而有力。此陽極似陰也。宜大柴胡湯。或白

虎湯入門陰陽錯雜之証宜用從治法從治者反治也熱藥冷飲冷藥熱飲或熱藥爲君而佐以凉藥或冷藥爲君而佐以熱藥是也

白虎湯　大柴胡湯

傷寒頭痛身疼百節痛傷寒頭痛身疼腰痛以至牽連骨節俱痛此太陽傷寒榮血不利故也仲景傷寒頭痛知邪在經也不頭痛則知邪不在經也海藏太陽之証頭痛身熱脊強入門三陽之証有頭痛三陰無頭痛惟厥陰與督脈會於頭巔故有頭痛入門風

寒入肌血脈凝滯所以身痛太陽身痛拘急而已少陽身痛必脇硬嘔渴少陰身痛下利煩滿陰毒身痛宛如被杖入門

惡寒惡熱往來寒熱傷寒之病邪之客於表者爲寒邪與陽相爭則爲寒矣邪之入於裏者爲熱邪與陰相爭則爲熱矣邪在半表半裏外與陽爭而爲寒內與陰爭而爲熱是以往來寒熱宜小柴胡湯和觧之

酒入病有發熱惡寒者發於陽也無熱惡寒者發於陰也發於陽者七日愈發於陰者六日愈以陽數七

陰數六故也。仲景陽微惡寒。陰微發熱。寒多易愈。熱多難愈。入門發汗後病不解又惡寒者虛也。芍藥甘艸湯主之。仲景惡風者見風至則惡矣。必居密室之內帷帳之中。則坦然自舒。惡寒者則不待風而自寒。雖身大熱而不欲去衣者是也。綱目病人脈微而澁者。其人亡血。病當惡寒。後乃發熱無休止時。夏月盛暑欲着複衣。冬月盛寒欲裸其身。所以然者。陽微則惡寒。陰微則發熱也。此由醫過爲汗。令陽氣微。又大下令陰氣弱。夏月陽氣在表。胃中虛。神水已竭。不能

照物病已篤矣急以六一順氣湯下之醫鑒熱病在腎令人渴舌焦黃赤飲水不止目無睛光者死不治

仲景舌上白胎者邪未入腑屬半表半裏以小柴胡湯和解之舌生黃胎者熱已入胃調胃承氣湯下之舌上黑胎或生芒刺者是腎水尅心火急以大承氣湯下之此熱已極也醫鑒治法取井水浸青布片子淨洗舌上後以生姜片浸水時時刮舌黑胎自退醫鑒

小柴胡湯　芍葯甘艸湯　六一順氣湯　調胃承氣湯　大承氣湯

傷寒煩躁煩乃心中懊憹欲吐之貌躁則手擲足動起臥不安心熱則煩腎熱則躁煩爲輕躁爲重先煩而漸躁者爲陽証不煩而便發躁者爲陰証入門煩主氣躁主血肺主皮毛氣熱則煩腎主津液血熱則躁故用梔子以治肺豆豉以潤腎宜黃連雞子湯甘艸乾姜湯芍藥甘艸湯入門煩躁者懊憹不得眠也懊憹者鬱悶不舒之貌煩者氣也火入於肺也躁者血也火入於腎也梔子豉湯主之仲景煩者身熱也邪氣不得汗解蒸於經絡入於肌表故生熱煩也類聚

傷寒下後心煩腹滿宜梔子厚朴湯煩燥不大便續臍痛發作有時者有躁屎也宜下之仲景病人脈已解而日暮微煩者以病新差人強與穀脾胃氣尚弱不能消穀故令微煩熱損穀則愈仲景煩燥者氣隨火升也丹溪

煩躁吉凶内熱曰煩謂心中鬱煩也外熱曰躁謂氣外熱躁也内熱爲有根之火故但煩不躁及先煩後躁者皆可治外熱爲無根之火故但躁不煩及先躁後煩者皆不可治也明理所謂煩躁者謂先煩而漸

至於躁也所謂躁煩者謂先發躁而迤邐復煩也從煩至躁為熱未有不漸煩而躁者也先躁後煩謂怫怫然更作煩躁此為陰盛格陽也雖大躁欲於泥中卧但水不得入口是也此氣欲絶而爭譬如燈將滅而復明 明理

煩躁脚攣傷寒脈浮自汗出小便數心煩微惡寒脚冷陽氣內微不能勝冷故欲着複衣冬月陽氣在裏胃中煩熱陰氣內弱不能勝熱故欲裸其身也 仲景

傷寒雖裏証悉具若有一毫惡寒者為表邪未盡須

先解表。乃攻裏也。入門發熱惡寒。近似傷寒者。有五種。脈浮而緊。發熱惡寒。背傷寒也。脈浮而數。發熱惡寒。或有痛處。是欲作癰疽也。脈浮而濇。發熱惡寒。或膈滿嘔吐。此傷食也。脈浮而滑。發熱惡寒。或頭眩嘔吐。是風痰也。脈浮而弦。發熱惡寒。或欲思飲食。此欲作瘧疾也。本事

傷寒看面目舌色。少陰病。脈沉而遲。其人面少赤。必鬱冒汗出而解。所以然者。其面戴陽。下虛故也。仲景

太陽病。發汗不徹。面色緣緣正赤色者。陽氣怫鬱在

表當解之。仲景面戴陽者，面雖赤而不紅活，乃下虛也。又曰陰盛者面赤而顯，陽盛者面赤而光。入門傷寒陰證無頭痛，無身熱，躁悶面赤，飲水不得入口，乃氣弱無根，虛火泛上，名曰戴陽證，陶氏益元湯主之。入門欲愈之病，目眥黃，眼胞忽陷，定知亡。脈訣傷寒六七日，若脈平和，其人大煩，身重，臉肉際皆黃者，為欲解也。脈經傷寒目赤為陽毒，目黃為黃疸。入門傷寒熱病目不明，謂攣急，反與桂枝湯，此誤也，得之便厥，咽中乾，煩燥，吐逆，作甘艸乾姜湯與之，以復其陽若厥愈足温者。史作芍葯甘艸湯與之其脚遂伸。

仲景

懊憹怫鬱。有人傷寒八九日身熱無汗時時譫語時因下後大便不通已三日矣非燥非煩非寒非痛終夜不得卧但心中無曉會處許學士診之曰此懊憹怫鬱二證俱作矣胃中有燥屎承氣湯下燥屎三十枚得利而解仲景云陽明病下之心中懊憹微煩胃中有燥屎也又云小便不利大便難時有微熱怫鬱有燥屎也內經曰胃不和則卧不安此夜所以不得

眠也胃中燥大便堅者必譫語也非煩非燥非寒非痛所以心中懊憹也

黃連雞子湯　甘艸乾姜湯　芍藥甘艸湯

梔子七個豆豉半合湯溫服

梔子厚朴湯　梔子錢半厚朴三錢只實二錢

陶氏益元湯　炙艸二錢　炮附　炮姜　人參各錢半

五味二十粒　麥冬　黃連　知母各七分

熟艾三分姜堅蔥白三莖入童便三匙冷服

傷寒戰慄靈樞云寒氣客於皮膚陰氣盛陽氣虛故

爲振寒寒慄戰者身爲之戰搖也慄者心戰是也正與邪爭則鼓慄而戰但虛而不至爭則心聳動而振也戰之與振振輕而戰重也　諸乘寒者則爲厥鬱冒不仁以胃無穀氣脾澁不通口急不能言戰而慄也仲景戰者身振而動慄者心戰而惕邪正相爭正氣勝則戰邪氣勝則慄戰則病欲愈慄則病欲甚戰屬陽故大汗以解不必藥也慄屬陰陽爲陰所制故心寒足踡鼓頷厥冷便尿妄出不知人事宜理中四逆湯　入門　若原係熱邪表証慄者羌活冲和湯裏証

慄者大柴胡湯入門有戰而汗解者太陽也有不戰而汗解者陽明也有不戰不汗而解者少陽也老人虛弱發戰而汗不行隨即昏悶者不治入門

理中四逆湯　大柴胡湯

傷寒動悸傷寒汗過多其人叉手自冒心心下悸欲得按甚則身振振欲擗地宜桂枝甘艸湯仲景發汗後臍下悸欲作奔豚宜茯苓桂甘湯仲景脈代結心動悸宜炙甘艸湯攝空神昏者陶氏升陽散火湯入門

傷寒動氣為築築然動跳於腹者是也明理病人先

有五積在腹中。或臍上下左右。復因傷寒。新邪與舊積相搏而痛。築築然跳動。名曰動氣。大概虛者裏中湯去白朮加肉桂。熱者宜柴胡桂枝湯。入門五積中惟臍下奔豚最急。桂枝湯加桂一錢。入門

桂枝甘艸湯。　桂枝四錢　炙艸二錢

茯苓桂甘湯　茯苓六錢　桂枝四錢　炙艸一錢　棗五枚

炙甘艸湯

升陽散火湯　人參　當歸　芍藥　柴胡　黃芩

白朮　麥冬　陳皮　茯神　甘艸　姜棗

理中湯去白朮加肉桂　桂枝湯加桂

柴胡桂枝湯　柴胡二錢　桂枝　黃芩　人參　芍藥

各一錢　半夏八分　炙草六分　姜棗引

動氣在右。不可發汗。發汗則衄而渴。心苦煩。飲水即

吐。宜五苓散。不可下。下之則津液內竭。咽燥鼻乾。頭

眩心悸。明理

動氣在左不可發汗發汗則頭眩汗不出筋惕肉瞤宜防風白朮牡蠣湯不可下下之則腹內拘急食不下動風更劇身雖有熱臥則欲踡 明理

動氣在上不可發汗發汗則氣上冲正在心端宜甘李根湯不可下下之則掌握熱煩身上浮冷熱汗自泄欲得水自灌 明理

動氣在下不可發汗汗之則無汗心中大煩骨節苦痛目暈惡寒食則反吐穀不能進宜大橘皮湯不可下下之則腹脹滿卒起頭眩食則下清穀心下痞 明理

傷寒可吐証。傷寒三四日，邪未傳裏，瓜蒂散吐之。六七日胸煩懊憹，梔子湯吐之。

可汗不可汗証

傷寒寸口脉浮而緊，榮衛俱病，骨節煩痛，當發汗。體若燔炭，汗出而解。

太陽証非頭痛項強，不可汗。

非身熱惡寒，不可汗。

非脉浮，不可汗。

脉微弱或尺脉遲，不可汗。

衄血不可汗。

汗出則必額上陷脈急緊直視不能瞬不得眠。諸亡血不可汗。汗出則寒慄而振。風溫濕溫並不可汗。虛煩不可汗。臍間上下左右有動氣不可汗。太陽病咽乾鼻衄小便淋並不可汗。咽喉乾燥不可汗。婦人經來不可汗。當汗不汗則生黃。不當汗而汗則爲蓄血。當汗而過多則爲亡陽。當利小便而不利則亦生黃。

可下不可下証。

不惡寒反惡熱。手掌心並腋下濈濈汗出。乃胃乾燥結聚。潮熱。大便硬。小便如常。腹滿而喘或譫語脈沉而滑者內熱裏証也屬陽明宜下。三承氣湯必須脈浮頭痛惡風惡寒表証盡罷而反發熱譫語不大便方可用之若脈浮緊下之必結胸若脈緩下之必痞氣　傷寒後三日法當下小柴胡涼膈天水益元散合而服之未退又以大柴胡合承氣下之。　脈浮不可下。惡寒不可下。嘔吐不可下。　小便清不可下。　非陽明本病不可下。　非痞滿燥實堅不可下。　非脈沉不可下脈七八至不鼓擊不可下。　非發狂不可下。

急下三証　少陰主腎系舌本熱邪留於本經腎汁乾咽嗌焦故口燥咽乾而渴宜急下之　陽明証發熱汗多謂之胃汁乾宜急下之　少陽証口燥咽乾謂之膽汁乾宜急下之

涼膈散　連翹二錢　大黃　芒硝　甘艸各一錢　薄荷　黃芩　梔子各五分　淡竹葉七片　蜜少許

天水益元散

可和不可和脈証　傷寒熱邪半在表半在裏宜小柴胡湯和之下口苦咽乾目眩耳聾胸脇滿或往來

寒熱而嘔屬少陽忌吐下宜小柴胡湯和之。小柴胡一名和解散若加黑豆一撮名曰火邪湯 非往來寒熱不可和 非脇肋急痛不可和 非胃滿而嘔不可和

傷寒欲解 三日脈數而微身溫和者此爲欲解 脈浮而解者濈然汗出必能食脈不浮而解必汗大出 六七日脈至皆大煩而口噤不能言燥擾者必欲解 脈浮其人大煩目重瞼內際黃者皆欲解 凡病反能飲水者爲欲愈 寸關尺脈大小浮沉遲

數同等。雖有寒熱不調。雖劇當愈。　脈浮而緊。按之反芤者。爲本虛。當欲戰而汗出。若浮而數。按之不芤者。本不虛弱。但汗出不發戰。　脈微。曾經汗吐下。及亡血。內無津液。待陰陽和。必自愈。故不戰不汗出而解。　太陽証。無汗而衂者。自愈。　太陽証。知可解者。頭不痛。項不強。肢節不痛也。　陽明証。知可解者。爲無發熱惡熱也。　少陽証。知可解者。寒熱發作。失其早晚是也。

傷寒凶証

傷寒病。唇吻反青。四肢多汗。肝絕也。

形如烟熏搖頭直視心絶也。環口黧黑柔汗發黄、脾絶也。汗出髮潤喘不休肺絶也。狂言直視溲便遺失腎絶也。汗出如油喘促不休。水漿不入形體不仁命絶也。

傷寒不治脈証。厥、陰陽俱虚熱不止者、死、脈陰陽俱盛大汗出不解者、死。少陰六七日息高者、死。少陰病吐利煩燥四逆者、死。汗後嘔吐。水藥不入、者、死。下利後脈絶。手足厥冷。晬時脈還手足溫者生。脈不還者、死。發熱下利。甚至厥不止者、死。汗下後復發熱、脈躁疾、下利不止者、死。　下利厥逆無脈、灸之脈不還、身不溫、及微喘者、死。　直視譫語、或喘滿、或下利者、死。　服麻黃湯二三劑、汗不出者、死。　熱病脈躁盛而不得汗者、死。　發汗不至足者、逆。　汗出如珠不流者、死。　忽昏昧無脈、服藥後汗解者、生。若無汗而脈不至者、死。　七八日以上發大熱、難治。作寒脈乍疎乍數者、不治。　脈代者、不治。　口乾舌黑者、不治。　口張目陷者、不治。　尋衣撮空者、逆。　厥陰証脣青舌卷耳聾囊縮、不治。　陰陽易過六七不治。大發濕家汗、則成痓。熱而痓、難治。發風濕、中濕汗、並逆。發風濕汗、必譫語不治。

傷寒合病併病兩感証治

傷寒合病或二陽同病或三陽同病不傳者謂之合病通用羌活冲和湯三陽合病頭痛面垢譫語遺尿止中外俱熱自汗煩渴或腹滿身重白虎湯主之仲景

併病併者催併逼迫之意始初二陽合病後一陽氣盛一陽氣衰併歸於一經獨重初証亦不解罷通用羌活冲和湯入門

兩感於寒而病者到六七日三陰三陽五藏六府皆受病榮衛不行水漿不入六日死兩感三日當死者陽明爲十二經之長其血氣盛故

不知人三日其氣乃盡故死矣。內經 兩感於寒者。足太陽膀胱與少陰腎經俱病。則頭痛口乾煩滿而渴。足陽明胃與太陰脾經俱病。則腹滿身熱目疼鼻乾。不得卧。不欲食譫語。足少陽胆與厥陰肝經俱病。則耳聾囊縮而厥。水漿不入。人事不知。兩感古無治法。仲景云兩病俱作。治有先後。如下利不止身體疼痛。急先救裏。宜四逆散。如不下利身體疼痛。急當救表。宜桂枝湯。表裏俱急者。大羌活湯。陰陽未分者。陶氏冲和湯探之。然兩感。仲景謂其必死。未立治法。惟東垣有大羌活湯云十可救其一二未知是否其方生地、川芎、知母各二錢、羌活、獨活、防風、防已、黄芩、黄連、蒼朮、白朮各七分、細辛、甘草各五分、煎服、未解、服三四劑、按此惟陽證多者宜之。八門

羌活冲和湯　白虎湯　四逆散　桂枝湯

大羌活湯　陶氏冲和湯

牙皂三分　細辛三分　飛硃砂分　白礬五分　元寸

蟾蘇

松月山房

醫學指要 卷五

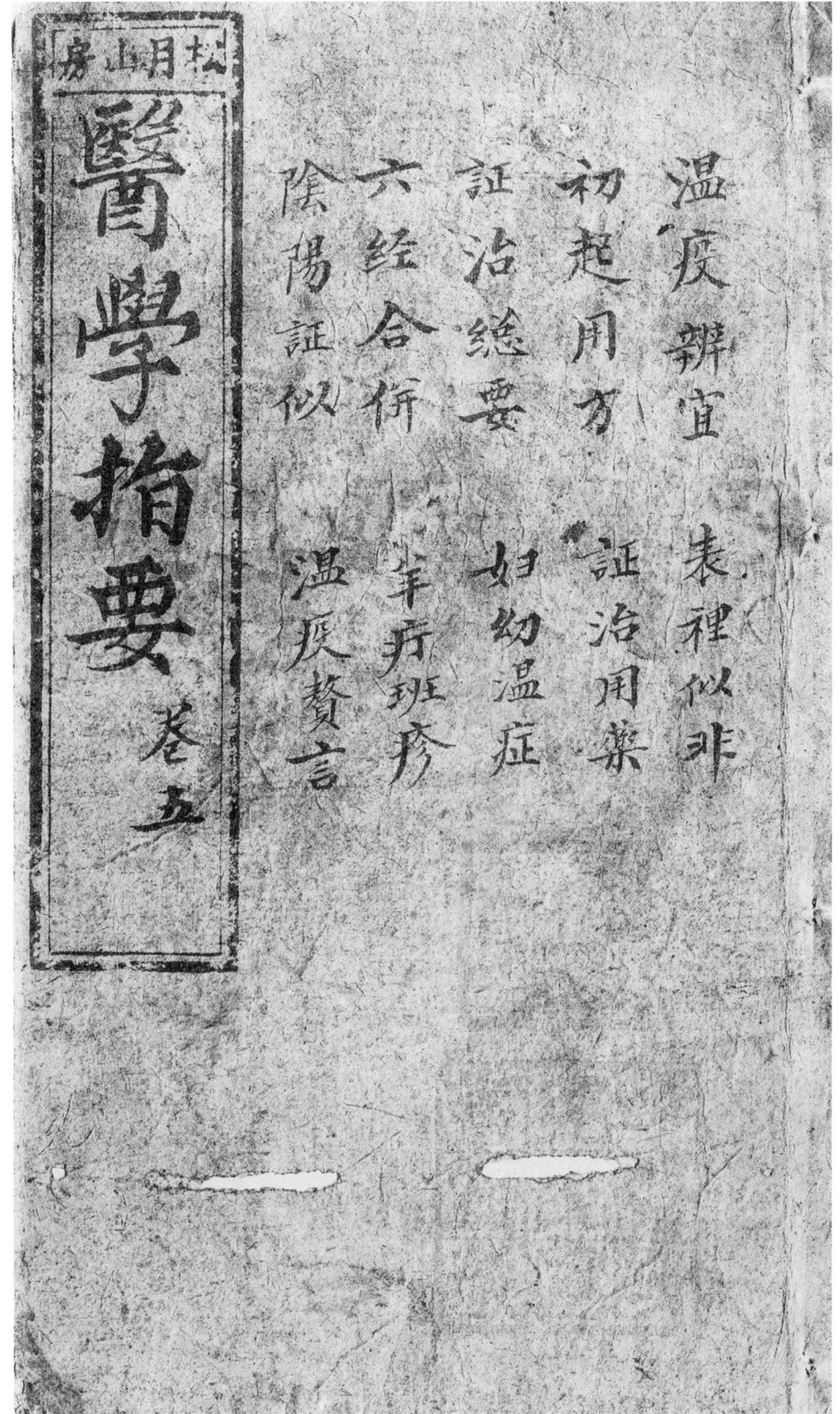

傷寒溫疫抉要卷三

楚攸蔡貽績乃菴氏手輯

受業 楊心濟靈源 劉登惠福田 訂字
姪良顯康齋
男謀祺維新

傷寒溫疫宜辨

傷寒初起必有感冒之因其邪爲天地之常氣自氣分傳入血分有循經而傳者有越經而傳者有傳一二經而止者有傳盡六經不罷者有始終只在一經而不傳者有從陽經傳陰經爲熱症者亦有變爲寒証者有直中陰經爲寒証者若果在經一汗而解若

果在胃一下而解若果傳變無常隨經治之有証可憑無不獲效若或失治或誤治則變証蜂起矣溫病初起原感天地之厲氣由口鼻入三焦及其鬱久而發忽覺凜凜以後但熱而不惡寒或因飢飽勞碌焦思氣鬱觸動其邪而發然內之鬱熱不因所觸而發者居多傷寒之邪自外傳內溫疫之邪由內達外傷寒多表証初病發熱頭痛不即口燥咽乾溫疫皆裏証一發即口燥咽乾未嘗不發熱頭痛傷寒外邪可汗而解溫疫伏邪雖汗不解病且加重傷寒解以發

汗。温疫解以戰汗。傷寒汗解在前。温疫汗解在後。時鮮
荷連根搗取自然汁　傷寒投劑可使立汗。温疫下後
服能解一切風毒。
裏清表透。不汗自愈。終有得汗而解者。傷寒感邪在
經。以經傳經。温疫伏邪在内。内溢於經。傷寒感發甚
暴。温疫多有淹纏。三五七日。忽然加重。亦有發之甚
暴者。傷寒不傳染於人。温疫多傳染於人。傷寒多感
太陽經。温疫多起陽明經。傷寒以發表為先。温疫以
清裏為先。各有證治。種種不同。其所同者。傷寒温疫
皆屬胃實。故用白虎承氣等方。清熱導滯。後一節治

證亦無大異不得謂裏證同而表證亦同耳

溫疫初起

溫疫初起先憎寒而後發熱日後但熱而無憎寒也非若傷寒發熱憎寒也亦或彷彿乎瘧但瘧不傳胃惟溫疫乃必傳胃也初得之二三日其脈不浮不沉而數中按洪長滑實晝夜發熱日晡尤甚雖有頭疼身痛此爲邪熱浮越於經不可認爲傷寒表證輒發其汗邪亦不在裏又不可下吳氏立達原飲條辨用升降散宜擇而用之

達元飲　檳榔二錢　厚朴一錢　艸果仁五分　知母一錢　黃芩一錢

芍藥一錢　甘艸五分

原註云檳榔能消能磨除伏邪爲疎利之藥又除瘴氣厚朴破戾氣所結艸果辛熱氣雄除伏邪盤踞三味協力直達其巢穴使邪氣潰敗速離膜原是以爲達原也熱傷津液加知母以滋陰熱傷榮氣加白芍以和血黃芩清燥熱之餘甘艸爲和中之用　凡疫邪遊溢諸經當隨經引用以助升泄如脇痛耳聾寒熱嘔而口苦此邪熱溢於少陽經宜

加柴胡一錢如腰背項痛此邪熱溢於太陽經宜加
羌活一錢如目痛眉稜骨痛眼眶痛鼻乾不眠此邪
熱溢於陽明經宜加乾葛一錢凡邪感之輕者舌上
白胎亦薄熱亦不甚而無數脈感之重者舌上胎
如積粉滿布無隙服湯後不從汗解而從內陷者
舌根先黃漸至中央邪漸入胃此三消飲證若脈
洪長而數大汗多渴通身發熱此邪氣實離膜原
欲表未表此白虎證如舌上純黃色爲邪已入胃
此又承氣證也有邪纏延日久愈沉愈伏多致不

迎時師誤認怯証，日進參耆，愈進愈固，不死不休也。

升降散　白殭蚕酒炒二錢　全蟬蛻去土一錢　姜黃去皮三分　大黃生四錢

輕者分四次服，重者分三次服，黃酒一盃或盃半，蜂蜜五錢或七錢五分，調勻冷服，中病即止。

原註云：溫病表裏三焦大熱，其証不可名狀者，此方主之。凡未曾服過他藥，無論十日、半月、一月，但服此藥，無不輒效。殭蚕味辛苦，氣薄，喜燥惡濕，食而不飲，有大便而無小便，得天地清化之氣，輕浮而升陽中之陽故能勝風除濕清熱解鬱治從膀胱相火引清氣上朝於口散逆濁結滯之痰也其性屬火兼土與木老得金水之化殭而不腐疫病火炎土燥焚木爍金得秋分之金氣而自衰則能辟一切怫鬱之邪氣故為君蟬蛻氣寒無毒味鹹且甘飲而不食有小便而無大便為清虛之品處極高之上吸風得清陽之真氣飲露得太陰之精華所以能滌熱而解毒也故為臣姜黃氣味辛苦大寒無毒蠻人生啖喜其祛邪伐惡行氣散鬱能

入心脾二經。建功靖疫。故爲佐。大黃味苦大寒無毒。上下通行。蓋亢甚之陽。非此莫抑。苦能瀉火。苦能補虛。一舉而兩得之。人但知建良將之勳。而不知有良相之碩德也。故爲使。米酒性大熱。味苦而甘。令飲冷。欲其行遲。傳化以漸。上行頭面。下達足膝。外週毛孔。內通臟腑經絡。驅逐邪氣。無所不到。故爲引。蜂蜜甘平無毒。其性大涼。主治斑疹丹毒。腹內留熱。嘔吐便秘。欲其清熱潤燥。而自散温毒也。故爲導。是方不知始自何氏。二分晰義。改分兩。

變服法名爲賠賑散用以治溫病服者皆愈名爲當賑濟而賠之也予更其名曰升降散蓋取姜蚕蟬蛻升陽中之清陽姜黃大黃降陰中之濁陰一升一降內外通和而雜氣流毒頓消矣一名太極丸以太極本無極用治雜氣無聲無臭之病也

按二方一用艸果人議其性熱非熱病所宜若胃旣熱甚未可輕投一用大黃人議其性猛非輕邪所宜是胃必熱極乃可相投但能臨証斟酌或存或去用之亦自克當也

温疫初起，不可用麻黄湯。然不獨温病不可用。麻黄性熱，惟傷寒太陽証具而脈浮緊者，此方主之。若傷寒脈微弱而誤用之，必汗出不止，或將病人頭髮披水盆中，再將糯米（八兩，炒研）、龍骨、牡礪、藁本、防風（各二兩，研末）合勻，周身撲之，亦良法也。

温疫初起，不可用桂枝湯。酒傷亦不可用。然不獨温疫、酒傷不可用，凡服桂枝湯作嘔者，亦不可用。以胃熱而服熱藥，兩熱相搏故也。惟太陽中風証具而脈緩者，此方主之。

按麻黄桂枝大青龍湯三表證中仲景即分表裏之不同溫清之殊治麻黄湯證之熱全在表桂枝湯證之自汗大青龍湯證之煩燥皆兼裏熱於表劑中便加寒藥以清裏今人見仲景於桂枝湯加芍藥大青龍湯加石羔因疑而畏焉往往當用不用以致熱結陽明而斑黄狂亂紛出矣豈知仲景於太陽經中即用石羔以清胃火是預保陽明之先着用姜棗以培中氣又慮夫轉屬太陰苦心良法有如此者溫疫始末皆屬熱邪安得妄用發表

熱葯哉宜細玩之

溫疫証治總要

凶厲大病死生人在數日間者盡屬溫疫蓋溫疫得天地之雜氣怫欝在裏由內而達外此內之欝熱爲重外感爲輕故不可發表惟開導其裏熱而表証自解矣亦有先見表証而後見裏証者以怫熱自內達外熱入腠理之時若不用辛涼解散則熱邪不得外泄遂還裏而成可攻之証非如傷寒從表而傳裏也病之輕者神解散清化湯之類病之重者芳香飲加

味涼膈散之類如升降散增損雙解散尤爲對証之葯故傷寒不見裏証一發汗而外邪卽解溫疫雖有表証一發汗而內邪愈熾此麻黃桂枝大青龍後人用以治傷寒未有不生者用以治溫疫未有不死者此其用葯關鍵全在前一節耳夫疫邪爲病有從戰汗而解者有從自汗盜汗狂汗而解者有無汗竟傳入胃者有自汗淋漓熱渴反甚終得戰汗而解者有胃氣壅鬱必用下乃得戰汗而解者有表以汗解而裏有餘邪不因他故越三五日前証復發者有發黃

因下而愈者有發黃因下而斑出者有竟從發斑而愈者有裏証急雖有斑非下不愈者此皆疫之常變也而有局外之變者男子適逢淫慾或向來下元空虛熱邪乘虛陷於下焦氣道不施以致小便閉塞小腹脹滿每至夜即熱以導赤散五苓五皮之類分毫不效得大承氣一服小便如注而愈者或素有他病一隅之虧邪乘宿昔所損而傳者如失血崩帶經水適來適斷心痛氣痛痰火喘急凡此皆非常變大抵邪行如水惟注者受之一着温疫舊病必發治法先

治其疫而舊病自愈若徒治舊病不惟無益而壞症更烈於傷寒也若四損之人又非一隅之虧者可比

温疫舌上白胎者邪在中焦膜原舌根漸黄至中央乃邪漸入胃設有三陽現症用達原飲三陽加法或升降散亦可因有裏証達原加大黄名三消飲温疫發熱一二日舌上白胎如積粉早服達原飲一劑午時舌變黄色隨現胸膈滿痛大渴煩燥此伏邪即潰邪毒傳胃也達原飲加大黄下之煩渴少減熱去六七午後復加煩燥發熱通舌變黑生刺鼻如烟煤此

邪最重。復瘀於胃。急投大承氣湯。傍晚大下。至夜半熱退。次早鼻黑胎刺如失。此一日之間而有三變。數日之法。一日行之。因其毒甚。傳變亦速。用藥不得不緊。設此証不服藥。或投緩劑羈遲。二三日必死。嘗見温疫二三日即斃者。乃其類也。温疫變証。或時衆人發頤。或時衆人頭面浮腫。俗名大頭温是也。或時衆人咽痛聲啞。或時衆人頸筋脹大。俗名蝦蟆温是也。或時衆人吐瀉腹痛。或時衆人斑疹疔瘡。或時衆人嘔血暴下。俗名絞腸温瓜瓤温是也。或時衆人瘿痃紅腫。俗名疙瘩溫是也。或時衆人痿癱足重。俗名軟腳溫是也。若夫六證最重。宜辨。如頭巔腦頂後項下及耳後赤腫者。此邪毒怫鬱於太陽。鼻額兩目並額上面部焮赤而腫者。此邪毒怫鬱於陽明。耳上下前後並頭角赤腫者。此邪毒怫鬱於少陽。如喉痺項腫頸筋脹大。爲蝦蟆溫。正經論所云清邪中上焦也。如絞腸溫。吐瀉揪痛。軟腳溫。骨痿足重。正經論所云濁邪中於下焦也。如瓜瓤溫。胸高嘔血。疙瘩溫。紅腫發塊。正經論所云。陰中於邪是也。古方用白殭蠶五兩酒炒蟬蛻一兩姜黃去皮三錢大黃生四兩。為末。以黃酒白蜜調三錢冷服。六証主之。能吐能下。或下後汗出。有升清降濁之義。因名升降散。較普濟消毒飲為勝。大抵病偏於一方。延門合戶。當時適有某氣。專入某臟腑某經絡。專發為某病。故衆人之病相同。不關人之強弱。氣血之盛衰。又不可以年歲四時為拘。是知氣之所來無時也。或發於城市。或發於村落。他處安然無有。是知氣之所着無方也。然惟瓜瓤溫。疙瘩溫。緩者二三日死。急者朝發夕死。病為最重。着亦罕有之病也。至於腫頭發頤、喉痺咽腫、項強反張、流火丹毒、目赤斑疹、腹痛嘔瀉、頭疼身痛、骨痿筋搐、登高棄衣、譫語狂叫、不識人之類。此即當年之雜氣也。不得誤認爲風寒暑濕燥火之六氣矣。

三消飲　即達原飲，加大黄、乾葛、羌活、柴胡、姜棗煎。

神解散　殭蠶酒炒一錢　蟬蛻五个　神曲三錢　銀花二錢　生地二錢　木通　車前炒研　黄芩酒炒　黄連　黄柏鹽水炒　桔梗各一錢

水煎，入黄酒半小杯，蜜三匙，和勻冷服。

溫疫初覺，憎寒體重，壯熱頭痛，四肢無力，徧身酸痛口苦咽乾胸腹滿悶此方外無表藥而汗液流通裏無攻藥而熱毒自解有斑疹者即現而內邪悉除此其所以爲神解也。

清化湯　殭蠶酒炒三錢　蟬蛻十个　銀花二錢　澤蘭葉二錢　廣皮八分　黃芩二錢　黃連　炒梔　連翹去心　膽草酒炒　元參　桔梗各一錢　白附炮　甘草各五分　大便實加酒大黃四錢　咽痛加牛蒡子炒研一錢　頭面不腫去白附水煎入蜜酒冷服

温疫壯熱憎寒體重舌燥口乾上氣喘急咽喉不

利頭面猝腫目不能開者此方主之其名清化者以清邪中於上焦而能化之以散其毒也芩連梔翹清心肺之火元參橘甘清氣分之火膽艸清肝膽之火而且沉陰下行以瀉下焦之濕熱殭蠶蟬蛻散腫消毒定喘出音能使清陽上升銀花清熱解毒散頭面風毒桔梗清咽利膈爲藥之舟楫蜜潤臟腑酒性熱而能散能引諸涼藥至熱處以行內外上下也

芳香飲　元參一兩　白苓五錢　石羔五錢　蟬蛻全十二个　殭蠶炒三

錢荆芥　天花粉　神曲炒　苦參各三錢　黄芩二錢

陳皮一錢　甘艸一錢　入蜜酒冷服

温疫頭痛身痛心痛脇痛嘔吐黄痰口流濁水涎如紅汁腹如圓箕手足搐搦身發斑疹頭腫舌爛咽喉閉塞等證此雖怪怪奇奇不可名狀皆因肺胃火毒欝而不宣以成之耳治法急宜大清大泄之但有氣血損傷之人遽用大苦大寒之劑恐火轉閉塞而不達是害之也此方主之其名芳香重滌穢也

加味涼膈散　殭蠶酒炒三錢　蟬蛻全十二枚　姜黃七分　黃連二錢　黃芩二錢　梔子二錢　連翹去心　薄荷　大黃　芒硝各三錢　甘草一錢　竹葉三十片　蜜酒冷服　胸中熱加麥冬　心下痞加枳實　嘔渴加石羔　小便赤數加滑石　滿加枳實厚朴

此溫疫主方，眞神劑也。連翹、薄荷、竹葉味薄而升浮，瀉火於上；芩、連、梔、姜味苦而無氣，瀉火於中；大黃、芒硝味厚而鹹寒，瀉火於下；姜蠶、蟬蛻以清化之品，滌疵癘之氣，以解溫毒；用甘草者，取其性緩而和中也。加蜜酒者。取其引上而導下也。

增損雙解散。　殭蠶三錢酒炒　蟬蛻十二枚全　姜黃七分　防風一錢

薄荷　芥穗　當歸　白芍　黃連　連翹

梔子各一錢　黃芩二錢　桔梗二錢　石羔六錢　滑石三錢　甘草一錢　大黃二錢酒浸　芒硝二錢　蜜酒和冷服條辨方

白虎湯　生石羔八錢　知母三錢　甘草一錢半　粳米一錢　竹葉卅片

冷服加人參一錢半名人參白虎湯。

白虎西方庚辛金神也。五行之理。成功者退。如秋金之令行。則夏火之炎息。名曰白虎。所以行清肅

之令而除熱也。按白虎湯乃溫疫主方也。雖爲陽明解利之藥。實解胃本內蒸之熱。非徒治在經之熱也。以邪熱傷胃。所以必需。若在經之熱。自有葛根湯等方治法。並無借於白虎也。所以溫疫誤用麻黃桂枝。傷寒誤用白虎黃芩。輕者必重。重者必危。設熱在胃裏。已成燥結。而徒用白虎。既無逐結之能。且以剛悍而伐胃氣。反抑邪氣內鬱。致脈不行。因而沉伏微細。便謂陰脈。益不敢議下。日惟雜進白虎解毒。以爲穩當。愈投愈危。至死不悟。此承氣涼膈之所必需也。明者自知之。又按以石羔之徵。入甘温隊中則爲青龍。從清涼同氣則爲白虎。設傷寒在表之風寒未除。當用青龍而反用白虎。温疫在裏之熱渴已逼。當用白虎而反用青龍。則爲誤不小。熱結在裏。白虎以匡青龍之不逮。誤犯少陰。真武以救青龍之妄投。神乎其神矣。

大承氣湯　大黄酒浸四錢　芒硝二錢　厚朴姜炒四錢　枳實麸炒二錢

陽明病。痞滿燥實。譫語煩渴。腹痛便秘。此方主之。

大黄瀉熱。斬關破實於腸胃。芒硝潤結軟堅化燥於肛門。厚朴導滯。節制硝黃之大寒。枳實泄滿。輔佐厚朴之下氣。

小承氣湯　大黃酒浸三錢　厚朴二錢　枳實一錢

陽明病。心腹脹滿潮熱狂言而喘。此方主之。

調胃承氣湯　大黃酒浸三錢　芒硝三錢　炙艸一錢

陽明病不惡寒。反惡熱。大便秘譫語。此方主之。

王海藏曰。仲景三承氣有大小調胃之殊。今人不分上下大小緩急用之。豈不失立方之本意哉。大熱大實用大承氣。小熱小實用小承氣。胃實燥結。

用調胃承氣以甘艸緩其下行而袪胃實也若病大用小則邪氣不伏病小用大則過傷元氣病在上而瀉下則上熱不清病在下而瀉上則下熱不除用方者豈可一概而施乎　按傷寒裏實方下温疫熱勝即下其治法亦無大異但傷寒其邪在表自氣分傳入血分下不厭遲温疫其邪在裏由血分而發出氣分下不嫌早其證不必悉具但見舌黃口渴痞躁滿痛一二證便於升降增損雙解加味涼膈加味六一解毒承氣等方酌度病情上

下輕重緩急下之以徹其邪毒無不獲效大凡溫疫邪熱內熾貴乎早治乘其血氣未亂肌肉未消津液未耗投劑下之最易平復宜知邪熱之所在早拔去其病根爲要耳但要量人之強弱邪之輕重病之緩急然後用藥無太過不及之弊是以仲景治傷寒自大柴胡以下立三承氣多與少與自有上下輕重緩急之殊若溫疫勿拘傷寒下不厭遲之說如應下之証見下無結糞則以爲下之早或以爲不應下之証紛紛聚訟殊不知仲景立三

承氣本爲逐邪而設，非專爲結糞而設也。必俟其糞結而後下之，則血液爲邪熱所搏，變證迭起矣。况多有溏糞失下，但蒸作極臭，如敗醬，如藕泥，至死不結者。倘酌用前方，穢惡一下，邪熱自消，脈證自退，豈徒孜孜糞結而後行哉。假如久病精枯血燥之人，或老人血液衰竭，多至燥結，或病後血氣未復，亦多燥結。在經所云，不更衣十日無所苦，有何妨害？是燥結不至損人，熱毒之爲殞命也。此温疫與傷寒之宜下早下遲，須明其要也。

六經証治總要

凡温疫雜氣從鼻口而入。伏欝中焦。流佈上下。一發則痰熱熾盛。表裏枯涸。其陰氣不榮。斷不能汗。亦不可汗。宜以清涼苦寒清瀉爲妙。輕則清之。重則下之。傷寒汗後熱不退。此陰陽交而魂魄離也。証亦危矣。若温疫清後熱不退。脈洪滑數。或沉伏。表裏皆實。譫妄狂越。此熱在三焦也。加味六一順氣湯。解毒承氣湯大下之。傷寒傳至陽明。則身熱目痛鼻乾不得臥。葛根湯。表裏俱盛。口渴引飲。脈洪大。白虎湯。傳至少陽爲半表半裏之經。往來寒熱。脇滿口苦而嘔。默默不欲食。小柴胡湯加減和之。過此不解。則入陽明之腑。表證悉罷而傳裏。潮熱譫語。唇焦舌燥。大便秘。脈沉實長洪。如痞滿燥實四證皆具。大承氣湯主之。但見滿燥實三證。邪在中焦。調胃承氣湯。不用枳朴。恐傷上焦之氣。但見痞滿兩證。邪在上焦。不用芒硝。恐傷下焦之血也。小腹急。大便黑。小便自利。喜忘如狂。蓄血也。桃仁承氣、抵當湯丸。濕熱發黃。但頭汗出。茵陳蒿湯。傷寒下後熱不退。胸中堅滿不消。脈尚數實者。此爲下之未盡。或下後一二日復發熱喘滿者。並可用大柴胡湯或六一順氣湯復下之。若下後仍不解。宜詳虛實論治。如體弱脈虛發熱口乾舌燥不可更下。小柴胡湯參胡三白湯和之。若溫疫下後厥不回。熱仍盛而不退者。危証也。如體弱脈虛不可更下。黃連解毒湯玉女煎清之。不能不下黃龍湯主之。如停積已盡邪熱愈盛脈微氣微法無可生至此下之死。不下亦死。用大復甦飲清補兼施宣散蓄熱脈氣漸復。或有得生者。醫貫以六味地黃丸料大劑煎服以滋真陰此亦有理傷寒腹滿而嗌乾則知病在太陰也口燥咽乾而渴則知病在少陰也煩滿囊縮而厥則知病在厥陰也邪到三陰脈多見沉倘沉而有力此從三陽傳於三陰熱証也外雖有厥逆正所謂陽極發厥止宜清之下之如陽証因汗下太過氣血津液俱亡不能勝其邪之陽因之下陷此熱變爲裏寒之証脈必沉而無力外見四肢厥逆急宜温之補之若温疫無陰証熱變爲寒者不一出此温疫與傷寒六經証治異治之要也至於表裏俱病陰陽並

傳謂之兩感傷寒論中僅見麻黄附子細辛一証有太陽之發熱故用麻黄有少陰之脈沉故用附子細辛發表溫裏並用此長沙正傷寒太陽少陰之治法也即此而推陽明與太陰兩感自當以陽明太陰二經之藥合而治之少陽與厥陰兩感自當以少陽厥陰二經之藥合而治之病有内外藥有標本斟酌合法未必如内經所云必死也若溫疫兩感最多蓋傷寒兩感外感之兩感也溫疫兩感内傷之兩感也傷寒得於常氣受病在經絡溫疫得於雜氣受病在臟

腑。錢氏曰。邪氣先漬於臟。繼傷於腑。縱情肆慾。即少陰與太陽兩感。勞倦竭力。飲食不調。即太陰與陽明兩感。七情不慎。疲筋敗血。即厥陰與少陽兩感。此所以內之鬱熱爲重。外感爲輕。河間特製雙解散、三黄石羔湯。爲兩感温疫表裏熱毒之神方。即以補長沙凡治温病。可刺五十九穴之瀉熱也。纘論以傷寒爲雜病。温病爲大病。其見高出千古。深得長沙不傳之秘。知言哉。

五苓散　澤泄二錢半　豬苓　白苓　白朮土炒各一錢五分

桂枝一錢合小柴胡湯名柴苓湯。

汪訒菴曰豬苓湯瀉熱勝。故用滑石五苓散泄濕勝。故用桂朮。但傷寒太陽宜五苓陽明宜豬苓。

豬苓湯

豬苓滲下焦蓄水 茯苓引肺氣而右降 澤泄瀉以助腎行水 滑石利竅通淋 阿膠滋腎水乾枯各三錢

陽明病。發熱渴欲飲水小便不利。少陰病。下利欬而嘔渴心煩不眠並此方主之。通治濕熱黃疸口渴便赤。

加味六一順氣湯

殭蠶酒炒三錢 蟬蛻十枚 大黃酒浸四錢

芒硝一錢五分　柴胡三錢　黃連　黃芩　白芍　甘草
各一錢。厚朴一錢半　枳實一錢　入蜜酒冷服
温疫王方。少陰厥陰病。口燥咽乾。怕熱消渴。譫語
神昏。大便燥實。胸腹滿硬。或熱結旁流。繞臍疼痛
厥逆。脈沉伏者。此方主之。

解毒承氣湯　殭蠶三錢酒炒　蟬蛻十枚　黃連　黃芩各一錢
黃柏　梔子各一錢　枳實乃炒二錢丁分　厚朴姜汁炒二錢
大黃五錢酒炒　芒硝三錢　加栝蔞一個　半夏三錢　名陷胸承
氣湯。治胸滿等証

温疫三焦大熱痞滿燥實譫語狂亂不識人熱結傍流循衣摸床舌捲囊縮及瓜瓤疙瘩温上爲癰膿下血如豚肝等証厥逆脈沉伏者此方主之

按此乃温疫要藥也然非厥逆脈大熱大實及熱結傍流舌捲囊縮循衣摸床等証見之真而守之定不可輕投 虚極加人參二錢五分如無參加熟地一兩 歸身七錢 山藥五錢 亦累有奇效

葛根湯 葛根四錢 麻黃三錢 桂枝 白芍 甘艸各一錢

姜棗引 去麻黃名桂枝加葛根湯

傷寒標熱壯熱頭額痛目痛鼻乾不眠無汗尺寸脈俱長及太陽陽明合病脈浮而長必自下利者此方主之。太陽陽明合病下利猶屬表証世人多以漏底傷寒爲不治。仲景以此方主之蓋以邪氣并於陽則陽實而陰虛陰虛故下利也與此湯以散表邪則陽不實而陰不虛陰氣自平不止利而利自止也。

白虎湯　小柴胡湯　大承氣湯　調胃承氣湯

俱見傷寒門

桃仁承氣湯　桃仁去皮尖十五粒　桂枝三錢　大黃酒浸四錢　芒硝二錢　炙艸一錢。薛氏加丹皮、枳殼、

太陽病不解，熱結膀胱。其人如狂。血自下者愈。其表不解者。尚未可攻。當先解其表。宜桂枝湯。表解，但小腹急結者。乃可攻之。此方主之。

代抵當丸　大黃酒浸四兩　芒硝　穿山甲蛤粉炒　夜明砂淘浮　莪朮醋炒　肉桂去皮　歸尾酒蒸各一兩　紅花酒炒七錢　桃仁留皮尖生用七十粒另研。爲末蜜丸，姜湯下。

太陽表証仍在，脈微而沉，反不結胸，其人如狂者。

以熱在下焦。小腹當硬滿。小便自利者。下血乃愈。以藥下之故愈。所以然者。以太陽隨經瘀熱在裏故也。此方主之　按此丸方出準繩。蓋瘀蓄之血攻之爲難。仲景直用水蛭虻蟲有毒之物。惟恐藥不峻利。故何待攻之不動而後加減乎。後人不敢用毒物。故作此方以代之。若温疫蓄血用此方去肉桂加丹皮牛膝各一兩。或只加乾漆五錢。　柯韻伯曰。膀胱爲水府。血本無所蓄者也。然膀胱之室熱結硬滿。法當小便不利。而反利者。是太陽上焦之氣化行。而下焦血海。氣化不行也。必其隨經之榮血因瘀熱而結於裏矣。此爲小腹之裏。而非膀胱之裏。故小便雖利而鞕滿急結。蓄血仍瘀小腹也。熱淫於內。神魂不安。故發狂。血瘀不行。則榮不運。故脈微而沉。榮不運則氣不宣。故沉而結也。蓄血之證。非峻劑不足以抵其巢穴。而當此重任。故仲景製抵當湯以攻之。若熱雖盛而未狂。小腹滿而未鞕。宜用抵當丸以緩治之。若外證已解。小腹急結。其人如狂。是轉屬陽明。用調胃承氣加桃仁桂枝之行血者。於其中以利之。胃和則愈矣。此桃仁承氣。又爲治之緩者也。宜辨之明矣。

茵陳蒿湯　茵陳蒿二錢　梔子三錢　大黄酒浸五錢

傷寒頭汗出。渴飲水漿。小便不利。必發黃也。此方主之。

按茵陳湯。退黃之君藥。今以病較之。黃因小便不利。故用山梔除小腸屈曲之火。熱除小便利。當以發黃爲標。小便不利爲本。及論小便不利。乃係胃家實熱。又當以小便不利爲標。胃實爲本。故宜以

大黃爲君梔子次之茵陳又其次也設去大黃而用梔子茵陳是忘本治標鮮有效矣

黃連解毒湯　黃連　黃柏　黃芩　梔子各一錢

大熱乾嘔煩渴譫語呻吟不眠者此方主之

崔尚書曰胃有燥糞令人錯語邪熱盛極亦令人錯語大便秘而錯語者承氣湯大便通而錯語者解毒湯

玉女煎　熟地五錢　牛膝錢半　石羔五錢　知母錢半　麥冬二錢去心

治少陰不足陽明有餘水虧火旺六脈浮洪滑大

乾燥煩渴。頭痛牙痛。吐血衄血者。此方主之。

按熟地牛膝補腎。水之不足。石羔知母泄脾土之有餘。而金則土之子。水之母也。麥冬甘以保肺寒以清肺。所謂虛則補其母。實則泄其子也。

大復甦飲　殭蚕三錢　蟬蛻十枚　當歸三錢　生地二錢　人參一錢

茯神　麥冬去心　天麻　犀角磨汁　丹皮　炒梔

黄芩酒炒　黄連酒炒　知母　甘草各一錢　滑石二錢　蜜酒

和冷服

温疫表裏大熱。或誤服温補和解之藥。以致神昏

不語或哭笑無常或手舞足蹈或譫語罵人不省人事目不能開者名越經証及誤服表藥而大汗不止者名亡陽証並此方主之

陳采章曰熱入於心經涼之以芩連犀角心移熱於小腸泄之以滑石甘草心熱上逼於肺清之以芩知麥冬然邪之越經而傳於心與夫汗多亡陽者皆心神不足也故又入人參茯神以補之此即導赤泄心各半湯也予謂應加明天麻濕紙包煨切片酒炒使之開竅以定其搐再加生地當歸丹皮和血涼

血以養其陰。仍用殭蚕蟬蛻以清虛之品滌邪，
之氣方的確。

小復甦飲　殭蚕三錢　蟬蛻十枚　神曲三錢　生地三錢　木通二錢
車前炒二錢　黄芩　黄柏　炒梔　黄連　知母
桔根　丹皮各一錢　蜜酒小便和冷服
温疫大熱，或誤服發汗解肌藥，以致譫語發狂昏
迷不省，燥熱便秘，或飽食而復者，並此方主之。

六味地黄丸料　熟地　淮藥　白苓　棗皮各一錢
甘艸　澤泄　加熟附　肉桂　牛膝　車前各一錢　名

金匱腎氣丸料去牛膝名腎氣丸加黄柏知母名知柏地黄湯

麻黄附子細辛湯

增損三黄石羔湯　石羔八錢　殭蚕酒炒三錢　蟬蜕十枚　薄荷三錢　豆豉三錢　黄連　黄柏鹽水炒　黄芩　梔子各二錢　知母二錢　蜜酒和冷服　腹脹疼或燥結加大黄

温疫主方表裏三焦大熱五心煩熱兩目如火鼻乾面赤舌黄唇焦身如塗硃燥渴引飲神昏譫語服之皆愈

寒能制熱故用白虎湯苦能下熱故用解毒湯佐以荷皷蚕蟬之辛散升浮者以温疫熱毒至深表裏俱實揚之則越降之則鬱鬱則邪火猶存兼之以發揚則炎炎之勢皆燼矣此内外分消其勢者也熱入腠理先見表証爲尤宜

合病併病總要

傷寒感冒風寒常氣自表傳裏故多循序而傳而合病併病爲極少若温疫因雜氣怫熱自裏達表或飢飽勞碌或憂思氣鬱觸動其邪故暴發競起而合病

併病爲極多甚有全無所觸此是內鬱之熱久則自然蒸動緒論云邪氣充斥奔迫六字可爲傷寒合病併病傳神並可爲溫疫傳神故溫疫但見太陽少陽証即可用增損大柴胡湯但見三陽証即可用加味凉膈散太陽陽明併病自是神解升降增損雙解之類不可發汗裏氣清而表氣自退汗自解矣太陽少陽併病增損大柴胡湯此辨溫疫與傷寒合病併病異治之要也

增損大柴胡湯　神解散　升降散　增損雙解散

陽証陰証宜辨

凡温疫與傷寒。証有陰陽。最要辨明。如發熱惡寒。頭痛身痛目痛鼻乾。不眠。脇痛寒熱而嘔。潮熱譫語詈罵。不認親疎。面紅光彩。脣焦舌黃。胸腹痛滿。渴飲冷水。身輕易動。常欲開目。見人喜言語。聲响亮。口鼻之氣往來自如。小便或黃。或赤或涸濁。或短數。大便或緊秘。或膠閉。或協熱下利。或熱結傍流。手足自温煖。爪甲自紅活。此陽証之大畧也。傷寒陽証。有表有裏。治宜分清。若温疫陽証。有表証無表邪。一於清熱導滯而已惟傷寒末傳陰証與陰寒直中三陰而爲陰証或惡寒戰慄面時青黑或虛陽泛上面雖赤而不紅活光彩身重難於轉側或喜向壁卧或踡卧欲寐或閉目不欲見人懶言譫或氣微難以佈息或口鼻之氣自冷聲不响亮或時燥擾煩渴不能飲冷或唇青或胎黑而滑手足厥逆爪甲青紫血不紅活小便淸白或淡黃大便下利或寒結或熱在肌肉之分以手按之殊無大熱雖是發熱與陽証不同不可以面赤煩渴誤作陽証若溫疫原無陰証然或四損之人

及老弱之人。其根源原是温疫。即温補藥中亦宜兼用滋陰之味。若峻用辛熱。恐真陰立竭矣。仲景傷寒論少陰病。於附子湯、真武湯中用芍藥。即此義也。景岳理陰煎、大温中飲。自謂雲騰致雨之妙。自我創始。其實本仲景此義而爲之者也。

附子湯　人參一錢　白朮土炒　白苓　白芍各二錢

少陰病。口中和。背惡寒者。少陰病。骨節痛。身體痛。手足厥。脈沉者。並此方主之。傷寒以陽爲主。上皆陰證。幾於無陽矣。辛甘皆陽也。故用參附苓朮以養陽辛温之葯過多恐有偏陽之弊故又用白芍以扶陰經云火欲實水當平之此用白芍之意也若温疫陽邪怫鬱而厥逆脈沉一用辛温之葯治之正如抱薪投火矣

眞武湯　白朮土炒三錢 白苓三錢 白芍三錢 生姜二錢 炮附錢半

少陰病咳加乾姜細辛五味各一錢 嘔去附子倍生姜小便利去白苓下利去白芍加乾姜二錢

太陽病發汗太過仍發熱心下悸汗多則心虛頭眩身瞤振振欲擗地起不能 及少陰病腹痛小便不利四

肢沉重疼痛。自下利者。此爲有水氣。或咳或嘔或小便利者。並此方主之。

汗多而心下悸。此心亡津液。腎氣欲上而凌心也。頭眩而身瞤。此汗多亡陽。虛邪不靖。而內動也。眞武。北方之神。司水火者也。今腎氣凌心。有水火奔騰之象。故名此湯。以主之。

理陰煎　熟地五七錢或一兩　當歸或三五七錢　乾姜炒一錢或二三錢　炙草一二錢　加附子一二錢　名附子理陰煎。

此理中湯之變方也。凡天一無根。眞陰不足。或素多勞倦之人。因而忽感寒邪。不能解散。或發熱頭痛身痛。或面赤唇焦。或雖渴而不喜飲冷。或背心肢體畏寒。但脈見無力者。悉是假熱之證。凉藥不可入口。宜用此以溫補陰分。托散表邪。使陰氣漸充。則汗從陰達。而寒邪不解自散也。

大溫中飲

熟地三五八錢　當歸二三五錢　白朮土炒二三五錢　肉桂去皮一錢　乾姜一二錢　炙艸一二錢　柴胡三五錢　虛加人參一二錢

覆取微汗。無汗加麻黃。有汗去肉桂。加桂枝白芍。

氣虚加黄耆。寒甚陽虚加炮附。陽虚氣陷加升麻。頭痛加川芎白芷。泄瀉去當歸加山藥蓮子。或並加防風細辛。

傷寒温疫抉要卷三終

傷寒温疫抉要卷四

楚攸蔡貽績乃菴氏手輯

陽心[illegible]曇源
受業劉登惠福田　訂字
姪良顯康齋
男謀祺維祚

陽証似陰

此火極似水。眞陽証也。蓋温疫與傷寒。熱極失於汗下。陽氣亢閉。鬱於内。反見勝已之化於外。故凡陽厥。輕則手足逆冷。涼過肘膝。劇則通身冰冷如石。血凝青紫成片。脉沉伏濇。甚則閉絶。以上脉証悉見純陰。猶以爲陽証何也。及察内証。氣噴如火。譫語煩渴咽乾唇裂舌胎黃黑或生刺芒。心腹痞滿脹痛舌捲囊縮。小便短赤涓滴作痛。大便燥結或膠閉或協熱下利。或熱結傍流。或下血如豚肝。再審有屁極臭者是也。粗工不察。但見表証脉體純陰便投溫補。禍不旋踵。大抵陽証似陰。乃假陰也。實則內熱而外寒。在傷寒以大承氣湯下之。有潮熱者六一順氣湯。熱甚黃連解毒湯。若溫疫雙解、涼膈、加味六一、解毒承氣之類。斟酌輕重消息治之。以助其陰而清其火。使內熱旣除。則外寒自伏。所謂水流濕者、卽此義也。此與陽盛格陰例。同王大僕所謂病人身寒厥冷。其脈滑數。按之鼓擊指下者。非寒也。予謂温疫火閉而伏。多見脈沉欲絶。不盡滑數鼓擊也。要在詳證辨之。

大承氣湯　六一順氣湯　黄連解毒湯　雙解涼膈散　加味六一順氣湯　加味解毒湯

陰證似陽

此水極似火。眞陰證也。蓋傷寒傳變三陰而爲陰證。或陰寒直中三陰而爲陰證。陰證陰盛於内。逼其浮游之火發於外。其脈沉微而遲。或沉細而疾。一息七八至。

或尺衰寸盛其証面赤煩躁身有潮熱渴欲飲水或咽痛或短氣或嘔逆大便陰結小便淡黃驚惶不定時常鄭聲狀類陽証實陰証也粗工不察但見面赤煩躁咽痛便秘妄投寒凉下咽立斃大抵陰証似陽乃假陽也實則內寒而外熱急以白通附子通脉四逆之類加人參塡補眞陽以引火歸源但使元氣漸復則熱必退藏易所謂火就燥者卽此義也此與陰盛格陽例同王太僕所謂身熱脉數按之不鼓擊者非熱也但陽証似陰與陽証溫疫與傷寒適有之而

陰証似陽與陰証此正傷寒家事溫疫無之古人未曾言及後人多不知此吳又可其先覺乎

白通湯　附子湯　通脉四逆湯

按熱極反能寒厥乃內熱而外寒即眞陽假陰也寒極反能燥熱乃內寒而外熱即眞陰假陽也假陰者最忌溫補假陽者最忌寒涼察此之法當以脉之虛實強弱爲主然洪長滑數強實有力眞陽脉固多而沉伏細濇六脉如絕假陰脉亦不少可知証之陰陽有眞有假而脉之陰陽亦有眞有假也死生關頭全

在此分、醫豈易易哉。

吳又可曰、陰陽二證。古方書皆對待言之、以明其理。世醫以陰陽二證。世間均等。臨診之際。最易牽入誤揣。甚有不辨脉證。但窺其人多蓄少艾。或適在娼家。或房事後得病。或病適至行房。問及於此。便疑爲陰證。殊不知此際偶值病邪。氣鬱火鬱、未免發熱。到底終是陽證。與陰證何涉。况又不知陰症乃世間非常有之證。而陽證似陰者、何日無之。究其所以然者。不論傷寒溫疫。邪在胃家。陽氣內鬱。不能外佈。即便四逆。所謂陽厥是也。仲景云熱深厥亦深。熱微厥亦微。其厥深者。輕則冷過肘膝。脉沉而微。重則通身冰冷。脉微欲絶。雖有輕重之分。總之爲陽厥。苟不得其要領。於是誤認者良多。況且溫疫每類傷寒。最難得其要領。最易混淆。夫溫疫雜氣、直行中焦。分佈上下内外。大熱。陰証何自而來。按吳氏溫病論無陰証一語。開萬古之屯蒙。救無窮之夭枉矣。

按仲景曰、陽証見陰脉者死、類經註云、証之陽者假實也。脉之陰者眞虛也。陽証陰脉、卽陰証也。夫証之陽而曰假實自是假陽証矣。假陽証自是眞陰証可知矣。脈之陰而曰眞虛自是眞陰脈矣。眞陰脈自是眞陰証更可知矣。此眞陰假陽所謂陰証似陽是也。即王大僕所謂陰盛格陽是也。宜用溫補之藥無疑矣。今人一遇壯熱煩渴。譫語狂亂。登高棄衣。而聲音嘹喨。神色不敗。但厥逆脈伏。沉濇如絶。便以爲陽証見陰脈而用溫補。禍不旋踵。殊不知証見內熱外寒之象。脈見沉伏微細之形。火鬱亢極。陽氣不能交接於四肢。故體厥脈厥。狀類陰寒。此眞陽假陰。所謂陽証似陰是也。即王太僕所謂陽盛格陰是也。可知仲景云陽証見陰脉者。所謂戴陽是也。所謂孤陽飛越是也。所謂內眞陰而外現假陽之象是也。非眞陽証也。夫天之所以生物。人之所以有生。此陽氣耳。脉証俱無眞陽之氣。故曰死。惟陽証似陰。乃火鬱於內。反見勝已之化於外。脉自亢閉。實非陰脉。此蠢龍無首之象。証亦危矣。一看溫疫。正不勝邪。水不勝火。暴發競起。一二日即斃者。其脉或浮洪而散。狀若釜沸。或沉微而濇。狀若屋漏。每遇此等脉証。徒爲悼歎而已

陽毒陰毒

雜氣者兵凶旱潦疵癘烟瘴一切惡穢不正之氣也
此氣適中人之陽分則爲陽毒適中人之陰分則爲
陰毒觀傷寒論曰陽毒面赤斑斑如錦紋咽喉痛吐
膿血陰毒面目青身痛如被杖咽喉痛皆言五日可
治七日不可治升麻鱉甲湯主之二證一方並不用
大寒大熱之劑可知長沙所謂陽毒陰毒乃天地之
雜氣也而後人所謂陽熱極盛固是陽毒陰寒極盛
固是陰毒終非長沙之本義此二證者固所謂溫疫

是也。即大頭蝦蟆等温之類也。吳又可温疫無陰証實本長沙陽毒陰毒中於雜氣之説受毒有淺深爲病有輕重一而二二而一者也。王太僕曰此陽盛格陰而致之非寒也凡中此雜氣之人不止咽喉痛身痛甚至心腹絞痛大滿大脹通身脉絡青紫手足指甲色如靛藥口噤牙緊心中忙亂一二日即死者此類是也但刺尺澤委中十指出血即令服玉樞丹最妙撥正散尤爲奇方男左女右吹入鼻中雖微必甦以增損雙解散主之

玉樞丹　山茨菇洪山出者洗去毛皮焙二兩　川文蛤即五棓子製淨槌破焙二兩　芽大戟去淨骨焙一兩五錢　千金子即隨續子用鮮者去殼去油一兩　硃砂有神氣者研末三錢　明雄黃鮮紅大塊者研末三錢　麝研末三錢

共研末和勻於細石臼內漸加糯米濃飲調和得宜杵千餘以光潤為度每錠重一錢每服一錠病重者連服二錠取通利後以溫粥補之一名紫金錠專治暴中雜氣病昏暈欲倒如霍亂吐瀉攪腸沙青筋脹心腹痛脹諸般危證並一切山嵐瘴氣水土不服解諸毒療諸瘡利關竅通百脈奇效不可殫

迷。並治風犬毒蛇諸虫傷人命在旦夕。用酒磨服外以水磨塗之。再服葱湯汗出愈。并治年久偏正頭風。用葱酒磨服。仍磨塗太陽穴。并治小兒急驚風。五疳五痢。黄疸。用薄荷湯磨。加蜜調服。并治小兒遺毒。生下百日內皮塌肉爛。穀道眼眶損者。凉水磨服。並磨塗。

撥正散　蓽撥　雄黄　火硝各三錢。冰片。麝各五厘

爲細末。男左女右。以筒吹入鼻中即甦。

專治雜氣爲病。陰陽毒。一切無名惡証。並食厥痰

厥氣厥皆驗

似表非表似裏非裏

吳又可曰時疫初起邪氣盤踞於中表裏阻隔裏氣滯而爲閟表氣滯而爲頭疼身痛往往誤認爲傷寒表證因用麻黃桂枝等湯發散之劑強求其汗妄耗津液經氣先傷邪氣不損依然發熱更有邪氣傳裏表氣不能通於內必壅於外每至午後潮熱熱甚則頭脹痛熱退則已此豈表實者耶以其似表誤爲表證妄投升散之劑經氣愈實邪氣上升頭疼轉甚須

下之裏氣一通經氣降而頭疼立止若果感冒頭痛無時不痛爲可辨也且有別証相參不可一途而取若汗後下後脉靜身涼渾身肢節反加痛甚一如被杖一如墜傷少動則痛苦號呼此經氣虛營衛行澁也三四日内經氣漸回其痛漸止雖不藥必自愈設妄引經論以爲風濕相搏一身盡痛不可轉側遂投踈風勝濕之劑身痛反劇誤人甚衆傷寒傳胃即便譫語下之無辭今時疫初起便作潮熱熱甚亦能譫語誤認爲裏証妄投承氣是爲誅伐無辜不知伏邪

附近於胃。邪未入腑。亦能潮熱。午後熱甚。亦能譫語
不待胃實而後能也。假令常瘧熱甚。亦作譫語。癉瘧
不惡寒。但作潮熱。此豈胃實者耶。以其似裏證。誤投
承氣。裏氣先虛。反邪陷胃。轉見胸腹脹滿。煩渴益甚。
病家見勢危篤。以致更醫。醫見下藥病甚。乃指大黃
爲砒毒。或投瀉心。或投柴胡枳桔。留邪在胃。變證日
增。神氣脫盡而死。向則不應下而下之。今則應下而
反失下。蓋因表裏不明。用藥前後失序之誤也。按發
熱惡寒。惡風。頭痛。身痛。項背強痛。目痛。鼻乾。不眠。胸

脇痛耳聾目眩往來寒熱嘔而口苦脉浮而洪或緊而緩或長而弦皆表証也在傷寒風寒外入但有表証自當發汗解肌消散而愈若温疫邪熱內攻凡見表証皆裏熱鬱結浮越於表也雖有表証實無表邪斷無正發汗之理倘引經論先解其表乃攻其裏之說此大謬也惟用升降雙解裏熱一清表氣自透不待發散多有自能汗解者不惡寒反惡熱掌心並腋下濈濈汗出腹中鞕滿脹痛大便燥結或膠閉或熱結傍流或協熱下利譫語發狂口渴咽乾舌黃或黑

舌捲或裂煩滿囊縮而厥脉洪而滑或沉實或伏數此裏証之大畧也溫疫與傷寒裏証無大異焉若表裏俱見之証疑似之間最宜詳晰在傷寒自表傳裏逼宜大柴胡湯兩解之若溫疫自裏達表輕則增損大柴胡湯重則加味六一順氣湯主之

溫疫諸病証治總要

治傷寒溫疫當發熱之初最爲緊要關隘即宜詳証治療此時用藥稍不確當必變証百出而成矣如溫疫發熱雜氣怫鬱三焦由血分發出氣

分。斷無正發汗之理。而發熱頭痛身痛而渴。爲熱之輕者。神解散小清涼散之類。如發熱氣噴如火目赤舌黃譫語喘息。爲熱之重者。加味涼膈散增損三黃石膏湯之類。如發熱脉逆舌見黑胎則熱之極矣加味六一順氣湯、解毒承氣湯。大清大下之。若正傷寒自當詳發熱之表裏虛實、以施治也。惡寒者不見風亦惡寒也。溫疫惡寒。口燥咽乾舌黃唇焦乃陽盛格陰。內熱則外寒。非惡寒也。蓋惡寒、表証也。得就煖處便解。外寒裏証也。雖近火烈不除。輕則神解散。甚則升降散、增損雙解散、豈可與正傷寒、惡寒同日語哉。

惡風者、見風則惡也。溫疫惡風、等於惡寒、陽伏於內。陰格於外。不過初病一二日。後則惡熱不惡風寒矣。要之、邪熱內鬱。輕則發熱於外、面手足溫。重則內外格拒、而遍身涼。死生關頭、惟在識與不識耳。神解、芳香、升降、涼膈等方、斟酌得宜、萬無一失。

溫疫頭痛、或頭脹痛、乃邪熱鬱結於內。上攻頭面三陽、斷不可發表。輕則神解、清化治之。重則增損雙解、升降、合內外而治之。裏氣一清、頭痛自止也。

溫疫、雜氣熱鬱三焦。

表裏阻隔。陰陽不通。身體痛。骨節痛。以及頭痛項強。發熱惡寒。惡風。目痛鼻乾不眠。脇痛耳聾。寒熱而嘔。一切表証。狀類傷寒。實非風寒外感之邪。通宜清熱解鬱以疏利之。如神解、芳香、升降、加味涼膈、增損雙解之類。隨其輕重。酌而用之。裏氣一通。表氣自透而外証悉平矣。陽盛陰虛則晝夜不得臥。陰盛陽虛則嗜臥不欲起。晝夜以陰爲主。陰氣盛、則目閉而安臥。若陰爲陽擾。故煩燥而不眠也。溫疫熱鬱三焦。陰不敵陽。大渴引飲。煩燥不眠。輕則增損大柴胡湯。重則

自汗

增損雙解散兩解表裏之熱毒以治之溫疫多眠三陽合病目合則汗小清涼散合白虎譫語有熱者增損三黃石膏湯加大黃蓋凡胃中有熱者亦欲多眠但神疲氣粗而大熱絕不似少陰之踡臥足冷也

自汗者不因發散而自然汗出也溫病邪熱內結誤服表藥大汗亡陽煩渴不解大復甦飲不因誤表而自汗者增損三黃石膏湯表實者加大黃愈後每飲食及驚動即自汗出此表裏虛怯也人參固本湯加黃耆牡蠣麻黃根以固之若發熱而利自汗不止者

死。若大汗出、熱反盛、狂言不止者、死。若汗出髮潤喘不休者、死。若汗出如珠不流者、死。此又不可不知也。

盜汗

盜汗者、睡着而汗出也。是由邪在半表半裏。何者。若邪氣一切在表、與衛則自然汗出也。此則邪氣侵行於裏、外連於表、及睡則衛氣行於裏、乘表中陽氣不緻、津液得泄、故但睡而汗出、覺則氣散於表而止矣。

溫疫盜汗、邪熱內鬱、外侵於表、升降散或增損大柴胡湯加牡蠣、龍胆或龍胆末錢二、猪胆汁、同溫酒調服。

凡熱邪內畜、蒸發腠理、徧身汗出者、謂之熱越。若身無汗。則熱不得越。上蒸於陽。故但頭汗出也。熱不得越。陽氣上騰。頭汗出譫語者。在溫疫增損大柴胡湯加味涼膈散。頭汗出、際頸而還。渴飲水漿。小便不利。此爲熱鬱在表。身必發黃。在溫疫加味涼膈散、加茵陳蒿。心下滿、頭汗出、水結胸也。並宜柴胡陷胸湯。陽明病、下血譫語。此爲熱入血室。此兼男女言、但頭汗出者。在溫疫、柴胡清燥湯、加穿山甲、桃仁、黃連、大黃、芒硝、若中濕、誤下之。頭汗出、小便利者死。又下後額上汗出而喘。小便反秘者、亦死。二者乃頭汗之逆、以陰陽上下俱脫也。關格不通，不得尿，頭無汗者生，有汗者死。若元氣下脫，額上汗如貫珠者死，須詳辨之。凡潮熱，手足濈濈汗出，爲陽明胃實也；腋下濈濈汗出，爲兼少陽胆實也。在温疫，增損大柴胡湯。若大便秘硬者，加味六一順氣湯。若手足心濈濈汗出，大便難而譫語者，此有燥糞，爲熱聚於胃也，加味涼膈散。

温疫鬱熱內攻，火性上炎，一發即心胸結痞，脉洪滑數，或沉伏，自是實熱結胸痞氣，特患下之不早耳。非大小陷胸或陷胸承氣、加味涼膈等方不之不爲功凡結胸不問寒、熱虛實遲早。便用罨法。生薑葱白等分生蘿蔔加倍如無以子代之三味共搗炒熱。白布包作餅。罨胸前結痛處。此法須分兩包。冷則輪換。無不即時開通。不宜大熱。恐炮烙難受。更以溫手順下揉之。自無不愈。並治一切痞滿脹痛。眞妙法也。腹中脹滿。而不減者。爲實。堅硬而痛、不可手按者、亦爲實。時滿時減者。爲虛。可揉可按者。亦爲虛。溫疫熱鬱。失下。火邪久羈。腹脹滿痛者。升降散、加味涼膈散、加味只實厚朴。大抵陽熱爲邪。則腹滿而咽乾。便秘譫語。陰寒爲邪。

則腹滿而吐利、食不下。温疫無陰證。治各不同、胸滿爲邪氣、小腹滿爲有物。物者何、尿與血耳。小腹滿小便不利者、尿濇也。在温疫宜神解散、升降散。若小腹滿、小便自利者、畜血也。在温疫、解毒承氣湯加夜明砂、桃仁、丹皮、穿山甲。凡腹中痛、按而痛甚者爲實、按而痛減者爲虛。陽邪痛者、痛不常久。陰邪痛者、痛無休歇。温疫腹痛、乃雜氣潛入、邪火鬱滯陽明也。以升降散、加味涼膈散、消息治之。温疫無陰證、實與熱、自不待言。即有虛者、亦當先去其急、而後理其緩也。

煩熱者，因發熱而煩燥不安也。惟溫疫爲特甚。此蓋雜氣伏鬱三焦，邪火九閉，怫鬱燔灼，故心神無定耳。增損雙解、增損三黄石膏之屬，消息治之。潮熱者，如潮水之潮，其來不失其時。蓋陽明屬土，應時則旺於四季，應日則旺於未申，故必日晡發者爲潮熱。陽明内實者，宜下之。若一日三五發者，乃是發熱，非潮熱也。又須切脉之滑大沉實，再審其人之臍腹脹痛，以手按之則硬而痛，手足心並腋下濈濈有汗，此内實有燥糞也。在温疫增損大柴胡湯，或加味涼膈散加龍胆草至於邪入胃中但有潮熱悉以增損大柴胡湯甚則加味六一順氣湯温疫往來寒熱多屬熱結在裏陰陽不和增損大柴胡湯主之升降散乃此証妙藥也譫語者語言詭謬而氣盛也經曰實則譫語蓋邪熱深入蓄於胸中則昏其神氣遂語言無次而妄説也邪熱輕者惟睡中譫語醒則無矣邪熱重者即不睡亦譫語如熱極者詈罵不避親疎不識人此神明之亂也温疫解毒承氣湯加夜明砂桃仁丹皮穿山甲下利譫語脉滑而數有宿食也加味六一順

氣湯。此非內寒而利，乃燥糞結實，胃中稀水傍流之物也。必須能辨滑數之脈，乃可下之。此證最難酌度。溫疫多體厥、脈厥者，更須下之，此內經通因通用之法也。若下後下證悉除，三五日後譫語不止者，此邪已去，元氣未復，宜柴胡養榮湯加辰砂一錢。大抵譫語脈短則死，脈自和則愈。或氣上逆而喘滿，或氣下奪而自利，皆爲逆也。鄭聲者，鄭重頻煩，謬語諄諄不已，而氣微也。經曰：虛則鄭聲。如手足厥，脈沉細，口鼻氣息短少，所說語言輕微無力，氣少難以應息者，皆陽氣微也。若神昏氣促不知人事者死。如氣不促。手足頗温。其脉沉細而微者。附子湯。或內熱不可用附子者。人參三白湯。五福飲七福飲之類。隨証加減治之。所謂傷寒温疫四損不可正治者。此類是也。大抵譫語鄭聲。態度無二。但有虛實之分。須詳辨之。凡發斑本屬陽明實熱之証。蓋陽明為多血多氣之經。傷寒陽邪傳入胃府。温疫陽邪起自胃府。熱結不解。因而發斑。內經脉解篇曰。胃者土也。故聞木音而驚者。土畏木也。其惡火者。熱甚則畏火也。其惡人以陽明厥則喘而惋惋則惡人也其病甚則棄衣而走登高而歌或數日不食或踰垣上屋者以四肢爲諸陽之本陽盛則四肢實實則能登高也其棄衣而走者以熱盛於身也其妄言罵詈不避親疎而歌者以陽盛爲邪也又曰陰不勝其陽則脉流薄疾乃狂又曰邪入於陽則狂是皆以陽明熱邪上乘心肺故令神志昏亂若此此陽狂也傷寒溫疫雖根源不同至於發狂皆邪熱已極使非峻逐火邪則不能已故但察其大便硬結或腹滿而堅或濕滯膠閉或協熱下利或熱

結傍流有可攻之証酌用大小承氣涼膈六一解毒承氣之類下之如無脹滿結實等証而惟胃火使然者但以白虎解毒三黃石膏大小清涼之屬清其火邪其病自愈外有傷寒如狂發狂二証則又須詳辨也斑疹者輕如蚊跡重如錦紋其致此之由總因熱毒不解凡斑出赤紅者為胃熱紫紅者為熱甚黒色者為胃爛也鱗紅起發者吉最患稠密成片如熱甚脉洪數煩渴者以白虎合犀角地黃湯加殭蚕蟬蛻青黛如熱毒内蘊煩心不得眠錯語呻吟者犀角大

青湯、加殭蚕、蟬蛻，或增損三黃石膏湯加青黛、犀角。熱燥便結者，俱加酒大黃。如發斑已盡，外熱稍退，內實便秘譫語者，以加味涼膈散微下之。溫疫與傷寒治法同，盖殭蚕、蟬蛻尤斑疹要藥也。若夫疹與斑等，乃溫疫中之重證也。傷寒中百不出一，總緣雜氣之毒鬱於胃中，無所施泄，發於皮膚而為疹，增損雙解散主之，加紫背浮萍五七錢，或重加大黃、石膏、芒硝，清散得宜，未有不出者。如身出而頭面不出，此毒氣內歸，危候也，急以大蟾蜍一箇，搗和新汲水，去渣痛飲之自出屢驗若温疫有久而甚者煩燥昏沉祇用蟾蜍心三兩箇搗和水飲一二次定心安神而病去矣勿以爲微而忽之凡斑疹脉洪長滑數易治脉沉伏弦微難治黑如果實靨者死不可不知凡傷寒温疫皆發黄多由陽明濕熱與合麴相似如發熱汗出者爲越熱不得發黄也但頭汗出身無汗際頸而還或心中懊憹或渴飲水漿小便不利或赤或黄或澀濁肚腹脹滿或痛或不痛或燥結脉來沉實有力此皆瘀熱在裏熏蒸於皮膚之上身黄如橘子色者在

溫疫加味涼膈散加茵陳蒿古方作裏証有三承氣湯便於三承氣湯中合茵陳蒿湯或加味茵陳蒿湯隨証施治方爲盡善外用黑豆一升黄蒿四兩煮滚湯一鍋傾銅盆內攪稍冷入雞子清七八箇以手指攪起白沫敷身黄處黄散溫覆汗出而愈夫傷寒溫疫至於發黄爲病已甚多有不治之証形體如烟煤直視頭搖是爲心絶環口黧黑柔汗發黄是爲脾絶當辨之

畜血者瘀血畜結於內也身黄如狂屎黑善忘皆畜

血之証。許學士云。血在上則喜忘。血在下則發狂。温疫陽明熱鬱、失下。邪火入臟。故腸胃畜血多。膀胱畜血少。亦有血爲熱搏。下注膀胱者。雖腐爲黑血。溢於腸間結糞。得瘀而潤下。然眞元已敗矣。必察其人胸臍傍、小腹但有硬滿處。以手按則痛者。便爲畜血。若小腹硬滿而小便自利。則膀胱之氣化行。而與尿澁氣閉不同。尤爲有形之畜血矣。温疫與傷寒、治法、亦無大異。保命集、分三焦。上焦胸膈。手不可近。傷寒犀角地黄湯。温疫再合黄連解毒湯。中脘臍間、手不可近傷寒桃仁承氣湯加丹皮枳殼溫疫再合黃連解毒湯去肉桂臍下小腹手不可近傷寒代抵當湯丸溫疫以黃連解毒湯送下此丸去肉桂加丹皮牛膝夫傷寒溫疫至於畜血實病證之奇異治法之精微能審諸此垂手取效可爲妙也然而實者可救虛者多危矣經絡熱甚迫血妄行出於鼻者爲衄傷寒責其血熱在表也溫疫責其血熱在裏浮越於表也犀角地黃湯加芩連梔柴元參殭蚕蟬蛻甚加大黃人蚕酒小便冷服大抵衄血吐血下血脉微小者生脉

實大者死或衄後吐後下後脉微小者易治若熱反甚脉洪數者死也若衄而頭汗出或身上有汗不至足者皆難治也温疫吐血與衄血皆屬熱毒內鬱經絡火甚火載血液而妄行大清涼散或犀角地黃湯合瀉心湯有瘀血紫黑成塊者加大黃桃仁以利之

咳謂有聲無痰嗽謂有痰無聲咳嗽則有聲有痰也

温疫咳嗽乃伏熱內鬱白虎湯合升降散小清涼散加竹葉若煩悶則加味涼膈散增損三黃石膏湯並加桔梗咳爲肺疾宜於發散然傷寒論曰咳而小便

利不可發汗發汗則四肢厥逆又曰咳而發汗踡而苦滿腹中復堅此爲逆也不知發汗尤爲溫疫所大忌者豈止小便利一節乎又咳而脈數者爲心火刑肺金則死凡引飲曰渴不引飲曰燥乾溫疫怫熱內鬱未有不口燥咽乾者小清涼散增損三黃石膏湯再看兼證消息之溫疫下後脈沉足冷宜大下之不可以傷寒例而驟補也溫疫邪熱怫鬱中焦流佈上下即見少陰經口燥咽乾喉腫痛不利之證以其脈貫腎絡於肺系舌本故也增損雙解散加元參牛蒡

子。或增損普濟消毒飲。倍桔梗、加荆芥穗、升降散。尤爲對証之藥。温疫一發。即煩渴引飲。以鬱熱自内而達外也。故直格曰。身熱爲熱在表。引飲爲熱在裏。温疫本末身冷不渴。小便不赤。脉不洪數者。未之有也。輕則白虎湯加殭蠶、蟬蜕、天花粉。重則增損三黄石膏湯加大黄。凡病忽欲飲水者。爲欲愈。葢腸胃燥。不能散邪。得水則和。其胃氣汗出而解。若不與水。則乾燥無由作汗。遂至悶亂也。但當察邪熱之輕重。寧少與之。若熱少與多。不能滲化。則停蓄爲支結喘嘔下利腫滿等証也。溫疫雜氣怫鬱三焦，邪熱內熾，渴欲飲水者多矣，間或有漱水不欲嚥者，必其人胃中濕飲過甚，或伏火未散，或蓄血停留，俱未可知，但口舌乾而不欲嚥也。輕則小清涼散、升降散清降之，重則解毒承氣湯大瀉之，不可拘傷寒熱在經，裏無熱之例也。嘔者，聲物俱出；吐者，無聲出物。溫疫嘔吐，胃中伏火鬱而攻發也，增損三黃石膏湯、加味涼膈散加石膏清利之自止。若有宿糞燥結，時時嘔吐者，此爲下格，亦宜加味涼膈散、升降散通之。如病愈後脉証俱平往往有下格之証。所云病愈結存是也。但常作吐聲上下通氣。故不嘔而能食。俟胃氣漸復。津液流通。宿糞自然潤下也。斷不可攻。如下格常嘔則氣閉矣。通之則宿糞除而嘔吐止。大抵嘔吐清水。即爲寒証。若胃中有熱。必是痰涎酸水。病機曰。諸嘔吐酸水液渾濁。皆屬於熱。諸嘔水液澄澈清冷。皆屬於寒。此可見矣。凡胃熱甚。服藥嘔吐不納者。愈吐愈服。三服後火性漸消。然後徐徐用藥。即不嘔。凡藥不可用甜物。須咀生薑爲妙。喘無善証。温疫內熱怫鬱三焦。如焚氣上衝胸而喘者解毒承氣湯若自臍下氣海動氣而喘者不治短氣者氣短不能相續似喘而不擡肩似呻吟而無痛處溫疫鬱熱內迫氣多急促須看兼證舌上白胎如屑清化湯增損三黃石膏湯若胎黃及黑色而短氣加味涼膈散或解毒承氣湯急下之若病者屬四損之輩又當詳辨蓋短氣有類於喘但短氣則氣急而短促不似喘之搖肩而氣粗也大抵氣急而不相續多屬實氣少不足以息多屬虛以此辨之百不失一也呃逆者氣上逆而呃忒纔及咽

喉間逆止。呃呃然連續數聲。而短促不長也。温疫怫熱攻發、火性上炎。氣逆而呃。呃連聲也。治法大概不外、清化升降、加味涼膈。以清熱導滯爲主。如見白虎証。則投白虎。見承氣証。則投承氣、膈間痰閉。則用滌痰湯滾痰丸。但治本証。呃自止矣。按呃逆內經本謂之噦。孫眞人遂以欬逆爲噦。致令後世訛傳。乃以欬逆嘔噦乾嘔噫氣之類。互相淆亂。紛紛聚訟。不知噦者呃逆也。非欬逆也。欬逆者欬嗽之甚也。非呃逆也。學者宜辨之。

温疫無陰証至於吐蚘則表裏三焦熱鬱亢極胃熱如沸蚘動不安下氣不通必反於上蚘因吐出酌用三黄石膏湯加味涼膈散俱加以川楝史君子烏梅則熱退而蚘自不出耳大抵胃脘忽痛忽止身上乍寒乍熱面上時赤時白脉息倏亂倏靜皆吐蚘之候也須早辨之陰陽之氣不相順接手足寒涼便爲厥也但有陰厥陽厥之分辨之一差死生立判大抵陽厥邪轉入轉深狂亂譫妄必然神志昏憒人事迷惑陰厥便利不渴身踡多臥醒則人事了了神志清明

此大端也。温疫厥逆無陰厥。雜氣怫鬱。陽熱内迫。格陰於外。氣閉不能達於四肢。甚有通身冰冷。其脉多洪滑。或沉伏。或沉細欲絕。或六脉俱閉。所云體厥脉厥是也。證多怪異。不測之狀。輕則升降散、增損雙解、加味涼膈散。重則加味六一順氣湯、解毒承氣湯斟酌下之。豈可與傷寒陽厥並論哉。若數下後厥不回。熱不退者。死。亦有下數十次。利下數十行。厥方回熱方退而得生者。

大便自利者。不因攻下自然溏瀉也。要在辨寒熱而治之。溫疫怫鬱內盛，發熱煩渴，小便色赤，大便自利，升降散主之。內熱盛而利不止，燥悶狂亂者，增損三黃石膏湯加酒大黃。腹滿痛更加之。協熱下利者，因其人大便素溏，邪忽乘胃，便作煩渴，午後潮熱，便作泄瀉，宜升降散、小承氣湯，微其餘邪而利自止。熱結傍流者，以胃家實，邪熱壅閉，大便先秘，續得下利純臭水，全然無糞，以加味六一順氣湯下之，得結糞而利立止。若不得結糞，仍下臭水及所進湯藥，因大腸邪深，失其傳送之職，知邪猶在也，再以前湯重下之。

虛甚則宜黃龍湯大抵下利脫氣最急五奪之中惟此爲甚金匱要畧曰六府氣絕於外者手足寒五藏氣絕於內者利不禁氣已脫矣孰能治之大便膿血世醫動用温熱之藥不知此證屬熱者十之九温疫怫熱結滯火勢下注陽實陰虛大便膿血甚如豚肝如爛瓜肉屋漏水者大清涼飲增損三黃石膏湯或當歸導滯湯加減消息治之而升降散眞神方也温疫小便不利因陽明熱鬱氣結不舒故小水澀滯而短少也以升降散通之則清氣一升而濁氣自下降

矣亦有心熱小便不利宜小復甦飲又小便不通其因有二有熱鬱者有寒凝者溫疫皆熱鬱用元明粉芒硝亦可三錢雞子清一枚蜂蜜三匙和一處或新汲水或燈芯煎湯或車前草汁調服甚則以解毒承氣湯下之利水無益也續論曰溫疫之小便不利脈浮者屬氣分猪苓湯脈沉者屬血分承氣湯溫疫小便自利乃熱邪干於血分畜血尿血邪留欲出小便數急膀胱不約而自遺也升降散或桃仁承氣湯去桂加丹皮牛膝枳殼合黃連解毒湯去其邪熱自愈溫疫小便

數膀胱積熱神解散升降散又腎與膀胱俱虛各熱乘之爲虛不能制水也人參三白湯加熟地黃柏知母麥冬

心悸者心中築築然動怔忡不安也温疫心悸鬱熱內盛火性上冲加味涼膈散增損三黃石膏湯看兼証消息之痙者如角弓反張也以胃爲總筋筋急而縮之故由於温而生熱熱生痰痰生風風火爾甚木勝尅土筋不能榮輕則瞤惕瘈瘲手足戰掉重則鼻煽目直頭折背反在温疫以加味六一順氣湯下之

益瀉土所以瀉木也肉瞤者肌肉蠕動筋惕者筋脈跳動也多因汗下太過邪熱未解血虛氣奪筋肉失其所養故惕惕然而跳瞤動也如初病便見肉瞤筋惕必先元氣虛損或失血房勞及新產崩漏致有此証若誤用表藥必無生理也温疫而見瞤惕之証此陽明火毒陷入厥陰陽明主潤宗筋燔灼津液弗榮而動加味六一順氣湯解毒承氣湯消息治之設有虛而瞤惕者必入四損不可治之條一實一虛其脉証畢竟有辨隨証変治全賴活法耳舌捲囊縮古人雖

云死証亦不可不盡心以救之。但有因熱極而捲縮者。有因寒而捲縮者。要須詳辨。訒菴云。陽明之熱陷入厥陰。陽明主潤宗筋。宗筋爲熱所攻。弗榮而急引舌與睪丸。爲熱極危殆之候。男子則囊縮。女子則乳頭縮。如脉實便秘。口渴煩滿之極。六一順氣湯加黄連。温疫熱鬱中焦。流佈上下。以致肺肝受傷。水不勝火。陰不敵陽。筋脉弗榮。故有此証。加味六一順氣湯或解毒承氣湯。

循衣摸床　古人亦云死証。温疫陽明邪熱亢閉。上乘心肺致令神志昏憒多有撮空之證宜解毒承氣湯下之如火盛精枯用熟地一兩歸身七錢山藥五錢煮湯入前煎服每收奇效若久病神昏氣血陰陽四損者自當從婁汪之說而消息治之煩者心不安而擾擾心胸慍怒如有所解外不見形為熱尚輕躁者身不安而憒亂手足動掉若無所指內外不寧為熱最劇溫疫表裏三焦大熱渴欲引飲煩躁不安多現奇怪不測之證增損三黃石膏湯增損雙解散升降散並為對證之劑其共實之大抵不經汗下而煩躁者為實

汗下後煩躁者爲虚。因熱曰煩。謂心中鬱煩也。乃爲有根之火。故大煩不躁爲可治。外熱曰躁。謂外氣熱躁也。乃爲無根之火。故但躁而不煩、爲不可治。經論少陰病、有曰四逆惡寒、脉不至。不煩而躁者死。煩與躁可治、不可治、判然矣。凡結胸證悉具、煩躁者、死。發熱下利、厥逆躁不得眠者、死。少陰吐利、煩躁四逆者、死。煩躁爲有常之病。復有不治之證。傷寒溫疫皆然。臨證當詳細辨之。懊憹者、鬱鬱然不舒、憒憒然無奈。比之煩躁而更甚也。溫疫懊憹、爲熱毒蘊於胸中。加味涼膈散。或熱毒鬱於胃中。解毒承氣湯。此等証。一或當吐反下。治熱以溫。則變証百出。癍生黃發者。比比也。怫鬱者。陽氣怫鬱。面色緣緣正赤也。溫疫滿面色赤。目紅如朱。煩躁飲水者。此熱毒怫鬱也。增損三黃石膏湯。內實潮熱。不大便。增損大柴胡湯。或加味涼膈散。大抵傷寒陰証怫鬱。併汗吐下虛者。自是面赤而不光彩。若傷寒陽証表不解。與瘟疫內實熱甚者。面赤而光彩也。不可但見面赤。便以爲熱証也。須詳辨之。鬱爲鬱結而氣不舒。冒爲昏冒而神不清。俗

謂昏迷是也温疫蓄熱內迫脉道不利反致脉沉細
或閉而鬱冒欲死者加味凉膈散加味六一順氣湯
之類治之若火邪逼脉神昏不醒大復甦飲主之
神解散　小清凉散　加味凉膈散　加味六一順
氣湯　增損三黄石膏湯　解毒承氣湯　增損雙
解散　芳香飲　升降散　白虎湯　小大承氣湯
增損大柴胡湯　柴胡四錢　薄荷二錢　陳皮一錢　黄芩二錢　黄
連　黄柏各一錢　梔子　白芍　枳實各一錢　大黄二錢
薑黄七分　殭蠶酒炒三錢　蟬蛻十個　嘔加生薑二錢　酒蜜和冷

服

溫疫熱鬱腠理以辛涼解散不至還裏而成可攻之證此方主之乃內外雙解之劑也

人參固本湯　人參二錢　熟地三錢　當歸三錢　生地三錢　白芍錢半　天冬去心　麥冬去心　五味　陳皮　知母　炙草各一錢

治溫疫虛極熱極循衣撮空不下必死者下後神思稍甦續得肢體振寒怔忡驚悸如人將捕之狀四肢厥逆眩運鬱冒項背強直此大虛之兆將危

之候此方救之

小柴胡湯　柴胡四錢　黄芩二錢　半夏二錢　人參一錢　炙草一錢　薑二錢　棗二枚

少陽病六七日往來寒熱胸脅苦滿默默不欲飲食心煩喜嘔或胸中煩而不嘔或渴或腹中痛或脅下痞硬或心下悸小便不利或不渴身有微熱或咳者此方主之

加芒硝名柴胡加芒硝湯。加枯蔞實四錢　黄連二錢名柴胡陷胸湯。

柴胡養榮湯　柴胡三錢　黃芩二錢　陳皮　甘草各一錢　當歸二錢　白芍錢半　生地三錢　知母　花粉各二錢　殭蠶酒炒三錢　蟬蛻十箇　大棗二枚

去歸芍生地，名柴胡清燥湯。數下後餘熱未盡，邪與衛搏，故熱不能頓除，宜此湯和之。

治溫疫陰枯血燥，邪熱不退

陷胸承氣湯附解毒承氣湯　附子湯　人參三白湯

五福飲　人參三錢至一兩　當歸二錢至七錢　白朮土炒二錢　炙草一錢　熟地三錢至一兩

增損普濟消毒飲　元參三錢黃連二錢黃芩三錢連翹去心一錢炒梔牛蒡子炒研藍根如無以青黛代之桔根各三錢甘草一錢殭蚕酒炒三錢蟬蛻十箇大黃酒浸三錢蜜酒童便和冷服。

大和年民多疫癘，初覺憎寒壯熱，體重，次傳頭面腫盛，目不能開，上喘，咽喉不利，口燥舌乾，俗名大頭温。東垣曰：半身以上，天之陽也，邪氣客於心肺，上攻頭面而為腫耳。經謂清邪中於上焦，即此益信矣。

芩連瀉心肺之熱為君，元參、陳皮、甘草瀉火補氣爲臣。翹梔蒡藍蚕蟬散腫消毒爲佐。大黃瀉熱斬關。推陳致新。桔梗爲舟楫。載藥上浮。以開下行之路也。

小清涼飲　殭蚕酒炒三錢　蟬蛻十個　銀花　澤蘭　當歸　生地各一錢　石膏五錢　黃連　黃芩　梔子炒　丹皮　紫草各一錢　蜜　酒　童便和冷服。

溫疫壯熱煩躁頭腫面赤咽喉不利或唇頰顋腫此方主之。

黃連瀉心火亦瀉脾火黃芩清肺火亦清肝火石

治氣血兩虛等証。以此爲主。或宜散者。加柴荆防。宜温者。加薑附。宜清者。加梔子青蒿地骨皮之類。

七福飲　即五福飲加棗仁炒三錢　遠志炮一錢

治氣血兩虛。而心脾爲甚者。

加味大清涼飲　殭蠶酒炒三錢　蟬蛻十箇　全蝎去毒三箇　當歸　生地酒洗　銀花　澤蘭各二錢　澤瀉　木通　車前子炒研　黃連薑汁炒　黃芩　梔子炒　五味　麥冬去心　膽草酒炒　丹皮　知母各一錢　甘草五分　蜜酒童便和服

温疫表裏三焦大熱。胸滿脇痛。耳聾目赤。口鼻出

血唇乾舌燥口苦自汗咽喉腫痛譫語狂亂者此方主之此通瀉三焦之熱也

犀角大青湯 犀角二錢爲末或磨汁 大青或以青黛代之 元參各三錢 升麻炒 黃連 黃芩 黃柏 梔子各一錢 甘草五分 入童便冷服

一方加殭蚕酒炒三錢 蟬蛻十箇 更妙 大便秘加大黃

治斑出心煩大熱錯語呻吟不眠或咽喉不利者

茵陳蒿湯　犀角地黃湯　黃連解毒湯

桃仁承氣湯　代抵當湯丸

膏清胃火亦清肺火梔子清三焦之火紫草通竅和血解毒消脹銀花清熱解毒澤蘭行氣消毒當歸和血生地丹皮凉血以養陰而退陽也蚕蟬散腫消毒清音定喘使清升濁降則熱解而証自平矣

黄龍湯　人參錢半　熟地三錢　大黄酒浸三錢　芒硝二錢　枳實炒一錢　厚朴錢半

此補瀉兼施之方治胃實失下虛極熱極循衣撮空不下必死者

虛人熱結於裏攻之不行乃腸胃枯涸之故陶氏加參歸於大承氣湯中以助氣血建背城之功

滌痰湯　栝蔞搗爛五錢　膽星　半夏各二錢　陳皮錢半　白茯　枳實炒　黃連　黃芩　石菖蒲　竹茹各一錢　炙草五分　薑三錢

如痰閉呃甚用白礬一兩水煎一盅入蜜酒服即吐如不吐飲熱水一盞未有不吐吐則呃即止

此治膈間痰閉呃逆者

滾痰丸　大黃酒蒸八兩　黃芩酒洗八兩　礞石煅一兩　沉香五錢　水

片薑湯送服

老痰積痰怪証百出此方主之

礞石性慓悍能攻陳積伏匿之痰為君大黃蕩實熱以開下行之路為臣黃芩涼心肺以平僭上之火沉香能升降諸氣以導諸藥為使也

傷寒論要撮要卷四　　　　三四

傷寒温疫抉要卷五

楚筱蔡貽績乃菴氏手輯

受業楊心濟蘇源
劉登憲福田
姪良顯康齋
男謀祺維祚
訂學

温疫下証五十二條

面黃身黃。按難經肝熱則左頰先赤。肺熱則右頰先赤。心熱則額先赤。腎熱則頤先赤。脾胃熱則滿面先赤也。又面色黃爲濕爲熱。白爲氣不調。青爲風寒。黑爲陰寒也。黃者土色也。脾胃於五行屬土。陽明之脉榮於面。黃則濕熱鬱於脾胃之中。薰灼上蒸於面。甚則身黄如橘子色此大熱之象並宜茵陳蒿湯合升降散再酌病情合三承氣湯下之下後熱退汗自出黄自消矣或以温酒洗之至於傷寒陰寒内盛逼其浮陽之火行於面亦發赤色非熱証也謂之戴陽回陽湯加葱白不知者謬用表藥則孤陽飛越危殆立見若温疫無此陰証也

茵陳蒿湯　升降散　三承氣湯　四逆湯

目証　薛氏曰凡開目而欲見人者陽証也閉目而不欲見人者陰証也目中不了了目睛不和色赤熱甚

於內也。目瞋者，必將衄也。目睛黃者，將發身黃也。或瞪目直視，或戴眼反折，或目胞陷下，或睛暗而不知人者，皆難治也。按目暗不明，乃邪熱居內，焚灼腎水枯涸，不能朗照。若赤、若黃、若瞋、若眩、若直視、若反折，俱邪熱在裏也，並宜急下，加味涼膈散，加龍胆草。

加味涼膈散

舌證　温疫與傷寒，舌色不同。傷寒自表傳裏，舌胎必由白滑而變黃，變黑，不似温疫熱毒由裏達表，一發即是白黃黑諸胎也。傷寒邪在半表半裏，白胎而滑肺主氣而色白故凡白胎猶帶表証止宜和解禁用攻下有尖白根黃尖黃根白或尖白根黑及半邊黃白而胎滑者皆屬半表半裏惟傳裏則乾燥熱深則黃甚則黑也然舌黑止有二種有火極似水者爲熱極有水極似火者爲寒極細辨之熱極者舌黑而胎燥或如芒刺必小便赤澀大承氣湯下之寒極者色青灰而胎滑必小便清白或淡黃理中湯加附子溫之若溫疫稍見黃白胎無論燥潤即以升降散加味涼膈散下之黑則以解毒承氣湯急下之下後間有

二三日裏証去舌黑尚存胎皮未落也不可再下務在有下証方可下　有一種舌黑而無胎此經氣非下証也妊娠多有此陰証亦有此　又有一種屢經汗下消導二便已通而舌上青灰色未退或温潤或不潤亦不乾燥不可因其温潤妄投姜附亦不可因其不温潤而誤與硝黄此因汗下過傷津液其脉必虚微無力急宜救陰爲主炙甘草湯左歸丸或六味地黄丸合生脉散滋其化源　又有一種舌眞陰虧損火盛津枯乾燥涸極唇裂鼻煤舌黑宜以凉水梨

藥治其標左歸六味滋其本庶或可生若用承氣涼膈則殆矣杜清碧三十六舌法三十五屬熱惟一舌屬寒大抵熱多寒少然法已煩矣後廣一百有餘員屬蛇足

凡舌白砂胎紫赤色芒刺舌裂舌短舌卷舌硬皆宜急下之　唇燥裂焦色口鼻如烟煤宜急下之　口燥咽乾氣噴如火揚手擲足大便極臭小便赤黑小便涓滴作痛此皆內熱之極急下之　潮熱邪在胃宜下之　善大息宜下之　心下滿心下痛心下滿

痛心下高起如塊腹脹滿痛腹痛按之愈痛小腹滿痛此皆胃家實邪內結氣閉急下之氣通則已

頭脹頭脹痛頭汗頭痛如破此皆胃家邪實氣不下降急下之

譫語發狂畜血如狂此胃家實陽邪勝也急下之有氣血兩虛煩燥如狂者不可下須辨之

溫疹治法不外清散增損雙解散加紫萍

小便閉大便秘氣結不舒因而小便不通也急下之大便行小便立解

大便燥結轉屎氣極臭此下之無辭但有血液枯竭者無表裏証虛慢不可下宜六

味地黃丸加麥冬五味煎成入人乳飲之　一方用白萊自然汁大麻仁汁生芝麻汁等分入蜜和服白通或用蜜煎導法

大承氣湯　理中湯　升降散　加味涼膈散

解毒承氣湯

炙甘草湯　炙甘草二錢阿膠二錢麻仁去皮麥冬去心各四錢生地八錢桂枝二錢人參一錢生薑二錢棗二枚酒煎薛氏加當歸棗仁炒各三錢五味子炒研一錢

傷寒脉結代心動悸此方主之

脉結代、心悸。由血氣虛衰。不能相續也。緣其入汗下不解。眞陰衰竭。津液枯涸。滋陰之藥。當倍於補氣。此方開後人滋陰降火無窮之法門也。

左歸丸料

熟地八兩　山藥炒　棗皮　兎絲酒蒸　枸杞蜜蒸　鹿膠炒珠　龜膠炒珠各四兩無火不必用　牛膝酒蒸三兩滑者不必用

如貞陰失守。虛火上炎者。去枸杞、鹿膠。加女貞子三兩、麥冬三兩。火爍燥金。乾枯多嗽。加百合三兩。夜熱骨蒸。加地骨皮三兩。水不利不清。加白苓三兩。大便燥結。去兎絲。加肉蓯蓉三兩。血虛血滯。加當歸四兩。腰膝痠痛。加

杜仲鹽水炒三兩　臟平無火而腎氣不充者去龜膠加破故紙炒三兩　蓮肉去心　胡桃肉各四兩　氣虛加人參三兩

治眞陰腎水不足，不能滋養營衛，或寒熱往來，自汗盜汗，或神不守舍，血不歸元，或氣弱昏暈，或眼花耳聾，或口燥舌乾，或腰痠腿軟，或遺淋濇痛，凡精髓內虧，津液枯涸等證，俱宜此方主之。

六味地黃丸料　熟地　山藥炒　白茯　棗皮　丹皮　澤瀉

生脉散　人參二錢　麥冬去心三錢　五味子一錢

治夏月金受火囚，絕寒水生化之源，以致咳嗽喘促，肢體痿軟，腳軟眼黑，口渴汗出者。東垣曰：人參甘寒，瀉火熱而益元氣；麥冬苦寒，滋燥金而清水源；五味酸溫，瀉丙火而補庚金。以肺朝百脈，故名生脈散。今人因生脈之名，用治脈微欲絕、陽氣虛脫之證，誤人多矣。何如獨參一味。

蜜煎導法　蜂蜜入銅勺內，微火煎，稍凝，勿令焦，入皂角末五分、食鹽五分，併手作挺子，長寸許，令頭銳，欲大便時入穀道中，自下。

陽明病自汗若發汗小便自利者此爲津液内竭便雖硬不可攻此仲景心法乃承氣湯之變法也

大便膠閉其人平日大便不實一遇溫邪便蒸作極臭狀如粘膠愈蒸愈粘愈粘愈閉以致胃氣不能下行溫毒無自而出不下即死若得粘膠一去無不愈者

協熱下利其人大便素或不調邪熱乘胃便作煩渴一如平日泄瀉稀糞而色不敗其敗色但焦黃而已午後潮熱便作瀉泄子夜熱退瀉泄亦減次日不作

潮熱利亦止爲病愈若潮熱復作利不止者以增損大柴胡湯徹其餘邪而利自止

增損大柴胡湯

熱結傍流此胃家實邪熱壅閉續得下利純臭水全然無糞日三五度或十數度急以加味六一順氣湯下之得結糞而利自止服藥後不得結糞仍稀水傍流及所進湯藥因大腸邪盛失其傳送之職知邪猶在也病必不減仍以前湯更下之或用解毒承氣湯如虛並加人參無參以熟地一兩歸身七錢山藥五

錢煎湯入前藥服屢效

加味六一順氣湯　解毒承氣湯

脉厥體厥脉厥沉伏欲絶體厥四肢逆冷涼過肘膝半死半生通身氷冷九死一生此邪火壅閉陽氣不能四佈於外胃家實也急以解毒承氣湯大清大下之下後而鬱熱盡已脉和體溫此爲病愈若下後而鬱熱已盡反見厥者爲虚脫宜補若下後鬱熱未盡仍見厥者更下之厥不回者死

按溫疫厥逆皆下証傷寒厥逆多兼下利則陽變爲

陰寒者十之五蓋木盛則胃土受尅水穀奔廹胃陽發露能食則爲除中木盛則腎水暗虧汲取無休腎陽發露面赤則爲戴陽戴陽尚多可救除中十不救一所以温之灸之以回其陽仍不出少陰之成法也但厥而下利陰陽之機甚微不可不辨也

下後脉反浮裏証下後宜脉静身凉今脉浮身微熱口渴神思或不爽此邪熱溢於肌表裏無火留滯也雖無汗宜白虎湯或數下後脉空浮而虚按之豁然如無宜玉女煎加人參覆杯則汗解以其人或自利

經久或他病先虧或本病日久不痊或反覆數下以致周身血液枯涸石膏知母麥冬辛涼除肌表散漫之熱邪人參熟地牛膝滋陰以助周身之血液於是經絡潤澤元氣鼓舞腠理開發此邪從榮解汗化於液之義也

下後脉復沉　下證脉沉而數下後脉浮當得汗解以熱邪溢於氣分也今下後二三日脉復沉者餘邪復瘀到胃也宜更下之更下後脉再浮者仍得汗解宜白虎湯以白虎發汗亦裏熱除而表熱自解之義也

白虎湯

下後脉反數應下失下口燥舌乾而渴身反熱減四肢時厥欲得近火擁被此陽氣伏也下後厥回身復熱脉大而反數舌上生津不甚飲水此裏邪漸去鬱陽暴伸也柴胡清燥湯以和解之此證類近白虎但熱渴既除又非白虎所宜也

柴胡清燥湯　柴胡三錢黄芩二錢陳皮一錢甘草一錢知母二錢花粉二錢蟬蜕十箇殭蚕三錢酒炒棗二枚

本方加當歸二錢白芍錢半生地三錢名柴胡養榮湯

數下後餘熱未盡，邪與衛搏，故邪不能頓除，宜此湯和解之。養榮湯治溫疫陰枯血燥，邪熱不退。

下後身反熱。下後宜脉靜身凉，今反發熱，此内結開，正氣通暢，鬱陽暴伸也，與下後脉反數義同。

下後反痞。邪氣留於心胸，令人痞滿，下之痞應去，今反痞者，以其人或因他病先虧，或因稟賦嬌怯，氣血兩虛，下之益虛，失其健運，邪氣留止，故致痞滿，宜參歸養榮湯，中病即止。

參歸養榮湯　人參一錢　半夏二錢　炮姜三錢　炙草一錢　白芍

炒一錢當歸二錢生地二錢熟地三錢棗二枚

邪留心下。令人痞滿。下之痞應去。今反痞者。虛也。以其人或禀賦嬌怯。或素病虧損。如失血崩帶等証。因下益虛。失其健運。愈令痞滿。再用行氣破氣之劑。轉成壞証矣。果如前証。一服痞如失。若下後仍潮熱口渴。脉洪大而痞者。投之禍不旋踵。此有虛實之分。須詳辨之。

下後氣復聚。裏証下後。脉不浮洪。煩渴減。身熱退。三五日後復發。亦無食傷勞役。乃餘邪尚有隱伏。因而

復發此必然之理不知者每歸咎於醫家非也再酌前方下之慎勿過劑以邪熱微也

急証急攻

傷寒無此証治雜氣流毒怫鬱三焦其病不可測識一發舌上白胎如積粉譬如早服涼膈散等方下之至午舌變黃色煩滿更甚再急下之至晚舌變黑刺或鼻如烟煤仍加硝黃大下之所謂邪微病微邪甚病甚非藥之過也此一日之間而有三變幾日之法一日行之稍緩則不及救也若下後熱渴除胎不生方愈更有熱除胎脫月後熱復發胎復生者再酌

前方下之不必疑二也嘗見温疫一二日即死者乃其類也。丁亥五月有一室女李患温體厥脉厥內熱外寒。痞滿實脹。譫語狂亂。詈罵不避親疎煩燥渴飲。不食不寐。惡人與火。晝夜無寧刻。自端午日胗治至七月初二日。識人熱退七八。而思食自始至終。以解毒承氣湯一方。雪水熬石膏煎服約下三百餘行黑白稠粘等物。愈下愈多。不可測識。此眞奇怪証也。戊子秋有李孝廉長子。患温脉沉伏。妄見妄言。如醉如癡。渴飲無度。以加味涼膈散連下一月而愈。又一甥、患温、初病便煩滿囊縮、登高、棄衣。渴飲、不食日吐血數十口。用犀角地黄湯加柴芩連梔元參荆芥穗灰、十劑。間服瀉心承氣湯七劑。諸証退而飲食進。越五日小便不通。脹疼欲死、細診其脉仍沉、臍間按之勁疼。因思此土實氣閉不舒。因而小水不利也。以大承氣湯、下黑血數㨾。而病始痊。此皆証之罕見者也。可見凡下不以數計。有是証、即投是藥。但恐見理不明。認証不透。反致擔擱誤事矣。此等証治亦少。姑存以備參考。

解毒承氣湯　加味涼膈散

犀角地黃湯　生地六錢　白芍四錢　丹皮三錢　犀角磨汁

瘀血甚加大黃以行之。或因怒致血。或熱極如狂。加柴胡平少陽厥陰之火。黃芩瀉上中二焦之火。梔子瀉三焦之火。

傷寒溫疫胃火熱盛。衄血、吐血、咳血、咯血、便血、蓄血如狂。漱水不欲嚥。及陽毒發斑。並婦人血崩、赤淋。此方並治之。

生地甘寒。涼血以滋腎水。丹皮苦寒。瀉血中之伏火。犀角大寒解胃熱而清心火。白芍酸寒。和陰血而散肝火。以共平諸經之僭逆也。

瀉心承氣湯

動氣乃藏氣不調。肌膚間築築跳動於臍傍上下左右及左乳之下曰虛里者。皆其所聯絡者也。故動之微者止於臍傍。若動之甚則連及虛里。並心脇。眞若舂舂然連續而渾身振動者。此天一無根。故氣不蓄藏而鼓動於下。誠眞陰失守。大虛之候也。在病者。不痛不痒。尚不知何故。醫者弗能詳辨。誤治多矣。活人由諸動氣者。不可發汗。亦不可下。以邪之所湊。其氣必虛。誤汗則傷陽。陽傷則邪併於氣而氣上沖。誤下則傷陰。陰傷則虛陽不禁而氣下奪。傷寒温疫四損不可正治者。觀此可例其餘矣。

藏結如結胸狀。飲食如故。時時下利。寸脉浮。關脉細小沉緊。名曰藏結。舌上白胎滑者。難治。温疫而見藏結之証。一有舌胎。便知邪熱內結。即酌用神解散大復甦飲之類。清解之。亦可與大極丸緩下之。庶幾可生。

狐惑者。傷寒温疫失於汗下不解所致。食少胃虛虫嚙五臟故唇生瘡虫食其臟則上唇生瘡爲惑虫食其肛則下唇生瘡爲狐謂之狐惑者如狐之柔豫不定也其候齒燥聲啞惡食面目乍青乍白乍黑舌胎白唇黑四肢沉重喜眠胃虛虫食殺人甚速黄連犀角湯主之百脈一宗舉身皆病無復經絡傳次故曰百合大抵病後虛勞藏府不調所致其病似寒不寒似熱不熱欲食不食欲卧不卧默默不知苦所在服藥卽吐如見鬼狀俱因病在陰則攻陽病在陽則攻陰藥劑乖違故成此証通宜小柴胡湯加百合知

毋粳米。血熱用百合地黄湯。蓋取百合之清肅肺氣以利水道。則周身之陽火自化耳。按此亦傷寒温疫之後証也。

凡人向有他病尪羸。或久瘧瀉利。或內傷瘀血。或吐血便血。男子遺精白濁。眞陰枯涸。女子崩漏帶下。血枯經閉之類。以致肌肉消爍。邪火獨存。故脉近滑數也。此際一着時疫。醫家病家見其穀食暴絕。更加身痛發熱。痞悶不眠。指爲原病更重。誤以絕穀爲脾虛。身痛爲血虛。不眠爲神虛。遂投參朮歸地茯神棗仁之類。愈補愈危。久之又久。伏邪與血脉合爲一致。彼此膠固。脉數身熱不去者。邪火與正氣並鬱也。肢體時痛者。邪火與榮血相搏也。胸脇刺痛者。邪火上結於膈膜也。主客交渾。最難得解。治法急用三甲散。多有得生者。

大復甦飲　大極丸

黃連犀角湯　黃連酒炒二錢　犀角磨汁二錢　烏梅三枚　木香磨汁三分　水煎連梅二味。去渣入二汁和服。

狐惑病。咽乾聲啞。此方主之。

百合地黃湯　百合、劈破以水洗去沫七箇煎取盃半。生地二兩煎取盃半。二汁和勻分二服大便下惡物如漆中病即止不中再服

治百合病、不經汗吐下病形如初者。

三甲散　鱉甲酥炙　龜甲酥炙無酥以醋炙各一錢　穿山甲土炒五分　殭蚕酒炒一錢　蟬蛻五分　牡蠣粉五分咽燥不用　䗪虫三箇搗碎入酒取汁聽用其渣與諸藥同煎　當歸五分　白芍酒炒七分　甘草五分　水煎去渣入䗪虫汁和服。䗪虫俗爲土鱉也

若素有老瘧或癉瘧者。加何首烏、懷膝、各一錢　胃弱

若作瀉宜九蒸九晒。若有鬱痰者。加川貝、一錢去心有老痰者。加栝蔞、搗二錢嘔則勿用若咽乾作痒。加知母花粉各五分若內傷瘀血倍䗪虫。無此物用桃仁泥一錢干漆炒烟盡研五分代之服後病減七八。漸進調理法。

婦人傷寒溫病

婦女六經治與男子無異。但多兼經候。調治為難。經行之際。用藥必和中。兼調血為主。如傷寒自氣分傳入血分。表証居多。用生地四物湯合麻黄湯、桂枝湯、葛根湯、小柴胡湯之類。隨証消息之。若溫疫由血分發出氣分裏證居多用神解散小清涼散升降散增損雙解散之類隨證消息之至於傷寒熱證治法與溫疫雖異而大略同否則邪熱衝任而爲熱入血室矣惟胎前産後又當別論此亦大概言之神明則存乎人耳

衝爲血海即血室也衝脈得熱血必妄行在男子則下血譫語在婦人則月水適來惟陽明病下血譫語兼男子言不僅謂婦人也但以婦人經氣所虛邪得乘虛而入故病熱入血室爲多並婦人熱入血室有

須治而愈者。有不須治而愈者。如傷寒論曰。婦人中風發熱惡寒。經水適來。得之七八日。熱除而脉遲身冷。（邪氣內陷。表証罷也。）胸脇脹滿如結胸狀。譫語者。此爲熱入血室。當刺期門。隨其實而瀉之。又曰婦人中風七八日。續得寒熱。發作有時。經水適斷者。此爲熱入血室。其血必結。故便如瘧狀。發作有時。小柴胡湯主之。二者是須治而愈者也。又曰婦人傷寒發熱。經水適來。晝則明了。夜則譫語。如見鬼狀者。此爲熱入血室。無犯胃氣及上二焦。必自愈。此不須治而愈者也。夫胸脇滿如結胸譫語此言適來即斷是邪氣留結於胸脇而不去血結在裏爲實証必刺期門不善刺者以小柴胡湯加梔子丹皮歸尾桃仁紅花益母草穿山甲以清之如熱盛神昏但頭汗者加酒大黄微利之以有瘀血故頭汗出也寒熱如瘧發作有時此言經行未盡而適斷雖有結血未爲全實以小柴胡湯加丹皮梔子生地歸尾益母草以清之（謂不甚虛者二証並去人參）二者既有留邪必須治之可也在温疫並宜增損大柴胡湯加桃仁歸尾穿山甲若發熱經水適來晝則

明了夜則譫語此則經水既來而不斷裏無留滯之邪故晝日明了但夜則譫語俟經盡熱隨血散自愈不可刺期門犯胃氣及用柴胡犯上二焦也在溫疫亦宜小柴胡湯去人參加陳皮丹皮梔子黃連益母草以清其熱又婦人傷寒表虛自汗身涼四肢拘急脉而遲太陽標病少陰本病經水適斷桂枝加附子紅花湯又婦人傷寒汗解表除熱入血室擾其營血經水過多不受補益芍藥甘草湯和之

妊娠傷寒溫疫六經治例皆同但要保胎爲主傷寒

外感風寒。表証居多。宜汗、宜解、宜和。不過麻黃、桂枝、葛根、小柴胡等湯。合四物湯。隨証治之自愈。温疫內蘊邪熱。裏証居多。不可發汗。急用護胎之法。井底泥塗臍至関元。乾再易之。或以青黛、伏龍肝爲末。水調塗之。若舌黃乾嘔。錯語呻吟。增損三黃石膏湯清化湯。若熱甚燥急。胎動不安。必須下之。慎勿惑於參朮安胎之說。奪其裏熱。庶免胎墜。蓋邪火壅鬱。胎自不安。轉氣傳血。胞胎何賴。酌用升降散、增損雙解散。加味涼膈散。或加芒硝、以逐去其邪。則焰熇頓爲清涼。

氣回而胎自固。反見硝黄爲安胎之聖藥。歷治歷效。子母俱安。若治之不早。以致腹痛如錐。腰痛如折。服藥已無及矣。邪在裏証。溫疫與傷寒。治法大畧相同。

或曰。孕婦而投硝黄。設邪熱未逐。胎氣先損。當如之何。予曰。不然。結糞瘀邪。腸胃之事也。胎附於脊。腸胃子宮內事也。大黄直入腸胃。鬱結一通。胎得舒養。是興利除害於頃刻之間。何慮之有。內經曰。有故無殞。亦無殞也。正此之謂。但毒藥治病。十去其八。餘邪自散。幸勿過劑。凡妊娠萬一有四損者。不可以常法正

治當從其損而調之產後同法非其損而誤補必危硝黄有化胎之說不可輕投若至燥實非此不可解救有病當之全無妨碍不必去也

產後傷寒不可輕汗温疫不可輕下蓋有產時傷力發熱去血過多發熱惡露不行發熱三日蒸乳發熱或起早動勞發熱飲食停滯一概發熱要在仔細辨之大抵產後空虛若誤汗誤下則亡陽亡陰之禍更難解救凡有發熱且與四物湯芎歸爲君最多生地白芍須用酒炒合小柴胡湯加銀花澤蘭益母草少佐乾薑最妙蓋乾薑之辛熱能引血藥入血分能引

氣藥入氣。分且能去瘀血生新血。有陽生陰長之道。以熱治熱。深合內經之旨。如有惡露未盡者。黑龍丹必兼用之。如有積熱停滯者、麻仁丸大柴胡湯必兼用之。不可執泥丹溪之說。胃虛食少者必加白朮茯苓。痰飲嘔逆者必加陳皮半夏、但藥中必主以四物人參乃養血滋陰。降火之要藥也。即偶爾傷寒溫疫亦須調理血氣爲主。傷寒內虛外感。以大溫中飲、理陰煎。無汗用麻黃。有汗用桂枝等湯。頭痛用羌活、川芎之類。加減治之。溫疫怫熱內熾。用三合湯加減治之最妙。如萬不能下。升降散無妨。增損雙解散。去芒硝、黃連、加生地、川芎、尤爲對証之藥。其餘脉証治法。與男子同。

麻黃湯　桂枝湯　葛根湯　四物湯　小柴胡湯

神解散　小清涼散　升降散　增損雙解散

芍藥甘草湯　白芍（酒炒四錢）　炙草（二錢）

婦人傷寒汗解表除。熱入血室。經水過多。無實滿者。與雜病木尅土。陰陽氣血不和而痛。此方主之。

虞天民曰。白芍不惟治虛。大能行氣。腹痛者榮氣不和。逆於肉裡。得白芍之酸苦。行其榮氣。又以甘草之甘緩。和其逆氣。此不治之治。正所以深治之也。本方加附子錢半名芍藥甘草附子湯

黑龍丹　當歸　生地　川芎　靈脂去砂　良薑各一兩

五味爲末。入砂罐內。紙筋鹽泥封固。炭火煅紅。候冷取出。研細。再入後藥。百草霜燒柴火者佳五錢　乳香　花蕊石火煅醋淬七次　生硫黃　琥珀另研各二錢　各爲細末。同前藥合研勻。用米醋煮麪糊爲丸。彈子大。每服一丸。以炭火煅藥丸通紅。投生薑自然汁淬之。或

豆淋酒或童便化下

治瘀血沁入心脾。經病百出。危急惡疾。諸藥不效者。並治難產胞衣不下。及瘀血不行之証。

準繩曰。金華君產七日不食。始頭痛。欲取大石壓之。良久漸定。心痛作。則以十指抓壁。血流滿掌。稍定。目睛痛又作。則以兩手指剜之。如是十日不已。衆醫無計。偶進黑龍丹半丸。痛苦稍閒。中夜再服半丸。寢如平時。至晨下一行。約二升許。如蝗子狀。三疾減大半。已刻又下如前。則頓愈矣

傷寒溫疫抉要　卷五　三

麻仁丸　大麻仁（去皮）杏仁（炮去皮炒）大黃　厚朴（姜汁炒各一兩）枳實（麩炒）白芍（炒各五錢）為末煉蜜丸白飲下二錢（連服漸加以利為度）

趺陽脉足趺上。浮而濇。浮為陽盛。濇為陰盛。浮則胃氣強。濇則小便難或數。浮濇相搏。大便則難。熱傷津液。其脾為約。脾弱不能為胃行其津液。以潤大便。反若為胃所約束者。此方主之

　小兒溫病

凡小兒感冒傷風傷寒咳嘔瘧痢等証。人所易知。至染溫疫。人所不料。亦且難覺。所以擔誤者良多。且幼

科專於痘疹疳積。吐瀉驚風。並諸雜証。在温疫、則甚畧之。古稱幼科爲啞科。小兒不能盡所苦以告醫。醫又安得悉乎問切之義。所以見不思乳食、心胸膨脹。疑其內傷乳食。不知其爲温病熱邪在胃也。見其嘔吐惡心。口乾下利。以爲小兒常事。不知其爲温病協熱下利也。見其發熱。不知其頭痛身痛也。小兒神氣嬌怯。筋骨柔脆。一染温疫。延挨失治。便多二目上弔。不時驚搐。肢體發痓。甚則角弓反張。醫多誤認爲急慢驚風。轉治轉劇。或將頭身亂灸。艾火雖微。內攻甚急。兩陽相搏。如火加油。死者不可勝紀也。凡雜氣流行。大人小兒所受之邪。則一而治法藥餌亦相彷彿。加味大極丸主之。升降散亦妙。但藥之分數宜減。須斟酌焉。

加味大極丸

殭蚕酒炒二錢　蟬蛻一錢　薑黃三分　大黃四分　天竺黃一錢　胆星一錢　冰片一分　爲細末。糯米濃湯和丸如芡實大。冷黃酒和蜜泡化一丸。冷服。

本方去天竺胆星冰片。即升降散。煉蜜丸。即大極丸是也。用之便而且嘉。看証消息治之。

復病

凡瘥後、無故復熱者。以伏邪未盡也。謂之自復。當問前得某証所復某証。稍與前藥以徹其餘邪。自然獲愈。有温疫瘥後。或三五六日反腹痛裏急者。非前原病也。此別有伏邪。所發欲作滯下。邪盡痢止。不止者。宜當歸導滯湯。又有温疫瘥後。脉遲細而弱。或黎明或半夜後便作瀉泄。此命門真陽不足也。宜腎氣丸。或右歸丸作湯劑服亦可。傷寒論曰。傷寒瘥後更發熱者。小柴胡湯主之。脉浮者。以汗解之。枳實梔子豉湯脉沉者。以下解之。枳實梔子豉湯加大黃。又曰：傷寒瘥後，虛羸少氣，氣逆欲吐者，牡蠣澤瀉散主之。按：如氣復，雖通身浮腫，似水氣而不喘，別無所苦，與水氣不同。丹溪云：氣易有餘。又云：血者難成而易敗。大病愈後，氣先血而復，血不足以配氣，故暫浮腫，靜養自愈，須辨之。又曰：大病瘥後，喜睡，久不了了者，胃上有寒飲也。理中丸主之。夫傷寒自外傳內，邪在陽分居多，瘥後易於復。之復病尚少。溫疫邪熱自內達外，血分大爲虧損，無故最善反復。如到熱退身涼，飲食能進時，服大平圓酒三次十日之間精血漸充而病如洗何至勞復若因梳洗沐浴多言妄動遂至發熱前病復起惟脉不沉實爲辨此爲勞復傷寒論曰大病瘥後勞復者枳實梔子豉湯主之若有宿食者加大黃少許此破結除煩散熱之妙劑也加大黃則又推蕩經滯矣要之傷寒多傷氣宜五福飲大營煎之類温疫多傷血宜補陰益氣煎六味地黃丸料之類隨証加減之若因飲食所傷或呑酸飽悶而發熱者此爲食復輕則梔子厚朴湯加神曲或柴胡湯合梔子厚朴湯重則神

昏譫語腹滿堅痛欲吐不吐欲下不能此危候也以升降散大柴胡湯黃龍湯涼膈散之類酌量與服有病則病當之亦無妨也大抵復病治法溫疫與傷寒大同小異貴在臨證活法耳 吳又可曰裏證下後稍差而急欲食者以伏邪初散陰火乘虛擾亂故也慎勿便與粥食只宜先進稀糊次進濃者須少與之不可任意過食過食則復此一着最爲緊要世多忽之至於怒氣病復房勞病復者乃不貴重之過觀其脉證隨機救之更有嬌養成性過於謹慎之輩或傷

寒表証方解或温疫裏証方退原不甚虚輒用參附温補以致不救者又不知凡幾病家醫家尤當深省

當歸導滯湯　當歸　白芍各一兩　萊菔子四錢　車前子炒研　枳殼麩炒　檳榔　炙草各二錢　入蜜産後加味最妙

紅痢加桃仁　熱加黃連　黃芩各二錢　日夜無度或裏急後重之甚者加大黃　木香　温疫後痢疾加殭蠶　蟬蛻

凡瀉泄最忌當歸之滑而痢則喜其滑也白芍味酸入肝以和木使木不侵脾土枳殼檳榔消逐濕

熱之邪。車前分利其水濕。而又不耗眞陰之氣。萊菔辛辣。除熱去濕。又能上下通達。消食利氣。使氣行於血分之中。助歸芍以生新血。而蕩滌其瘀血也。加甘草蜂蜜以和之。則又無過烈之患。此方奏功神奇。實有妙理也。

腎氣丸　金匱腎氣丸、去車前牛膝。

右歸丸　熟地八兩　山萸肉炒三兩　杜仲姜汁炒　枸杞炒　兔絲酒蒸　當歸各三兩　肉桂　炮附各二兩　煉蜜丸

陽虛氣衰、加人參　陽虛精滑、加故紙酒炒三兩　飧泄腎泄不止。加五味子三兩、肉蔻麵煨去油三兩。飲食減少。或不易化或嘔惡吞酸。加乾薑炒三兩。腹痛不止。加吳茱萸泡二兩。腰膝痠痛。加胡桃肉連皮四兩。陰虛陽痿。加巴戟肉四兩、茯苓三兩。

治元陽不足。或先天禀弱。或勞傷過度。以致命門火衰。不能生土。而爲脾胃虛寒。飲食少進。或嘔惡膨脹。或反胃噎膈。或怯寒畏冷。或臍腹多痛。或大便不實。瀉利頻作。或小水自遺。虛淋寒疝。或寒在谷谿。而肢節痹痛。或寒在下焦。而水邪浮腫。或神疫氣怯。或心跳不寧。或眼見邪祟。或衰弱無子等証。俱宜益火之源。以培右腎之元陽。而神氣自旺矣。

牡蠣澤瀉散

牡蠣粉實堅行水　澤瀉瀉堅利水　葶藶子炒研通水道消浮腫　蜀漆散結行水　海藻瀉腎下十二水腫　商陸根疏通宿水　栝蔞根徹胃熱而滋土以利水道

爲末。白米飲調下二錢。日三服。小便利。漸愈。不可過。

大病瘥後。從腰以下有水氣者。此方主之。腰以上屬陽。腰以下屬陰。水陰物也。上侵陽界。則危矣。

金匱曰：腰以下腫，當利小便，此定法也。乃大病後脾土告困，不能攝水，以致水氣縱溢，用此峻攻，何反不顧其虛耶？抑知正因水勢未犯半身以上，急驅其水，所全甚大。設用輕劑，則陰水必襲陽界，驅之無及矣。庸工遇大病後，悉行溫補脾土，自以為善，孰知其為鹵莽滅裂哉。

太平圓酒

糯米酒糟晒乾炒黃色為末二兩四錢，主温中消食，除冷氣，殺腥去菜毒，潤皮膚，調藏府，和血行氣止痛。　紅麴陳久者佳，炒黃黑為末二兩四錢，主健脾消食，養陰滋血。　神麴陳久者佳，炒黃黑為末二兩八錢，主健脾養胃，化穀消食。　小麥麩陳者佳，去淨面篩曬乾，炒黑為末，四兩八錢。主天行瘟毒，熱極發狂、發斑疹、大渴者。又主調中養氣，健人力，助五藏，除煩悶，利小腸。麥乃心之穀，屬火，而熱則能退心熱與胸膈之熱。殭蠶（白直者，酒炒為末，八錢）蟬蛻（為末，四錢）

加枳殼　本通治食滯飽悶，服散亦妙。

右六味合研勻，水丸，每服一兩，以酒蜜送下。隔五日如法再服，如是三次，開胃進食，健人生力。只十餘日，仍如無病一般。

枳實梔子豉湯　枳實（麩炒）梔子（生，各三錢）豆豉（五錢）清漿水

入枳、梔先煎，後入豉煎服，微汗愈。

本方去豉加厚朴三錢名梔子厚朴湯加神麴六錢治食復發腹腫疼。量加大黄。病瘥復者此方主之。若有宿食加大黄。

大營煎　熟地　當歸各三五七錢　枸杞　杜仲各二錢　牛膝錢半　肉桂、炙草各一錢

寒滯在經筋骨痛甚。必加附子三錢。中氣虛寒、嘔惡者加乾薑炒一二錢。營虛於上而為驚恐怔忡不眠多汗者加棗仁炒研、茯神各二錢。帶濁腹痛者加故紙鹽炒一錢。氣虛有痛者加香附二錢。陽衰氣虛、加人參。

治男子眞陰精血虧損，及婦人經遲血少，或腰膝筋骨疼痛，或虛寒心腹疼痛者。

大小柴胡湯　理中湯　五福飲　黃龍湯

凉膈散

按温疫諸方，自達原飲、三消飲而外，餘皆昔賢所製，混入傷寒門，茲並隨證清出。其間增損加味，俱照温疫論與寒温條辨所列，未敢妄參。但方實因病而用，是爲有是病須用是藥者，幸勿以寒涼致疑。至臨證變通，要亦存乎人之神而明之耳。

制狂躁方　取多年磨穀推子内泥槌出其中稻草煎湯與服可止。

辟疫方　硃砂一兩細研、以白蜜和丸、如麻子大、正朝早晨一家大小、勿食諸物、面向東立、水吞三七丸、永無疫、

一方　主天行熱疾取生地龍塗鹽化成水、飲之、

一方　主天行熱狂、取藍葉搗汁、飲之、

一方　治天行温疫熱盛、取臘雪水、飲之、

一方　治天行温疫、熱疾、取生葛根搗汁、飲之、

一方　治天行壯熱、苦參一兩、剉、醋煮飲之、當吐即愈。

一方　主天行熱悶、取水中細苔、搗絞汁、飲之。

一方　治大頭瘟、頭面赤腫、眞靛花三錢、燒酒一鍾、雞子清一箇、打勻吃下、腫即消、眞神方也。

一方　治天行熱盛、口中生瘡、取蛇莓自然汁、搗絞取一斗、煎取五升、稍稍飲之。

一方　治時氣溫疫、熱盛煩躁、竹瀝半盞、新水半盞、和飲之。

一方　辟温疫邪濕氣蒼术合皂莢中庭燒之、

一方　治熱病煩渴藕汁一盞入蜜一合服之、

一方　食之不患熱病取蟾蜍生搗絞汁服或燒爲末和水服並主温疫發斑、

一方　治天行時疾頭痛熱狂濃煎葱白湯飲之、

一方　辟瘟疫病取赤小豆新布囊盛之正旦置井中三日出之舉家服男十枚女二十枚無不效、

一方　辟瘟氣立春後初庚子日取温蕪菁汁合家大小人並服之可理時疾、

一方　正月之節食五辛以辟癘氣一蒜二葱三韭四薤五薑也

一方　主天行病大熱狂走取乾人屎沸湯漬飲之或燒灰作末和水服又納淨土坑中新水調和澄清飲之

一方　大治熱毒取大竹筒兩頭留節一節中作一竅納大甘草於中仍以竹木釘塞其竅置大糞廁中浸一月取出晒乾用即人中黃也○臘月截淡竹去青皮於廁中浸滲取汁飲之大治天行熱疾

發狂即糞清也、

一方　赤馬蹄、作屑二兩、縫囊盛帶、男左女右、可辟瘟疫、

一方　極療、天行熱病、温毒大熱、取牡猪糞、乾者水漬取清飲之、

一方　雄狐糞燒之、瘟疫病、取肉煮食亦可、

一方　主疫氣瘟病、獺肉煮取汁、停冷飲之、

一方　治疫氣傳染、初覺頭痛、取芥菜子爲末、塡臍中以熱物隔衣一層熨之、即汗而愈、

一方　白粳米半斤連鬚葱二十根煮成粥湯加入好醋半碗再煮一滚服取汗即愈

星沙文星堂藏板

温疫有羊毛疔癍疹二証

北方春夏冬羊毛疔温其証頭痛發熱如傷寒久則舌黑唇焦狂躁悶亂大便不通六脉洪大汗下皆不能愈鄉人以蕎麥粉燒酒調和為大丸於背心中用力擦數次開蕎麥看内有羊毛數莖則熱退身安調理自愈今南方[illegible]間有此証

又方用樂平酒壜上封口乾泥研末燒酒調和為大丸擦背心中取出羊毛而愈

又方用針挑手足背心出羊毛而愈

瘟疹一證南北皆有初起似傷寒三陽證六脉洪大不分壯熱煩躁口渴便閉表之大汗如淋而熱躁更甚下則疹毒內陷而死惟用達原飲加柴葛一二劑疹現紅紫色用消斑青黛飲普濟消毒飲元參升麻湯三方加減服之瘟疹出盡則熱退神清後用清燥養營湯調理自愈若瘟疹變青黑色則危殆難治亦有元氣大虛及產後病後老人小兒難以投藥則用外治方亦效會在京師治一小兒生纔五月又在瘟後染此瘟證日久聲啞目閉手足如冰諸藥不治予

診視之兩手無脉惟心胸微温咽喉閉塞藥不能下急灸燈火即見甦醒旋以胡荽酒遍身熱擦遍身汗出即現紅點數日方退但前温毒上攻疹收後喉腫潰爛乳食難下即以甘桔湯加元參生地黄芩知母數劑喉愈而陽明火毒未盡牙腫黑爛將成牙疳急用白虎湯加減清之牙愈而少陽餘邪未盡兩目赤腫如桃即以柴胡清燥湯數劑目仍腫閉以手撐開目內暴出紅肉於外不見目珠又以燈火數灸加以洗藥方愈此証多因初延幼科甚用牛黄胆星及抱

龍丸作驚風治過用寒涼閉塞瘦疹故變証及此幾
致不救
又廣東痧疹証極多以春夏之交食荔枝後更甚俗
名荔枝瘟初起亦如傷寒發熱頭痛表之通身現疹
內有一二大點名曰痧頭即火疔也其色黑如豆豉
多生幽隱之處或耳內鼻內小腹下及手足彎內必
須金刀挑破以芙蓉根用雄黃同搗爛加蜜少許敷
之一夜痧頭出水可治無水則不能治矣
又方用雞蛋十餘枚煮熟以井水浸極冷擦而手足

心胸心背心手攣足攣及癲頭上擦至蛋熱又易冷蛋再擦俟熱退身凉方止但此証不獨粵東若素好食煎炒熱物燒酒熱藥及陽証誤用温補而病甚者皆宜留意焉

曾在廣東治一少君年十六患疫廿餘日壯熱譫語昏迷狂躁大便不通醫先用表散次用和解均未得汗後用大承氣下之大便通而病更甚再用白虎加減便利數次而病如故予診視之曰此温毒癍疹也用胡荽酒擦之得微汗而稍安熱未退盡急尋癲頭

尋至小腹下有癍頭一點右腿彎內一點皆黑如豆豉用洋刀挑之全不知痛以芙蓉根如前法敷上一夜次日出水即熱退身涼連日用犀角化癍湯數劑而愈此証危殆幸少君未婚元陽未破不然向之誤服大黃石膏若致癍疹下陷百不能一救矣

又有咽喉腫閉起則聲啞二三日即死合家傳染傷人極多此疫証也俗名鎖喉温即蝦蟆温也乃陽明火毒上攻於肺先用荊黃柴葛甘桔元參黃芩牛蒡半夏生地數劑大便不通加生大黃下之而牙關緊

閉兩耳下合谷穴用燈火各一灸眉心印堂中一灸提散風火則口開藥進然每日熱痰上壅則牙關仍緊用牙皂五分雄黃一錢共研細末以箸破開夾棉花一小團將陳漆醋調藥末向口內洗至喉洗出熱涎則口開吹藥若日久腫脹難消已成喉癰善針者針破出膿畏針者以生巴豆一粒打破不去油用棉花包裹塞鼻孔一時喉腫自破左喉腫則塞右右喉腫則塞左兩邊腫先塞一邊重者次塞一邊破處用青果焙研加冰硼散吹之胡荽酒用芫荽葉一把搗

爛。黃酒燒將開，以麻一團和酒擦之，由上而下，擦後被蓋出汗而愈。

胡荽 即俗名延西菜

温疫贅言

按吳又可論。謂温疫邪從鼻口而入。先踞膜原。夫既由鼻口而入。則肺爲出入之門户。未有不先犯肺者。惟先犯肺。逆傳心胞。肺主氣屬衛。心主血屬營。其分辨本與傷寒同。但温疫化熱甚速。未傳心胞。邪尚在肺。肺合皮毛而主氣。故云在表。疫本熱毒。肺金所畏。故其證身熱。而先有憎寒也。至於疫邪既解。每多咳嗆肌熱自汗等證。亦即肺先受病而未愈之明徵也。熱邪先犯於肺。繼而充斥三焦。或有徑入心胞者是爲營分鬱熱而血液受刼所以心神不安。夜甚無寐。或斑點隱隱也。若其邪始終在氣分流連者可冀其戰汗透邪。然戰汗而解。邪退正虛陽從汗泄。故衛膚必冷。此宜安舒靜臥以候陽氣來復。切勿驚惶擾其元氣。惟診其脉虛軟和緩。雖倦臥不語。汗出膚冷。却非脫證。若脉急疾躁擾不寧。膚冷汗出。便爲氣脫之證矣。更有邪盛正虛不能一戰而解。停一二日再戰汗而愈者。不可不知。如邪漸入營分。卽宜撤去氣藥。須用涼血散血也。要之審其治要總無非以解毒爲

手覩昔賢制立雙解散涼膈散普濟消毒飲諸方而後來大黃黃連犀角金汁銀花人中黃等味十方九用無不應手取效豈非逐鬱熱以解毒也哉

西昌喻氏論温雖多牽混而所云上焦如霧升而逐之佐以解毒中焦如漚疏而逐之佐以解毒下焦如瀆決而逐之佐以解毒雖於三焦有升疏決之異而解毒一言彼此諄諄則其治法亦可思矣且嘗見患疫之人縱飲冷水亦能大汗而解是卽鬱熱犯肺之明驗也雖然温疫之証有類傷寒辨之未易易也以

脉言之右手盛於左手或見洪長數實此可辨也至於沉伏欲絶則甚難辨而要有所以辨之者則於聞見中但有兩三人病情相同者其來蹤去跡怪怪奇奇傳變遲速不近情理較諸正傷寒有各經之次第傳變迴乎大異者卽疫也且脉證不必大凉而服大凉之藥似有害而終無害者卽疫也脉證可進溫補而服溫補之劑始似安而終不安者卽疫也醫於此顧可忽而不察乎哉

白痦丹痧說

按温熱証中有白瘖一証古書未專論及此蓋温熱暑邪而兼濕爲多其伏氣之發本從内出然必因外感及人身素藴之濕與外觸之邪互相蒸發上甚爲熱初病治法設不用清解則肺爲熱傷氣從中餒不能振邪外出熱漸陷於營分轉投清營滋化熱勢稍緩而肺氣乃得藉以所留之濕乃從上焦氣分尋隙而出於是發爲白瘖以肺主氣故多發於頸項肩背胸膈之間而爲肺之色光潤爲濕之餘氣至此而邪始盡泄也甚有幾經補泄之後病仍不解忽然發此

而愈者以其人之氣液內復邪自外透故不治而愈也。若其根本已虧。無氣蒸達。多有延爲衰脫者。故此證以元氣未瀉。色潤晶瑩有神者爲吉。枯白乏澤空殼稀散者。爲氣竭而凶也。大抵此證。在春末夏初暑濕之令爲甚。秋冬則間有之。要不出乎手經受病。仍從乎手經發泄。不比足經之邪可下而解耳。若爛喉丹痧一證。古書亦不載。起於近時。而並易傳染。要不外乎風寒溫熱時厲之氣而已。無非宜清宜散之一途也。其證初起凜凜惡寒。身熱不甚。並有壯熱而仍兼愴寒。斯時雖咽痛煩渴。先須解表。透達爲宜。卽或宜兼淸。亦以散爲主。所謂火鬱發之也。苟過用寒涼。則外益閉而內火益熾。咽痛愈劇。潰腐日甚。而危殆矣。但或專執辛散之方。將火得風而愈熾。腫勢反增。腐亦滋蔓。必至滴水下咽。痛如刀割。是爲炎熱燎原。殺人最暴。要惟於先後次第之間。隨機觀變。斯得中其肯綮耳。然此証有可治。有不可治。不可不審也。如口中作臭者。謂之回陽。其色或淡黃。或深黃者。此係火所致。可治之証也。若爛至小舌者。鼻塞者。合眼

[illegible]朧者。並有元氣自虛。毒氣深伏。色白如粉皮樣者
皆不可治之証也。若夫此証愈後。每有四肢痠痛難
以屈伸。之狀。此由火爍傷陰。絡失所養。宜進滋陰。非
同痺証也。醫於此宜究心焉。

中華醫藏

第三編

叢書卷

醫學四要

3

(清) 蔡貽績 輯

《中華醫藏》編委會 編
江凌圳 主編

國家圖書館出版社

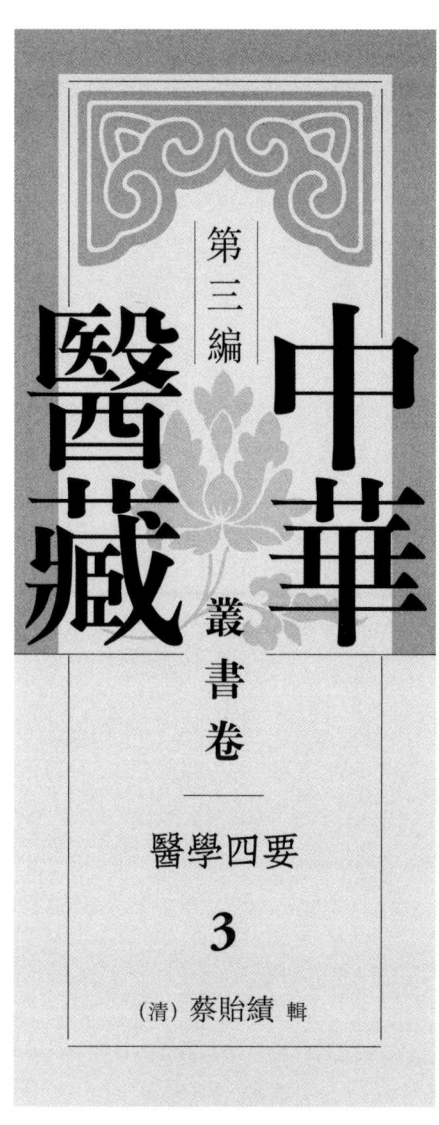

第三册目録

（清）蔡貽績　輯

醫學四要十八卷（三）

清道光三年（1823）翰墨園刻本

五臟六腑
圖象用藥
衝任督帶
週身全要

松月山房

醫學指要

卷六

蔡乃菴七兄先生為攸江名士新會
晤於姻親王仁山家具大傅之儀容
兼鄭侯之品骨襟懷磊落倜儻不羣
以其涉獵經史博洽淹通並著有醫
學指要一編固於此道三折肱是以
理明義舉洞徹無遺新賦質椎魯未
嘗學問惟於佛聖勸戒諸經處刊傳

布若醫學理微未敢妄參末議今讀是書知先生拯危救難一片婆心盡見於此其為利濟無窮功莫大矣因謹跋数言於末以誌先生之種福將未有艾焉爾

嘉慶十八年春月湘西華亭氏陳新敬跋

總序

醫之理元妙也必研窮經典博考方書探賾索隱會而通之始能得其要耳夫以病之原也脉之真也証之確也治之神也皆存乎臟腑經絡氣血陰陽與夫補瀉升降自一定而不可易所謂得其要者一言而終不得其要流散無窮者也非數十年讀

序

書明理為能得其要也耶然惟以濟人為心者得其要則必歆傳之而不忍秘也聞嘗流覽古籍如匡氏仁齋幼業儒篤於孝友恩義兼至故其醫常起危殆之疾不責人之報張氏叔明少多疾由儒而師事史載之極醫方之妙無論貴賤有謁必往視之不避寒暑活人不可勝計魏悛之稱為

一

太古遺民而李慶嗣由儒習醫活人甚衆
所著有傷寒纂要及針經等書徐純鄉爲
諸生窮醫活人年八十手不釋卷著有朔
元醫案至於陸宣公本不以醫名而嘗居
忠州十餘年閉户不出集古今名方爲集
驗良方五十卷凡此非以濟人爲心者乎
惟我　乃菴蔡君實與數公爲從同同者

序　二

君固楚攸名宿因年少多疾由儒而習醫生平存心立品予於醫學指要序中曾樂道其梗概矣茲予奉

上憲題陞入

晉省過訪因出内傷集要一書將與寒瘟抉要合編付刋並以醫會元要請序於予細閱是書於内傷虛勞經旨脉證治法鈎元

扼要本提綱而挈領亦縷晰而條分君已年登古稀而濟世漊心不懈如此此誠為
盛世之人瑞也爰喜而復為之序焉然君著述甚富四書釋考彙鈔暨石經考正歷代
帝王詩賦會紀歷代書畫綜覽等書頗稱博雅精核予極心慕久之本欲表章以行於世第因卷帙浩繁成功匪易則將俟諸

巽日云爾
嘉慶二十五年庚辰歲孟春之朔八日湖
南辰沅永靖兵備道加三級同學愚弟陳
佐頓首拜贈

自序

嘉慶壬申予在都梁署中集成醫學指要荷蒙　陳觀察頤廬先生暨省垣諸知交醵金惠恿授梓書原崇重脉理而經絡為脉根原故首列焉夫經絡繫屬人身五官百骸内外貫通雖古聖剖晰詳盡究亦未易明徹矧在淺見寡聞狃

於湯頭之歌藥性之賦輒以醫道自任故其臨証施治未克明其病在何部發於何經往往毫釐千里謬誤不可勝言因是寸心耿耿於醫學指要外直將十二經繪圖以告即舉内經所言脉証注明於各經條下並其藥性之補瀉温凉附載不爽復於人身自頭至足指明某

部分係某經之筋脉所屬而外形之本諸藏府者靡不條分縷析乃類之以醫會元要蓋是書雖爲淺近説法而究之提綱挈領無不明晰由此而觸類引伸亦自範圍不過曲成不遺耳孔子所謂下學上達孟子所謂取之左右逢其原胥在是矣學者熟悉於中則臨証施治

何至湮沒莫識其指歸也哉曩本欲並
付剞劂時值囊澀未果茲因年老旋里
戚友藍尚絅李枝芳等見而心賞爲之
樂助授梓斯愈見予生知遇多爲利濟
同心之仁人君子也何幸如之
道光三年癸未歲仲夏月夏至前三日
蔡貽績乃庵氏自識

醫書參訂同人

陳子春　張岦本　施　鏞　劉心恒　劉椿齡
劉美初　張福田　黃毓堂　劉禹疇　歐陽澄疇
蔡慶初　勞子欽　周治堂　李　瑛　孫　璋
以上外省
彭暢園儒醫　顏西村　陳　新　熊闇門　賀松齡
朱松亭　周克鐘　熊齊中　劉嘯園　楊心瀚
楊心濬儒醫　楊心澍　以上省垣
羅　祁儒醫　楊廣先　蔡僑溪　周時士儒醫　以上湘潭

鍾昌言　易翠亭　吳家美　曹英喆　柳惺夫

朱綬卿　以上湘陰

康曙軒　康二愚　劉乃積儒醫　董芳庭　畢鳳英

以上衡山

李宗誥　李宗援　畢思穆儒醫　賀盛士　賀升士

李在馨　李在元　謝儲皆　謝元會　以上安仁

夏家樞　藍卓煥　陳肇星　羅向晨　譚文馥

湯呈英　藍星景　藍純夫　藍于懋　夏之彥

陳錫綸　陳雲璣　陳楚相　陳雲占　陳鼎峙儒醫

陳士亨　以上茶陵
歐陽金瑀儒醫　劉開槐儒醫　符宗澤儒醫　陳祖科　劉虎文
周光國　曾昌泰　李雲集儒醫　李周德　陳鳳藻
蔡維垣　蔡熙良　蔡開之儒醫　蔡方渠　蔡秀川
蔡輝圃　蔡待徵　蔡之慶　蔡蓼生　蔡榮進
蔡元濬　蔡元淦　蔡元浩　蔡培華　蔡台萬
蔡光斗　譚升聞儒醫　蔡貽遠　蔡慎修　蔡允銓
蔡丹圃　以上攸縣
藍星超　周德遠　康崇本　李丹林　蔡良顯

蕭文軒　以上受業

醫學之要　四

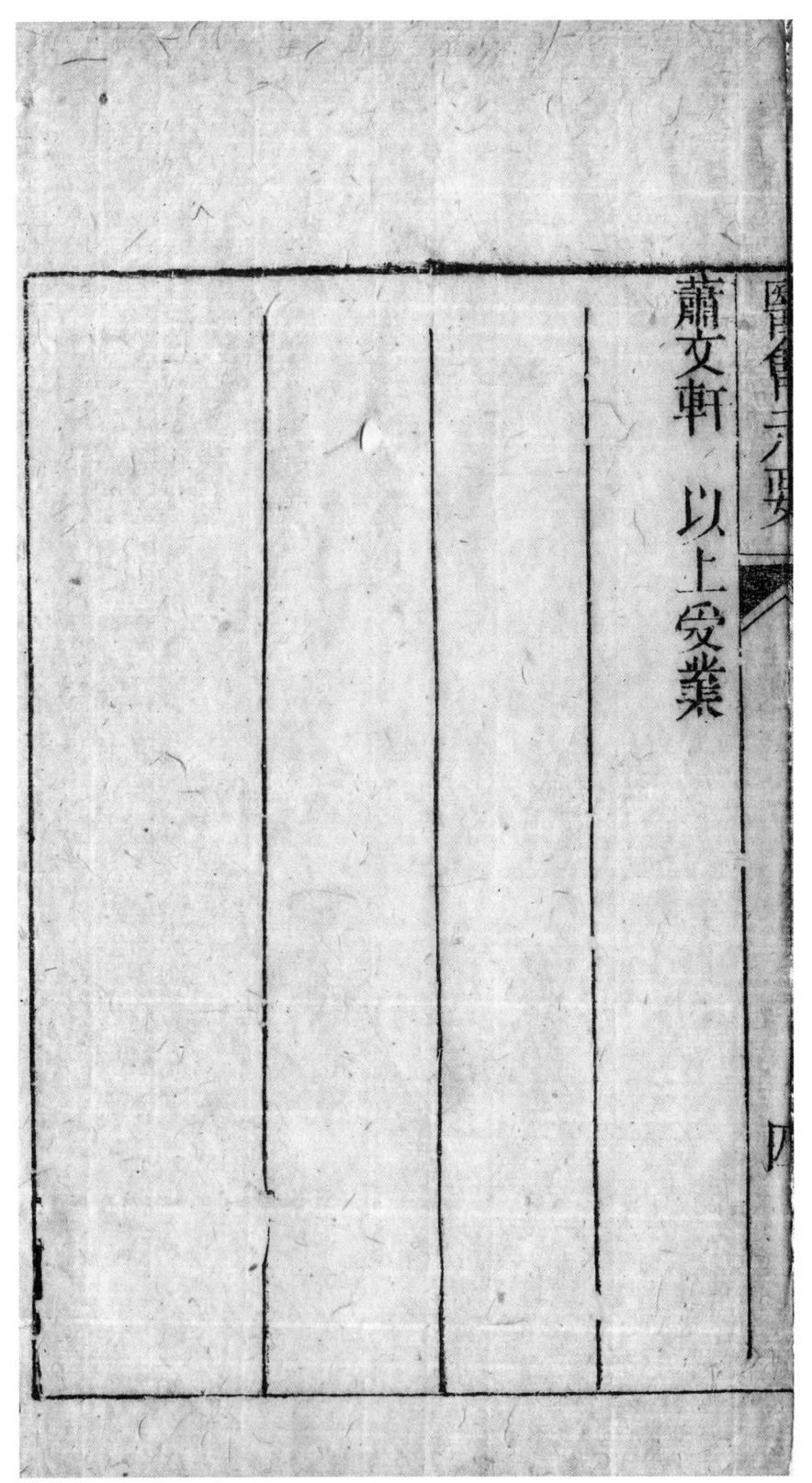

醫會元要

楚攸蔡貽績乃菴氏手輯　受業男謀祺訂字
姪謀烈
孫允焯

目次

藏府所主津液

婦人胎按月分

婦人月經妊娠

手三陰三陽歌訣

手太陰肺少陰心。心之包絡爲厥陰。太陽小腸三焦少陽。陽明原是大腸經。

足三陰三陽歌訣

足太陰脾少陰腎。厥陰乃以肝經定。太陽膀胱少陽膽。胃爲陽明各相應。

手太陰肺經

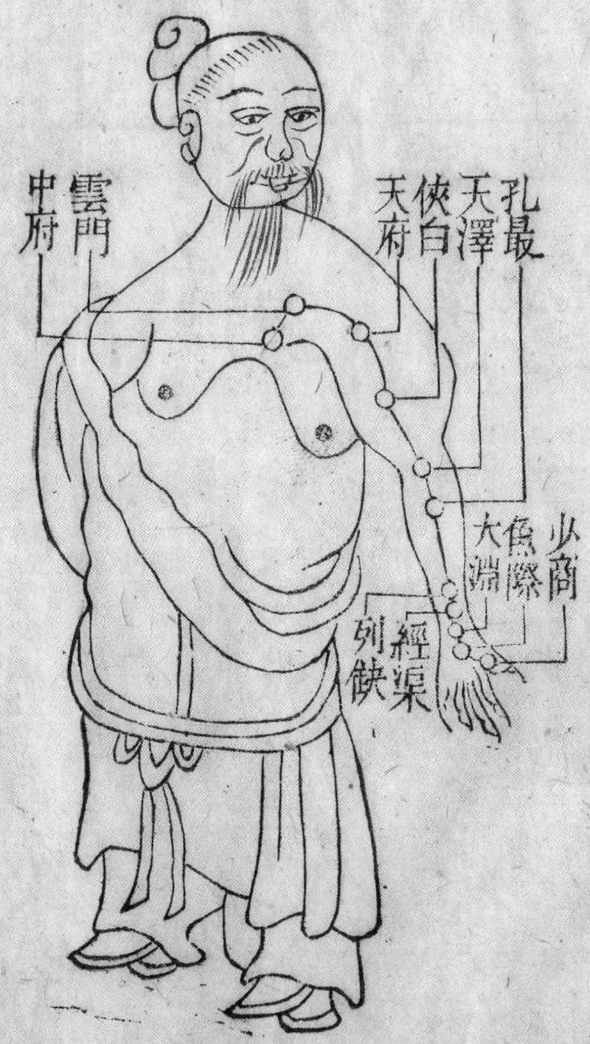

手太陰肺經脈主病

經曰、肺脈來厭厭聶聶、濇之象也、如落榆莢、毛之象也。言其輕浮和緩也、曰肺平。脈來不上不下、濇之象也、如循雞羽、浮之象也、毛多胃少曰肺病、又如毛多胃少、曰肺病、毛甚白、今病但毛無胃、曰死。又如風烱擺燈焰、條滅條明、似無似有、往來不耐指按者、此肺家眞藏脈也、肺絕丙丁日時死。又曰肺脈急甚為癲疾、寒甚故也、所謂重陰則癲、微急為肺寒熱、皮寒熱也、寒在皮毛、怠惰欬唾[illegible]引腰背胸痛、鼻息不通、肺主氣、此皆肺氣虛塞之所致也、緩甚[illegible]、熱甚、微緩為痿瘻、肺熱葉焦則為痿躄也偏風、身偏枯不用、頭以下、汗出不可止、腠理開也頭以下者頭項胸背之間、肺之外部也、大甚為脛腫、微大為肺痺、引胸背、大卽滿指意主多氣少血氣盛於下則為脛腫微盛於上則為肺痺引胸背也、起惡日光、陰血少故惡日光金畏火也、小甚為泄、氣血皆虛故也肺與大腸相表裏故泄、微小為消癉、肺主津水生之源也、滑甚為息賁上氣、陽氣盛故如此、微滑為上下出血、血隨氣行者也、濇甚為嘔血、血留不行故嘔、微濇為鼠瘻、在頸支腋之間、寒熱病也、下不勝其上、其應善痠矣、痠者為陰寒痠削而不能行肺主氣而發原在下少氣有寒則下不勝其上矣、白肺之色也、好悲肺之志也、右脇動氣肺之部位也、欬動肩背、肺之腧也、胸痺而痛、

肺之府也、洒淅惡寒、膚痛汗出、肺主皮毛也、欬嗽唾痰、噴嚏流涕、喘呼、氣促、氣短不續、肺氣虛也、

肺之經脈主病、曰是動、則病肺脹滿膨膨、腹脹、而喘欬、缺盆中痛、缺盆胃穴也、肺之陽氣不能通布、故痛、甚則交兩手而瞀、音茂兩手相交、低日俯首、此爲臂厥、皆肺之陽氣不能通布也、是主肺所生病者、欬上氣喘、肺氣病也、渴、金不能生水也、煩心、心脈上于肺也、胸滿、臑臂內前廉痛、肺經脈循此、厥、掌中熱、臂冷厥、肺脈行少陰心主脈之前、故掌中熱也、氣盛有餘、則肩背痛、肺腧在肩背、因氣而動愈、所謂氣傷痛也、風寒汗出、中風小便數、不時爲數、而欠、氣少爲欠、氣虛則肩痛寒、氣虛則畏寒、不

能通布則痛、少氣不足以息、溺色變、氣虛不能化也、肺之絡脈主病、曰實、則手銳掌熱、氣盛於外、虛則欠欬、欬與呿同、張口也、小便遺數、氣虛於內、肺之經筋主病、曰十二經筋、秉三陰三陽之氣而生、此經氣逆則爲喘急息賁、血隨氣奔、則爲吐血、

經言是動者氣也、言所生病者血也、邪在氣、氣爲是動、邪在血、血爲所生病也、氣畱則寒、血滯則熱也、

手太陰肺經用藥

補　人參　沙參　黄耆　麥冬　阿膠　五味子

紫菀　百部　欵冬　知母　山藥　木瓜

茯苓　沙蒺藜

瀉

防風　藕梗　羌活　前胡　桑皮　藕子

橘紅　杏仁　石膏　貝母　括蔞　南星

枳殼　薄荷　白芥子　白芍　元胡　葶藶子

鼠粘子　萊菔　香薷　乾姜　生姜

溫

乾姜　生姜　半夏　白蔻　砂仁　木香

藿香　桂枝　香付　麻黄

涼

枯芩　竹葉　竹瀝　童便　羚羊角　馬兜鈴

山梔　天冬　元參　桔梗　藕節　枇杷葉

元明粉地骨皮

引經白芷　升麻　葱白　生姜

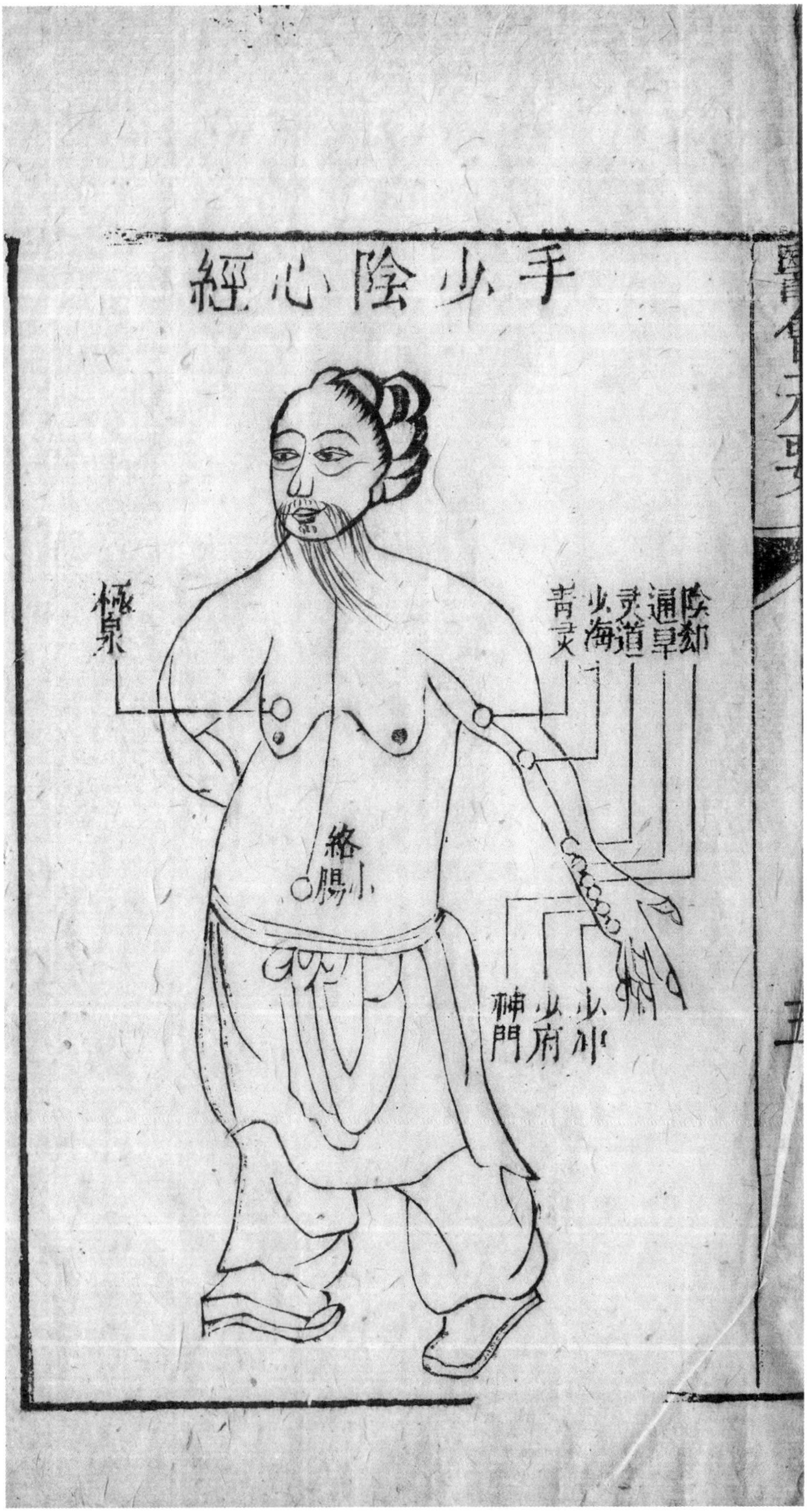
手少陰心經
極泉
陰郄
通里
灵道
少海
青灵
絡小腸
少冲
少府
神門

手少陰心脉主病

經曰、心脉來累累如連珠、言滑利如珠連綿相貫、如循琅玕、言溫潤而柔滑也、以其盛滿流行、而無太過不及之象也、曰心平、心脉來喘喘連屬、急數之象、其心微曲、尚未至於全曲鈎多胃少之象也、曰心病、又如鈎多胃少爲心病、鈎甚曰今病、但鈎無胃曰死、又如脉來純急、如兩指用力轉豆、魂圞堅硬、上戴尖銳、微春似笠頂者、此心家眞藏脉也、心與右腎絶、壬癸日時死、又脉至如火薪燃、卽形如燈焰之閃灼也、是心經之予奪也、草乾而死、又曰、心脉急甚、爲瘛瘲、心爲火藏寒盛故瘛瘲、微急、為心痛引背、食不下、微則薄於宮城之旁、食氣入胃、濁氣沖心、心氣逆、故食不下也、緩甚、為狂笑、心氣有餘、心藏神、神有餘、故笑不休、微緩、為伏梁、在心下、心下有餘之積、上下行、時唾血、心主血、熱則上溢而時唾血、大甚、為喉吤、心氣盛、故喉中吤吤有声、微大、為心痹引背、心氣逆於心下、善淚出、心氣行於上、則心精隨氣上奏於目、小甚、為善噦、呃逆也、心藏虛、則火土之氣弱、故善噦、微小、為消癉、三消之症、心肺主上消、脾胃主中消、肝腎主下消、滑甚、為善渴、陽氣盛而有熱、氣壅於上、故渴、微滑、為心疝、引臍小腹鳴、小腹當有形也、澀甚、為瘖、微澀、為血溢、心主言、心氣少、故瘖、心主血、血多、故上溢、維厥、維四維為四肢、陽氣少、故四肢厥冷、耳鳴顛疾、心開竅於耳、心氣虛、故耳鳴顛疾、亦心之色也、好喜、心之志也、膻上動氣、心之部位也、胸膻心之宮城也、舌色紅、心開竅於舌也、口乾、心煩、心之熱也、驚悸怔忡、心神不安也、發狂、昏冒、心實而熱乘之也、悽然好悲、心虛而神怯也、

心之經脈主病、曰、是動則病咽乾、心痛、心主手厥陰包絡之脈行手太陰肺脈手少陰心脈之中間、肺脈行心主脈之前、心脈行心主脈之後、少陰之上、心火主之、故動則病此、渴而欲飲、氣盛也、是爲臂厥、是主心所生病者、目黃、心系上系於目、心火盛故黃、脇痛、臑臂內後廉痛、掌中熱痛、心脈所循之部分也、心之絡脈主病、曰、寔則支膈、膈間若有所支而不暢也

虛則不能言。心主言，而言必由舌，心氣虛則舌本不用，故不能言也。心之筋脉主病，曰：其病內急，心承伏梁，如梁之伏於心下，而上承於心也。其唾膿血者，病在心藏，故不治。經筋之病，曰：寒則反折筋急，熱則筋縱挺不收，陰痿不用。陽急則反折，陰急則俛不能仰。

手少陰心經用藥

補　當歸　生地　茯神　遠志　棗仁　麥冬　柏子仁　山藥　人參　紅藍花　龍眼　蓮肉

瀉　黃連　枳實　木香　貝母　天竺黃　鬱金　赤苓　元胡索

溫　藿香　沉香　木香　麻黄　桂枝　石菖蒲

涼　連翹　丹参　石蓮子　梔子　石膏　犀角

　牛黄　硃砂　[illegible]

引經獨活　細辛　龍眼　燈心

手厥陰心包絡經

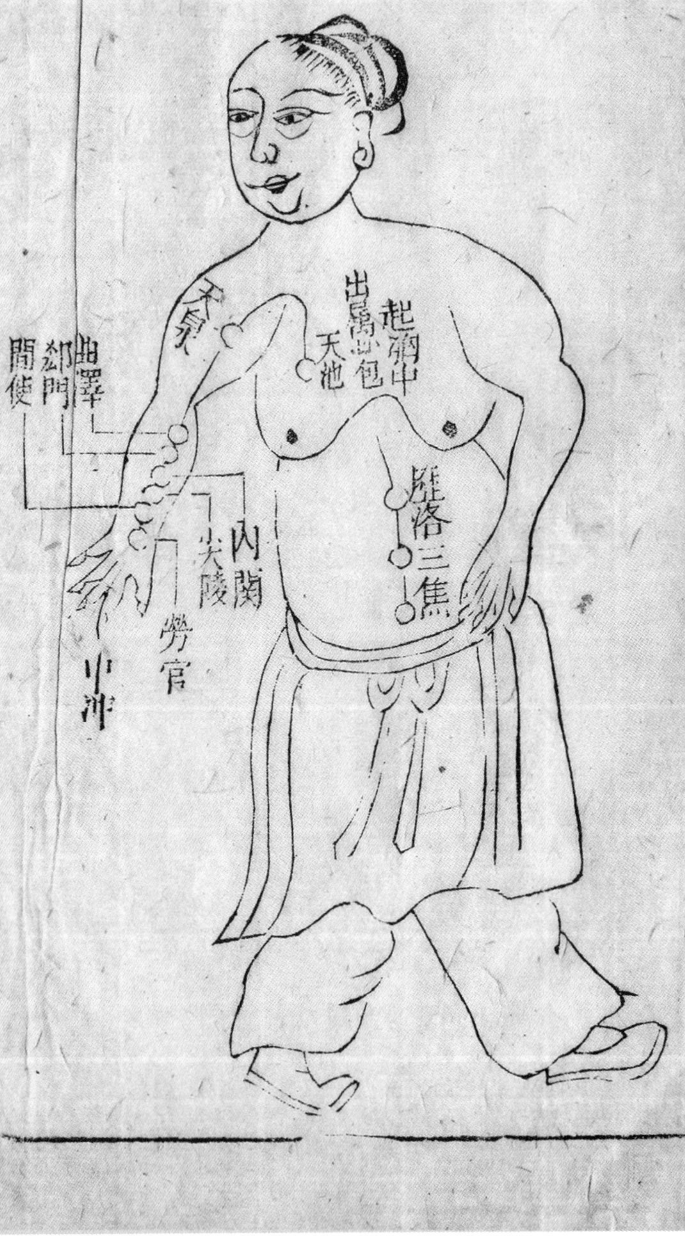

手厥陰心包絡脉主病

經曰、厥陰之至沉短而敦、厥陰爲陰之盡、故其脉沉短而敦、敦重也、又云寸口脉大於人迎一倍而躁、病在手心主、而左寸浮以候膻中、卽心主包絡膻中、包絡代心行事、氣舒則喜樂、不舒則悲愁、膻中爲氣海、胞膻間痛、包絡心之宮城也、手心熱、臂肘攣急、腋腫、外因也、胸脇支滿、心中憺憺大痛、目黄、喜笑不休、有餘也、有餘爲實、故寸口大一倍於人迎、虛則反小於人迎也、手少陰眞心脉也、心主心包絡也、心主乃心經之別脉、不與眞心同經、眞心爲君火、心主爲相火、三焦爲氣之父、心主爲血之母、合爲表裏、二者但有其名而無其實、五藏六府、更加厥陰心包一經、爲十二經也、

包絡之經脉主病、曰、是動則病心中熱、臂肘攣急、腋腫、經氣病於外也、甚則胸脇支滿、心中憺憺大痛、面赤目黄、喜笑不休、有餘於內也、是主脉所生病者、煩心心痛、掌中熱、心主血、而包絡代君行令、故主脉、心煩之症、自內而外也、

包絡之絡脉主病、曰、心系實、包絡與心系相通、則心痛、虛則頭強、包絡主行血脉、脉氣虛故

此病包絡之經筋主病曰其病當所過者肢轉筋前及胸痛息賁

手厥陰心包絡用藥

補　人參　黃耆　肉桂　沉香　兎絲　破故紙

瀉　大黃　樸硝　梔子　烏葯

溫　附子　肉桂　乾姜　沉香　川芎　白蔻

　　柏子仁　烏藥

凉　黃連　梔子　丹皮　柴胡　薄荷　滑石

引經　柴胡桂之佐　川芎　青皮

手太陽小腸經

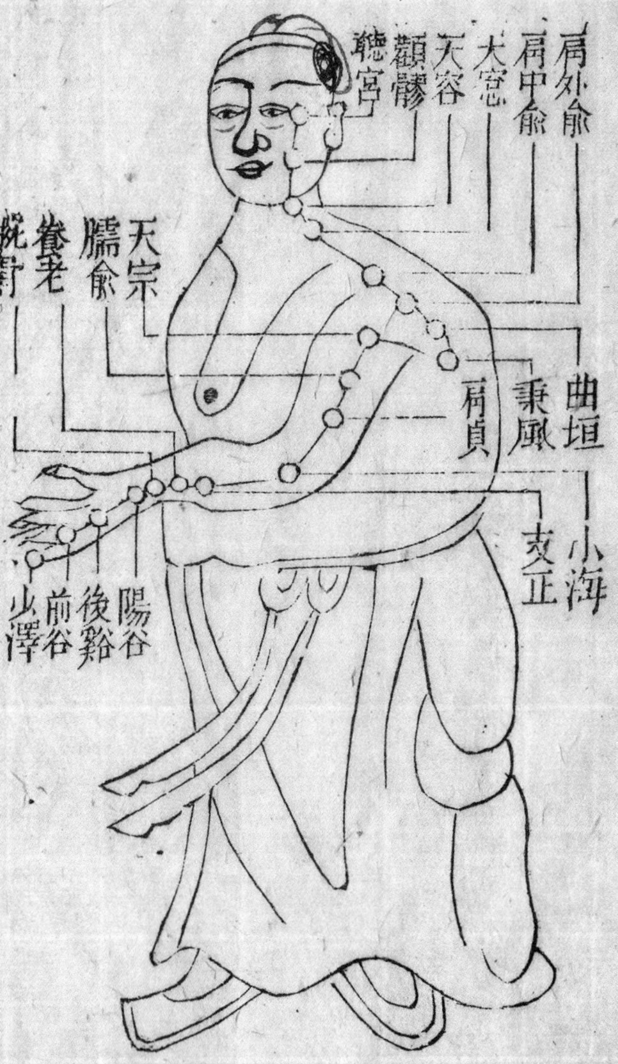

手太陽小腸脉主病

經曰、太陽之至洪大而長、太陽、陽之極矣、故洪大而長、皆陽脉也、又云、實則人迎大再倍於寸口、虛則反小於寸口也、又云、脉至如湧泉、所謂硬散脉象是也、浮鼓肌中、太陽氣予不足也、少氣者、悲英而死、脉至如花瓣、大放似叢簇而實鬆散、輕取則有、重按全無、此乃胃神兩失、令人善恐、不欲坐卧、行立常听音戚是

小腸氣予不足也、季秋而死、小腹痛、小腸病也、膀胱移熱於小腸、則下不得小便、上爲口瘡、控睪丸腰脊

上冲心、邪在小腸也、

小腸之經脉主病曰、是動則病咽痛、頷不可以顧、肩似拔、臑似折、皆手太陽之氣逆爲病也、是主液所生病者、耳聾目黄、頰腫頸頷肩臑肘臂外後廉痛、小腸主液、耳聾等症皆小腸之液枯所致、

小腸之絡脉主病曰、實則節弛肘廢、津液留滯而不能潤澤於骨也、虚則生贅、氣虚不行、小者如指痂疥、即皴瘡之類、氣鬱所生也、

小腸之經筋主病、曰其病小指支肘內鋭骨後廉痛、腋下痛、腋後廉痛、繞肩胛、引頸而痛、應耳中鳴、痛引頷目瞑、良久乃得視、頸筋急、則爲筋瘻頸腫、寒熱在

頭者

手太陽小腸經用藥

補　石斛　牡蠣　甘草稍

瀉　木通　赤苓　車前　紫蘇　羌活　藁本

、　檳榔　大黄　瞿麥

溫　巴戟　茴香　烏葯　砂仁　益智

凉　滑石　木通　梔子　茅根　車前　豬苓

　　澤瀉　芒硝

引經　羌活　藁本　黄柏

手少陽三焦經

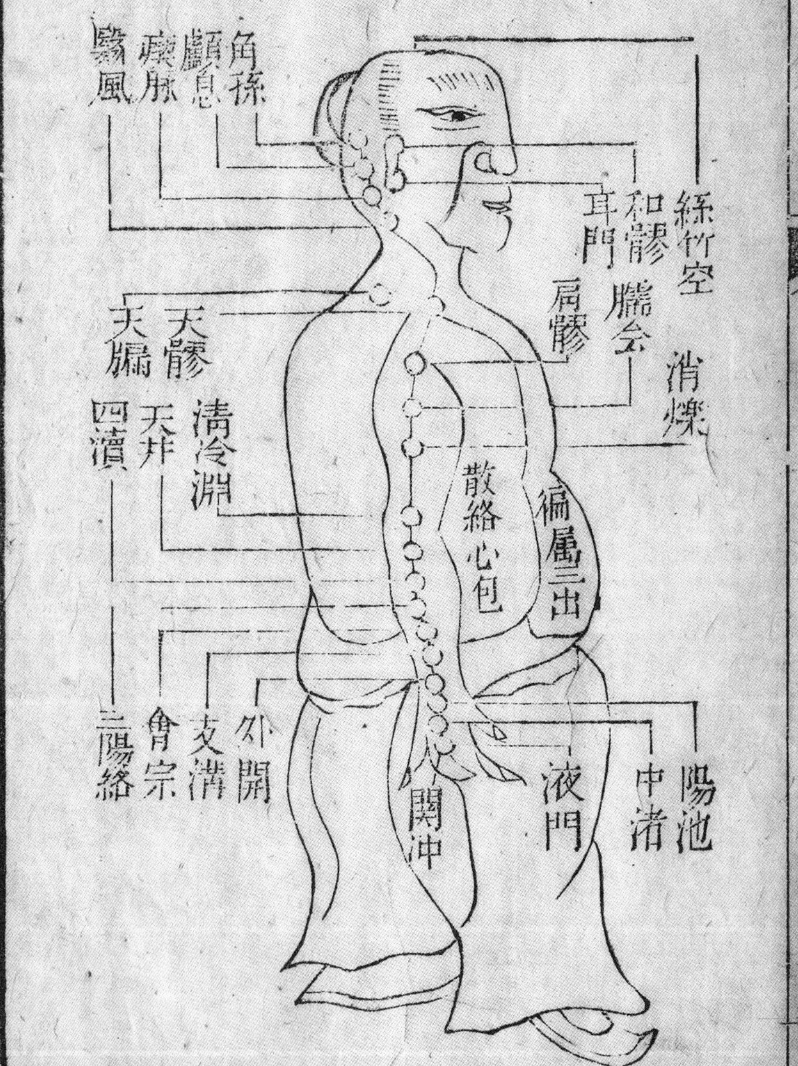
角孫
顱息
瘈脉
翳風
絲竹空
和髎
耳門
臑会
肩髎
天髎
天牖
消濼
清冷淵
天井
四瀆
散絡心包
偏屬三出
陽池
中渚
液門
關沖
外關
支溝
會宗
三陽絡

手少陽三焦脉主病

經曰、少陽之至、乍大乍小、乍長乍短、少陽乃半陽半陰、故乍長大而見其陽、乍短小而見其陰、又云、人迎大一倍於寸口而躁、病在手少陽、但有尺浮以候三焦、乃其所居之定位、而又候於上中下三部者、乃其游行之部署、是以寸候胸中、主上焦也、關候腰中、主中焦也、尺候腹中、主下焦也、三焦爲腎之火府、氣生於腎、從下而上、腎爲原氣之正、三焦爲原氣之別、三焦主持一身之氣、其經屬手少陽、其腑不同各府之在內、而獨在氣街之合、三焦所行氣之腧而爲原、由臍下腎間動氣、爲人生命、手足三陰三陽之根本、三焦資始於腎間、故名爲原、三焦爲原氣之別使、主通行上中下焦之氣、原氣者、即真元之氣、下焦稟原氣、上達於中焦、主受五藏六府水穀精悍之氣、化而爲榮衛、榮衛之氣得真元之氣相合、主氣通行、達於上焦、始經歷乎五藏六府、故以三焦所留止之處、輒以爲原、原者三焦之尊號也、腹氣滿、小腹尤堅、不得小便、窘迫、三焦病也、三焦病、氣滿於皮膚中、輕輕然而

不堅下焦病、氣實則癃閉、氣虛則遺溺也、

三焦之經脈主病、曰是動則病耳聾、少陽之上、相火主之故病此、渾渾焞焞、耳中之声、如水溢腫、喉痺、皆相火有餘於上也、是主氣所生病者、汗出、陽加於陰故也、目鋭皆痛、頰腫、耳前肩臑肘臂外皆痛、小指次指不用、皆經脈所循之部分而為病也、

三焦之絡脈主病、曰實則肘攣、虛則不收、手少陽厥陰之主筋也、

三焦之經筋主病、曰其病當所過者、即支轉筋舌巻、

手少陽三焦用藥

補　人参　黄耆　白朮　藿香

瀉　柴胡　枳殻　枳實　青皮　山茨菰

溫　附子　乾姜　厚樸　沉香

涼　連翹　滑石　胆草　地骨皮

引經柴胡　川芎　青皮

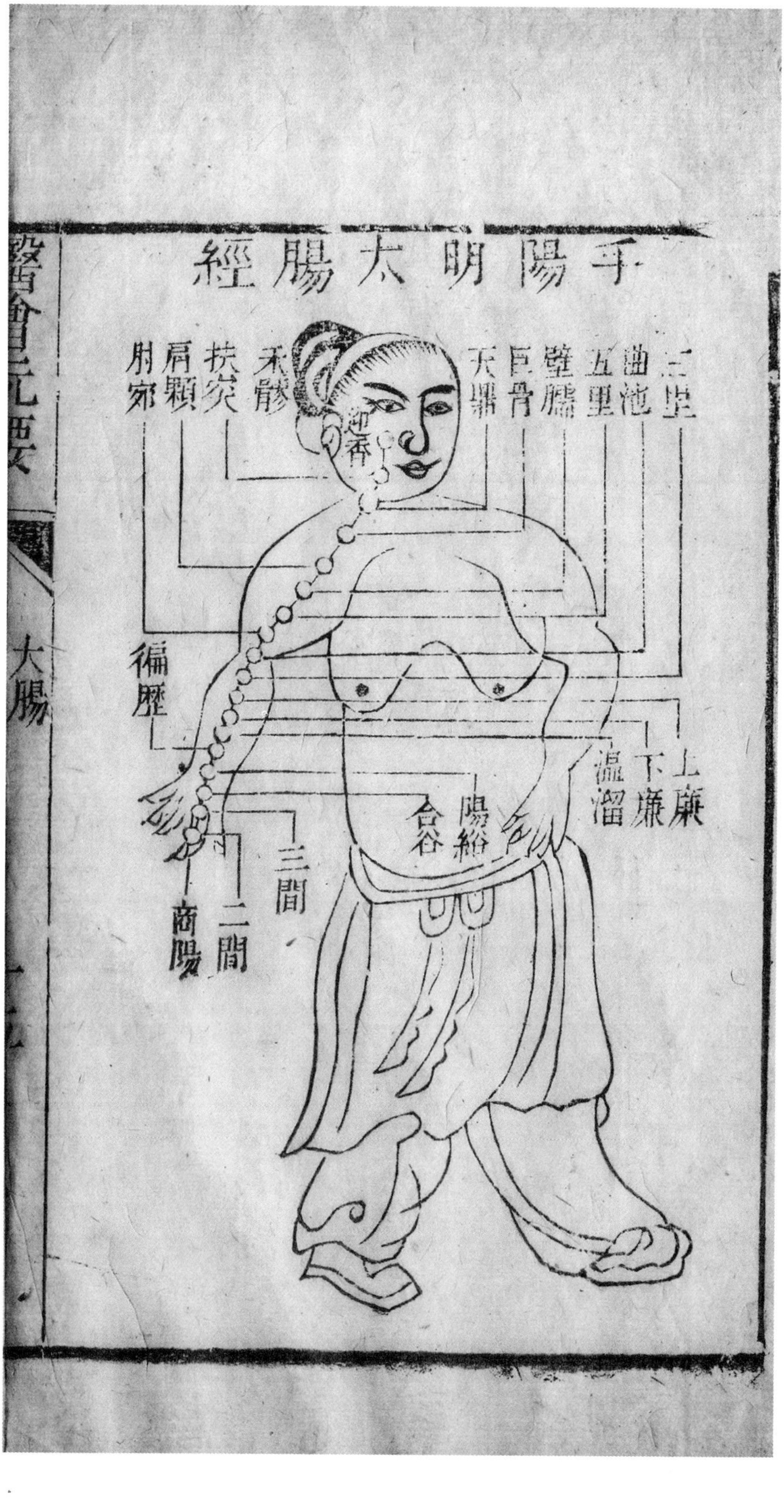
手陽明太腸經
三里
曲池
五里
臂臑
巨骨
天鼎
禾髎
扶突
肩髃
肘髎
迎香
偏歷
上廉
下廉
溫溜
陽谿
合谷
三間
二間
商陽
醫會元要
大腸

手陽明太腸脉主病

經曰陽明之至浮太而短陽明則陽中有陰故其脉浮太爲陽而短屬乎陰又云人迎大三倍於寸口而躁病在手陽明而右尺中以候大腸脉至如丸滑不直指輕按形似叢聚而圓轉重按則形象頓失全不當手不直指者按之不可得是太腸氣予不足也棗生而死臍以下皮寒腸中寒也當臍而痛不能久立此太腸病也

太腸之經脉主病曰是動則病齒痛頸腫是主津液

所生病者、目黃口乾、火熱盛、鼽音仇衄、喉痺、肩前臑痛、大指次指痛不用、氣有餘則當脉所過者、熱腫、虛則寒慄不復、　大腸之絡脉、主病曰、實則齲齒齒痛聾、虛齒寒痺隔、氣寒、所致痺閉也、隔阻也、益手陽明主行氣血於皮膚以溫肌肉也、虛則寒氣不能行於外也大腸之經筋、主病、曰其病當所過者、支痛及轉筋、肩不舉、頭不可左右視、

手陽明大腸經用藥

補　薏苡　栗殼　木香　肉蔻　龍骨　牡蠣

蓮肉　糯米　白沙糖

瀉　大黄　芒硝　枳實　桃仁　檳榔　麻仁
葱白
溫　人参　乾姜　半夏　肉桂　吳茱萸
涼　黄芩　槐花　大黄　地榆　連翹　石膏
秦艽　胡黄連
引經　葛根　升麻　白芷

足太陰脾經

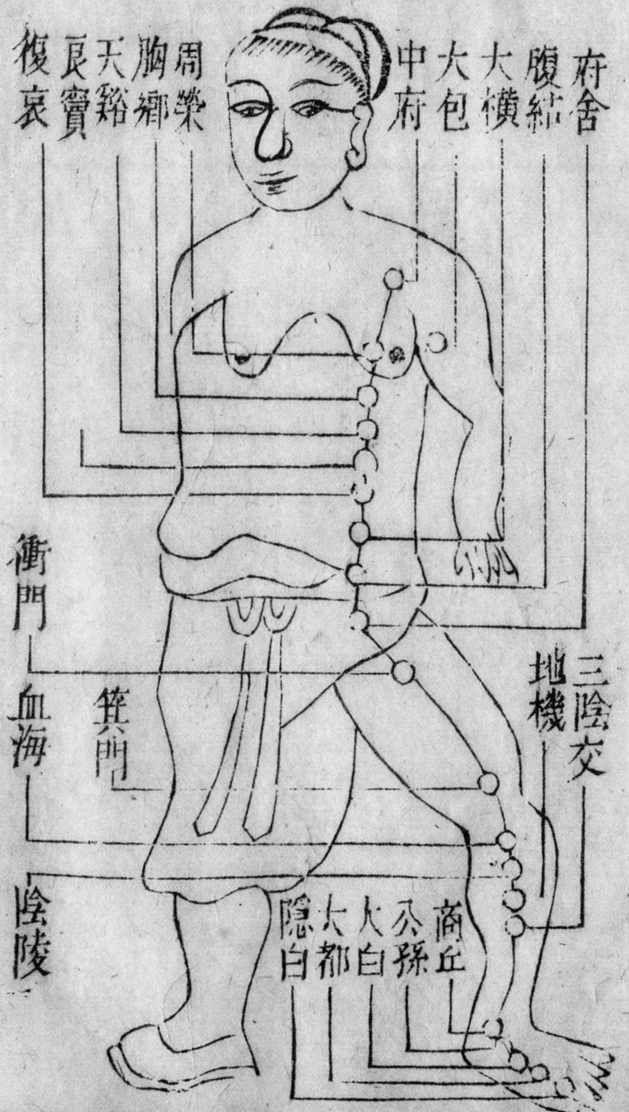

足大陰脾脉主病

經曰、脾脉來、和柔相離、言悠悠揚揚、如雞踐地、雞之舉足獨緩、雖足四低、踐地四布、此形、曰、脾平、又曰、脾容脾脉之灌溉四藏、和緩而四布也、

脉來實而急數、弦之太過、如雞舉足、舉足非如踐地之和緩、亦不至於鳥距之急疾、弱多胃少之象也、曰、脾病、又如虛濇堅急、爲脾病、春硬白今病、乍踈乍數、軟散無胃、曰死、又如脉連來幾至、圓活轉動、形情似數、如燈將滅而復明、又來幾至踈離渙散、澀濇春硬、如鳥之距、如雀之啄、又若雞之舉足、此脾家之眞藏脉也、脾絶甲乙日時死、又曰、脾脉急

甚爲瘈瘲，（瘈者急而收引，瘲者縱而解弛，脾主四肢，故急甚爲瘈瘲。）微急爲膈中，食飲入而還出，後沃沫。（脾有寒，不能運化飲食，故爲膈中，不能游溢津液上歸於肺，四布於皮毛，故涎沫從口出也。）緩甚爲痿厥，微緩爲風痿，（風痿者，四肢痿弱而不爲所用。）四肢不用，心慧然若無病。（病在外而不及於中。）大甚爲擊僕，（四肢不用，若擊之仆地也。）微大爲疝氣，腹裹大膿血在腸胃之外。（皆有餘之積聚。）小甚爲寒熱，（血氣盛也。）微小爲消癉。（不能爲胃行其津液。）滑甚爲㿉癃，（濕熱則爲疝㿉，爲小便癃閉。）微滑爲蟲毒蛕蝎腹熱，（濕熱生虫。）澀甚爲腸㿉，（脾氣虛而有寒。）微澀爲內㿉，多下膿血。（多血少氣故也。）黃，脾之色也。憂思，脾之志也。當臍中動氣，脾之部位也、病則食少、脾主味也、倦怠乏力、脾主四肢也、腹滿腸鳴、𤸷而下利、脾主腹也、此皆脾虛之証、身體沉重、腹脹便閉、脾主肉也、此爲脾實之証、先鞕後溏、腹縮、脾虛也、

脾之經脉主病、曰、是動則病舌本強、太陰氣病也、食則嘔、胃脘痛、脾脉絡胃故也、腹脹善噫、寒氣客於胃也、得後與氣、得大便與屁、則快然如衰、病衰也、身體皆重、太陰之濕氣也、是主脾所生病者、舌本痛、脾病濕熱、體不能動搖、即體重而甚也、食不下、脾氣不行、煩、心、脾脉注心中也、心下急痛、即胃脘痛、溏、便溏、瘕、腹積、泄、瀉水、閉、黃疸、

皆濕熱為病、不能臥、胃不和則臥不安、強立、股膝內腫厥、脾主四肢、脉行股膝足大指不用、脾之絡脉主病、曰實則腸中切痛、氣實有餘、虛則鼓脹、氣虛不足、脾之經筋主病、曰其病足大指支內踝痛、輔筋痛、膝內輔骨痛、陰股引髀痛、陰器紐痛、上引臍兩脇痛、引膺中脊內痛、脾之大絡主病、曰實則身盡痛、虛則百節皆痛、

傷寒病脉証　太陰脉沉細、証則腹痛、咽乾、手足自溫、若直中者、或腹痛自利不渴、以其脉布胃中、絡於喉也、足太陰脉起於足大指之端、上內踝、上踹、循脛

上膝入腹屬脾、絡胃、上膈、挾咽、連舌本、

足太陰脾經用藥

補　人参　白朮　茯苓　甘草　白芍　山藥
扁豆　木瓜　沙蒺藜　當歸　黃耆　芡實
薏苡　陳皮　龍眼　大棗　蓮肉

瀉　枳實　腹皮　山查　麥芽　神曲　半夏
南星　檳榔　三稜　萊菔子　升麻　防風
石膏　猪苓　元胡索　桑寄生

溫　砂仁　白蔻　藿香　故紙　乾姜　肉桂

附子　藊葉　木瓜　蒼朮　肉果　吳萸
丁香
涼　黄連　元明粉竹瀝　連翹　大黄
引經白芍　麻黄　大棗　蓮肉

足少陰腎經

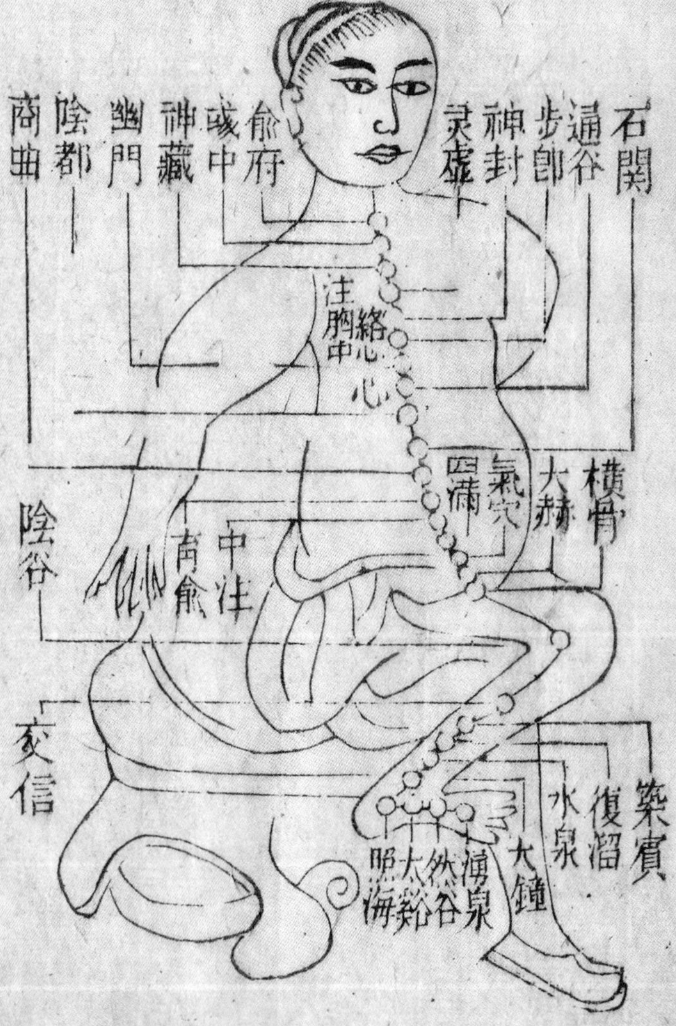
俞府
彧中
神藏
幽門
陰都
商曲
石關
通谷
步郎
神封
灵虚
注胸中
絡心
心
横骨
大赫
氣穴
四滿
陰谷
中注
肓俞
交信
築賓
復溜
水泉
大鐘
湧泉
然谷
太谿
照海

藏板

醫會元要　腎經

足少陰腎脈主病

經曰、腎脈來、喘喘累累、沉實生動之象如鉤、如水流而按之迴轉之象而堅、不空虛也、此言心腎同象、心主血、腎主水故也曰、腎平、腎脈來如引葛、牽連引蔓之象按之益堅、腎多胃少曰腎病、又如石多胃少爲左腎病、石甚曰今病、但石無胃曰死、虛浮濡澁爲右腎病、春硬曰今病、乍疎乍數、軟散無胃曰死、又如純急、若手指彈石、越按越覺楞澁、此左腎眞藏脈也、如慢則似斷似續、動若魚翔鰕游、知其逝而不覺其返、急則勢如迸泉、自井底不流水中湧出、到水面、卽一圈而散。此右腎眞藏脉也。左腎絶，戊己日時死；右腎絶，壬癸日時死。又曰：腎脉急甚爲骨癲疾，陰寒太甚故也。微急爲沉厥、奔豚，正氣虛寒則爲沉厥，虛氣反逆故爲奔豚。足不收，陰寒在下。不得前後，腎開竅於二陰，氣虛不化，故如此。緩甚爲折脊，督脉屬腎貫脊，緩則督脉懈弛，故折脊也。微緩爲洞，洞者食不化，下嗌還出，腎氣緩，故如此。大甚爲陰痿，陰痿不舉。微大爲石水，腎水也。起臍以下至小腹腄腄然，上至胃脘，水泛而土敗也。不治。小甚爲洞泄，腎氣虛也。微小爲消癉，精血不足。滑甚爲癃㿉，腎有熱則小便癃閉，爲睪丸腫㿉。微滑爲骨痿，坐不能起，熱傷腎氣。起則目無所見，熱傷骨精。濇甚爲大癰氣血阻滞故如此微濇爲不月沉痔氣血不行故也黑腎之色也恐腎之志也臍下動氣腎之部位也腹脹喘不得卧腎主水溲便不利腎開竅二陰也少腹滿背與骨痛腎主骨膀胱爲表裏也呵欠腎主欠也足寒腎氣厥也心主脉腎邪上干心也

腎之經脉主病曰是動則病飢不欲食少陰之上君火主之少陰是動爲病則上下之氣不交故爲飢不欲食等證面如漆柴少陽屬腎而腎爲生氣之原面如漆柴少陽之氣不升也欬唾則有血喝喝而喘少陰之生氣不上交於肺而肺氣上逆也坐而欲起陽動之象目䀮䀮如無所見陽氣不升心如懸

若飢狀、卽氣不交之故也、氣不足、於下則善恐、心惕惕如人將捕之、氣不足於上也、是爲骨厥、是主腎所生病者、口熱舌乾、咽腫、腎主藏精陷腎藏生氣厥於下、上氣、嗌乾及痛、煩心、心痛、腎主藏精、精液不能上升、故有諸症、黃疸腸澼、脊股內後廉痛、痿厥嗜臥、足下熱而痛、水不上濟則火盛於上故有口熱煩心等證、腎之生氣厥逆於下故爲骨厥痿厥等證、腎之絡脈主病曰、氣逆則煩悶、手少陽三焦手厥陰包絡之脉皆本於腎藏之所生也、水氣上乘於心則煩悶、實則癃閉、膀胱之氣不化故也、虛則腰痛、腰爲腎之府也、腎之經筋主病曰、其病足下轉筋、及所過而結者皆痛、及轉筋、病在此者、主癇瘈及痙、在外者、

不能俛在內者、不能仰故陽病者腰反折不能俯陰病者不能仰、

傷寒病脉証　少陰脉微細、証則口燥舌乾、而渴但欲寐若直中者、惡寒口中和、默默欲寐腹痛、或嘔痛、以其脉貫腎、絡於肺、係舌本也足少陰脉、起於足小指之端、下趨足心、循內踝入跟中、上踹出膕內、上股內貫脊、絡腎、上貫肝膈、入肺、循喉嚨挾舌本、

足少陰腎經用藥

補　杜仲　兎絲　沙蒺藜　故紙　棗皮　山藥

石斛　巴戟　人参　白朮　熟地　當歸
枸杞　五味子　牛膝　龜板　鹿茸　鱉甲
首烏　鹿角　龍骨　牡蠣　續斷　韭子
覆盆子　肉蓯蓉　滛羊藿

瀉
澤瀉　猪苓　知母　木通　甘草　元胡索
茯苓

溫
附子　故紙　桂心　乾姜　砂仁　仙茅
沉香

凉
黄柏　知母　丹皮　天冬　梔子　元参

地骨皮
引經獨活　肉桂　朱牛膝鹽　酒

足厥陰肝經

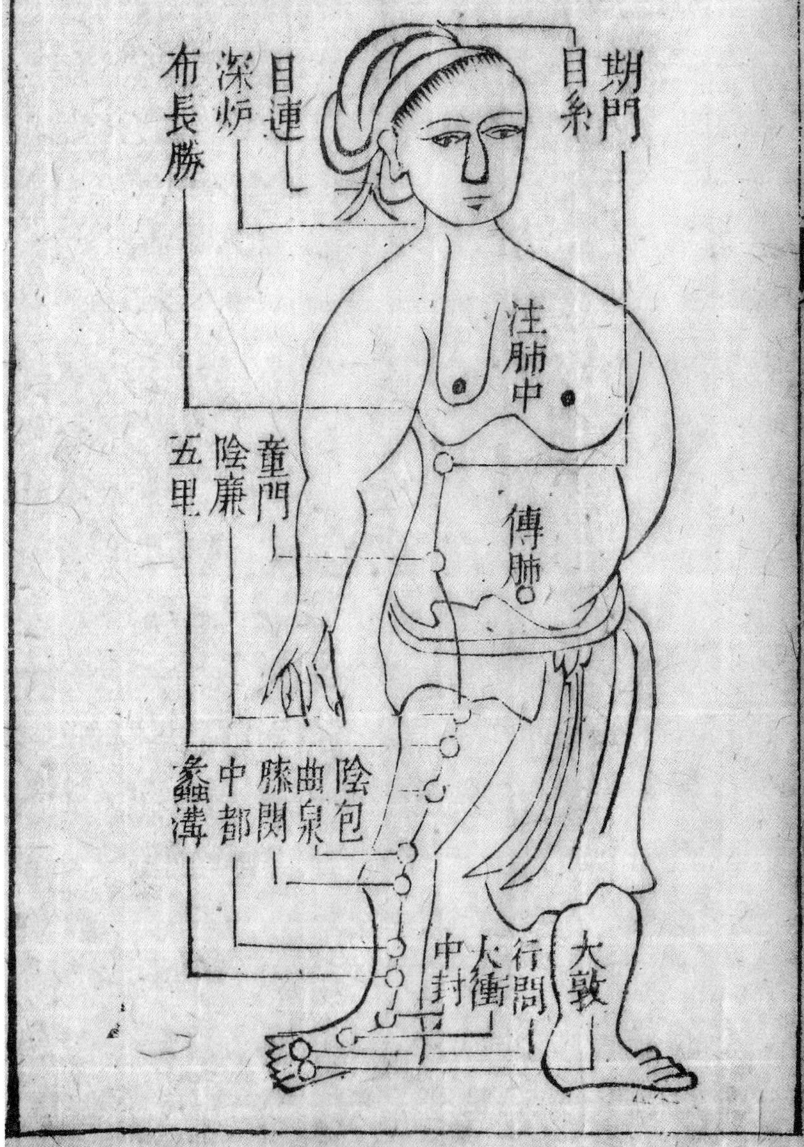

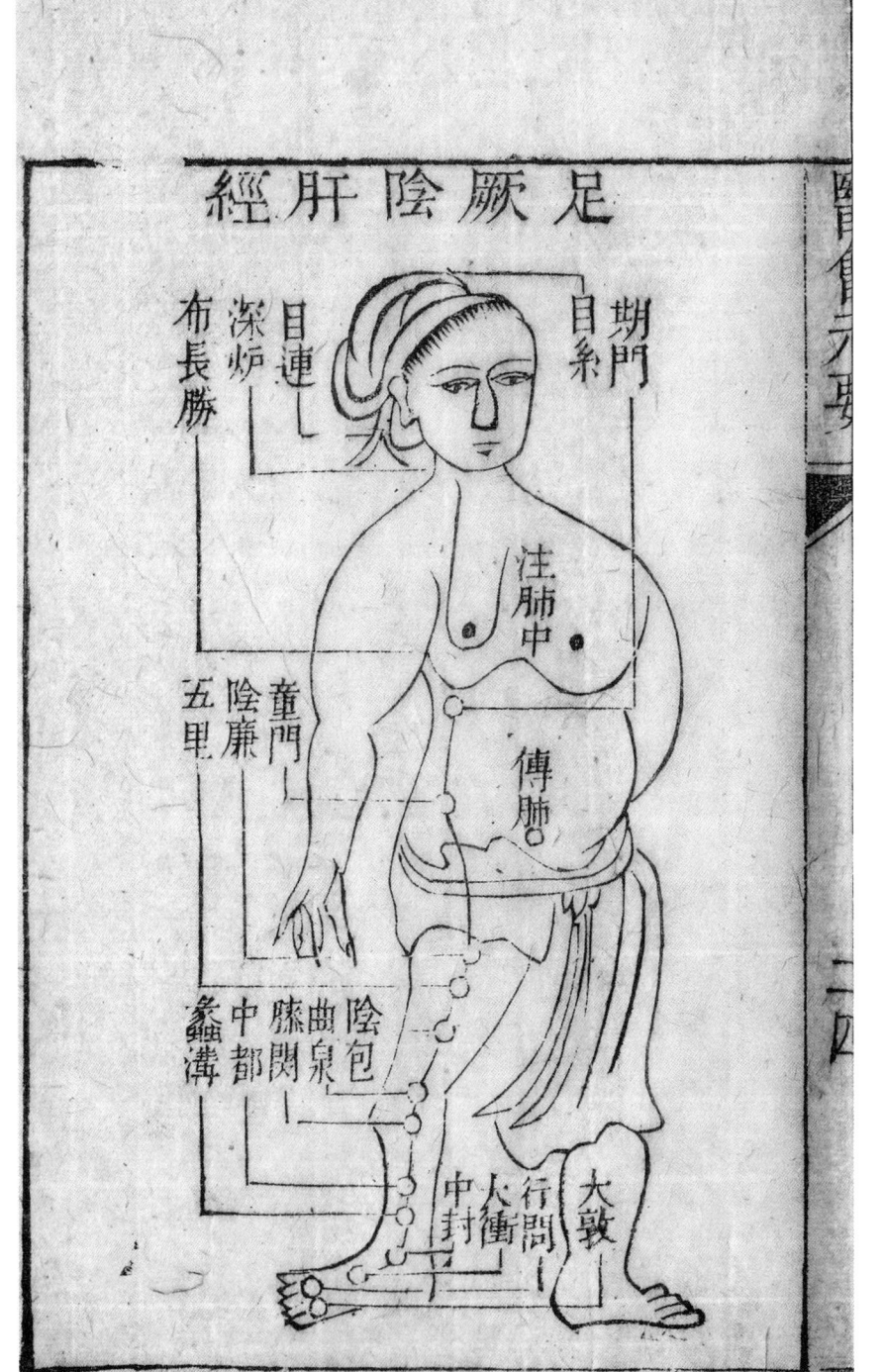

足厥陰肝脉主病

經曰、肝和脉來耎弱招招、乍起乍伏之象、如揭長竿末梢、長而耎也、此喻其弦長而兼和緩柔耎之象、曰、肝平、肝脉來盈實而滑、弦之太過、如循長竿、長竿無梢則失其和緩之意、曰、肝病、又如弦多胃少爲肝病、弦甚曰今病、但弦無胃曰死、又如純硬若長木正身、中夾急促而外形粗澁似刀斫砍、此肝家眞藏脉也、肝絶庚辛日時死、又曰、肝脉急甚爲惡言、肝主語、在志爲怒、肝苦急、故急甚爲惡言、微急爲肥氣在左脇下、若覆杯、皆有餘之氣也、緩甚爲善嘔、食氣入胃、散精於肝、緩主多熱、熱則肝氣逆也、微緩爲水瘕痺、

亦飲食所積也大甚爲內癰大主肝氣盛則鬱怒而不得疎達故也、善嘔衄、肝氣
逆於上也微大爲肝痹陰縮、肝氣逆於下也欬引小腹、肝脈抵小腹上注肺
欬引小腹者經氣逆於上下也小甚爲多飲、微小爲消癉、木火盛故如此、
滑甚爲㿗疝、氣盛而熱微滑爲遺溺、肝主疎泄、肝氣盛故遺溺、濇甚、
爲溢飲、飲畜於四肢則經脉阻滯故脉濇、微濇爲瘛攣筋痹、肝氣虛寒故如
此、肝主筋也、青肝之色也、好怒肝之志也、左脇動氣肝之
部位也、右脇下痛引小腹、肝脈所循也、抽搐昏黑、肝
主風也、耳聾不聰、肝與胆爲表裏也、目䀮䀮無所見、
肝開竅於目、虛故也、如有人捕之、肝虛則胆薄也、面

有微塵體無膏澤，木鬱不能敷榮也。善太息，木氣不舒也。

肝之經脉主病，曰：是動則腰痛不可俛仰，此與下嗌干面脱色，皆爲厥陰從少陽中氣之化，厥陰之化氣病也。丈夫㿉疝，婦人少腹腫，此厥陰之本氣病也。甚則嗌乾面塵脱色。是主肝所生病者，胸滿嘔逆，食氣入胃，散精於肝，行氣於經，肝氣逆不能行散谷精，故如此。飧泄，肝主疎泄，肝氣虚故爲飧泄也。狐疝，隨經脉晝夜出入之疝也。癃閉，肝氣實也。

肝之絡脉主病，曰：實則挺長，虚則暴癢。

肝之經筋主病，曰：其病足大指支內踝之前痛，內輔痛，陰股痛，轉筋，陰器不用，傷

於内則不起傷於寒則縮入傷於熱則縱挺不收治在行水清陰氣

傷寒病脉証　厥陰脉沉微緩証則煩滿囊縮若直中者唇青舌卷不欲食或吐蛔以其脉循陰器絡於肝也足厥陰脉起於足大指叢毛之際上循足跗上踝上膕循陰股入毛中過陰器抵小腹挾胃屬肝絡胆貫肺膈布脇循喉嚨入頏顙連目系出額與督脉會於巔

足厥陰肝經用藥

補　當歸　熟地　棗仁　阿膠　木瓜　沙參
薏苡　兎絲子　枸杞　棗皮　白朮　沙蒺藜
甘草　蓮肉

瀉　白芍　赤芍　柴胡　青皮　枳實　青黛
羌活　木賊　白菊　蒲黃　桃仁　蔓荆子
常山　靈脂　益母　前胡

溫　木香　肉桂　香付

凉　黄連　黄柏　胡連　胆草　草决明　牛黄
羚羊角　甘菊　地榆　車前子

引經川芎上行青皮下行柴胡　烏梅

足太陽膀胱經

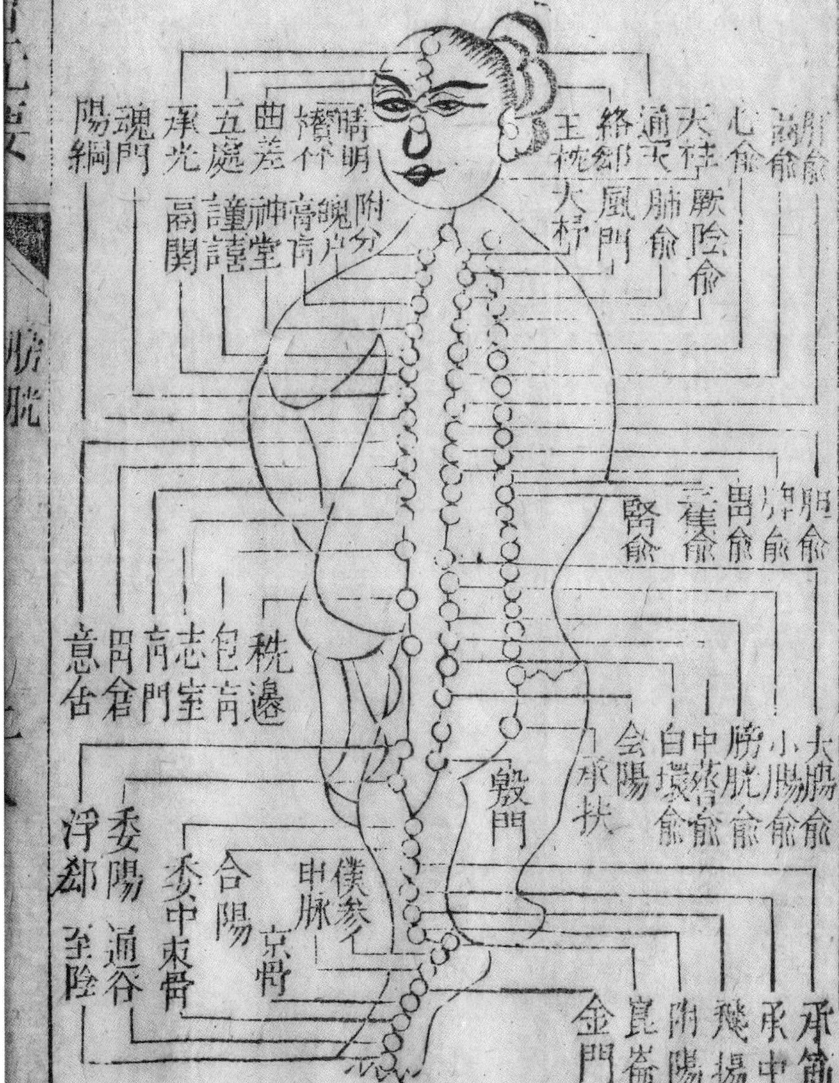
睛明
攢竹
曲差
五處
承光
魂門
陽綱
王枕
絡卻
通天
天柱
心俞
膈俞
肝俞
大杼
風門
肺俞
厥陰俞
附分
魄戶
膏肓
神堂
譩譆
膈關
膽俞
脾俞
胃俞
三焦俞
腎俞
秩邊
胞肓
志室
肓門
胃倉
意舍
大腸俞
小腸俞
膀胱俞
中膂俞
白環俞
會陽
承扶
殷門
浮郄
委陽
委中
合陽
申脈
僕參
京骨
束骨
通谷
至陰
承筋
承中
飛揚
附陽
崑崙
金門

足太陽膀胱脉主病

經曰、腎合三焦膀胱、膀胱為腎之水府、三焦為腎之火府、故左尺浮以候膀胱、右尺浮以候三焦、皆主洪大象也、又曰、人迎大二倍於寸口、病在足太陽、人迎者肝胆脉也、肝藏屬木生火、統主春夏、脉象曰、太陽脉至、洪大以長、又如脉至如湧泉所謂硬散脉象是也、浮鼓肌中、太陽氣予不足也、小腹偏腫而痛、以手按之、即欲小便而不得、肩上熱、膀胱病也、小便赤為熱、若平常淡黃淺紅、則為陰虛也、白為寒、若平常白渾如米泔、則為濕熱所化

也、

膀胱之經脉主病、曰、是動、則病頭痛、目似鋭、項脊痛、腰似折、髀不可以曲、膕如結、踹如裂、是爲踝厥、太陽氣病、是主筋所生病者、痔、太陽之氣生於膀胱水中、而爲諸陽主、經云、筋脉横解、腸澼爲痔、蓋太陽所生之筋、膀胱所生之脉、横逆而爲痔也、瘧、經絡沉以内薄、則爲瘧、狂癲疾、厥逆於下、則爲癲狂、頭顖項痛、目黄淚出、鼽衄、背腰尻膕踹脚皆痛、小指不用、

膀胱之絡脉主病、曰、實則鼽窒、頭背痛、虚則鼽衄、

膀胱之經筋主病、曰、其病小指支跟腫痛、膕骨攣、脊反折、項筋急、肩不舉、腋支缺中紐痛、

不可左右搖、

傷寒病脉証　太陽脉、浮緊、証則頭項強痛、惡寒發熱、腰脊強、以其脉上連風府也、足太陽脉起於目內眥、上額交巔下項、循肩膊、挾脊抵腰、

足太陽膀胱經用藥

補　龍骨　續斷　橘核　益智仁

瀉　猪苓　澤瀉　滑石　車前　木通　茯苓

瞿麥

温　茴香　沉香　烏药　秦皮　桂枝　麻黄

砂仁

涼　胆草　石蓮子　防風　羌活　蔓荆子　茵陳

葶藶子　大黄　黄栢　石羔

引經　藁本　羌活

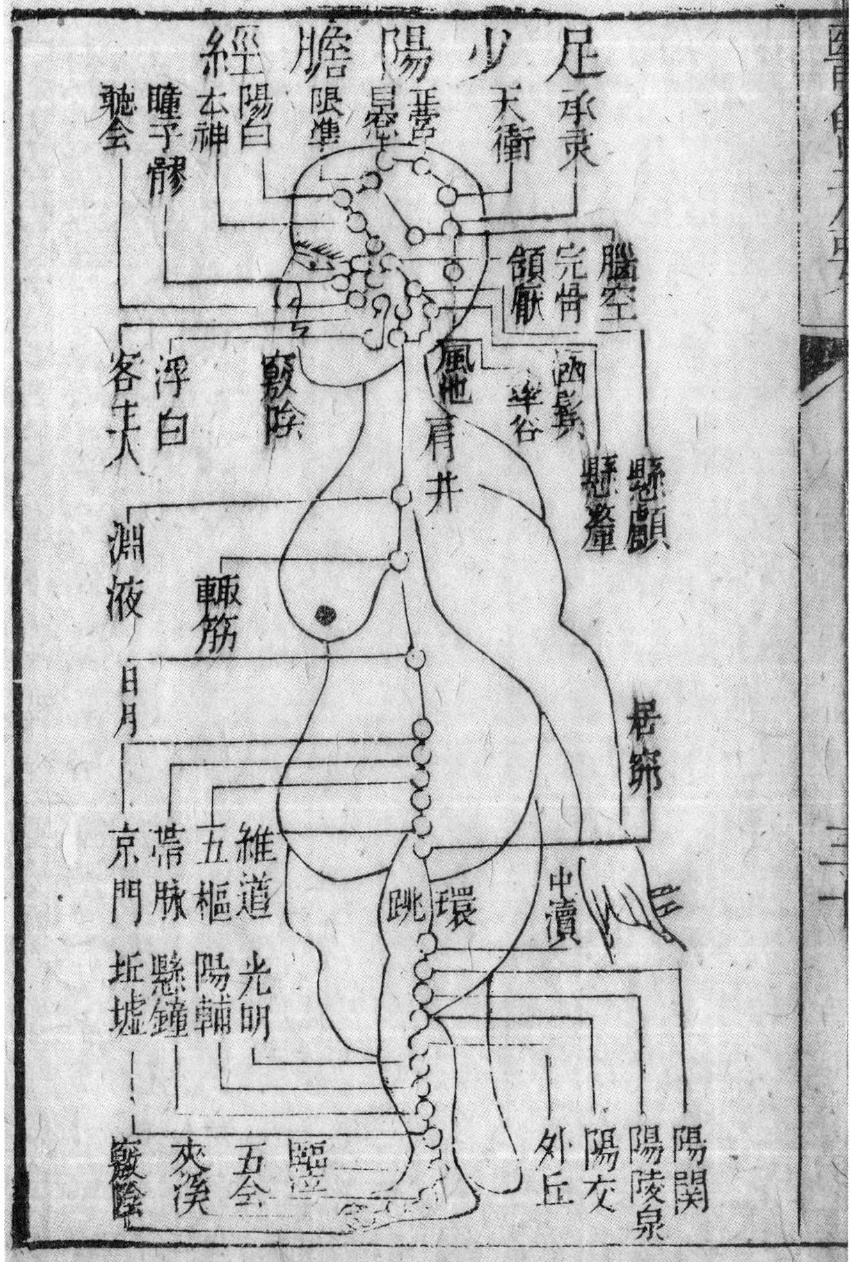
足少陽膽經
承灵
天衝
正營
陽白
本神
瞳子髎
聽会
腦空
完骨
頷厭
曲鬢
率谷
竅陰
浮白
客主人
風池
肩井
懸顱
懸釐
淵液
輒筋
日月
居髎
京門
帶脉
五樞
維道
環跳
中瀆
坵墟
懸鍾
陽輔
光明
陽關
陽陵泉
陽交
外丘
竅陰
夾溪
五会
臨泣

足少陽胆脉主病

經曰少陽脉至乍數乍踈乍短乍長言其半陽半陰也又曰人迎大一倍於寸口病在足少陽又曰病在少陽其脉必弦盖胆附肝爲甲木左關浮候之脉象應與肝同脉至形如板木横格上下難去難來乃結脉無氣無神之變象是胆氣予不足也禾熟而死即秋初時耳聾不聽肝與胆爲表裏也如有人將捕之肝虛則胆薄也善嘔有苦長太息心中憺憺然恐邪在胆逆在胃胆氣泄則口苦胃氣逆則嘔苦數噎胆有邪

也嗌中吩吩然胆爲相火也、

胆之經脉主病、曰是動則病口苦、善太息、左脇痛、不能轉側、少陽之氣不升、甚則面微有塵、體無膏澤、少陽主初陽之生氣故胆氣升則十一藏之氣皆升、陽氣長、故其色鮮、其顏光、少陽之動氣爲病、則厥逆不升、故甚則如此也足外反熱、火逆於下、是爲陽厥、是主骨所生病者、頭痛、項痛、目銳眥痛、缺盆中腫痛、脇下痛、馬刀俠癭、汗出、諸痛處乃少陽經脉所循之部分也、血脉留滯、故爲馬刀俠癭、陽加於陰、故汗出、少陽行身側、故本篇多用外字、振寒、慄陽逆於下、胸脇肋髀膝外至脛絕骨、外踝前、及諸節皆痛、小指次指不用、　胆之絡脉主病、曰實則厥少陽氣不能上升而逆於下也虛則痿躄坐不起氣不能周布膽之經筋主病曰小指次指支轉筋引膝外轉筋膝不可屈伸膕筋急前引髀後引尻即上乘眇季肋痛上引缺盆膺乳頸維筋急從左之右右目不開右足不用命

傷寒病脉証少陽脉浮弦証則脇痛耳聾口苦舌乾往來寒熱而嘔以其脉循脇絡於耳也足少陽脉起於目銳眥上抵頭角下耳後入耳中循頸下胸中貫膈絡肝循脇裏過季脇

足少陽胆經用葯

補　當歸　棗仁　棗皮　五味子

瀉　柴胡　青皮　黄連　白芍　川芎　貝母

　　括蔞　勾藤　天竺黄

溫　乾姜　肉桂　陳皮　半夏

凉　黄連　黄芩　柴胡　竹茹　甘草

引經川芎上行青皮下行柴胡

足陽明胃經

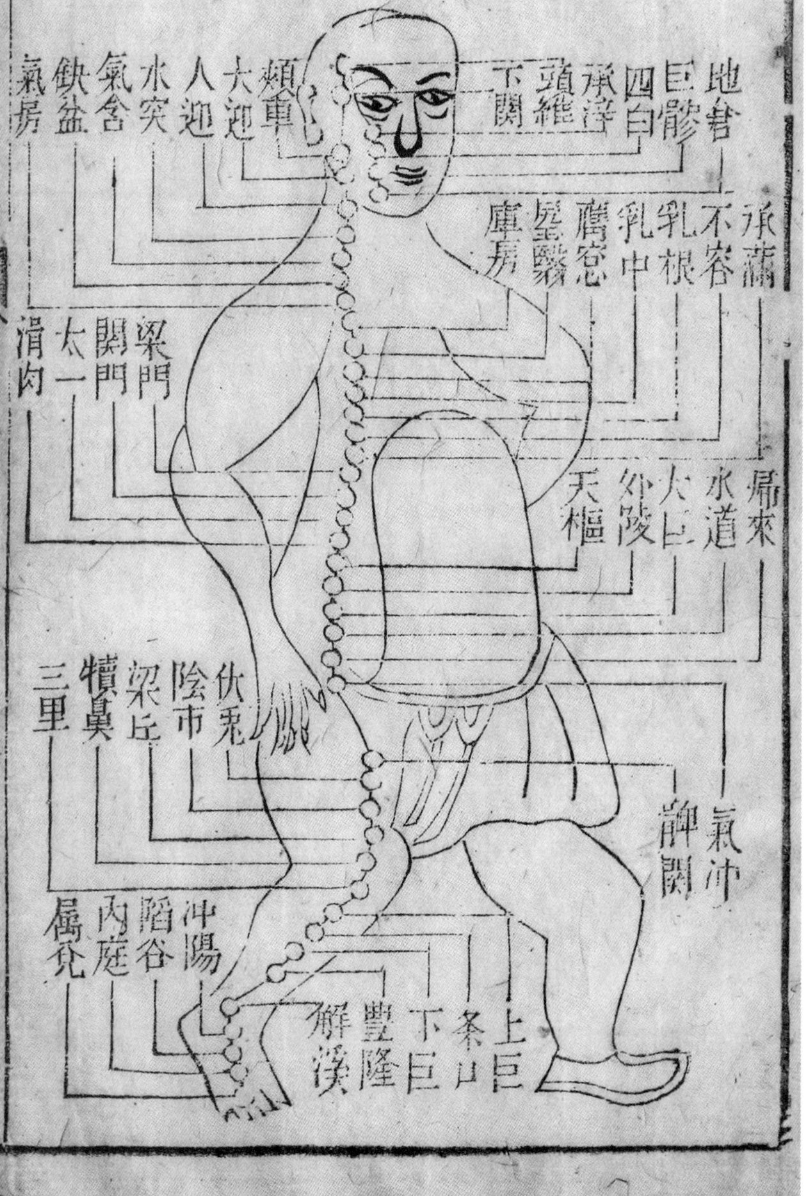

地倉
巨髎
四白
承泣
頭維
下關
頰車
大迎
人迎
水突
氣舍
缺盆
氣戶
承滿
不容
乳根
乳中
膺窗
屋翳
庫房
梁門
關門
太一
滑肉
歸來
水道
大巨
外陵
天樞
伏兔
陰市
梁丘
犢鼻
三里
氣沖
髀關
沖陽
陷谷
內庭
厲兌
上巨
条口
下巨
豐隆
解溪

足陽明胃脉主病

經曰、陽明脉至浮大而短、言其陽中有陰也、又曰、人迎大三倍於寸口、病在足陽明、又曰、陽明浮長、其病在經、陽明長洪、在經熱甚、陽明脉實、其熱入府、胃與脾爲表裏、右關浮以候胃、胃爲水穀之海、經云、得穀者昌、失穀者亡、凡脉帶和緩、是爲有胃氣、有胃氣則生、無胃氣則死、是以衝陽爲胃脉、病危猶可診、以驗其生死、胃脉沉鼓濇、純陰寒冷之象、胃外鼓大、此外邪標脉、亦見純陰寒象、脉至如丸泥、形如豆之堅硬又若燥土之枯澁、是胃精不足也、榆莢落而死、腹滿、胃實也、飢不安穀食、胃虛也、脹滿、胃中寒也、消穀善飢、胃中熱也、寒慄鼓頷、胃氣虛也、當心而痛、胃脘痛也、臍以上皮熱、胃中熱也、便硬腹痛、胃實也、

胃之經脉主病、曰、是動則病洒洒振寒、陽明者午也、陽盛而陰氣加之故也、善呻、陽氣鬱而欲伸出、數欠、陽欲引而上也、顏黑、陰氣加於上、病至則惡人與火、聞木音則惕然而驚、陽明之脉病也、心欲動、絡胃於心、上通、獨閉戶塞牖而處、陰陽相薄故也、甚則欲上高而歌棄衣而走、陽盛則四肢實而熱盛於身也、賁響腹脹、陽明之脉循腹裏水火相激故賁門

中有聲及䐜此陽明之氣厥也逆於經而爲此諸証是爲骭厥是主血所生病
者狂瘧溫淫汗出胃氣熱甚蒸發水液之汗也鼽衄胃熱上行口喎唇
胗唇瘍也頸腫喉痹大腹水腫膝臏腫痛循膺乳氣街
股伏兔骭外廉足跗上皆痛皆陽明經脉之爲病中指不用氣
盛於外則身以前皆熱其有餘於內則消穀善飢溺色
黃胃熱下入膀胱氣不足則身以前皆寒慄胃中寒則脹滿
胃之絡脉主病曰其病氣逆則喉痹卒痛瘖則狂顛
虛則足不收脛枯　胃之經筋主病曰其病足中指
支脛轉筋足跗堅伏兔轉筋髀前腫㿉疝腹筋急引

缺盆及頰卒口僻急者目不合熱則縱弛目不開頰筋有寒則急引頰移口

傷寒病脉証　陽明脉浮長証則身熱目疼鼻乾不得眠以其脉夾鼻絡於目也不惡寒而作渴爲在經反發熱自汗出大便難爲在府足陽明脉起於鼻交頞中旁約太陽之脉

足陽明胃經用藥

補　人参　黄耆　白术　石斛　山葯　芡實

薏苡　蓮肉　糯米　白糖

瀉　枳實　厚樸　腹皮　前胡　三稜　莪朮
　檳榔　大黄　石膏　礞石
溫　肉桂　附子　肉果　砂仁　藿香　半夏
　蒼朮　白蔻　乾姜　川芎　香付
凉　葛根　知母　石蓮　梔子　滑石　竹茹
　胡黄連
引經葛根　升麻　白芷

傷寒主足三陰三陽說

傷寒、乃冬時感寒、卽發之名、冬、乃坎水司事、其氣嚴寒、時則太陽少陰正司其令、觸冒之者、則二經受病、其次則足少陽厥陰繼冬、而司春令、然木之胎䑋始於大寒節、正當十二月中、至春分後、方行溫令、故風寒亦能傷之、足陽明太陰屬土、土無定位、寄旺於四季、能終始萬物、則四時寒熱溫凉之氣、皆能感而傷之、故表邪入裏、必歸於脾胃、而成燥糞矣、手之六經、主乎夏秋、故不傷之、但云傷足不傷手則可、若以爲

傳足不傳手、則不可。蓋風寒之中人、無所不至、夫豈間於手經哉、

十二經應時候

子足少陰腎經、丑足少陽胆、寅足厥陰肝、卯手太陽小腸、辰手少陰心、巳手少陽三焦、午手厥陰心包、少陰別脉、未足陽明胃、申足太陰脾、酉手陽明大腸、戌手太陰肺、亥足太陽膀胱、

每日氣血所歸之時

子胆丑肝寅肺鄉、卯到大腸辰胃藏、巳歸脾土午君

心〔未〕入小腸〔申〕膀胱腎經〔酉〕時〔戌〕包絡三焦氣血〔亥〕刻詳、

散品　凡藥性輕虛者、諸臟腑皆能發散、是以不屬經絡也、

羌活　獨活　升麻　防風　荆芥　細辛

藁本　麻黄　秦艽　防己　牛蒡　香薷

夏枯　豆根　靈脂　射干　青蒿　葱白

漏蘆　蟬蛻

走品　凡藥體重濁者、諸臟府皆走瀉、是以不屬經

絡也、
川烏　草烏　三稜　莪朮　靈仙　穿山甲
葶藶　海藻　昆布　五加皮　撫芎　常山
青黛　巴豆　益母草　桑寄生

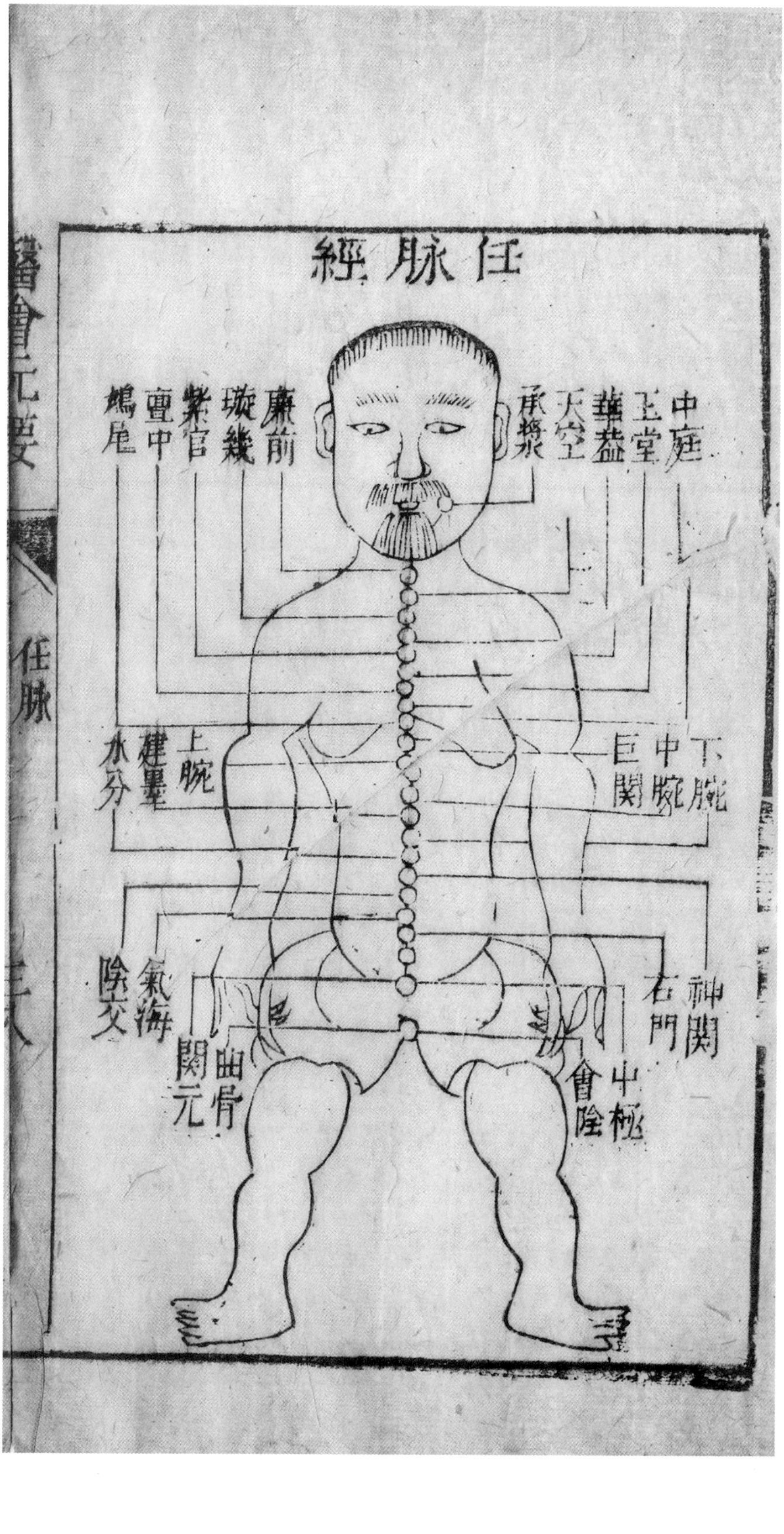
任脉經
中庭
玉堂
華盖
天突
承漿
廉前
璇璣
紫宫
亶中
鳩尾
上脘
建里
水分
下脘
中脘
巨闕
神闕
石門
氣海
陰交
曲骨
關元
中極
會陰
醫會元要
任脉

任脉主病

經曰任脉起於中極之下以上毛際循腹裏上關元至咽喉上頤循面入目又曰任衝皆起於胞中上循背裏爲經絡之海其浮而外者循腹上行會於咽喉別而絡口唇按任脉爲陰脉之妊養診其脉寸口脉丸丸而緊細實長至關是也其所主病男子内結七情女子帶下癥瘕叔和以爲繞臍引陰中痛又曰寸口丸丸主腹中有氣如指上搶心俛仰拘急丸丸動貌狀如豆粒厥厥動摇故主氣上冲心緊細實長中

寒而氣結也、

任脉主藥

王不留行　紫石英　紅花　五靈脂

三九

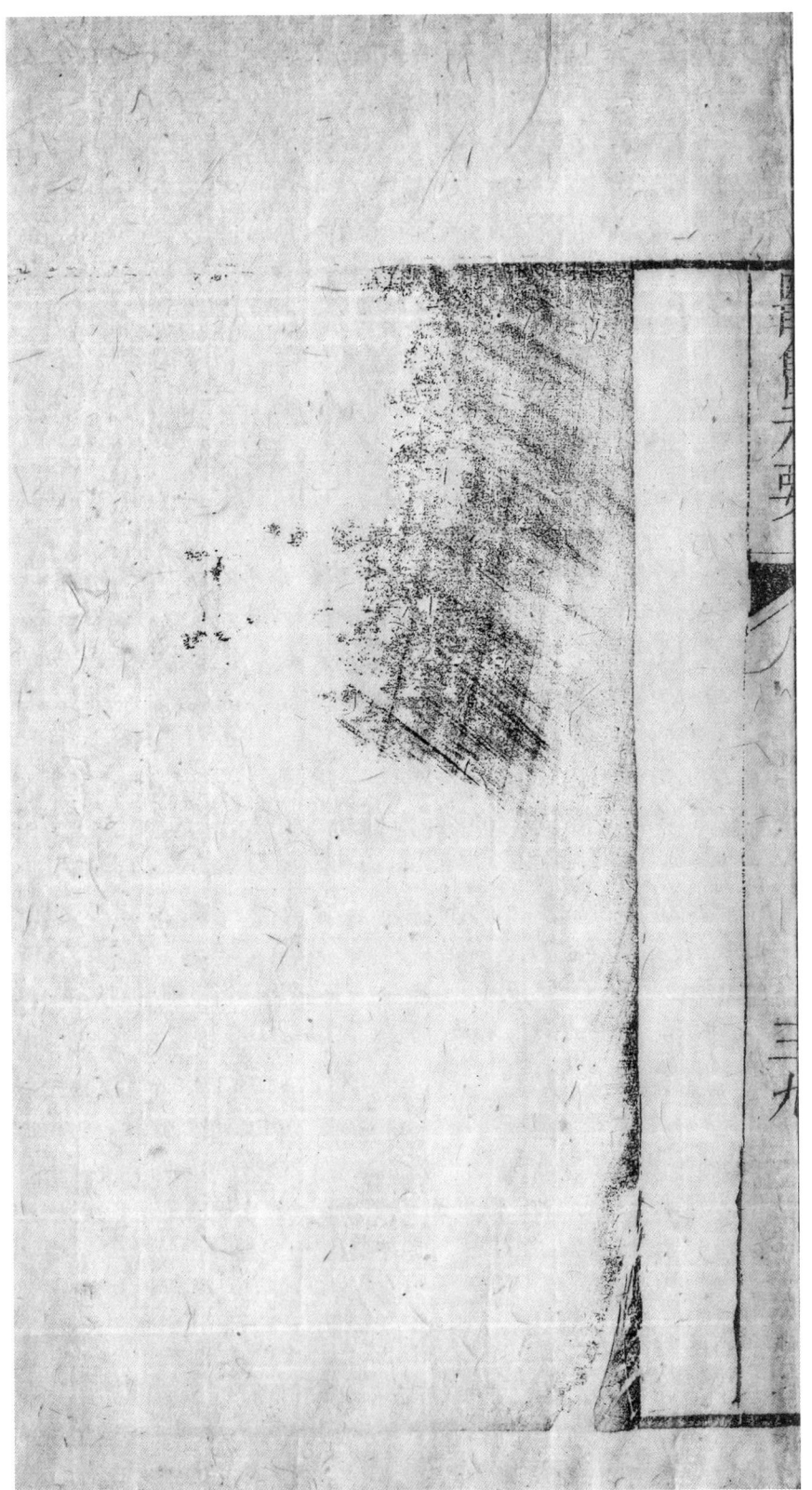

督脉經

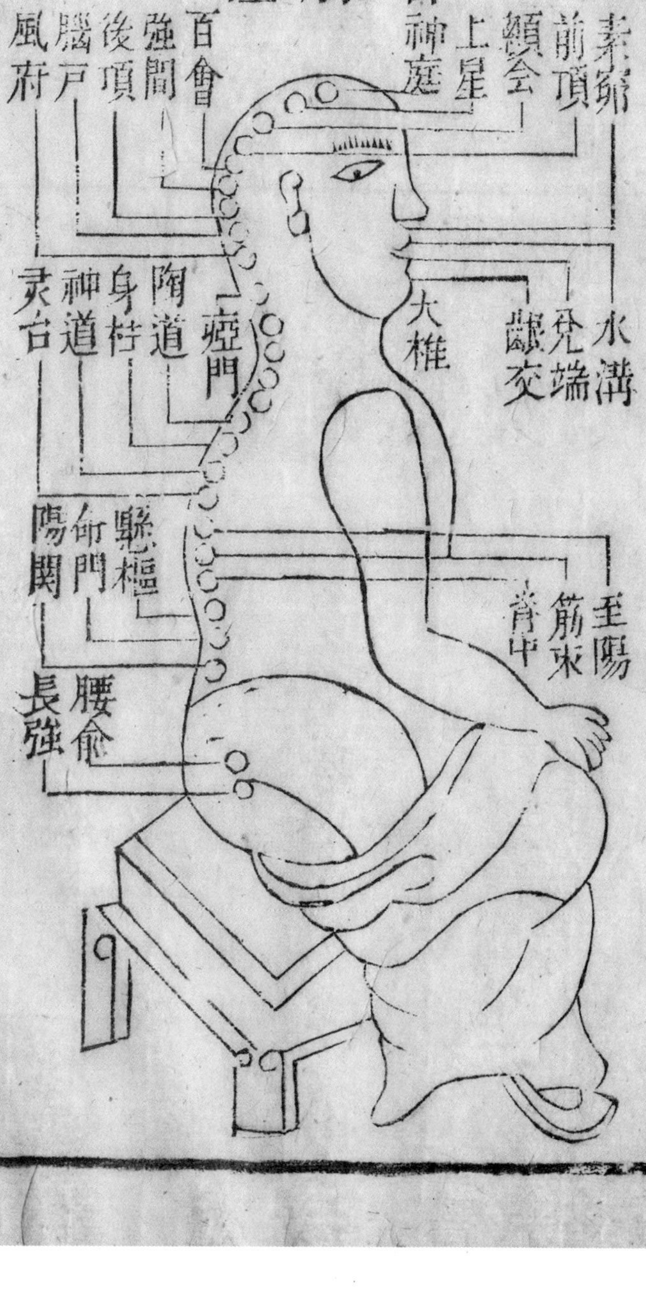
素髎
前頂
顖会
上星
神庭
百會
強間
後頂
腦戶
風府
水溝
兌端
齦交
大椎
瘂門
陶道
身柱
神道
灵台
至陽
筋束
脊中
懸樞
命門
陽關
腰俞
長強

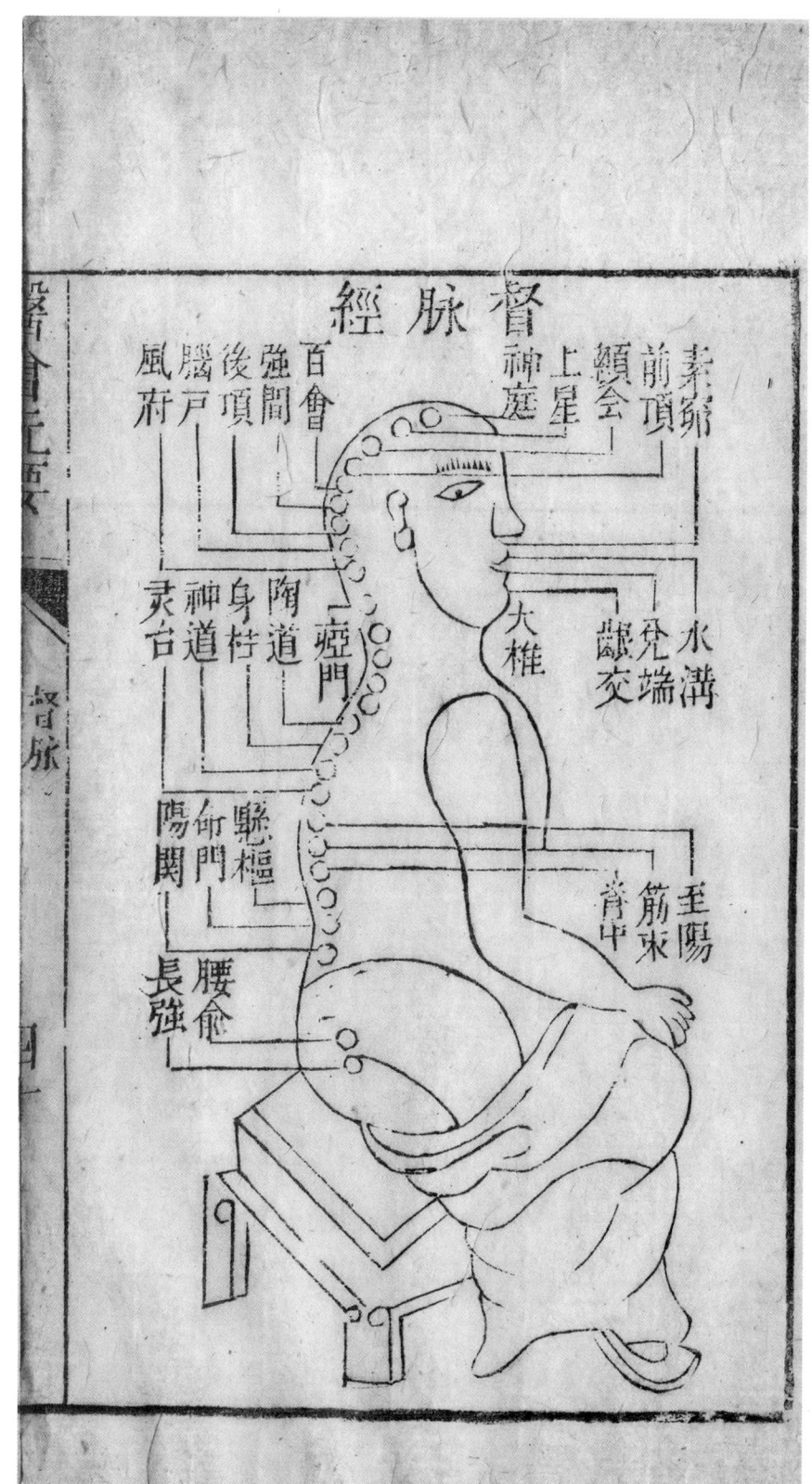

督脉主病

經曰督脉者起於少腹以下骨中央女子入繫廷孔其孔溺孔之端也其絡循陰器合纂間繞纂後別繞臀至少陰與巨陽中絡者合少陰上股内後廉貫脊屬腎與太陽起於目内眥上額交巔上入絡腦還出別下項循肩髆内俠脊抵腰中入循膂絡腎其男子循莖下至纂與女子等其少腹直上者貫臍中央上貫心入喉下頤環脣上系兩目之下中央女子廷孔之端即男子陰器合纂間也男子精孔溺孔合並之

處是合篡間也女子胞孔溺孔合並之處是廷孔之端也故曰與女子等又曰頸中央之脈督脈也名曰風府督者都也爲陽脈之都綱督任衝三脈皆起於胞中胞中者男女丹田之通稱也在女謂之女子胞在男即精室也按督脈爲陽脈之都綱診其脈尺寸中央俱浮直上直下是也其所主病爲外感風寒之邪內經以爲實則脊強虛則頭重叔和以爲腰脊強痛不能俛仰大人癲病小兒風癇皆其候也

督脈主藥

羌活　藁本　附子　鹿茸　鹿膠

衝脉病主素問曰衝脉起於氣街並於少陰之經俠臍上行至胸中而散靈樞曰衝脉者十二經之海與少陰之大絡起於腎下出於氣街是起於腹氣之街也名曰氣街是氣所行之道路也衝脉血盛則滲灌皮膚生毫毛女子數脫血不榮其口唇故髭鬚不生宦者去其宗筋傷其衝脉故鬚亦不生按衝脉與督脉無異但督脉浮衝脉沉耳直上直下弦長相似尺寸俱牢亦兼弦長是以有逆氣裏急之症疝氣攻心逆急也溺失衝脉之邪干腎也越人曰凡逆氣上冲或

兼見急或作燥熱皆衝脉逆也宜補中益氣湯、加炒柏、炒連、知母以泄衝脉、凡秋冬厥逆氣上冲咽不得息而喘息有音不得臥、宜調中益氣湯、加吳萸五分、若夏月有此、乃大熱之證、治法不同、叔和云、衝督用事、則十二經不復朝於寸口、其人若恍惚癡狂也、

衝脉主藥

柴胡　川芎　白芍　紅花　木香　王不留行

吳萸　桃仁　紫石英　五靈脂

帶脉主病　靈樞曰、足少陰上至膕中、別走太陽而合上至腎當十椎出屬帶脉、難經曰、帶脉者、起於季脇、廻身一周、按帶脉者、足少陽胆經之穴名也、總束諸脉使不妄行、在人腰間、如束帶而前垂、故名、其應於關此脉若固、則無帶下漏崩之病矣、帶之爲病、經曰、腹滿腰溶溶如坐水中、女人少腹痛、裏急瘛瘲、月事不調、赤白帶下、血崩、久而成枯者、宜濇之、血閉久而成竭者、宜破之、

帶脉主藥

當歸　益母　艾葉

陰蹻陽蹻脉病上靈樞曰陰蹻脉者少陰之別起於然谷之後上內踝直上循陰股入陰上循胸裏入缺盆上出人迎之前入頄屬目內眥合於太陽陽蹻而上行氣並相還則爲濡目目氣不榮則目不合按陰蹻者以其所行陰經也起於足少陰腎經在肌肉之下貫通五藏主裏越人曰陰蹻爲病陽緩而陰急叔和注云當從內踝以上急外踝以上緩月癲癇寒熱皮膚淫癢少腹痛裏腰及髖窌下連陰痛男子陰疝女子漏下皆其候也　難經曰陽蹻起於跟中循外踝

上行入風池葢起於跟中上外踝循脇上肩夾口吻至目極於耳後風池穴也按陽蹻者以其所行陽經也在肌肉之上陽脉所行貫通六府主表越人曰陽蹻爲病陰緩而陽急叔和注云當從外踝以上急內踝以上緩凡腰背痛癲癇僵僕惡風偏枯痺痛體強皆其候也張潔古曰蹻者捷疾也二蹻起於足使人蹻捷也

陰維陽維脉主病難經曰陰維起於諸陰交叔和云陰維主病、癲癇、僵僕、失音、肌肉痹痒、汗出、惡風、身洒洒然也、又曰、陰維沉實而大、主胸中滿、心痛如貫珠者、男子脇下實、腰中痛、女子陰中痛、如有瘡、　陽維起於諸陽之會、叔和云、陽維主病、肌膚痹癢、而痛、下部不仁、汗出而寒、顛僕羊鳴、手足相引、甚者不能言也、維脉斜上者、不由正位而上、斜向大指、名曰尺外、斜向小指、名曰尺內、邪氣在陽維陽蹻、則發癇、癇動而屬陽、邪氣在陰維陰蹻、則發癲、癲靜而屬陰、越人曰、陽維爲病苦寒熱陰維爲病苦心痛張潔古云衛爲陽主表陽維受邪爲病在表故苦寒熱營爲陰主裏陰維受邪爲病在裏故苦心痛李瀕湖曰陽維之脉與手足三陽相維而足太陽少陽則終始相聯附者寒熱之證惟二經有之故陽維爲病亦苦寒熱寒熱之在表而兼太陽證者有汗當用桂枝無汗當用麻黄寒熱之在半表半裏而兼少陽證者當用小柴加減治之若夫營衛惵卑而病寒熱者黄耆建中及八物湯之類主之陰維之脉雖交三陰而行實與任脉

同歸故心痛多屬少陰厥陰任脉之氣上冲而然暴痛無熱、久痛無寒、按之少止者爲虛、不可近按者爲實、凡寒痛兼少陰及任脉者、四逆湯兼厥陰者、當歸四逆湯兼太陰者、理中湯主之、凡熱痛兼少陰及任脉者、金鈴散延胡索散兼厥陰者、失笑散兼太陰者、承氣湯主之、若營血内傷、兼夫任衝手厥陰者、則宜四物養營妙香之類、因病治之、庶乎其不差矣、

醫學元要

四

十二經所主部分脉筋注明

頭巔　足厥陰肝少陰腎脉會此足太陽膀胱少陽胆陽明胃脉交此

腦　足太陽膀胱脉絡此少陰腎筋屬髓海腦爲髓海也

兩角　足少陽胆脉筋皆上此

額顱　足陽明胃脉至此手陽明大腸筋上左角手少陽三焦筋結上角足太陽膀胱結下額

鬢　足少陰腎主之又云屬心故上生稟火氣也

眉

屬肝故横生【鬚】屬腎故下生經云頭痛腸胃所
生然多屬風或寒卽氣血虛亦必兼風無風入
只作眩不作痛風入太陽巔頂連頸項强痛風
入陽明兩額角痛目疼鼻干風入少陽額痛口
苦耳聾若三陰維厥陰脉與督脉會於巔頂亦
有頭痛至於眉尖後近髮際爲魚尾終日細筋
抽掣痛不甚脉數或芤此爲血虛耳鳴目眩頭
如空虛惡勞動重綿包裹方少安脉大而緩此
爲氣虛若濕痰作痛必昏重欲吐連眉稜骨亦

痛又傷食不消濁氣上蒸頭脹作痛又陰虛作痛發熱汗出太陽必痛甚此相火自下冲上切忌辛熱發散惟有眞頭痛全腦皆痛手足冷至節此爲不治証也

面

手太陰肺氣通鼻少陰心氣通舌足太陰脾氣通口厥陰肝氣通目少陰腎氣通耳而面病専屬陽明

顴

骨之下迎香穴之外爲面中央應手陽明大腸兩顴之內面王之上應手太陽小腸小腸脉循頰

上䪼斜絡於顴小腸氣血盛面多肉而平氣血少面瘦色惡

顴

爲骨本足太陽膀胱手陽明大腸筋皆結此兩顴發赤主腎敗足陽明胃筋脉合此手太陽小腸經顴髎穴在頄下鋭骨端陷中

人中

下應膀胱子宫平淺無髭大腸脉交此腎脉水溝穴在此

頰

手陽明大腸筋脉俱上此太陽小腸脉上此足陽明胃脉循此而上足少陽膽筋脉俱過此厥

陰經脈下此手少陽三焦筋當曲頰脈亦交此胃頰車穴在耳下分、

頷 手太陽小腸筋結此足少陽胆筋脈俱過此頷、

頤 下爲頷、

眥 屬肝足厥陰肝脈從目系上額肝胆相表裏足少陽胆受風熱與痰則眥稜骨痛、多傷目、並兩耳出膿眥又應足太陽膀胱血氣盛眥徍而有毫、眥心上應咽喉証、

目睛 卽眼珠藏府精氣皆上注於目、血之精爲目窠

之總絡、

瞳神　骨之精、屬腎、腎虧不能養肝、精華不斂、瞳神散大無光、兩瞳痛、爲腎火上炎、

黑珠　即精外黑輪、屬足厥陰肝、爲筋之精、內達目系、肝火上冲、兩輪紅痛、

白珠　氣之精、屬手太陰肺、肺火上騰、白生紅筋、

兩眥　外決面者、爲銳眥、內近鼻者、爲內眥、眥屬手少陰心、太陽小腸、少陽三焦、筋脈俱至銳眥、足少陽胆脈起銳眥、筋亦結眥、小腸支脈至內眥出

足太陽膀胱脉起此、

眼包上下皆屬足太陰脾陽明胃細筋散於目下爲目下綱太陽膀胱細筋爲目上綱、

睫毛屬脾脾胃氣虚目緊皮縮眼楞小急睫毛倒入眼中、謂之拳毛、

耳通於足少陰腎腎足則耳聰手太陽小腸少陽三焦足少陽胆脉俱入耳中、耳前足陽明胃脉上循結三焦脉走此筋從耳前屬目耳後手太陽小腸足太陽膀胱筋俱結耳後完骨胃脉之

支三焦胆脉俱過此、凡耳病、當診腎脉濡遲爲虚浮大爲風洪動火賊沉濇氣凝數實熱壅

鼻

山根曰下極應手少陰心足陽明胃脉交此　鼻柱在山根下、卽年壽應足厥陰肝左右應少陽胆、　面王在鼻柱下、卽準頭亦曰明堂屬土應足太陰脾兩旁爲方上在迎香上、曰鼻柱卽蘭台廷尉、應胃胃脉起鼻兩旁筋亦結此、　鼻孔手陽明大腸脉挾此太陽小腸脉摂此足太陽膀胱筋結鼻下兩旁

口　通於足太陰脾、陽明胃脉、筋挾此。大腸脉出兩吻、

脣　脾之榮在脣四白。胃脉環此。肝脉環脣內、

於脣驗臟府之寒熱最便。

齒牙　內床曰齒、外版曰牙、皆骨之餘、故屬足少陰腎、

陽明胃脉入上齒縫中、故上床屬胃。手陽明大

腸脉入下齒縫中、故下床屬大腸。

舌　爲手少陰心之苗、屬足太陰脾、脉連舌本、散舌

下、主舌強。少陰腎脉挾舌本、主舌下。太陽膀胱

筋結舌本。手少陽三焦筋系舌本。

髭在上，手陽明大腸主之。鬚在頤，足少陽膽主之。髯在頰，陽明胃主之。皆因各經血氣以生。

喉在咽前，通手太陰肺。肺氣，故曰肺系，又曰喉氣，通天。肺熱甚，喉啞。足陽明胃、手少陰腎二脉循喉。

咽在喉後，通足陽明胃，主納食。胃口在膈膜下，咽至胃一尺六寸，通胃之咽門。咽門下有膈膜，咽氣通地。咽之低處曰嗌。手少陰心、足太陰脾二脉挾此，令咽干。手太陽小腸脉循此，令嗌痛。足厥陰肝脉循咽後，令咽干。手少陽三焦脉由喉，令

嗌腫、
會厭聲音之户、當咽上司開闔、掩喉食下咽、不掩則
錯、必舌抵上腭、則會厭能掩喉、喉咽、嗌會厭四
者缺一、則飲食廢而死矣、
頸前有鈌盆穴、屬足陽明胃在横骨上左右各一、爲
十二經道路、手陽明大腸太陽小腸少陽三焦、
足少陽胆陽明胃脉俱入此手太陰肺、足太陽
膀胱與胃胆筋俱結此　鈌盆之中即任脉之
天突穴爲頸前居中第一行脉、　鈌盆之上有

人迎穴喉間開一寸五分屬胃脉頸前第二行脉、人迎後一寸五分名扶突穴屬大腸脉頸中第三行脉、扶突後名天窗穴屬小腸脉頸中第四行脉、天窗後爲胆脉頸中無穴乃第五行脉、足少陽後名天牖穴屬三焦脉頸中第六行脉、天牖後名天柱穴屬膀胱脉頸中第七行脉、膀胱後居頸之中央者胃脉也穴名風府自前中一行至此爲第八行、

項

乃足少陰腎太陽膀胱所主亦屬太陰脾厥陰肝、

惟肝血虛火旺，必筋燥急強，多生瘰癧。

肩下曰膊，膊下對腋處曰臑，臑盡處爲肘，肘當臂腕。肘以下爲臂，臂掌交接處爲腕，腕以上大指節後肥魚隆起處統謂之魚。

手太指屬手太陰肺，食指屬陽明大腸，中指屬手厥陰心包絡，無名指屬少陽三焦，小指內側屬手少陰心，外側屬太陽小腸，小腸筋脈俱起小指外側少澤穴之次。

肩手太陽小腸、陽明大腸、少陽三焦，筋脈俱至此，足

太陰肺筋結前髃足少陽胆脉至肩上肩井穴屬胆太陽膀胱筋結肩髃

脊

足少陰腎所主手陽明太陽經脉挾脊足太陰脾筋着脊腎筋脉貫脊太陽膀胱筋挾脊分左右上項從脊間一寸五分爲第二行對第三椎曰肺兪第五椎曰心兪第七椎曰膈兪第九椎曰肝兪第十椎曰胆兪第十一椎曰脾兪第十二椎曰胃兪第十三椎曰三焦兪第十四椎曰腎兪第十六椎曰大腸兪十八椎曰小腸兪十九

椎曰膀胱俞從脊開三寸爲第五行魄門對肺俞故肺藏魄神堂對心俞故心藏神魂門對肝俞故肝藏魂意舍對脾俞故脾藏意志室對腎俞故腎藏志膏肓對第十四椎

【膂】脊之兩旁足少陰腎太陽膀胱脈皆循此

【肩解】背上兩角手太陽小腸脈出此

【肩胛】肩解下成片肉手太陽小腸陽明大腸筋脈俱繞此

【膺】胸上兩旁高處曰膺足陽明胃脈到膺太陰脾筋

系膺、　結喉下、曰缺盆、缺盆下、曰胸、在膺之下、
胸下曰髑骬、乃蔽心之骨、心位在此、手太陰肺
脉布胸中、筋亦結此、足太陽膀胱筋脉皆散此、
厥陰肝脉上此、少陰腎脉入肺注此、手厥陰心
包絡脉筋亦散此

腋
肩下曰膊、膊下曰臑、臑對腋、手太陰肺筋脉入腋、
少陰心太陽小腸筋結此、足少陽膽筋走此、手
厥陰心包脉抵此、　胠在腋下、胠下爲脇、足厥
陰肝少陽膽脉布脇、手厥陰心包筋脉挾此、

肋在脇後足太陰脾筋結肋、厥陰肝脉布此、季肋在脇下手太陰肺脉抵季肋足少陽胆筋脉乘此、脇在季肋下、胆筋乘脇、

乳乳房屬足陽明胃乳頭屬足厥陰肝、

膈爲手太陰肺少陰心之分野心下有膈膜前齊鳩尾後齊十二椎所以遮隔濁氣不使上熏心肺、十二經脉惟足太陽膀胱脉不貫膈餘皆能令膈痛、

三焦在手少陰心下下膈在足陽明胃上口治在膻

中頭至心爲上焦中焦在胃中脘治在足太陰脾傍心至臍爲中焦下焦在臍下當足太陽膀胱上臍至足爲下焦

腹 臍之上爲大腹臍之下爲小腹膈下爲胃上口曰賁門在臍上五寸臍下二寸爲胃下口曰幽門傳入小腸手少陰心足太陰脾筋結臍陽明胃筋脉挾此人謂當臍痛屬腎大謬蓋腎之筋脉從腰貫脊並不及臍

腰 足少陰腎脉入腰太陽膀胱脉抵此厥陰肝脉抵

小腹、小腹痛、皆血病、肝主[illegible]故也、

宗筋　足太陰脾、陽明胃、筋聚陰器、厥陰肝筋脉結此絡諸筋、少陰腎筋結此、毛際、宗筋會氣街、足陽明穴、肝筋脉入陰毛、少陽胆脉入毛際、

肛門　接直腸、直腸接大腸、大腸與肺為表裏、肺氣充足、方能傳送後陰、乃肺與太腸所主、

尻　尾骶骨曰尻、足少陽胆筋結於此、

髎　足太陽膀胱脉貫髎、筋亦結此、臂下曰股、股內屬足太陰脾、筋屬厥陰肝、骨屬少陰腎、股之内側、

曰陰股、脾肝腎三經筋脈俱循此、

膝

脾、肝、腎所主、作痛如錐、邪火所致、若以爲風寒而發散、則速其危　膝之蓋骨、曰臏、膝下曰脛、脛之後魚腹曰腨、爲足肚、足太陽膀胱病主痠疼、兩臁、外臁、足三陽主之、病易治、內臁、足三陰主之、病難治、有兩臁如癬、搔痒、久則膿水淋漓、名腎藏風、用四生散、祛風邪、白附、黄耆、羌活、蒺藜、研末、用猪腰子、批開、入藥、濕紙包、煨熟、切片、鹽湯下、再用六味地黄丸補水、永不再發、足大指外側屬足厥陰肝、內側屬太陰脾、肝脾筋脉皆起於此。

足中指屬足陽明胃、胃筋起於內側。

足四指屬足少陽膽、膽筋起於外端。

足小指下屬足少陰腎、外側屬太陽膀胱、膀胱腎筋脉俱起小指下、膀胱筋起小指外側。

五藏附

肺　喉下爲肺、居右、喉在咽前、主出氣、喉系堅空、接連肺管、爲氣息之路、呼吸出入、下通心肝之竅、肺

有兩葉曰堂謂之華蓋以覆諸藏吸之則滿呼之則虛

心 胸下髑骬卽心之位居肺下肝上包絡居肺心之四旁以捧護心卽兩乳之中膻中穴是也 凡筋脉由胸下膈自膈貫胸如肺心脾肝膽包絡七經筋脉皆從此過三焦脉亦布胆中

脾 脾在胃左與胃同膜居中脘聞聲則動動則磨胃食乃消化胃爲水穀之海五藏六府之大原故胃爲一身之本咽系柔空下接胃爲飲食之道

路、咽至胃、長一尺六寸、通曰咽門、

肝包絡下有膈膜、肝自膈膜下居左脇、上貫膈、有獨葉者、有二三葉者、其系亦上絡心包、爲血海、下無竅、肝短葉中有膽附焉、膽有苦汁、藏而不泄、膽寒不眠、膽熱好眠、

腎分左右、人身中有命門、附脊骨對臍、其右旁一小竅、乃三焦之氣所自出、即先天無形之火、曰腎間動氣、左旁一小竅、乃眞陰水氣所出、亦無形、隨相火而潛行周身、以榮四末、命門居中、各開

一寸五分分左右腎右腎衰補火左腎衰補水

六腑附

【胆】如懸瓠生於金金主武故爲中正之官決斷出焉

附肝之短葉間肝之餘氣溢入於胆聚而成精

胆主腋兩脇缺盆皆胆之絡日月二穴胆之募

在乳下二肋端期門下五分主病多寒熱善太息口苦嘔有苦汁

心中澹澹恐如人將捕之嗌中吤吤然數唾瘧

悶左邊五肋之中血瘀生瘻馬刀胆候咽門故

熱壅則生

瘡腫痛

【胃】號大倉俗呼爲肚水穀氣血之海也谷入於胃脉

道乃行、主病當心而痛、上支兩脇膈噎不通飲
食不下、胸腹脹痛嘔噦惡心噫氣呑酸、面黃肌
瘦怠惰嗜臥常多自利、胃中寒則手魚
際之絡脉多青熱則多赤面熱者、足陽明病
兩跗之上脉堅者、足陽明病此胃脉也、

小腸 附脊當臍左在胃之左胃下口、曰幽門、即小腸
上口、小腸十六曲至下口、曰闌門、主泌別清濁、
即大腸上口、主病中氣不足、腸爲之苦鳴、小腹
痛、腰脊控睪丸而痛甚則冲心當
耳前熱小腸有氣則小腹痛有
血則小便濇有熱則莖中痛、

大腸 即迴腸、附脊當臍之右、亦盤十六曲、至廣腸、即
直腸、下至肛門主病、腸中切痛而鳴濯濯冬月
重感於寒則泄、當臍而痛

不能久立，氣上冲胸而喘，中寒則腸鳴飧泄，爹
鶩溏，中熱則出糞如糜，爲腸垢，腸虚則鳴，又寒
氣相搏
亦鳴。

膀胱 齊腰在小腹內，廣腸左側，乃津液之府，五味入
胃，其津上升，精者化血脈，成骨髓，餘滓流入下
部，至小腸下口，曰闌門，泌别其汁，滓穢入大腸，
汁滲入膀胱，膀胱赤白瑩淨，上無入竅，止有下
口，全假三焦氣化施行，溲便注瀉，三焦饑則閉
格不通矣。膀胱在小腹內，中極二穴，膀胱之募
又有胞居其中，故曰膀胱者包之室
也。主病小腹偏腫而痛，以手按之，即欲小便而
不得，肩上熱，若脉陷，及足小指外廉脛踝後皆

熱、膀胱不利爲癃、不約爲遺尿。熱結下焦，小腹苦滿，胞轉，小便不利，令人發狂。冷則濕痰上溢而多唾，小便淋瀝或遺尿。

三焦

上焦主出陽氣，溫於皮膚分肉之間，若霧露之漑焉，故曰如霧。中焦主變化水谷之味，其精微上注於肺，化而爲血，行於經隧，以榮周身，故曰如漚。下焦主通利溲便，以時傳下，出而不納，開通秘塞，故曰如瀆。上焦在心下，下膈在胃口上，其治在膻中。中焦在胃中脘，不上不下，其治在臍傍。下焦在臍下，當膀胱上口，其治在臍下一寸。頭至心屬上焦，心至臍屬中焦，臍至足屬下焦。三焦通爲一氣，衛於身，非正府也。其主病腹氣滿，小腹尤堅，不得小便，窘迫，溢則水留，即爲脹。上焦證多喘滿，中焦證多留飲，下焦證多腫滿，溢爲水。三焦病總宜通利大小便。

十二經之原

肺之原出於太淵、心之原出於太陵、肝之原出於太衝、脾之原出於太白、腎之原出於太谿、心包之原出於兌骨、膽之原出於坵墟、胃之原出於衝陽、三焦之原出於陽池、膀胱之原出於京骨、大腸之原出於合谷、小腸之原出於腕骨、

十二經脉行度

手三陰脉從腹走至手、手三陽脉從手走至頭、足三陽脉從頭下走至足、足三陰脉從足上走入腹、

藏府所主

肺主皮毛、脾胃主肌肉、肝主筋、腎主骨、心主血脉、肝在聲爲呼、呼罵多筋絶、心氣虚則悲、實則笑不休、脾在聲爲歌、胃病則欲登高而歌、肺在聲爲哭、婦人藏燥悲傷欲哭、腎在聲爲呻、腎病好呻吟、痛聲也、腎爲欠、又腎病善伸數欠、又心病善噫善欠、大腸主津、小腸主液、大小腸受胃之榮氣、乃能行津液於上焦、灌溉皮毛、充實腠理、若飲食不節、胃氣不充、則無所禀受、故津液涸竭、腎主五液入心爲汗陽氣上薄陰能固之則蒸而爲汗又胃邪入心爲汗又飲食飽甚汗出於胃驚而奪精汗出於心持重遠行汗出於腎疾走恐懼汗出於肝搖體勞苦汗出於脾　衛氣虛則汗多風病多汗風散氣故也痰証亦有汗火氣上蒸胃中之濕亦能作汗頭汗自是陽明虛而頭汗出際頸而還是爲血証額上偏多分言之顱屬腎額屬心三焦之火涸其腎水溝渠之餘迫而上入於心分故傳爲頭汗而額上偏多也又胃家實亦頭汗出心孔一處出汗爲心

汗由於思慮過多也凡心腋汗大人乃心血溢盛也面常發赤小兒因驚得之治宜補心手足汗胃熱所致陰汗腎虚陽衰也

腎主液入肝爲淚心爲藏府之主目爲宗筋所聚上液之道也口鼻者氣之門户也故悲哀憂愁則心動心動則藏府皆搖宗筋感而液道開故泣涕出焉又藏府之津液晝上滲於目悲而氣升則心系急心系急則肺舉肺舉則液上溢故咳而泣出凡老人胆汁慳哭則無淚笑則有淚火盛水虧也故胆熱者亦流

涙肝熱則多涙、腎主液入肺爲涕涕由腦滲而移熱於腦則濁涕下不止爲鼻淵肺熱則涕出黄濁如膿、目眵屬肺結硬肺實、腎主液入脾爲涎脾熱則涎出脾虚亦多涎 唾乃腎之液腎冷則多唾熱則無唾、

婦人受胎一月形如露珠乃太極動而生陽天一生水謂之胚足厥陰肝脉主之經水卽閉飲食稍異二月如桃花瓣乃太極静而生陰地二生火謂之[illegible]足少陽胆脉主之若吐逆惡食名曰惡阻有孕明矣或

偏嗜一物乃一藏之虚如受酸飽肝經不能養胎而虚也五月如清鼻涕先成鼻與雌雄二器乃分男女手厥陰心包相火所主胎最易動四月始受水精以成血脉形像具手足順成手少陽三焦脉所主五月始受火精筋骨四肢已成毛髮始生足太陰脾脉所主六月始受金精以成筋口目皆成足陽明胃脉所主七月始受木精以成骨游其魂能動左手手太陰肺脉所主八月受土精以成皮膚九竅皆成游其魄能動右手手陽明大腸脉所主九月始受石精百節

畢備三轉其身足少陰腎脉所主十月神氣備足乃
生足太陽膀胱脉所主惟手少陰心太陽小腸脉無
所主者君主之官無爲而已墮胎須防三五七月宜
服清熱養血安胎之藥
女人之經有變其常而古人未常言及者如行期而
吐血衄血或眼耳出血者是謂逆行有三月一行者
是謂居經俗名按季有一年一行者是謂避年有一
生不行而受孕者是謂暗經有受胎之後月月行經
而産子者是謂盛胎俗謂垢胎有受胎數月血忽大

下而胎不隕者，是謂漏胎。此雖因氣血有餘不足而然，亦異常者。且女子二七天癸至，七七天癸絕。有年十二、十三而受孕，如《褚祀室所載》。平江蘇達卿女年十二而生子者。有年五十、六十而受孕，如《遼史》所載亟普妻六十餘而生二男一女者。此又異常之尤者也。醫者不可不知。

内傷集要四之一

道光壬午年鐫

楚攸蔡乃菴手輯

虚損失血捷要

翰墨園藏板

古今来術精而傳世者不一大
約小道可觀無關利濟求其義
蘊深微回生起死以濟世利人
者則惟醫為最昔人云不為良
相則為良醫誠以醫之道大非

一

一材一藝之謂也粵自軒岐道
興靈素盧扁以下代有傳人歷
有著述如仲景之傷寒金匱直
啓靈蘭之秘洩玉版之文至若
河間東垣丹溪合仲景爲四大

名家各有傳書世咸宗之迨後
薛立齋張景岳喻嘉言等或作
或述亦皆叅考前哲有所發明
法云備矣而獨温疫一症前人
間有論及究無專書醫者無所

秉承每以温疫為傷寒誤投湯劑貽害多矣前明又可吳氏吳門良醫也於温疫傷寒察症辨脉縷晰條分著為温疫論上下二卷其書最為精切惜海内行

之未徧或有得而習之者則又領會未到論者不無遺憾焉陰山蔡乃菴先生幼攻舉業黌序蜚聲恂恂儒雅為楚南碩望士既以軒岐術出而問世惟以濟

物利民爲心當道卿大夫以及
遠近聞人學士無不傾心而器
重之曩者著刊醫學指要一書
久已膾炙人口兹又纂輯傷寒
温疫抉要五卷予與諸同志閱

而讀之見其義蘊精深識高學
邃且又註釋詳明於吳氏之所
未備者無不引伸而闡發之從
此廣布流傳發蒙指迷溫疫傷
寒之症不致復有混淆壽世福

氏沉疴悉起非特吳氏之後勁
抑亦遠紹前賢之瓣香也已
嘉慶丁丑嘉平月暢園彭信書
於楚南薇署書齋

自序

維昔　先嚴樂思公大人　先慈曾太君晚年生于負體羸弱由童而冠而壯廿餘年間每患外感者十常二三患內傷者十常七八屢瀕於危均賴　陳學周先生極力調救三旬外始安健而陳先生嘗勸勉習醫於是自補弟子員後輒殫心醫道上溯靈素奧旨徧及方書微言旁搜博采務窮其要而治已治人多歷年所似覺胸有把握差無貽誤爰舉先賢所言脈理於蒙晦處則汰之於明確處則錄之輯成醫學

指要欲以明乎脈之要斯得其治之要爾嘉慶壬申荷　陳觀察顧盧先生捐金倡助慫恿授梓鐫行有年矣洎由都梁署旋寓省暇日竊思醫之關鍵外感莫重於傷寒瘟疫而治不容混內傷莫重於虛勞失血而治不可苟乃復研求經旨脈理剖晰証治方法條分縷晰詳明其要輯成二編一爲抉要一爲集要洵爲現身說法和盤託出務期觀者了然心目庶不致膠柱鼓瑟刻舟求劍而固執亦不至捕風捉影指鹿爲馬而瞀亂又何致憾於草菅人命也哉丁丑冬

承友人易麗昭等醵金玉成刊版惜以費資不敷衹得刻就傷寒瘟疫抉要一帙而虛勞失血集要則仍藏之篋笥而已予今年及七十有二適獲諸友劉錫祺楊廣先鍾昌言蔡璠溪等利濟爲懷欣然樂助付諸剞劂得與抉要合編俾内傷外感之間見予夙昔研究之苦心因總而顔之曰内傷集要並以質証於同人是又予生之厚幸也夫

道光三年癸未歲仲夏月夏至前三日蔡貽績乃庵氏自識

內傷虛損失血目錄

凡例

是書專明內傷述經旨究其蘊也晰脉理採其本也詳証治及方法明其用也總期醫之得其要耳學者詳玩之

是書惟舉虛癆失血以闡其微雖爲錯綜參伍究自條分縷析熟玩之則於治內傷無遺蘊矣

是書言虛損失血雖未分男婦若何究之婦人惟產有異其餘病証治法何嘗有異然不異而異異而不異會心不在遠耳

是書本祇明內傷虛損失血未及詳其雜証然雜証孰有重於此者矧能細心會通則凡雜証之治療自無不得其要矣

是書凡脉要用△記凡病症用□記凡經絡用丨記觀者詳之

內傷集要卷一

楚攸蔡貽績乃菴氏手輯

受業　姪㫒顯康齋　楊心濬靈源　劉登惠福田　男謀祺維祚　訂學

內傷虛損經旨

經曰、帝曰願聞五虛五實。岐伯曰、脉盛皮熱腹脹前後不通悶瞀者謂五實。脉細皮寒氣少泄利前後飲食不入者謂五虛。帝曰其時有生者何也。曰、漿粥入胃泄注止則虛者活。身汗得後利則實者活。此其候也。

久視傷血、久臥傷氣、久坐傷肉、久立傷骨、久行傷筋。

邪之所凑、其氣必虛。陰虛者、陽必凑之。

五臟、主藏精者也。不可傷、傷則失守而陰虛。陰虛則無氣。無氣則死矣。

邪氣盛則實、精氣奪則虛。

邪之所在、皆爲不足。故上氣不足、腦爲之不滿。耳爲之苦鳴、頭爲之苦傾、目爲之眩。　中氣不足、溲便爲之變、腸爲之苦鳴。　下氣不足、乃爲痿厥心悗。

營氣虛則不仁、衛氣虛則不用。營衛俱虛、則不仁且不用。兩如故也。人身與志不相有曰死。
得守者生。失守者死。得強者生。失強者死。　言而微
終日乃復言者。此氣奪也。
氣海有餘者。氣滿胸中悗息面赤。氣海不足。則氣少
不足以言。　血海有餘。則常想其身大。怫然不知
其所病。血海不足。亦常想其身小。狹然不知其所
病。　水穀之海有餘。則腹滿。水穀之海不足。則飢
不受穀食。髓海有餘。則輕勁多力。自過其度。髓海
不足。則腦轉耳鳴。脛痠眩冒。目無所見。懈怠安臥

下虛則厥。上虛則眩。
三焦者，並太陽之正，入絡膀胱，約下焦。實則癃閉，虛則遺溺。　陰陽不和，則使液溢而下流於陰，髓液皆減而下，下過度則虛，虛則腰背痛而股痠。
心藏神，神有餘則笑不休，神不足則悲。　肺藏氣，氣有餘則喘欬上氣，不足則息利少氣。　肝藏血，血有餘則怒，不足則恐。　脾藏肉，形有餘則腹脹，涇溲不利，不足則四肢不用。　腎藏志，志有餘則腹脹飧泄，不足則厥。

內奪而厥、則爲瘖俳、此腎虛也。精奪者耳聾、氣脫者目不明。津脫者、腠理開、汗大泄。液奪者、骨屬屈伸不利、色夭、腦髓消、脛痠、耳數鳴。血脫者、色白、夭然不澤。其脉空虛、此其候也。

身熱如炭、頸膺如格、人迎躁盛、喘息氣逆、此有餘也。有癃者、一日數十溲、此不足也。太陰脉細微如髮者、此不足也。今外得五有餘、內得二不足、此其身不表不裏、亦正死明矣。

帝曰、何謂五奪。岐伯曰。形肉已奪。是一奪也。大奪血之後。是二奪也。大汗出之後。是三奪也。大泄之後。是四奪也。新産及大血之後。是五奪也。此皆不可寫。

肝虛、則目䀮䀮無所見。耳無所聞。恐懼如人將捕之。心虛、則胸腹大。脇下與腰相引而痛。脾虛、則腹滿腸鳴。飱泄食不化。肺虛、則少氣不能報息。耳聾嗌乾。腎虛、則胸中痛。大腹小腹痛。清厥意不樂。

氣之所并爲血虚血之所并爲氣虚　有者爲實無者爲虚故氣并則無血血并則無氣今血與氣相失故爲虚焉　血之與氣并走於上則爲大厥厥則暴死氣復反則生不反則死

帝曰陰之生實奈何岐伯曰喜怒不節則陰氣上逆上逆則下虚下虚則陽氣走之故曰實矣　帝曰陰之生虚奈何岐伯曰喜則氣下悲則氣消消則脉虚空因寒飲食寒氣薰滿則血泣氣去故曰虚矣　陽虚則外寒陰虚則内熱

氣實形實、氣虛形虛、此其常也、反此者病。穀盛氣盛、穀虛氣虛、此其常也、反此者病。脉實血實、脉虛血虛、此其常也、反此者病。氣虛者熱、此謂反也。穀入多而氣少、此謂反也。穀不入而氣多、此謂反也。脉盛血少、此謂反也。脉少血多、此謂反也。夫實者、氣入也。虛者、氣出也。氣實者熱也。氣虛者、寒也。

形氣不足、病氣有餘、是邪勝也、急寫之。形氣有餘、病氣不足、急補之。形氣不足此陰陽俱不足也、俱不足也不可刺之刺之則重不足重不足則陰陽俱竭血氣皆盡五藏空虛筋骨髓枯老者絶滅壯者不復矣形氣有餘病氣有餘此謂陰陽俱有餘也急寫其邪調其虛實故曰有餘者寫之不足者補之此之謂也

智者之養生也必順四時而適寒暑和喜怒而安居處節陰陽而調剛柔如是則僻邪不至長生久視

內傷虛損脈法

經云平人脈大爲勞極虛亦爲勞氣虛則脈弦弦血

虛則脈大凡脈虛細弱爲勞　脈弦而大弦則爲減大則爲芤減則爲寒芤則爲虛虛寒相搏此名爲革婦人則半産漏下男子則亡血失精　寸口脈微而濇微者衛氣衰濇者營氣不足衛氣衰面色黄營氣不足面色青營衛俱微則寒慄欬逆唾腥吐涎沫　脈軟者爲虛緩者爲虛微者爲虛弱者爲虛弦者爲中虛脈細而微者血氣俱虛脈小者血氣俱少脈大而芤者脫血血虛脈大如葱管脈沉者遲者脫氣　平脈弦大營損血虛大而無

力陽衰易扶數而無力陰火難除寸弱上損浮大裏枯尺寸俱微五勞之軀血羸左濡氣弱右虛左右微小氣血無餘　男子久病氣口脉弱則死强則生　女人久病人迎脉弱則死强則生虛勞之脉大抵多弦或浮大或數大者易治弦者難治若雙弦則爲賊邪尤爲難治如數極則殆

寸口脉浮而遲浮則爲虛遲則爲勞　凡診虛弱細數皆爲不足陰陽俱虛之脉惟平旦見之日中則必洪數浮而大浮而弦者皆爲火盛陰虛之脉暮

多見之　至數多而數者爲至脉即陰虛勞症也
至脉緩而無力屬氣虛數而無力屬血虛
凡六部重手沉取損小輕手浮取實大謂之陽盛
陰虛以寸尺論之陽主寸陰主尺寸浮者損小尺
沉者實大謂之陰盛陽虛寸浮者實大尺沉者損
小謂之陽盛陰虛脉浮屬陽沉屬陰陰虛則浮之
洪大沉之空虛　脉沉緩無力者陽虛脉多弦數
者陰虛氣口脉大無力爲中氣虛　久病形肉俱
脫客邪雖去元氣虧極故脉雖似和緩實無神也

多不治　久病脈沉細數者死　脈結者三年死脈代者三月內死左手脈細右手浮大勁急爲正虛邪盛必死脈細數骨蒸乾咳聲啞寒熱似瘧豬氣口大而虛者爲內傷於氣氣口脈大而時顯一濇者爲內傷於血氣口脈大而濇人迎及尺弦者爲醉飽入房肝脾氣血俱傷人迎脈弦而數爲瘀血

氣口脈滑而實爲宿食也

內傷左脈常細而濇右脈多浮而大陽氣下陷不能生陰故血枯而左脈細濇脾胃虧損不能生金故

氣虛而右脉浮大內傷寸口大於尺內此陽盛也脉
男子平人脉大爲勞極虛亦爲勞脉浮者裏虛也脉
虛浮弦爲短氣目瞑衄血脈大者春夏劇秋冬瘥

男子脉弱而濇者爲無子精氣清冷虛弱微細
者善盜汗出脉沉小遲者溏泄食不化脉虛芤遲
及諸芤動微緊者男子失精女子夢交緊數之脉
表裏俱虛緊爲寒傷營數爲血不足脉見短數則
無胃氣細數緊數俱非吉象脉洪大按之虛者須
防作泄凡見數脉難治病久脉數尤非所宜脉忽

浮濇而數忽沉弱而緩變易不常虛火之故也虛損潮熱泄瀉脉短濇者不治虛損脉浮大者屬陽虛細數者屬陰虛芤爲失血若兩手俱芤而中有一部猶弦者爲有瘀蓄若見數大者爲火旺必難治若見濇亦不可治弦數爲骨蒸自上而下者必寸口浮數自下而上者必尺中弦急若關尺俱弦細而急者不治尺中弦強必因房室發熱若更犯房室明日反暫軟後日弦強必愈甚不可不察也氣口脉浮大按之反濇者有宿食也脉數而滑者有

宿食也脉遲而滑者宿食作脹也氣口脉緊寒食停滯胃中也脉沉緊而細冷食停脾也兩手脉糢糊不清此宿食積滯胃氣不行也脾不能鼓運胃不能熟腐故脉不滑而濇濇甚糢糊不清若人迎緊盛而氣口滑者停食感冒也

虛損之脉凡甚急甚數甚濇甚滑甚短甚長甚弦甚緊甚洪甚實者皆虛勞太甚然惟漸緩則有生意若弦甚病甚數甚病危若弦細而加緊數則百無一生脉芤爲血虛沉遲而小爲脫氣大而無力爲

陽虛數而無力爲陰虛大而芤爲脫血微細爲盜汗寸弱而軟爲上虛尺弱軟濇爲下虛尺軟滑疾爲血虛兩關沉細爲胃虛脉來軟者爲虛緩者爲虛弱者爲中虛細而微小氣血俱虛

喻嘉言曰虛勞之脉爲不足之候爲精氣內奪也黃帝問何謂重虛岐伯對以脉氣上虛尺虛是謂重虛謂其上下皆虛也氣虛者言無常也尺虛者行步恇然謂其步履之不正也脉虛者不象陰也謂其脉全不似乎太陰脉之充盛也然以脉之無常

從來謂是上焦陽氣虛。故其脉無常。果爾則下焦陰氣虛。脉更無常矣。觀下文云如此者滑則生濇則死。濇脉且主死。而寸脉之無常寧復有生理哉故氣虛者言無常也。此一語明謂上氣之虛。由胸中宗氣之虛。故其動之應手者無常耳。乃知無常之脉。指左乳之動脉爲言。有常則宗氣不虛。無常則宗氣太虛。而上焦之氣始懨懨不足也。後之論脉者。但宗越人所述損脉而引伸觸類。曰脉耎者爲虛。緩者爲虛。濡爲虛。芤爲血虛。弦爲中虛。脉細而微者。氣血俱虛。脉小者血氣俱少。脉沉小遲者。脫氣。虛損之脉。實未足以盡其底裏。惟賴仲景云。虛勞之脉多兼浮大。前人所以謂男子平人脉大爲勞。極虛亦爲勞。又謂脉浮者裏虛。又謂勞之爲病。其脉浮大。手足煩。春夏劇。秋冬瘥。男子脉浮弱而濇。爲無子。脉得諸芤動微緊。男子失精。女人夢交。脉極虛芤遲。爲消穀亡血失精。脉虛弱細微者。善盜汗。而總結其義曰。脉弦而大。弦則爲減。大則爲芤。減則爲寒。芤則爲虛。虛寒相搏。此名爲革。婦人則半産漏下。男子則亡血失精。可見浮大弦緊。外象有餘。其實中藏不足。不專泥遲緩微弱一端。以驗脉也。

內傷虛損病源

經曰人之血氣精神者。所以奉生。而周於性命者也。經脉者所以行血氣。而營陰陽。濡筋骨。利關節者也。衛氣者所以溫分肉。充皮膚。肥腠理。司開闔者也。志意者所以御精神。收魂魄。適寒溫。和喜怒者也。是故血和則經脉流行。營覆陰陽。筋骨勁強。關節淸利矣。

衛氣和則分肉解利，皮膚調柔，腠理緻密矣。志意和則精神專直，魂魄不散，悔怒不起，五臟不受邪矣。寒温和則六府化穀，風痹不作，經脉通利，肢節得安矣。此人之常平也。五臟者，所以藏精神血氣魂魄者也。六腑者，所以化水穀而行津液者也。兩神相搏，陰陽夫婦合而成形，常先生身，是謂精。上焦開發，宣五穀味，熏膚充身澤毛，若霧露之溉，是謂氣。腠理發泄，汗出溱溱，是謂津。穀入氣滿，淖澤注於骨，骨屬屈伸，洩澤補益腦髓，皮膚潤澤，是謂液。中焦受氣取汁，变化而赤。

是謂血壅遏營道也約束令無所避是謂脉夫人身中精乃臟腑之眞非榮血之比故曰天癸氣爲臟腑之大經爲動靜之主故曰神機脉爲天眞委和之大氣經謂命之本氣之神形之道其機運升降皆隨氣而動因血而榮精氣資始相生不失爲人之司命形質之體用也若精不足則氣失資化氣不足則血失所營血不足則氣無所附天眞散亂而病生焉內經之論虚勞惟是氣血兩端蓋以人過於勞氣血受傷傷則五臟六腑氣血不足爲虚虚甚而臟腑經絡有虧

爲損故勞有七情之傷而遂致五極之應勞傷乎肝者應乎筋極勞傷乎心者應乎脉極勞傷乎脾者應乎肉極勞傷乎肺者應乎氣極勞傷乎腎者應乎骨極毋論勞心勞力皆能損其精血而其房勞更甚者則以形與神俱勞而精與氣均損矣

凡勞傷虛損五臟各有所主而惟心藏最多蓋心爲君主之官一身生氣所係而五臟之神皆稟於心故憂生於心者肺必應之憂之不已則陽氣日索營衛日消勞傷及肺弗亡弗已如經言嘗貴後賤之爲脱

營嘗富後貧之爲失精暴樂暴苦始樂後苦皆傷精氣精氣竭耗形體毀沮蓋因脱勢而慮竭將來追窮已往故二陽並傷潛消暗爍於冥冥之中矣喜因欲遂而發似乎無傷而經曰喜傷心又曰暴喜傷陽又曰喜樂者神憚散而不藏又曰肺喜樂無極則傷魄魄傷則狂狂者意不存人皮革焦毛悴色夭死於夏蓋心藏神肺藏氣二陽藏也故暴喜過甚則傷陽而神氣因以耗散矣或縱喜無節則淫蕩流亡以致精氣疲竭不可救藥矣思本乎心經曰心怵惕思慮則

傷神神傷則恐懼自失破䐃脫肉毛悴色夭死於冬然思生於心脾必應之故思之不已則勞傷在脾經曰思傷脾又曰思則心有所存神有所歸正氣留而不行故氣結矣脾氣結則爲噎膈爲嘔吐而飲食不能運飲食不運則血氣日消肌肉日削精神日減四肢不爲用而生脹滿泄瀉等症矣然思本傷脾而憂亦傷脾經曰脾憂愁而不解則傷意意傷則悗亂四肢不舉毛悴色夭死於春葢人之憂思本多兼用而心脾肺所以並傷故致損上焦陽氣而二陽之病發

自心脾以漸成虛勞之病耳淫慾邪思又與憂思不同而損惟在腎益心躭慾念腎必應之凡君火動於上則相火應於下相火者水中之火也靜而守位則爲陽氣動而無制則爲龍雷而涸澤燎原無所不至故其爲病則爲遺淋帶濁而水液漸以乾枯炎上入肝則逼血妄行而爲吐衄血或爲營虛筋骨瘦疼又上於脾則脾陰受傷或爲發熱而飲食悉化痰涎再上至肺則皮毛無以扃固而亡陽喘嗽甚至音啞聲嘶是皆無根虛火陽不守舍而光燄滔天自下而上

由腎至肺本原漸槀上實下虛是誠剝極之象也凡男婦失偶之輩雖非房室之勞而私情繫戀思想無窮而欲不遂則慾火搖心眞陰日削遂至虛損不救凡五勞之中莫此爲甚也七情傷腎恐亦居多蓋恐畏在心腎則受之故經曰恐傷腎又曰恐則精却又曰恐懼而不解則傷精精傷則骨節痠厥精時自下或陽痿而終不能療或陰縮而遺尿然恐固傷腎經曰腎藏志盛怒而不止則傷志志傷則喜忘前言腰背不可以俛仰屈伸毛悴色夭死於季夏是怒本傷

肝而腎亦受其害也。怒生於心，肝必應之，故經曰：怒傷肝。又曰：怒則氣逆，甚則嘔血及飧泄，故氣上矣。蓋肝爲陰中之陽藏，故肝之爲病，如火因怒動而逼血妄行，以致氣逆於上而脹滿喘急者，此傷其陰也。又或氣以怒傷而木鬱無伸，以致侵脾，氣陷而爲脹痛嘔泄，飲食不行者，此傷其陽也。然怒本傷肝，而悲哀亦最傷肝。經曰：肝藏魂，悲哀動中則傷魂，魂傷則狂妄不精，不精則不正當，陰縮而攣筋，兩脇不舉，毛悴色夭，死於秋。蓋怒氣傷肝，肝氣實也；悲哀傷肝，肝氣虛也但實不終實而虛則終虛虛必至於勞損也驚氣本以入心而實通於肝胆經曰驚則心無所依神無所歸慮無所定故氣亂矣又曰東方色青入通於肝其病發驚駭此所以驚能動心而尤能傷及肝胆心爲君主固不可傷而胆以中正之官實少陽生氣所居故十二經陽剛之氣皆取决於胆若或損之則諸藏生氣皆同消索致敗其危立見若發驚畏日積或一時大驚致胆汁泄而通身發黃默默無言者皆不可救此臟腑勞傷虛損之源不可不察也

夫勞倦不顧者，多成虛損。經曰：陰虛生內熱。有所勞倦，形氣衰少，穀氣不盛，上焦不行，下脘不通，而胃氣熱，熱氣熏胸中，故內熱。又曰：喜怒不節，起居不時，有所勞倦，皆損其氣，氣衰則火旺，火旺則乘脾土，脾主四肢，故胃熱無氣以動，懶於言語，動則喘乏，表熱自汗，心煩不安。又曰：勞則氣散，氣短喘乏，汗出內外皆熱，故氣耗矣。又曰：飲食不節，起居不時，陰受之，陰受之則入六腑，身熱不時臥，上爲喘呼。此可見過於勞倦，必致脾胃氣虛，而肝腎陰火得以乘其土位，遂至氣高而喘。身熱而煩。其爲虛損。無不至矣。尤以貧賤之子。奔走食力。終日營勞。竟未有因勞生病者。則以其作息有常。無關榮辱。初不至過勞其心。而悴精敝神。以致虛損耳。惟膏粱柔脆之流。而苦竭心力。斯爲害矣。葢或勞於名利。而不知寒暑之傷形。或勞以淫慾。而不知旦暮之傷命。或勞於遊蕩。而忍飢受凍於呼盧博戲之場。或勞於勇敢。而角力逞強於爭競暴戾之地。則一任強作妄爲。陰謀狡計。皆致傷氣傷血。傷精傷脉。以及皮毛飢肉筋骨。無不受傷。所以臟腑虛損而勞瘵成矣。

夫色慾過度者多成勞損。人之眞陰。腎水也。眞陽、相火也。相火爲龍雷之火。居於水中。晝則應施受於心。夜則盡歸藏於腎。過於房勞。而宵歡縱慾。致傷眞陰。水旣虧而火必旺。故有陰虛火動之症。若火衝於上焦。則必生寒熱。而兼喘嗽痰血。或至肺痿肺癰。火結於下焦。則必生寒熱。而兼遺濁淋泄。腹痛燥澁。盜汗驚悸也。人惟知百病生於心。而不知百病生於腎。腎水空虛。不能平其心火。心火縱炎。傷其肺金。是絕水之源。金水並衰。不能勝其肝木。肝木發則剋脾土。火獨旺而不生化。所以爲壯火食氣耳。夫人自有生以後。惟賴精氣以爲立命之本。故精強神亦強。神強必多壽。精虛氣亦虛。氣虛必多夭。其有先天所稟原不甚厚者。能知自珍。而培以後天。則無不獲壽。設稟賦本薄。而又恣情縱慾。戕伐後天。則必成虛損勞瘵也。又有年未及冠。壬水方生。保養正在此時。而無知孺子。遽搖其精。竟如苞萼未成而蜉蝣旦暮。良足悲也。獨異爲父母者。往往不明保生之道。急欲爲兒圖其昏肓致令稚幼罔識利害以戕其生及病成勞瘵乃爲之懇禱呼號悲戚誠何濟耶然不止此也近世愚昧無知斲喪亡身固不足惜乃有富豪中文學才藝者流往往縱其淫慾昵娼狎頑藥餌丹石烟熏鴉片以助陽火煎熬陰精至死不已誠何心哉是太可憫也矣

夫少年縱酒多成勞損酒本在藥太損眞陰雖少飲之未始無益而躭飲則受其害矣凡人之稟賦藏有陰陽而酒之質性亦有陰陽葢酒成於釀其性則熱

汁化於水。其質則寒。若以陰虛者。縱之飲。則質不足以滋陰。而性偏動火。故熱者愈熱。而病爲吐血衄血。便血尿血喘嗽燥煩狂悖等症。此酒性傷陰而然也。若陽虛者。縱之飲。則性不足以扶陽。而質流爲水。故寒者愈寒。而病爲膨脹泄瀉腹痛吞酸少食亡陽暴脫等症。此酒質傷陽而然也。故縱酒者。既能傷陰。尤能傷陽。害有如此。矧酒能亂性。每致因酒妄爲。則凡傷精竭力動氣失機。及遇病助慾等事。無所不至。而陰受其損。多罔覺也。酒之困人。若此。能勿慎乎。

夫病後誤治。失於調理者。多成勞損。盖病有虛實。治有補瀉。必補瀉得宜。斯爲上工。惟醫不知邪正緩急。每致伐人元氣。敗人生機。而隨藥隨斃者。已無從訴。或幸而得免。而受其殘剝。以致病後多成虛損。而不能復振者。比比然也。至於失於調養。或病初愈。或輒縱慾。以及寒暑不慎。勞倦不節。是乃自作之。而自受之。其又何尤焉。顧常見富貴子弟。素來放縱。驕淫成性。而病已及身。延醫調治。日服藥餌。日食海參燕窩。而究不知保養之道。惟靜居密室。起居不時。喜怒無常。不尋樂趣。不順人情。甚且少婦不離左右。不知慾念一動。即不交合。必有眞精洩出。此必虛而益虛。損之又損。不自覺也。故或服藥有濟。病亦少安。而未幾反復再三。彼乃歸咎於醫。而不知爲自速其死矣。傷哉夫虛損之由。無非酒色勞倦。七情飲食所致。故或先傷其氣。氣傷必及於精。或先傷其精。精傷必及於氣。而精氣在人。無非謂之陰。分蓋陰爲天一之根。形質之祖。故凡損在形質者。總曰陰虛。然分而言之。則有陰中之陰虛者。其病爲發熱燥煩。顴紅面赤。唇乾舌

燥。咽痛口瘡。吐血衄血便血尿血。大便燥結。小便痛
澁等症。有陰中之陽虛者。其病爲怯寒憔悴。氣短神
疲。頭運目眩。嘔惡食少。腹痛飱泄。二便不禁等症。甚
至咳嗽吐痰。遺精盜汗。氣喘聲瘖。筋骨痠疼。心神恍
惚。肌肉盡削。夢與鬼交。婦人經閉等症。此皆由於眞
陰之敗耳。夫眞陰惟腎爲主。蓋腎爲精血之海。而人
之生氣。即同天地之陽氣。無非自下而上。所以腎爲
五臟之本。故腎水虧。則肝失所滋。而血燥生。腎水虧。
則水不歸源。而脾痰起。腎水虧。則心血不交。而神色

敗。腎水虧則盜傷肺氣。而喘嗽頻。腎水虧則孤陽無主。而虛火熾。凡勞傷等症。使非傷人根本何以危篤至此。故凡病甚於上者。必其竭甚於下者也。

飲食傷病源

經曰五藏者、藏精氣而不瀉也。故滿而不實。六腑者。傳化物而不藏也。故實而不滿。又曰胃者水穀之海。六府之太源也。五味入口藏於胃以養五氣。氣口亦太陰也。是以五藏六府之氣味皆出於胃。變見於氣口。又曰五穀之寒熱。感則害人六府。又曰陰氣者靜則神藏躁則消亡飲食自倍腸胃乃傷此乃混言之也分之爲二飲入於胃游溢精氣上輸於脾脾氣散精上歸於肺通調水道下輸膀胱水精四布五經並行合於四時五藏陰陽揆度以爲常也食氣入胃濁氣歸心滛精於脉脉氣流經經氣歸於肺肺朝百脉輸精於皮毛毛脉合精行氣於府府精神明留於四藏氣歸於權衡權衡以平氣口成寸以決死生經曰穀始入於胃其精微者先出於胃之兩焦以漑五藏別出兩行營衛之道其大氣之薄而不行者積於胸

中命曰氣海又曰平人穀入於胃脉道乃行水入於經其血乃成水決則營散穀消則衛亡神無所依凡水穀入胃其濁者爲渣滓下出幽門達大小腸而爲糞以出於穀道其清者倏然而化爲氣依脾氣而上升於肺其至清而至精者由肺而灌溉乎四體而爲汗液津唾助血脉益氣力爲生生不息之運用也夫飲養陽氣食養陰氣過於大飲則氣逆形寒飲冷則傷肺肺傷氣逆則爲喘滿咳嗽水瀉等症矣過於飽食而脾與胃並傷形與神俱困則爲嘔吐痞滿筋脉

横解。腸澼痔漏等症矣。此飲食不節而爲内傷如此。可不謹哉。

內傷集要卷二

楚攸蔡貽績乃菴氏手輯

受業　姪良顯康齋　楊心濬靈源　劉登惠福田　男謀祺維祚　亭學

內傷虛損証治

虛勞之証金匱敍於血痺之下可見勞則必傷其精血也營血傷則內熱起五心常熱目眩耳鳴口舌糜爛不知正味鼻乾燥呼吸不利乃至飲食不爲飢膚怠倦嗜臥骨軟足痠營行日遲衛行日疾營血爲衛氣所迫不能內守而脫出於外或吐或衄或出於二

陰之竅血出既多火熱迸入逼迫煎熬漫無休止營
血有立盡而已更有勞之之極而血痺不行者血不
脫於外而但蓄於內蓄之日久周身血走之隧道悉
痺不流惟就乾涸皮鮮滋潤肉無榮澤於是氣之所
過血不爲動徒蒸血爲熱或日晡或子午始必乾熱
俟蒸氣散微汗而熱解熱蒸不已不死何待耶亦有
始因失血後遂痺者血虛血少難以流布發熱致痺
尤易易也內經凡言虛病不及於營然以大肉枯槁
大骨陷下胸中氣高五藏各見危症則固已言之未

有勞之之極。而眞藏脉不見者也。秦越人始發虛損之論。謂虛而感寒。則損其陽。陽虛則陰盛。損則自上而下。一損損於肺。皮聚而毛落。二損損於心。血脉不能榮養藏府。三損損於胃。飲食不爲肌膚。虛而感熱則損其陰。陰虛則陽盛。損則自下而上。一損損於腎。骨痿不起於床。二損損於肝。筋緩不能自收持。三損損於脾。飲食不能消化。自上而下者。過於胃則不治。自下而上者。過於脾則不治。葢飲食多自能生血。飲食少則血不生。血不生則陰不足以配陽。勢必五藏齊損越人歸重脾胃旨哉言矣至仲景金匱之文謂精生於穀穀入少而不生其血血自不能化精內經於精不足者補之以味味者五穀之味也補以味而節其勞則精貯漸富天命不傾所以垂訓十則皆以無病男子精血兩虛爲言而虛勞之候煥若指掌矣夫男子平人但知縱慾勞精抑孰知陰精日損飲食無味轉勞轉虛轉虛轉勞脉從內變色不外華津液衰而口渴甚則眼瞋衄血陰精不交自走盜汗淋漓身體振搖心胆驚怯者比比然也故血不化精則血痺

矣血瘀則新血不生并素有之血亦瘀積不行血瘀則營虛營虛則發熱熱久則蒸其所瘀之血化而爲蟲遂成傳尸瘵証矣窮凶極厲竭人之神氣而入蟲之神氣人死則蟲亦死其遊魂之不死者傳親近之一脉闔三傳而非符葯所能制矣醫和視晉平公疾曰是近女室晦而生内熱惑蠱之疾非鬼非食不可爲也惑即下唇有瘡蟲食其肛蠱乃三虫共載一器非鬼非食明指蠱之爲厲也以故狐惑之証聲啞嗄勞瘵之証亦聲啞嗄是則聲啞者氣管爲蟲所蝕明

也。巢氏病源不察。謂有虛勞。有蒸病。有注病。另各分門異治。致令後人以岐路之多。茫然莫知所適矣。仲景於男子平人諄諄致戒。無非謂營衛之道納穀爲寶。居常調營衛以安其穀。壽命之本。積精自剛。居常節嗜慾。以生其精。至病之甫成。脉纔見端。惟以建中復脉爲主。夫建中復脉皆稼穡作甘之善藥。一遵精不足者補之以味之旨也。及其血痺不行。仲景亟驅其舊生其新。幾希於勞瘵將成未成之間。誠有一無二之聖法。第牽常者不能用耳。倘有服膺仲景幾先之哲。喫力於療病將成未成之界。其活人之功。皆足予以生全而爲彼蒼所眷注矣。

夫勞瘵之證。無非藏府之虛損所成也。故心勞血損。肝勞神損。脾勞肉損。肺勞氣損。腎勞精損。其大端也。至其見證。忽生喜怒。大便苦難。口內生瘡。此爲心勞。短氣面腫。不聞香臭。欬嗽唾痰。兩脇脹痛。喘息不定。此爲肺勞。面目乾黑。精神不定。不能獨臥。目視不明。頻頻下淚。此爲肝勞。口苦舌燥。嘔逆惡心。氣脹唇焦。此爲脾勞。小便赤澁。兼有餘瀝。腰痛耳鳴。夜多異夢。

此爲腎勞。然猶未已也。曲運神機。爲心之勞。其証血少面無色。驚悸盜汗。夢遺。極則心痛咽腫也。盡力謀慮爲肝之勞。其証筋脉拘攣。極則頭目昏眩也。意外過思爲脾之勞。其証脹滿少食。四肢倦怠。極則吐泄肉削也。預事而憂爲肺之勞。其証氣乏心腹冷痛。津枯欬嗽。極則毛焦烘熱也。矜持志節爲腎之勞。其証腰背痛。遺精白濁。極則面垢脊痛也。然要不外乎陰陽氣血之虛損焉耳。凡見面紅顴赤。或唇紅者。陰虛於下。逼陽於上也。仲景曰。其面戴陽者。下虛故也。虛而多渴者。腎水不足。引水自救也。欬嗽聲不出者。由腎氣之竭。蓋聲出於喉。而根於腎。經曰內奪而厥。則爲瘖俳。此腎虛也。虛而喘急者。陰虛格肺。氣無所歸也。喉乾咽痛者。眞水下虧。虛火上浮也。不眠恍惚者。血不養心。神不能藏也。時多煩躁者。陽中無陰也。易生嗔怒。或筋急痠痛者。水虧木燥。肝失所資也。飲食不甘。肌肉漸削者。脾元失守。化機日敗也。心下跳動。怔忡不寧。氣不歸精也。經曰胃之大絡名曰虛理。出於左乳下。其動應衣。宗氣泄也。盜汗不止者。有火則陰不能守。無火則陽不能固也。吐而多痰。或如清水或多白沫者。此水泛爲痰。脾虚不能制水也。骨痛如折者。腎主骨。眞陰敗竭也。腰脇痛者。肝腎虚也。膝以下冷者。命門衰絶。火不歸源也。小水黃澁淋瀝者。眞陰虧竭。氣不化水也。足心如烙者。虚火爍陰。湧泉涸竭也。勞瘵之証。千形萬態。無非由於內傷虚損也。危矣哉。

王安道云。經云有所勞倦。形氣衰少。穀氣不盛。上焦不行。下脘不通。胃氣熱。熱氣熏胸中。故內熱。此內傷之説之源乎。夫有所勞役者。過動屬火也。形氣衰少者。壯火食氣也。穀氣不盛者。勞傷元氣則少食而氣衰也。上焦不行者。清陽不升也。下脘不通者。濁陰不降也。夫胃受水穀。故清陽升而陰濁降。以傳化出入滋榮一身也。今胃不能納而穀氣衰少。則清無升而濁無降矣。故曰上焦不行。下脘不通。然非謂絶不行不通也。但比之平常無病時。則謂之不行不通耳。上不行下不通。則鬱矣。鬱則少火成壯火。而胃居上焦下脘兩者之間。故胃氣熱。則上炎熏胸中。而爲内熱也○東垣所言正與經旨相合○固宜引此段經文○於內外傷辨以爲之主○然經曰勞者溫之○溫者養也○東垣以爲溫涼之溫○謂用溫藥以補元氣而瀉火邪○又攷損者益之○爲損者溫之○又以溫能除大熱○爲內經所云而徧攷內經○並無此語也○然溫藥之補元氣○息火邪者○亦惟氣溫而味甘者○斯可矣○蓋溫能益氣○甘能助脾○而緩火○故元氣復而火邪息也○

虛損傷陰○本由五藏○雖五藏各有所主○然証治有可分○有不可分者○如諸氣之損○其治在肺○神明之損○其

治在心。飲食肌肉之損。其治在脾。諸血筋膜之損。其治在肝。精髓之損。其治在腎。此有可分者也。然氣主於肺。而化於精。神主於心。而化於氣。肌肉主於脾。而土生於火。諸血藏於肝。而血化於脾胃。精髓主於腎。而受之於五藏。此其不可分者也。故凡補虛之法。但當明其陰陽升降。寒熱溫涼之性。精中有氣。氣中有精之因。但上焦陽氣不足者。下必陷於腎也。當取之至陰之下。下焦眞陰不足者。多飛越於上也。可不引之歸源乎。所以治必求本。方爲盡善也。

越人發明虛損一證。優入聖域。謂一損損於肺。皮聚而毛落。二損損於心。血脉虛不能榮於藏府。三損損於脾。飲食不為肌膚。四損損於肝。筋緩不能收持。五損損於腎。骨痿不能起於床。反此者至脉之病也。從上下者。骨痿不能起於床者死。從下上者。皮聚而毛落者死。其論治損之法。損其肺者益其氣。損其心者調其營衛。損其脾者調其飲食。適其寒溫。損其肝者緩其中。損其腎者益其精。雖無方可考。而治法不大概可知乎。張景岳云。按上損下損之說。其義極精。然猶有未盡悉也○蓋凡思慮勞倦外感等証○則傷陽○傷於陽者○病必自上而下也○色慾醉飽內傷等証○則傷陰○傷於陰者○病必自下而上也○如經云二陽之病發心脾○有不得隱曲○女子不月之類○此即自上而下者也○又經曰五藏主藏精者也○不可傷○傷則失守而陰虛○陰虛則無氣○無氣則死矣○此即自上而下也○蓋自上而下者○先傷乎氣○故一損損於肺○則病在聲息膚腠○二損損於心○則病在血脉顏色○三損損於胃○則病在飲食不調○四損損於肝○則病在瘛瘲頭疼○五損損於

腎則病爲骨痿二便不禁此先傷於陽而後及乎陰陽竭於下則孤陰無以獨存不可爲也自下而上者先傷於精故一損損於腎則病爲泉源乾涸二損損於肝則病爲血動筋枯三損損於脾則病爲痰涎壅盛四損損於心則病爲神魂失守五損損於肺則病爲喘急短氣此先傷乎陰而後及乎陽陰竭於上則孤陽無以獨生不可爲也故曰心肺損而神衰肝腎虛而形敝脾胃損而飲食不歸血氣凡明哲之士則當察所由而預防其微又何虛損之可慮也

元氣虛與虛損不同。元氣虛可復。虛損難復也。至虛損病亦有難復易復兩候。因病致虛者。緩調自復。因虛致損者。虛上加虛。卒難復也。故因病致虛。東垣丹溪法在所必用。若虛上加虛。而致於損。元氣索然。丹溪每用人參膏至觔餘。多有得生者。其見似出東垣之右。然則丹溪補陰之論。不過救世人偏於補陽之弊耳。豈遇陽虛之病。而不捷於轉環耶。且丹溪不嘗云。虛火可補。參耆之屬。實火可泄。芩連之屬。初何嘗拘於滋陰降火之法乎哉。

飲食勞倦。為內傷元氣。眞陽下陷。內生虛熱。東垣發補中益氣之論。用人參黄耆甘温等藥。大補其氣。而提其下陷此用氣藥以補氣之不足也。若勞心好色。內損傷陰。陰血既傷。則陽氣偏盛。而變為火矣。是謂陰虛火旺勞瘵之證。故丹溪發陽有餘。陰不足之論。用四物加知母黄柏。補其陰。而火自降。此用血藥以補血之不足也。一則因陽氣下陷。而補其氣以升提之。一則因陽火上升。而濟其陰以降下之。一升一降。迥然不同。亦醫學之兩大法門。不可不究悉之也。

丹溪論勞瘵主乎陰虚者蓋自子至巳屬陽自午至亥屬陰陰虚則熱在午後子前寤屬陽寐屬陰陰虚則汗從寐時盗出也升屬陽降屬陰陰虚則氣不降氣不降則痰涎上逆而連緜不絶也脉浮屬陽沉屬陰陰虚則浮之洪大沉之空虚也此皆陰虚之証用四物湯加黄栢知母主之然用之多不効何哉蓋陰既虚矣火必上炎而當歸川芎皆味辛氣温非滋陰降火葯又芎辛竄非虚炎短乏者所宜地黄泥膈非胃寒食少痰多者所宜黄柏知母苦辛大寒雖曰滋

陰其實燥而損血雖曰降火其實苦先入心久而增氣反能助火至其敗胃所不待言不若用薏苡仁百合天冬麥冬桑白皮地骨皮牡丹皮五味子酸棗仁之屬佐以生地黃汁藕汁人乳童便等以保肺而滋生化之源往往應手而効

虛勞之病百脉空虛非濡粘之物塡之不能實也精血枯涸非滋潤之藥濡之不能潤也宜用人參黃者地黃二冬枸杞五味之屬各煎膏另用靑蒿以童便熬膏及生地汁藕汁乳汁薄荷汁隔湯煉過酌定多

少。并麋角膠霞天膏和合成劑，再用一匙湯化服之。如欲行瘀血，加入醋製大黄汁、桃仁泥、韭汁之屬；欲止血，加入荆京墨之屬；欲行痰，加入竹瀝之屬；欲降火，加入童便之屬。

凡虛勞之症，大抵心下引脇疼，蓄滯血不消，新血無以養之，宜用膏子加韭汁、桃仁泥。呼吸少氣，懶於言語，無力動作，目無精光，面色䀮白，皆兼氣虛，用麥冬、人參各二錢，陳皮、桔梗、炙草各半兩，五味子二十一粒，爲極細末，水浸油餅爲丸，如豆大，每服十九，細嚼津唾下。名補脊丸。氣虛則生脈散。不用白术。血虛則三才丸。不用四物。前言薏苡仁之屬治肺虛。後言地黄參耆膏子之屬治腎虛。蓋肝心屬陽。肺腎屬陰。陰虛則肺腎虛矣。故補肺腎即是補陰。非四物知柏之謂也。勞瘵治法。當以脾腎二藏爲要。腎乃繫元氣者也。脾乃養形体者也。經曰。形不足者。温之以氣。氣謂眞氣。有少火之温。以生育形體。然此火不可使之熱。熱則壯。壯則反耗眞氣也。候其火之少壯。皆在兩腎間。經又曰。精不足者。補之以味。五味入胃。各從所喜之藏以歸之。以生津液。輸納於腎者。若五味一有過節。反成其藏有餘勝尅之患起矣。候其五味之寒熱。初在脾胃。次在其所歸之藏。即當補其不足。泄其有餘。謹守精氣。調其陰陽。夫是故天樞開發。而胃和脉生矣。

東垣所論飲食勞倦內傷元氣。則胃脘之陽不能升舉。併心肺之氣。陷入于中焦。而用補中益氣治之方中佐以柴胡升麻二味。一從右旋。一從左旋。旋轉于胃之左右。升舉其上焦所陷之氣。非自腹中而升舉之也。其清氣下入腹中。久爲飧泄。並可多用升柴從腹中而升舉者矣。若陽氣未必下陷。反升舉其陰氣干犯陽位。為變豈小哉。更有陰氣素慣上干清陽。而胸中之肉隆聳為䐜。胸間之氣漫散為脹者。而誤施此法。天翻地覆。九道皆塞。有瀕于死而坐困耳。後人相傳謂此方能升清降濁。有識者亦或信之。醫事尚可言哉。夫補其中氣以聽中氣自為升降。不用升柴可也。用之亦可。若以升清之葯。責其降濁之能。豈不病乎

經云。勞風法在肺下。其為病也。強上冥視。唾出若涕。惡風而振寒。治之奈何。曰。以救俛仰。巨陽引精者三

日中年者五日不精者七日咳出青黃涕其狀如膿大如彈丸從口中或鼻中出不出則傷肺傷肺則死矣讀此可悟傷風不解成癆之故勞風者既勞而又傷風也勞則火動於上而風又乘之風火相搏氣湊於上故云法在肺下也肺主氣而司呼吸風熱在肺其液必結其氣必壅是以俯仰皆不順利故曰當救俯仰也救俯仰者即利肺氣散邪氣之謂乎然邪氣之散與否在乎正氣之盛與衰若陽氣旺而精氣引者三日次五日又次七日則青黃之涕從咳而出出則

風熱俱去。而肺無恙矣。設不出則風火留積肺中。而肺傷。傷則喘咳。聲嘶漸及五臟。而虛勞之病成矣今人治勞日用滋養而不少益者。非以邪氣未出之故歟。而久留之邪。補之固無益。清之亦不解。虛勞之病所以難治也。又按脉解篇云。太陽所謂強上引背者。陽氣太上而爭。故強上也。勞風之病。火在上而風乘之。風火皆陽也。風性善行。火性炎上。非所謂陽氣太上而爭者乎。又按虛勞之人。氣血枯耗。生氣不榮。則內生寒冷。所謂冷勞是也。宜建中復脉八味腎氣之屬甘温辛潤，具生陽化陰之能者治之。亦有邪氣淹滯經絡瘀鬱者。元珠所謂體虚最易感邪。當先和解。次則調之。倘遽用補。使邪氣不解。往往致死。是故治虚勞。固不可專以補陰降火爲事也。又按有寒從中生者。是人多痺氣也。又腎者水也。而生於骨。腎不生。則髓不能滿。故寒盛至骨也。是故氣痺精少皆能生寒。不必其定責陽虚也。

薛立齋曰　癆瘵之證。大抵屬足三陰虧損。虚熱無火之症。故晝發夜止。夜熱晝止。不時而作。當用六味地黄丸爲主。以補中益氣湯。調補脾胃。若脾胃先損者。當以補中益氣湯爲主。以六味地黄温存肝腎。多有得生者。若誤用黄柏知母之類。則復傷脾胃。飲食日少。諸藏日虚。元氣下陷。腹痞作泄。則不可救矣。夫吐血衄血之類。因虚火妄動。血隨火而泛行。或陽氣虚。而不能攝血歸經而妄行。其脉洪弦。乃無根之火浮於外也。大抵此証多因火土太旺。金水衰涸之際。不知保養。及三冬火氣漸藏不遠幃幙。戕賊眞元。故于春末夏初。患頭疼脚軟。食少體熱。而爲注夏之病或少有老態不耐寒暑不勝勞役四時迭病此時血氣方長而勞心虧損精神未滿而早爲斲喪故其見證難以名狀者左尺脉虛弱或細數是左腎之眞陰不足也用六味丸右尺脉遲軟或沉細而數欲絶是命門之相火不足也用八味丸至於兩尺微弱是陰陽俱虛也用十補丸此皆滋其化源也仍須參前後發熱欬嗽諸症治之

李士材曰夫人之虛非氣卽血五藏六府莫能外焉而血之源頭在乎腎氣之源頭在乎脾脾爲肺母肺

爲主氣之官。故肺氣受傷者。必求助於脾土。腎爲肝母。肝爲藏血之地。故肝血受傷者。必借資於腎水。補腎補脾。法當并行。然以甘寒補腎。恐妨胃氣。以辛溫補脾。恐妨腎水。須辨緩急而爲之施治。或補腎而助以沉香砂仁。或扶脾而雜以山葯五味。機用不可不活也。

虛勞之症。扶脾保肺。多不可缺。然脾性喜溫喜燥。而溫燥之劑。不利於保肺。肺性喜凉喜潤。而凉潤之劑。不利於扶脾。兩者並列而論。脾有生肺之機。肺無扶脾之力。故曰土旺而生金。勿拘拘於保肺。瀉火之亢。以全陰氣。壯水之主。以制陽光。法當并行。然瀉火之劑。多寒而損陽氣。壯水之劑。多平而損陰血。兩者并列而論。苦寒過投。將有敗胃之憂。甘平常用。却無傷中之害。故曰水盛而火自熄。勿汲汲乎寒涼。

凡陰虛多熱。最嫌辛燥。恐助陽邪也。尤忌寒涼。恐伐生氣也。惟喜純甘壯火之劑。補陰以配陽。虛火自降。而陽歸於陰矣。陽虛多寒者。最嫌涼潤。恐妨陰邪也。尤忌辛散。恐傷陰氣也。只宜甘溫益火之品。補陽以消陰沉寒，自歛而陰從乎陽矣。不知者惟知以熱治寒，以寒治熱，所以陰虛不宜降者，則服寒反熱；陽虛不宜耗者，則服熱反寒。此無他，皆以專治旺氣，故其病反如此。

春夏之令主生長，秋冬之令主肅殺，人知之矣。殊不知葯之溫者，行天地發育之德；葯之寒者，象天地肅殺之刑。如四物湯加黃柏、知母，名坎離丸，舉世奉之以為滋陰上劑、降火神丹，不知涼血之葯常滯膩，非痰多食少者所宜。涼血之葯多滋潤，多用必至泄瀉。

嘗見虛勞之死。多死於泄瀉。而泄瀉之因。多因於清潤。況黃柏苦寒。苦先入心。久而增氣。反能助火。至其敗胃。所不待言。川芎上竄。非火痰上氣者所宜。知母滑腸。豈元氣下陷者可服。丹溪云實火可瀉。芩連之屬。虛火可補。參耆之屬。知柏之葯。如病初起而相火正旺。口舌燥渴而右尺滑。暫投亦自無妨。久用斷乎不可。故用温補。病不增。卽是減。內已受補故也。用寒涼病不減。卽是增。內已受伐故也。

虛勞精滑無度。或交寅刻夢泄。氣少力微。日漸瘦削。

目視不明者。因房勞太過。督任不交。不能約制陰火也。陽虛者鹿茸丸。龜鹿二仙膠。陰虛者六味丸加鰾膠五味。或六味丸。雜聚精丸一分合服。脾胃陰陽俱虛者。宜兼補先後天葯也。男子精未充滿。色慾過度。泄出多有半精半血者。此竭力傷肝。不能藏血也。蓋少陰常少血多氣。厥陰常多血少氣。少陰之精氣既竭。則厥陰之血氣亦傷。是以并血泄出。腎主閉藏。肝主疏泄。氣竭肝傷。中空無主。所以二藏俱閉。其治總不出上法也。若夫思慾不遂。鬱火無下。精爲火擾而亡脫者。又當清利瀉火爲主。設與固澁。其滑愈甚矣。凡虛損有不能受補藥者。此爲虛不受補。何以復生。若勞損失血之後。嗽不能止。而痰多甚者。此以脾肺虛極。飲食無能化血而隨食成痰。此雖非血。而實血之類也。經曰血出者死。故凡痰之最多最濁者。不可治。人身之左右。爲陰陽之道路。而一邊難轉者。此其陰陽之氣。有所偏竭而然。多不可治。凡病虛損者。原無外邪。所以病雖至困。終不憒亂。其有患虛証。別無邪熱。而譫妄失倫者。此心藏之敗。神去之兆也。勞嗽喑啞聲不能出或喘息氣促者此肺藏之敗也勞損肌肉脫盡者此脾藏之敗也凡虛損有筋骨疼痛至極者乃血竭不能榮筋此肝藏之敗也虛損旣久而泄瀉不禁者此腎藏之敗也皆爲必死不救矣

劉默生曰虛勞多起於鬱鬱則其熱內蒸內蒸則生虫虫侵蝕藏則欬初起早爲杜絕不致蔓延若遷延日久咳嗽不止痰如白沫聲啞喉痛不可治矣脾胃泄瀉六脉細數而堅極久臥床褥煩燥血多者不治如六脉平緩重按有神飲食不減大肉未削二便調

適者。可用貝母麥冬。清痰寧嗽。功多開鬱。蛤蚧透骨追虫。佐以百部。殺虫獨步。兼地骨皮薄荷以清內熱。橘紅甘草調中和營為主。如寒熱不止。加青蒿鱉甲。骨蒸無汗。加牡丹皮。夜熱不已。加酒炒白芍。血虛吐衄。加茜草。氣虛少食。加人參。脾虛便溏。加茯苓。燥結加杏仁。小便不利。加伏苓澤瀉。但覺脊中熱痛不已。或時淫淫作癢者。皆是瘵蟲為患。宜用向東南桃頭四十五個。生艾一握。雄黃如豆大一塊。麝香二分。搗爛烘熱。擦脊骨膏肓百勞肺俞等穴。及四肢節間七日一次。亦有用桃葉斤許。艾葉一二兩。分二囊盛。以陳酒三斤煮。乘熱熨背脊膏肓百勞等穴。不過二次。蟲從魄門而下。下後以六味丸合生脉散調理。傳曰勞瘵亦宜用之

凡骨蒸以多汗爲易治。氣虛血尚未竭也。若乾無汗爲難治。氣血內涸。不能外通也。骨蒸勞嗽而脉見弦細數。疾面赤如妝。或黧黑色枯。目精無神。眼眶陷下。汗出如珠。天柱不正。聲啞咽痛。厥而加汗。嗽而上喘。下泄。嗽而左不得眠。肝脹。嗽而右不得眠。肺脹。肉脫

骨蒸。而熱甚。泄瀉無度。而畏寒。失血而脈數實。欬吐白痰及嘔血。聲散。陽事不禁。暮熱如焚。面色夭然白及衄下血。寒熱。脫形脈堅摶者。皆不可治。如病久痞悶。忽得氣血冲和。心腎交媾。陽事必舉。尤宜切戒房室。犯之必復。愈難調治也。大抵虛勞起於斲散者。肝腎過勞。多致亡血失精。強中陰竭而死。起於鬱結者。內火爍津。多致血竭乾欬。嗜食發癰而死。起於藥誤者。脾肺受病居多。多致飲食少減。咳嗽瀉泄而死。此証多患於膏粱。不但所稟柔脆。且性喜服藥。小病必然變重展轉戕賊必至傷殘不已也面色不衰肌膚日瘦常如無病內實虛傷俗名桃花証其証蒸而欬嗽或多汗或無汗或多痰或無痰或經閉或泄精或吐血或衂血或善食或泄瀉須察其所見何証何藏受傷而治之然此皆爲陰火煎熬之証治多不効室女過時不嫁男子過時不娶及少寡者皆犯此証以陰火雖乘陽位非但不能消爍陽分之津液陰分之津液竭力上供陽火之消爍故肢體日削而面色愈加鮮澤也輕者嫁娶漸愈重者雖暫

愈。一兩月後必死。以其精氣先枯也。惟少寡再醮者每多自愈。以其軀體堪任。而鬱火既散。津液既通。可不藥而愈矣。

愼柔師訓云。嘗治虛損。脉和緩。四五至。但咳嗽發熱無惡寒。咽痛等證。猶爲可治。服保元四君之類。欬嗽畧可。熱亦微退。至二十劑。外欬嗽反盛。熱復如前。而身反不能轉側。足漸無力。至不能行而踡。此緣下焦腎氣衰憊。無津液滋養百骸。陽氣不能四運脾肺之氣不能下輸。故足無力而踡。藥雖有効。病雖漸減。終不可治若初服四君保元十餘劑而脉細如絲其數不敗決不可治如細而不數者此猶有胃氣無腹痛作瀉而飲食如常可用保元參术調理須二三年方愈若服藥後脉漸和緩有神雖目可治亦必數月見功半年方可全愈若服藥後脉雖和緩而足漸無力如前所述且痰嗽不止治之無益倘或足無力而熱退嗽減飲食如平人此脾胃尚強猶可遷延歲月若如有前証而六脉和緩服前藥劑熱退而脉漸弦反作瀉下血此平時大熱煎熬血宿經絡得補藥氣血

流通。即不能留而下。下後半月十日自愈。下血時能食者不死。不能飲食。精神倦怠者必死。吐血後、反驟能食者亦不可治。凡虛損、脉六七至。在春夏火令。津液枯槁。腎水正行死絕之鄉。肺絕脾燥。無有不死者。若秋冬火令已退。金水正旺。脉雖數可治也。設病者骨立聲啞。喉痛寒熱。腹疼作瀉。而脉細數。亦屬不治。凡病延至三四月。服藥已多。其不效者。必過用寒涼。五藏愈虛。邪火愈熾。初用補藥數劑。邪火一退。反覺頭眩惡心。骨疼足痿。神氣昏倦。不思飲食。倘脉見和

緩用保元四君大劑連服便安寢半日覺時精神頓爽再服亦然飲食漸增則爲可治倘脉細如絲腹痛昏憒者難治

凡久病脉大小浮沉滑弦而三部不勻或寸浮尺沉或尺浮寸沉但見病脉反屬可治如久病浮中沉俱和緩細察無神而体倦甚者必死更看其面色光潤此精神皆發於外死期速矣

凡久病元氣虛而脉反和緩假氣也遇七八月間服補劑病得漸減此生機也或延至十一月一陽初動

陽氣漸升。內氣空虛。無以動生發之氣。則變增寒壯熱。服補葯十餘劑。寒熱漸退。猶可延挨調理至二三月不變。則生。有變。則不治。勞損久而嗽血。咽痛失音。此為下傳上。若不嗽不痛。久而溺濁脫精。此為上傳下。皆死證也。

卷二

花字

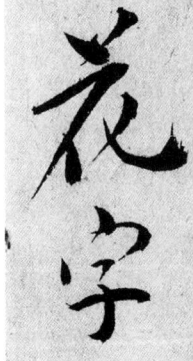

内傷集要四之二

內傷虛損卷三

楚攸蔡貽績乃菴氏手輯
受業 姪良顯康齋 楊心濟葉源 劉登惠福田 男謀祺維祚 訂字

內傷虛損証治

內傷始於熱中病似外感陽証　頭痛大作氣高而喘身熱而煩上焦鼻息不調四肢困倦不收無氣以動或煩燥悶亂心煩不安或渴或不渴火心上炎尅肺則渴血脉中有濕則不渴或表虛不任風寒目不欲開口不知味氣口脉大於人迎兩三倍但急大而

時見一代此內顯脾氣不續之脉也宜補中益氣湯
有宿食則右關獨沉而滑宜枳朮丸
內傷未傳寒中病似外感陰証　腹脹胃脘當臍痛
四肢與兩脇拘急膈噎不通或涎唾或清涕或多溺
足下痛不能任身履地骨乏無力兩丸多冷陰莖作
痛或妄見鬼狀腰背肩胛脊膂皆痛不渴不瀉脉盛
大以濇名曰寒中宜枳朮理中加桂附益智草蔻兼
腎藏火衰面黑足寒小便不利者八味丸加鹿茸五
味子

內傷似外感陽明中熱証天氣大熱時勞役得病與陽明傷寒白虎湯証相似此脾胃太虛元氣不足之証肌熱燥悶煩渴引飲口鼻氣促目赤面紅壯熱晝夜不息脉大而虛重按全無經曰脉虛則血虛血虛則發熱誤服白虎必危宜當歸補血湯

內傷似外感惡風寒証　因勞役心苦腎中陰火沸騰後因脫衣或沐浴歇息於陰凉處其陰火不行還歸皮膚腠理極虛無陽被風與陰凉所遏以此表虛不任風寒與外感惡風寒相似其証少氣短促懶於

言語困弱無力不可同外感治補中益氣湯加柴蘇羌活甚者加桂枝最當

勞倦所傷虛中有寒　脾胃虛弱不能運化致寒物冷痰膠固於中焦時時痞悶不覺飢飽其脉雖弦而按之不鼓當溫煖以助脾建運宜理中丸若臍下築者腎氣動也去朮加桂上多者氣上壅也下多者氣泄而下收也還用朮悸者飲聚也加桂苓渴欲飲水者津液不足也倍用朮腹中痛者倍人參寒者倍乾姜腹滿者去朮加附子

勞倦所傷虛中有熱　飢飽勞役損傷脾胄元氣不足之人其脉多弦或洪緩按之無力中時一濇其証身體沉重四肢困倦百節煩疼胸滿短氣膈噎不通心煩不安耳聾耳鳴目熱如火視物昏花口中沃沫飲食少味忽肥忽瘦怠惰嗜臥溺赤或清利而數上飲下便或時飧泄腹中虛痛不思飲食調中益氣湯如時顯熱燥是下元眞火蒸蒸然發也加生地黄柏如大便虛坐不得或了而不了腹中常逼迫氣血虛濇也倍當歸　飲食勞倦所傷腹脇滿悶短氣遇春

則口淡無味遇夏雖熱猶有惡寒飢則常如飽不喜食冷物升陽順氣湯　勞倦所傷寒溫不時身熱頭疼自汗惡寒脉微而弱責耆建中湯　飢飽勞役胃氣不足脾氣下溜氣短無力不時寒熱早飯後轉增昏悶須要眠睡怠惰嗜臥四肢不收懶於動作五心煩熱先服升陽補氣湯二三劑後服補中益氣湯
辨內傷外感証　內傷外感乃病之大關鍵於此昧焉何足云醫人迎脉大於氣口爲外感氣口脉大於人迎爲內傷外感則寒熱俱作而無間內傷則寒熱

間作而不常。外感惡寒。雖近火不除。內傷惡寒得煖則解。外感惡風。乃不禁一切風寒。內傷惡風。却惡門隙中風。外感顯証在鼻。故鼻息不利。而氣壅有力。雖不能食而不惡食。內傷顯証在口。故口不知味。而腹中不和。怯弱妨食。惡聞食氣。外感則邪氣有餘。發言壯厲。先輕而後重。內傷則元氣不足。出言懶怯。先重而後輕。外感頭痛。常常而痛。多見於腦後額上以及遍身肢體。腰脊筋骨攣痛。內傷頭痛。時作時止。不離兩太陽額顱。多兼肩背、脇胸、腰腿、骨節痠痛。外感則手背熱而手心不熱。內傷則手心熱而手背不熱。外感小便赤澁而痛終日難得。內傷小便必短而頻。外感便燥則發熱腹中硬痛。內傷秘則虛坐或見些小白膿。外感則腹絞痛而痛不可按。內傷有時胃脘當心痛而上支兩脇。外感則手足動搖煩擾不寧。內傷則四肢不收倦怠嗜臥。外感傳經入裏則大渴。內傷邪在血脈中故不渴。間有渴亦不甚。東垣辨法如此。丹溪云內傷症皆以補元氣爲主看所挾而兼用藥。則引伸其意若顯外感症多者則外感重而內傷輕。

宜以發散爲急。然既兼內傷矣。則發散中能無斟酌乎。

虛損之因有五勞七傷。症分營衛藏府。然總之斯人賴以生者。惟此精氣。而病爲虛損者。亦惟此精氣。氣虛者。卽陽虛也。精虛者。卽陰虛也。凡病有火盛水虧而見營衛燥津液枯者。卽陰虛之症也。有水盛火虧而見藏府寒脾胃敗者。卽陽虛之症也。此惟陰陽偏困。所以致然。凡治此者。但當培其不足。不可伐其有餘。惟是有似陽非陽。似陰非陰者。不可不詳察也。且復有陰陽俱虛者。則陽爲有生之本。而所重者。又當在陽氣耳。知乎此則虛損之治思過半矣。

陽虛者多寒。非謂外來之寒。但陽氣不足則寒生於中也。若病見虛弱別無熱症者。便是陽虛之候。即當溫補元氣也。蓋陽虛之候多得之憂愁思慮以傷神。或勞役不節以傷力。或色慾過度而氣隨精去。或素稟元陽不足而寒涼致傷等証。皆陽氣受損之所由也。欲補陽氣。惟甘溫而兼辛燥爲宜。萬勿兼淸涼寒滑之品。以殘此生發之氣耳。

陰虛者多熱。水不濟火。而陰虛生熱也。此病多得於酒色嗜慾。或憤怒邪思。流蕩狂勞。以動五藏之火。而先天元陽不足者。尤多此候。凡患虛損。而多熱多燥不宜熱食者。便是陰虛之候。欲滋其陰。惟宜甘溫而加醇靜之品。凡陰中有火者。太忌辛燥。蓋辛燥陽狂。則陰愈消。熱增則水愈涸耳。然又忌寒涼。蓋苦劣之性。斷非滋補之物。且多傷胃也。

虛損夜熱。或午後發熱。或喜冷便實者。此皆陰虛生熱。水不制火也。若火在心腎。而驚悸失志者。或外熱不已。而內不甚熱。則但宜補陰。不可淸火。其有元氣不足。而虛熱不已者。
則又當培其元氣也。
東垣云。仲景論內傷不足。發熱自汗之症。認作有餘。
誤用表葯。汗大出而表益虛也。手足不和。兩脇俱熱。
如火先少陽也。從內而之外者。爲內傷傷食。令人頭
痛發熱。脈數。但左手和平。身不疼痛是也。人迎氣口
俱緊盛。或舉按皆實大。發熱而惡寒。腹不和而口渴。
此內外俱傷也。中脘有痰。令人增寒發熱。惡風自汗。
寸口脈浮。胸膈痞滿。有類傷寒。但頭不痛。項不強。爲

異耳。虛煩與傷寒相似，身熱脈不浮緊，不惡寒，不頭痛。但熱而煩是也。四肢發熱，口舌咽乾，煩燥悶亂者，心與小腸之火，乘脾土。脾主四肢，脾熱四肢發熱也。經云：陰虛則發熱。夫陽在外爲陰之衛，陰在内爲陽之守。精神外馳，嗜慾無節，陰氣耗散，陽無所附，遂致浮散於肌表間而發熱也。實非有熱，當作陰虛治，而施補養之法可也。

丹溪論晝夜發熱：晝重夜輕，口中無味，爲陽虛。午後發熱，夜半則止，口中知味，爲陰虛。至於或晝或夜或作或止。不時而熱者。此脾胃氣血俱虛。火氣不寧之症。不可拘於晝夜之候也。陽虛則在胃。陰虛則在腎。蓋肌飽傷胃。勞役則兼傷脾。陽氣虛矣。房勞傷腎竭力則傷肝。陰血虛矣。腎虛火不歸源。遊行於外而發熱者。煩渴引飲。面目俱赤。遍舌生刺。兩唇黑裂。喉間如烟火上冲足心似烙。痰涎壅盛。喘急氣促。脈洪大數疾無倫。按之微弱者是也。法當導火歸源。倘用寒涼。必殆。即或知其本虛而用補益。不辨陰虛陽虛。漫投參朮。則陽愈盛而陰愈虛。壯熱轉增。八味桂附之

屬愈不敢施不得已而用知栢芩連折之必致燥渴咽痛腹痛泄瀉而死也

潮熱有作有止如潮水之來不失其時若日三五發者卽是發熱非潮熱也惟傷寒日晡發熱乃胃實別無虛証其餘有潮熱者當審其虛實若大便堅濇喜冷畏熱心下愊然睡臥不着此皆氣盛所謂實而潮熱也若胃氣消之精神憔悴飲食減少日漸尫羸病雖暫退而五心常有餘熱此屬虛証有每遇夜身發微熱病人不覺早起動作無事飲食如常旣無別症

可疑只是血虛陰不濟陽也有潮熱似瘧胸膈痞塞背心疼痛氣弱脈弦服補葯不效者此屬飲証隨氣而潮故熱亦隨飲而潮於痰飲門求之氣口脈滑内有宿食常暮發熱明日復止者於傷食門求之

經云陽虛則外寒奈何曰陽受氣於上焦以温皮膚分肉之間今寒氣在外則上焦不通而寒氣獨留於外故寒慄惡寒者雖當夏月若遇風寒欲得重綿時覺懍懍戰慄如喪神守此熱伏於裏反覺自冷實非寒也仲景云心下有留飲其人背惡寒冷如冰指述

茯苓丸○身前寒屬胃經曰胃足陽明之脈○氣虛則身以前寒慄掌中寒者腹中寒○魚上白肉有青血脈者○胃中有寒○理中丸表虛惡賊風○上焦不通陽氣抑遏而皮膚分肉無以溫故寒慄升陽益胃開發上焦以升陽氣出外溫之也○外感內傷傷食濕痰火鬱皆有惡寒○非獨陽虛也○若脈浮緊頭痛拘急身疼微惡寒熱起是外感審時令輕重發散之脈緩或口氣虛大按之無力兼見倦怠心下熱是內傷元氣証脈弦滑惡心頭痛飽悶嗌酸是內傷宿食或脈濇伏腹滿煩熱

喘促者是冷食結滯於内者也。脉滑或沉，周身冷痛而惡寒者，屬痰濕，乃痰在上焦，遏絶陽氣而然，肥人多此。内虚裏急，惡寒少氣，手足厥逆，少腹攣急，足脛疼，此陽不足也。背惡寒，脈浮大而無力者，爲氣虚；脈弦數，寒熱兼作，乃瘡腫之候。大抵惡寒症除陽虚外，屬表症者多也。然惡寒而不發熱者，亦多火鬱之症，一概以陽虚爲治，則誤矣。背惡寒，瘀血内滯而頭汗，目黄，小便清利，大便溏黑，小腹偏左或左脇中脘有疼處，脈必關尺弦緊，或帶芤，桃核承氣、犀角地黄隨上下虛實。清理之。上熱下寒。上寒下熱。熱發於上、陽中之陽邪也。熱發於下。陰中之陽邪也。寒起於上。陽中之陰邪。寒起於下。陰中之陰邪也。脈經云、陽乘陰者。腰以下至足熱。腰以上寒。梔子豉湯吐以升之。陰氣上爭。心腹滿者。死。陰乘陽者。腰以上至頭熱。腰以下寒。桂苓丸利以導之。陽氣上爭。得汗者生。若雜上熱下寒。既濟湯。兼大便秘。既濟解毒湯。火不歸源。八味丸。上寒下熱。五苓散。送滋腎丸。陽虛下陷者。加減八味丸。

凡似損非損之症。惟外感寒邪者。乃有之。蓋以外邪初感。不爲解散。而誤作內傷。或用清涼。或用消導。以致寒邪入腹。久留不散。而爲寒熱往來。或爲潮熱欬嗽。其症則全似勞損。用治損之法以治之。則滋陰等劑。愈以留邪。熱蒸既久。非損成損矣。然辨此者。但當詳察表裏。而審其致病之由。若身有疼痛而微汗。則熱退。無汗則復熱。或見火聲咳嗽。脈雖弦緊而不甚數。或兼和緩等象。則雖病至一兩月。而邪有不解。病終不退者。本非勞損。無誤治也。

陰虛多火。偶感客邪。其蒸熱咳嗽。雖異平時。然察其脈。不能便顯浮緊之象。但較平時必然稍旺。慎勿輕用疎風散表。以風藥性皆上升。欬嗽咸非所宜。亦不可妄與清肺止嗽。轉傷胃氣。爲害不淺。當此宜停補藥。靜以養陰。邪自退。聽內本多火。腠理必疎。或啜熱湯稀粥。汗氣隨通。邪解散。先哲有云。陰虛火旺人。元氣傷損。雖有客邪。切忌升發散表。設不知此。誤用風藥則風乘火勢。火助風威。以煽動其陰。邪輕則虛揚擾亂不寧。重則氣隨汗脫而斃。蓋邪氣方張。遏之遁逆。不得已而用藥、祇宜小劑。葱白香豉。以解散之。若陰火原不大盛。小建中、黄耆、建中亦無妨碍、誤用保肺藥。必咳嗽益甚。即如建中湯稍加麥參細辛以搜散之。俟其勢衰脈虚。如六味合生脈。去萸肉倍地黄。人參加麥冬。大劑作湯。晨夕兼進。合標本而爲施治。服後咳嗽稍減。蒸熱未除。此陽虚不能斂制也。加牛膝、鱉甲以滋下源。分先後而爲處裁。若飲食過傷者。亦宜暫停補藥。慎勿輕爲消導、戕伐其胃以招虚虚之謗耳。

虛勞不足。汗出而悶。脈結心悸。行動如常。不出百日危矣。甘草湯主之

嫠婦師尼。所欲未遂。陰陽離絕。鬱火亢極。不得發泄而成失合。證較之。房勞更甚。始則肝火鬱熱。繼則龍火上燔。致心肺受傷而喘嗽煩熱。甚則迫血驟亡者有之。經閉不行而吐衄者有之。此症先宜開鬱降火。後服滋養之藥。若鬱火不泄。血氣不榮。而發癰疽者。去生遠矣。

虛損咳嗽。雖五藏皆有所病。然專主則在肺腎。蓋肺爲金藏。金之所畏者火也。金之化邪者燥也。燥則必

養。養則必嗽。正以腎水不能制火。所以尅金。陰精不
能化氣。所以致燥。故爲欬嗽喘促。咽痛。喉啞。等証治
宜甘平。至靜之劑資養。金水使肺腎相生。不受火制。
則眞陰漸復。而咳嗽愈矣。
人有終日咳嗽。吐痰。微喘。少動。短氣。不足以息。此乃
肺氣自損也。蓋肺主氣。心火刑肺。氣必損。而形寒飲
冷。肺亦自損。且藏府雖各有氣。要皆仰肺中清肅之
氣分佈。今肺損自衛不足。何能分布。但雖不能分布。
而藏府之取給。自若是肺氣愈耗。且肺爲腎母。腎水

非肺氣不生。肺不分布各藏。忍見腎子渴死不救乎。惟杯水難濟腎枯。卒之子病母氣亦盡矣。治宜大補肺。而兼滋腎水也。六味湯加麥冬五味。

人有目眺眺。面無血色。腳隱隱痛。熱則呑酸。寒則作嘔。痰如鼻涕。或清或黃。臭皆淚乾澀。常欲合目睡臥。不安。多驚怖。此肺勞傳肝也。蓋肺本尅肝。肝旺則肺何能尅。無如腎勞久不生肝。肺乘肝弱。將蟲氣交之。肝不能拒。遂受其蟲氣。而蟲氣久居腎。腎欲生肝。蟲隨以入之。蟲蝕肝血。肝又何養也。治宜救腎生肝。兼殺虫也。援瘵湯服三月全愈。此不宜消痰逐穢。以傷脾胃也。

人有咳嗽吐痰。氣逆作喘。臥更甚。鼻口乾燥。不聞香臭惡心欲吐。肌膚枯燥。時疼痛。干皮如麩片起。肺管內似虫行。此乃心癆傳肺也。蓋肺嬌藏最惡。心火克心。正火刑肺。尚有金實不鳴之症。況尸虫病氣。移而刑肺乎。然肺爲腎母。肺自能交腎。腎之虫氣。何不交肺乎。治宜消心中虫氣。尤須消腎中虫氣。要必健胃以分布津液。庶心腎有益而胃無損。虫自得誅也。健土殺虫湯。此補胃不助陽。消腎不損液。腎足制心。心不刑肺。實妙法也。

人有日日向火。致汗出不止。久則元氣太虛。口渴引飲。而發熱。此乃肺受火傷也。蓋肺金最畏火。肺為外火。所逼。必致暗損氣。內火又乘虛而爍之。肺則虛而益虛也。並不能生其腎水。勢必皮膚不充。而風邪易入矣。治宜補肺滋腎。倘徒祛風。因傷益傷。有不至成癆怯哉。安肺湯甚效。

人有勤於功名。勞瘁飢飽。不時。忽感風邪。咳嗽。身熱

此乃内傷於肺也。蓋肺主氣。誦讀傷氣。則肺虛。肺虛
則腠理亦虛。邪自易入。腎爲肺子。腎因肺虛而亦虛。
無力上灌。邪氣往來於肺腎之間。故身熱而咳嗽也。
治宜補肺氣。亦兼補腎胃。亦生肺亦必於胃中散邪。
而邪乃遁矣。助功湯甚效。
人有終日捕魚。時發熱畏寒。此乃肺氣閉塞也。蓋肺
主氣。氣旺則周流一身。皮毛外衛。邪不能浸。惟肺虛
氣尚停住。身入水中。遏抑皮毛。虛氣難舒。濕宜中之
從皮毛而入。使氣閉塞不通。故畏寒而肺與濕相戰。

故身熱矣。此熱乃肺虛不能敵邪。非風邪入之而身熱也。治宜補肺兼利水濕。水自從膀胱出也。利肺湯甚效。

人有勞心經營太過。心火沸騰。先則夜夢不安。久則驚悸健忘。心神憔悴。血不華色。此乃心血太虧也。蓋心君宜靜不宜動。靜則火不炎。腎水自來相濟。若動則腎與心氣。而不相交。火升水降。漠不相關也。夫腎水得心火溫則生。腎水得烈火熬則竭。過勞火動。腎畏之而不敢升。水不升。心愈燥。且自焚而虛損必成。

不必外邪耗也。五藏損至心。而亡。今心雖先損。而諸藏府不損。則心有所取給。猶有生機也。治宜補脾腎肝肺氣。以救心也。衛主生氣湯甚效。

人有用心。思慮太過。精神恍惚。懶言語。忽忽若失。腰脚沉重。肢體困倦。此乃心勞傷神也。蓋心藏神。神久安於心者。心血旺也。思慮無窮。則心勞。心勞則血沸。血沸則漸耗。血耗則神無所養。故恍惚無定也。治宜肝肺脾胃并培。則扶助有資。心神自旺。而勞傷自愈矣。定神湯甚效。

人有過喜。太笑不止。致唾乾津燥。口舌生瘡。渴欲引水。久之形槁。心頭汗出。此乃陽火上炎也。蓋心屬火乃陽火。腎屬水乃陰水。陰水得陽火而爍。干陽火須陰水以灌溉。心火非腎水相交。不能止炎上之性。惟腎水有時不交。心。心中無液則必燥。喜主心而喜極則心氣太開。反傷乎心。而津不上於唇口。盡越於心頭之皮肉。故腎津卽化汗。何能上濟於廉泉也。治宜補心氣。不必補腎水。而廉泉自通矣。通泉飲甚效。

人有盡情喜笑。遂致感寒畏風。口干舌苦。此乃内傷心包絡也。蓋心包膻中也。臣使之官。喜樂出焉。惟太笑不止。則津干液燥。而心包必盜心氣以自肥。則心氣虛空。邪自易入也。治宜極補心。心旺則心包亦旺。其邪不易散乎。倘用苦寒降火。則大誤矣。衛心湯效。

人有恐懼。遂致感冒風寒。畏寒作顫。此乃內傷心胆也。蓋過恐則胆氣寒。過懼則心氣散。胆寒則精移。心喪則精耗。精移精耗。心胆愈虛。邪乃易入也。治宜急救胆氣。胆不寒。心亦不喪。協力同心。祛邪自易耳。倘徒用祛邪。則心胆之氣愈耗。邪豈肯輕出乎。加減小小柴胡湯甚效。

人有怔忡善忘。口淡舌燥。多汗發熱。四肢厥軟。小便白濁。脈虛大而數。此乃思慮過度所致也。蓋心本君火也。相火膻中火也。膻中手厥陰經主熱。古以厥陽名。以其火不可遏也。越人云憂愁思慮則傷心。心氣傷。心血自耗而心火不寧。心包火必不安。故有多汗發熱諸症矣。治宜補心氣滋腎水。使水上濟心。火無亢炎也。倘徒用寒涼。則心氣益虛。激動焦焚之害。豈有底乎。坎離兩補湯甚效。

人有動多氣惱。遂致感觸風邪。身熱胸脇脹。此乃內傷肝經也。蓋肝性急。氣惱則肝葉開張。氣愈急而不能順。而逆作。逆則氣不得舒。而脹。氣既不舒。血亦不暢。氣既不順。血亦不能藏。木鬱欲泄。木乃生火。火鬱欲宣。火乃生風。內外風動。火焚風邪易入也。治宜平肝經之風火。而外之風火亦兼治也。倘徒泄風火。而不顧肝之氣血虛。未及調養。將風火雖散。肝木仍燥。怒氣終不能解。豈盡善哉。風火兩濟湯甚效。

人有懷抱素鬱。忽感風寒。身熱咳嗽吐痰不已。此乃肝氣不舒也。蓋肝木喜條達。憂鬱則肝氣結塞。必生火。故感風寒。則風火相合而熱熾。所以作熱。且肝反淩肺。肺必與肝相戰。而肺畏火刑。呼救腎子。咳嗽生矣。胃來援肺。津液上升。又爲肝中風火所耗。變痰涎矣。治宜舒肝鬱則火息。而風尤易散也。加味逍遥散甚效。

人有動。則太怒。而脇脹滿頭痛面熱胸膈脹痛。此乃肝血損也。蓋肝得血以藏之。則性不急。惟肝血不藏。則肝無血養。而肝氣不舒。遂易怒。是肝氣藏。肝血必外越肝血藏。肝氣必外疎。肝氣泄。肝血內生。肝血泄。肝氣內鬱。二者相反而相成也。易怒者。血欲藏不得藏。氣欲泄不得泄也。治宜補肝血使之藏。平肝氣使之泄也。加味逍遙散甚效。

人有血虛面無色澤。肌肉焦枯。大腸干燥。怔忡健忘。飲食少思。羸弱不堪。夜熱無汗。此乃肝燥生火也。蓋肝屬木。木中火盛。每自焚然。肝生火。由於腎水不足。木無水潤。則木變爲火。非失血吐於內。即耗血燥於外也。治宜補腎水。以滋肝木。耳滋肝飲甚效。

人有抑鬱不伸。致兩脇脹悶。食減。顏色沮喪。肢瘦形凋。畏寒熱。此乃肝氣不足。下克脾胃也。蓋肝木喜飛揚。一遇風寒憂愁。便鬱而不伸。上不生心。乃下侮脾胃。而飲食難化。何能分灌藏府也。治宜舒肝鬱而補脾胃也。順適湯甚效。

人有胸前飽悶。時不消化。吐痰不已。時溏泄。肚腹疼脹。空則雷鳴。唇舌焦干。毛髮干聳。面黄而黑。短氣難續。便如黑汁。痰似綠涕。此乃肝勞傳脾也。蓋肝癆傳脾。本爲不救。但胃氣未絶。尚有生機。治宜助胃氣。胃

氣健則脾有援也二白散甚效
人爲僧尼寡婦未字女久離妾有欲不遂内火爍干
陰水致血枯經斷潮熱夜熱盜汗鬼交飲食少思體
倦肌削面黑此乃肝血癆瘵也蓋肝藏血肝火動則
血不能藏而泄屢動屢泄血安得不枯此似宜泄肝
火然可暫泄以止炎不可頻泄以損肝也治宜補腎
滋肝兼開鬱也消慾湯效
人有不食則飢食又飽悶吞酸溏泄面色萎黄吐痰
不已此乃脾氣損也蓋脾爲胃行傳化胃氣全藉脾

氣運動胃化其精微不特脾益各藏府皆受益矣今脾氣傷。不能代胃行其傳化。不特胃氣無主。脾不得胃氣之化。則脾亦損。至脾胃損。何能分津液以注藏府也。治宜大健胃兼補脾也。益脾湯甚效

人有飲食太過。以致食不能化。胸中飽悶。久成痞滿似塊瘕非塊瘕。惡食。每飯不飽。面黃體瘦。此乃脾衰不化也。蓋胃強則未食多思。脾弱則已食難受。人情胃強。不論精粗生冷。未免損胃。而胃傷未有脾不傷者。但腎火旺。則胃雖傷。脾不能傷。蓋腎火生脾。而心

包火生胃也此爲脾衰治宜補心包命門火也助火
生土湯效。
人有終日貪臥。致風寒襲之頭痛背疼發熱惡寒此
乃內傷脾氣也。蓋脾主四肢四肢倦怠欲睡脾不能
運動也畧睡亦足以養脾氣惟久於睡臥則脾氣不
醒。轉足傷氣。因氣虛而思睡後因睡而傷氣則爲虛
虛妄得不招外風乎治宜補脾以益氣也。補中益氣湯效。
人有色白神怯秋間發熱熱熾頭痛吐泄少食兩目
喜閉不開喉啞昏昧不省粥飲俱礙手常捫着陰囊

此乃勞倦傷脾也。蓋人本陽和。身勞則陽和之氣變。爲邪熱。不必風襲而身始熱。諸陽皆會於頭。陽虛則清氣不升。邪熱乘之作頭痛。不必外風犯之而作頭痛。清濁拂亂。安得不吐泄。人身之脈。皆屬於目。眼眶脾之所主。脾傷不能養目。所以閉不欲開。脾絡連舌本散舌下。脾傷則舌絡失養。此言語所以難也。喉雖通於肺。然脾虛肺氣先絶。肺虛難司出入。故致啞。脾虛無氣以輸四藏。故心之神明。亦爲之昏瞀也。陰囊屬肝。脾虛肝欲侵之。故風火動而頻拨其囊也。治宜大健其脾。斯風邪自消也。補中益氣湯效。

人有忍飢腹空。遇天氣時寒時熱。致胸膈悶塞如結胸狀。此乃内傷胃氣也。蓋胃爲水穀之海。多氣多血。然必受水穀。氣血始旺。今忍飢則胃無水穀。而胃火沸騰。乃遏抑不舒。則胃火消。故天時不正之氣乘虛而入。盤踞胃中。因致悶塞。治宜助胃。則邪自退也。倘拘於寒熱。用熱祛寒。用寒祛熱。則胃氣虛而寒熱相戰。胃何能堪也。加味四君子湯效。

人有貪用飲食。甚至難化之物。過寒之味。胸膈飽悶已而疼痛後。至起噯吞酸。見美味生嗔。供苾芬意憎。此乃胃氣損也。蓋脾胃相爲表裏。然能入不能出者脾氣衰。能出不能入者胃氣乏。雖胃傷必損脾。脾傷必損胃。要必辨其何經使損者。多獲其益。則胃易開脾易健。脾虛腎火寒。胃虛心火冷。故補脾必補腎火。補胃必補心火。今惡食乃不能食。非不能受。明是胃虛也。治宜補心火。則胃氣自開也。加味六君子湯效。

人有貪飲成酒積。脾氣損傷。五更作泄。久之飲食少思。多嘔吐盜汗。此乃脾胃虧也。蓋酒從胃入。宜傷胃但脾受之。脾惡濕酒性正濕。乃移於腎。腎雖水藏。藏精不藏濕酒氣薰蒸。腎受酒毒。仍傳於脾。脾又不受。遂傳大腸而出。大腸惡酒濕而遄發。下泄甚多亡陰也。治宜先戒酒。後觧酒毒。仍健脾益胃也。消酒湯甚效。

小兒多食瓜果。肥甘成疳。身黃瘦毛豎膚焦。此乃脾胃虛也。蓋小兒脾胃本嬌。恣食果物肥甘。以傷之。藏府之氣。不能運化。勢必積滯而成疳。成癆也。治宜補脾胃氣也。倘徒泄火降痰。消食殺虫。反損眞元。必致危殆矣。加味六君子效。如虫痛、椒梅理中湯效。人有憂思不已加飲食失節脾胃有傷面黑環唇。尤甚如飢而見食則惡氣短促。此乃陰陽相逆也。蓋心肺居上焦。行營衛而光澤於外。肝腎居下焦。養筋骨而強壯於內。脾胃居中焦。運化精微以灌注四藏。脾胃傷。四藏無所取資則俱病矣。今憂思不已則脾胃氣結。飲食不節。則脾胃氣損必致陰氣上溢於陽中而黑色。遂著於面矣。而脾氣通於口而華於唇。今腎侮土故黑色著於唇。非陰陽相反而成逆乎。是脾胃陰陽之氣虛。治宜急救中土也。和順湯甚效。

人有多食肥甘。積久不化。偶遇風邪。便覺氣塞不通。此乃傷食因而外感也。蓋胃强則土能生金。肺氣必旺。食本助胃。而多食則反傷胃。胃氣虛。肺亦必虛。肺主皮毛。不能外衛。無怪風寒易襲也。治宜內消食而外逐邪。又不傷胃。若徒治外感。則非也。

人有傷感。冒風寒。咳嗽而臥不安。此乃內傷於腎也。蓋腎爲肺子。腎泄過多。必取給於母。然腎虛肺亦必虛。肺氣不能充於皮毛。故邪易入。要知腎虛感邪最難愈。以散邪藥。不能直入腎經。然邪不遠於腎。仍在肺。散肺邪仍補腎氣。腎得益。肺又無損。斯善於散邪也。治宜補腎。更補肺。使子母兩旺。則反邪自遁矣。倘徒用散邪。則肺氣益虛。腎又取資。將內外盜肺氣。是肺氣太傷。不惟不生腎。且反耗腎。遂至成爲癆瘵矣。金水兩滋湯效。

人有終日思慮憂愁。面黃體瘦。忽感風寒。此乃內傷脾腎也。蓋脾胃爲後天。腎爲先天。最不宜病。亦最易病。天下無不思不愁之人。但過於思慮。則胃氣不升

脾氣不降。食積不化、何能生津液。以灌諸藏且思慮
傷脾。憂愁傷腎。腎傷則水不灌肝。肝無以養、仍克脾
胃。憂思相合。脾腎兩傷。外邪尤易深入也。治宜脾腎
並補。但須補土無妨水。補水無碍土耳。脾腎兩益丹
效。

人有飢飽勞役。損其津液。口渴舌干、又感風寒。頭痛
發熱此爲內傷於陰也。蓋人身血足。津液自潤血傷
津液自少血少皮膚無養。毛竅空虛。故風寒易入。然
風入皮膚。不能驟進經絡。以陰虛陽未衰也。陽與邪

戰而發熱故頭痛治當補其陰血少佐祛風也倘用
攻於補陽之中則陽旺陰消邪轉熾矣養陰辟邪丹
効
人有氣虛者氣息短促不足以息迴殊勞役氣急促
者懶於言語飲食無味體倦此乃陰虛下陷也益人
身之氣陽升陰降陽氣主升何以降由於內傷元氣
也元氣藏關元中上通肺下通腎元氣不傷腎中眞
陽自升肺肺氣始旺得行清肅分布藏府若元氣一
傷不特眞陽不能升且下陷至陰中而發熱此乃虛

熱非實熱也是宜甘溫以退虛熱然非用升發以提下陷之陽則陽沉於陰氣不能舉雖補氣無益也治宜於補中提氣也加味補中益氣湯

人有任情房戰初則鼓勇不輕泄精久則陽衰而易走泄後乃頻舉頻泄而骨軟筋麻飲食少而畏寒此乃腎中水火兩衰也蓋腎中無火水不生無水火難養久戰不泄命門火旺也頻泄者水去火亦去也過於泄精乃腎火不能藏也火不藏水始泄泄精不多正腎火不太動也火動極水泄極泄極火無以養水

火更易動。腎之損可知矣。治宜大補腎水。不可遽補火也。六味地黄湯效。

人有夜臥常驚。或多恐怖。心煩不安。氣吸吸欲盡。浮夢時作。盜汗不已。食不知味。口内生瘡。胸中煩熱。無力思眠。唇如硃塗。顴如脂抹。手足心熱。液燥津干。此乃腎傳心。心初受病也。蓋心主寧靜。邪不可侵。邪侵則神必外越。腎勞生虫。豈虫亦傳心。腎氣無日不交。腎中虫氣烏得不上交。虫氣交心。心受其損矣。治宜仍在腎。必須殺虫。則心能救也。起瘵至神湯効。

人有陰虛火動。夜熱如火。五更身涼。汗時有時無。骨髓蒸炎。飲食漸少。痰如白沫。此乃腎水不能制火也。蓋腎中水火必須兩平。火有餘。水不足也。惟水足制火。則腎既不熱。骨髓內又何至熱也。骨中熱。骨外安得不熱。骨中髓熱。必耗骨外血。骨外血熱。必爍骨中髓矣。治宜補腎水。且涼骨髓。以消骨外血熱也。涼髓丹甚效。

人有恣慾傷精。兩腿痠疼。腰背拘急。足弱遺精。陰汗神倦。飲食減少。耳如聽風雨聲。此乃傷腎。而痨瘵初起也。蓋房勞傷腎。勢便成瘵。成瘵必失血。因而吐痰咳嗽。夜熱盜汗。畏寒畏熱。似瘧非瘧。飲食不思。食亦不化。見色動意。思色降精。鬼交夢遺。於是寒熱不已骨髓中生瘵虫矣。治宜補真陰。固腎氣加殺虫也。救瘵湯甚効。

人有小便中溺砂石。其色不一。堅㝗如石。投熱湯中不能即化。又或閉塞溺孔中不下。溺時疼痛欲死。用盡力溺始出。日稀夜數。此乃腎火煎熬也。蓋腎火盛由於腎水衰。凡入房必泄精。精泄水虧矣。水虧後。火未能遠息。加之行役勞筋骨。鴉片提眞陽。火且大動。此腎火乃虛火。又或沐浴涉水。外水乘腎氣虛直入過。火不能外散。反閉守腎宫。自熬腎水。腎水本至陰。水猶如海水。海水得火。可成塩塊。腎水得火。必成石淋。但腎原有水火。而外水淡。腎水鹹。腎火喜鹹畏淡。一遇淡水。腎火遂結不伸。乃行於膀胱。煎熬鹹水成石。治宜通腎氣。利膀胱。膀胱利。腎火亦解。腎火解。砂石自化。化石湯甚效。

人有多言傷氣。咳嗽吐痰。久則氣怯。短氣嗜卧。不思飲食。骨節。拘急痠疼。夢遺滑精。潮熱汗出。脚膝無力。此乃傷乎氣也。蓋肺主氣。傷氣傷肺也。肺傷則金不生水。腎無化源。何以滋養藏腑乎。此肺所以生熱也。肺熱而清肅之令不行。斯膀胱之氣不化。脾胃亦失運化之機。而土虧金益弱。金弱水亦虛。水難養肝。則木燥。水不濟心。則火炎。木燥侮土。火炎克肺。欲氣之旺可得乎。氣衰則不能攝精。精涸不能收汗。汗出不能生力。故以前諸症所由作也。治宜補肺兼補脾胃也。益肺丹甚効。

人有入房縱慾。不知保澁。形體瘦削。面色萎黃。足軟膝細。腿搖皮聚。毛落不能任勞。難起床蓐。盜汗淋漓。此乃因於損精也。蓋陰精足者。其人必壽。治宜塡精補髓也。然泄精既多。不特傷腎。且傷脾。脾傷而胃亦必傷。是塡精藥須合三經同治也。開胃塡精湯甚効。

人有勞倦中暑。服香薷飲。反虛火上炎。面赤身熱。六脉洪數無力。此乃內傷中氣也。蓋人正氣足。暑邪不能犯。今暑氣侵。皆氣虛招之也。夏月伏陰在內。重寒相合。反激虛火上炎。此陰盛格陽之証也。治宜補陽以退陰。但驟用陽藥入至陰，必扞格不入，惟熱因寒用爲妙也。順陰湯甚效。

人有素虛，忽感風寒，遍身淫淫循行如虫，或從左脚腿起，漸上至頭，下行至脚，自覺身癢有聲，此乃內傷氣不足也。蓋人氣行則血行，惟氣血俱虛，身欲作汗，邪又留而不去，兩相爭鬥，拂抑其經絡皮血，作癢不啻如虫之行，非真有虫也。傷寒汗多亡陽，亦有虫行証。傷寒本外感，至亡陽變爲內傷矣。今非傷寒而現虫行証，非內傷而何？治宜大補氣血也。加味補中益湯妙。

人有日夜呼盧門貝。筋骨痛。足重腹飢。致冒風邪。遍身痛。發寒熱。此乃內傷氣血也。蓋呼盧則液于門貝。則神瘁。捐傷氣血尤甚。必至敗壞藏府也。治宜大補氣血。而少加和解也。倘徒治外感。則正益虛。邪益旺。定成勞瘵矣。加減十全大補湯效。

人有行役勞苦。不休。致筋拳不伸。縮不弛。臥床呻吟。身疼痛。肢痠痲。此乃損筋也。蓋筋屬肝。損筋損肝也。然腎足則肝旺。腎虛則肝衰。肝得腎滋。枝葉條達。筋自潤矣。但心亦取給於腎。而盜泄於肝也。治宜心肝腎三經同補也。養筋湯甚效。

人有久立腿痠。立而行房。足必無力。久之面黃體瘦。口臭肢熱。盜汗骨蒸。此乃傷其骨也。蓋骨全賴乎髓。無髓則骨空。而傷骨。亦能耗髓。立而行房。骨與髓兩傷矣。然髓足者。精必足。腎水涸。而精少不能化髓。故骨空也。治宜塡精以充髓也。倘用寒藥補腎。熱藥助陽愈熬津液。必成癆瘵矣。充髓丹甚効。

人有好勇或赤身不顧。血流不知。致風入。皮膚發寒熱頭疼脇痛此乃內傷筋骨也葢筋屬肝骨屬腎肝足筋舒腎滿骨健是筋骨必得髓血之充人至鬥毆必怒怒則肝葉開張血多不藏而太耗肝血耗必取給於腎腎水供肝木火內焚又易于燥腎滋肝不足又何能充潤於髓血髓兩虧筋安能舒骨安能健則風邪乘虛易入矣治宜補其血髓也加味四物湯効

內傷傳尸勞瘵証治

夫傳尸勞者男子自腎傳心心而肺肺而肝肝脾女子自心傳肺肺而肝肝而脾脾而腎五藏復傳六府而

死矣。雖有諸候，其實不離乎心陽腎陰也。若明陰陽用藥，可以起死回生。

黄遊論曰：傳尸之候，先從腎起。初受之，兩脛痠疼，腰背拘急，行立脚弱，飲食減少，兩耳颼颼，直似風聲，夜卧遺泄，陰汗痿弱。腎既受傷，次傳於心，夜卧心驚恐怖，心懸懸，氣吸吸欲盡，夢見先亡，有時盜汗，飲食無味，口内生瘡，心氣煩熱，惟欲眠卧，朝輕夕重，兩顴口唇悉皆紋赤，有時手足五心煩熱。心受已，次傳於肺，欬嗽上氣，喘卧並甚，鼻中乾燥，不聞香臭，如或忽聞惟覺臭腐有時惡心欲吐肌膚枯燥時復疼痛或似虫行乾皮細起狀如麩中肺受已次傳於肝兩目䀮䀮面無血色常欲顰眉視不能遠目常乾澁又時赤痛或復睛黄常欲合眼及時睡卧不着肝受已次傳於脾兩脇虚脹雷鳴唇口焦乾或生瘡腫毛髮乾聳或時上氣撑肩喘息利赤黑汗見此証者乃不治也柴庭方云傳尸伏尸皆有虫須用乳香熏病人之手乃仰手掌以帛覆其上熏良久手背上出毛長寸許白而黄者可治紅者甚難青黑者即死若熏良久無

毛者。即非其証屬尋常虛勞也。又法燒安息香。令烟出病人吸之嗽不止乃傳尸也。不嗽非也。

按內傷勞損之病因於酒色者固多。而因於思慮憂悶鬱結者亦不少。治之原未可或誤也。如酒傷肺則濕熱熏蒸肺陰消爍。色慾傷腎則精室空虛相火無制。思慮傷心則血耗而火亦上炎。勞倦傷脾則熱生而內伐眞陰。惟忿怒傷肝者。一爲鬱怒則肝火內熾而灼血。一爲暴怒則肝火上升而僨血道。經云涕唾津精血汗液七般靈物皆屬陰。陰火內熱而勞瘵成矣其為病也在腎則為腰脊腿痠或攸隱而痛為骨蒸盜汗或至夜發熱為遍身骨痠或疼痛如折為夢遺泄精為耳中鳴足心熱在心則為驚悸怔忡為掌中灼熱或魘夢不寧為口苦舌乾或口舌糜爛在肺則為痰嗽乾欬為氣逆喘促為鼻中燥熱為顴紅吐衄甚則吐涎白沫側眠咽痛音啞聲嘶在肝則為寒熱如瘧為頭項瘰癧杼脇脹肋痛為兩目澁痛為頭暈眼花為多怒為吐血在脾則為食減不化或惡心嘔吐為腹滿腹痛為腸鳴泄瀉肌膚消瘦此皆五藏

虛勞之本症。經曰治病必求其本。須審因何而損。何藏受傷。如因於色者。則知腎傷。縱有他經現証。亦當補腎爲主。而兼治他証。因於酒者。必當清肺爲主。此爲正治。然又當明其傳變。如腎傳心。心傳肺。肺傳肝。肝傳脾。脾再傳腎。此傳其所勝之藏。侮而乘之。謂之賊尅。大凶之兆。經曰諸病以次相傳者死。謂五藏以次相傳則尅徧也。難經曰七傳者死。謂如病始於腎。而脾復傳腎。是謂六傳已盡。不可再傳也。又如腎病不傳心。而傳肺。此間一藏而傳於生我之母。以母子氣通也如腎病不傳心肺而傳肝此間一藏而傳於已生之子以母及子也如腎病不傳心肺肝而傳脾此間三藏而傳已所不勝之藏經所謂輕而侮之也傳乘不明豈能療病虛勞一證方書皆以血虛氣虛陰虛陽虛混同論治而不知偏於陰虛者居多夫氣虛者面白無神言語輕微四肢無力脉來微弱陽虛者體冷畏寒手足逆冷溲清便溏脉沉小遲惟能服參耆溫補乃爲受補可治也而其陰虛之誤治者可詳而指之一在夫誤認陽虛命門之火龍火也亦謂

眞陽。如果腎中陰盛。龍火不得安其位。而爲上焦假熱。面赤煩燥口雖渴而不欲飲足冷過膝小便清長。右尺脉沉小而遲或浮大無根此陰盛逼陽之假証。宜用八味之屬氷冷與服以引火歸源也。至若虛勞之症。是因腎水眞陰虛極水不濟火火因上炎而致面赤唇紅。口鼻出血。齒痛齒衂。雖亦龍火上炎與虛陽上浮不同縱有下部虛寒足冷。要因虛火上升所致非眞陽衰而然故其小便必黄赤其脉必帶數有內熱的証可據。設用引火歸源之法是抱薪救火上焦愈熱而咳喘燥渴益甚咽痛喉爛諸証至矣一在乎誤認中寒腹痛之屬於虚寒者水谷不化而澄澈清冷必有寒虚之脉可憑今人一見腹脹腹痛食不消化腸鳴泄瀉等証便誤認爲虚寒而投理中温燥之劑再補其陽則陽益亢而陰亦竭矣更有見其脹滿泄瀉遂引經文清氣在下則生飧泄濁氣在上則生䐜脹而用補中益氣反提陰氣上逆以致咳喘頻增吐衄交至而立見危亡也一在乎誤認外感世之眞陰虚而發熱十之六七亦與外感無異火逆冲上

則頭微脹痛火熱襲肺則時亦鼻塞陰虛陽陷入裏則洒淅惡寒陰虛陽無所附則浮越肌表而熱但其發時必在午後先洒淅惡寒少頃發熱至寅卯時微汗而熱退或無惡寒而午後發熱必現腎虛之証或兼唇紅顴赤口渴煩燥六脉極數或虛數無力此宜大劑滋陰若誤作外感表之則魄汗淋漓諸虛蜂起有失血之人表亦無汗經所謂奪血者無汗也再強發之必然吐衄爲下厥上竭之証此尤人多孟浪者也一在乎誤用苦寒瀉火實火爲病可以直折虛火

爲病非寒可清非惟不能清熱抑且敗其胃氣食少泄多將何以救甚者見其燥結妄用硝黃不知腎主二便腎主五液腎液既虧自不濡潤滋其陰潤其燥而使自通彼既虧之陰豈能勝硝黃之攻伐乎一在乎誤用二陳攻痰痰在脾經爲濕痰滑而易出若稀如清水爲痰飲濕者燥之半夏自爲正治若陰水不足肺受火傷津液凝濁不生血而生痰此當潤肺滋陰使上逆之火得反其宅痰自消矣二陳之燥立見其殆一在乎誤用參耆助火凡虛勞之可用參耆者

肺必無熱也。肺脉按之而虛。必不見數。故有土旺生金。勿拘拘於保肺之說。若其火已爍金而發欬。火蒸津液而爲濃痰。君相亢甚而血隨上逆矣。猶引陽生陰長。虛火可補之言。漫用參耆。因之陽火愈旺。金益受傷。所以好古有肺熱還傷肺。節齋有服參必死之叮嚀也。至於血脫者。益氣而用之。則又不在此例矣。此內傷虛損之所爲難治也。醫可不細審而明辨之哉。

按孫眞人云。補脾不如補腎。許學士云。補腎不如補脾。兩先生深知二藏爲生人之本。而有相贊之功。故其說似背。而其旨寔同也。救腎者必本於陰血。血主濡之。血屬陰主下降。虛則上升。當斂而抑也。理脾者必本乎陽氣。氣主煦之。氣屬陽主上升。虛則下陷。當升而舉也。是內傷虛損之治。補腎健脾法當並行。經曰。腎者主水。受五藏六府之精而藏之。精藏於此。氣化於此。精卽陰中之水也。氣卽陰中之火也。故命門之水火。為十二經之化源。火不畏其衰。水則畏其少。所以保陰。六味左歸之屬。皆甘寒滋水添精之品。補陰以配陽。正王大僕所謂壯水之主。以制陽光。朱册溪所謂滋其陰則火自降也。則可知因於色者。固當補腎矣。而因於酒者。清金潤燥爲宜。而保陰之屬。仍不可廢。葢補北方。正所以瀉南方而救肺也。因於思慮者。清心養血爲宜。而佐以保陰。所謂壯水而火熄。勿亟亟於清心是也。因於勞倦者。培補脾陰爲宜。而佐以保陰。經曰。有所遠行勞倦。逢火熱而渴。渴則陽氣內伐。熱舍於腎。故知勞倦傷脾。內熱者必及腎也。若忿怒傷肝動血。保陰六味丸爲正治。葢水旺則龍火不炎。雷火亦不發。乃肝腎同治之法。而脾胃爲後天根本。經曰安谷則昌。益精生於谷。飲食多。自能生血化精。雖有邪熱。藥得以制之。久則火自降。而陰自復也。若脾胃一弱。則飲食少。而血不生。陰不能以配陽。必五藏齊損。故越人歸重脾胃而言。一損損於肺。皮聚而毛落。二損損於心。血脉不能榮養藏府。三損損於脾。飲食不爲肌膚。四損損於肝。筋緩不能自收持。五損損於腎。骨痿不能起於床。從上而下者。過於腎則不治。至骨痿不能起於床者死。從下而上者。過於脾。則不治。至皮聚而毛落者死。所以仲景治虛勞惟用甘葯建立中氣以生血化精一遵精不足者補之以味之旨也味非獨葯也補以味而節其勞則精貯漸富大命不傾而經云陰陽形氣俱不足者補以甘葯故中氣不足者非甘葯不可況土強則金旺金旺則水充又男子以脾胃爲生身之本女子以心脾爲立命之根故治虚損當以調養脾胃爲主耳然以甘寒補腎不利於脾辛温扶脾愈妨於腎貴宜於補腎之中不脱扶脾補脾之中不忘滋腎斯爲善也要以兩者並衡而較重脾土以脾上交於心下交於腎

故也。若或腎火虛而勢危困者，則於補水之中再補其火，則不獨腎家之水火相濟，而補脾之功亦寓於中矣。是在人之神而明之已耳。予嘗深爲內經精不足者補之以味，與陰陽形氣俱不足者調以甘藥之旨，酌取甘而不寒、溫而不燥諸品合成方劑，用治虛損漬漸，與服頗多濟益也矣。

按內傷勞損病之至劇至危者也。自內經、難經明其根源脉證治法，賴仲景金匱闡發其義，始得以窺其微妙。至東垣主于補中益氣，丹溪主于滋陰降火，究亦舉一節以立言。非以概其全體也。迨後喻嘉言深体金匱之旨。誠得治虛損之良法耳。而薛立齋張景岳李士材諸公。又何嘗非遵內典以著論施治也。近世醫流未能融會貫通。往往膠柱鼓瑟。物而不化。予嘗見其治虛損也。每執乎滋陰降火而奉知柏四物爲神丹。不知丹溪所以用之者。爲救其偏於扶陽之獘也。彼不嘗用人參斤許以爲治瘵乎。其全書原自可考焉。抑又有重用地黃爲滋陰補腎者。不知此惟景岳用之。但彼多有人參以相幹旋。藉以固其元氣。

而鼓舞藥力，不至有泥膈壞胃之愆。今則無參可用，安能重用地黃耶？此皆不善讀書以明其理，何漫以醫任而夭枉人命也哉！然而補陽則又未可苟矣。古方用桂附以補命門之眞陽，若虛損而至失血，則辛熱之藥大非所宜。故嘉言深契金匱建中之義，惟在補脾中之陽氣，而謂桂附之用，恐已虧之血無能制其悍，而未動之血不可滋之擾也。試深繹其言，惟用稼穡作甘之本味，而酸鹹辛苦在所不用。舍是別無良法，則可知勞損而不失血，成方有可專施；勞損而至失血成方未可盡泥也。子所以於乾血勞證。而不存金匱之大黄䗪虫湯。百勞丸。以其過於峻刼。未敢輕用。勿令昧昧者之貽害無窮也。謬爲僭削。仁人君子諒有以明其用心者矣。

内傷集要卷三終

花字

内傷集要 四之三

內傷集要卷四

楚攸蔡貽績乃菴氏手輯　受業 楊心濬壽源 侄良顯康齋 男謀祺維祚 劉登憲福田 訂字

內傷虛損失血經旨

經曰、黃帝曰、何謂血。岐伯曰、中焦受氣。取汁變化而赤。穀入於胃。脈道乃行。水入於經。其血乃成。營者五穀之精氣也。調和於五藏。洒陳於六府。乃能入於脈也。故循脈上下。貫五藏經六府也。血爲營。營於內。目得血而能視。足得血而能步。掌得血而能握指得血而能攝。血脫者色白。天然不澤。心主身之血脈。諸血者皆生於心。人臥血歸於肝。肝藏血。血有餘則怒。不足則恐。孫絡外溢則經有留血。氣血以升。陰陽相傾。氣亂於衛。血逆於經。氣血離居。一實一虛。血并於陰。氣并於陽。故爲驚狂。血并於陽。氣并於陰。故爲熱中。血并於上。氣并於下。心悗善怒。血并於下。氣并於上。亂而喜忘。血氣者喜溫而惡寒。寒則泣不能流。溫則消而去之、氣之所并爲血虛。血之所并爲氣虛。帝曰、血并爲虛。氣并爲虛是無實乎。岐伯曰。有者為實。無者為虛。故氣并則無血。血并則無氣。今血與氣相失。故為虛焉。絡之與孫脈俱輸於經。血與氣并。故為實焉。血之與氣并走於上。則為大厥。厥則暴死。復反則生。不反則死。　血脈和。則精乃居。　營衛者精氣也。血者神氣也。故奪血者無汗。奪汗者無血。故人有兩死而無兩生。　卒然多食飲而腸滿。起居不節。用力過度。則絡脈傷。陽絡傷則血外溢。血外溢則衄血。陰絡傷則血內溢。血內溢則後血。　不遠熱則熱至。血溢血泄之病生矣陽氣者大怒則形氣絶而血菀於上。其人薄厥。怒則氣逆甚則嘔血及飧泄故氣上矣。脾移熱於肝。則爲驚衄。　胞移熱於膀胱則爲癃溺血。　脈實血實。脈虛血虛此其常也。反此者病。　脈盛血少。所謂反也。脈少血多。所謂反也。　穀入多而氣少者得之有所脫血濕居下也。　脈小血多者飲中熱也。　脈大血少者。脈有風氣。水漿不入。此之謂也。　臂多青脈。曰脫血。　安臥脈盛。謂之脫血。　悲哀太甚則胞絡絶。　陽氣內動。發則心下崩數溲血也。　臂足少

陰也是動則病饑不欲食欬唾則有血　喝而喘少
陰所謂欬則有血者陽脈傷也陽氣走盛于上而脈
滿則咳故血見於鼻也　陽明厥逆喘咳身熱善驚
衄嘔血　陽明司天咳不止而血出者死　結陰者
便血一升再結二升三結三升　婦人之生有餘於
氣不足於血以其數脫也　夫人之常數太陽常多
血少氣陽明常多氣多血少陰常多氣少血太陰常
多血少氣此天之常數也　月事不來者胞脈閉也
胞脈屬心而絡於胞中今氣上迫肺心氣不得下通

故月事不來也　鹹走血血病無多食鹹陽病發於血目久視傷血　苦走血血病無食苦凡太陽太陰少陽少陰司天在泉之年皆有見血等症　凡血逆行難治順行易治無潮熱者輕有潮熱者重潮盛脈大者死　九竅出血身熱不得臥者卽死　凡血症陽盛則身熱多渴陰盛則身涼不渴身涼易愈　如心肺血破血若湧泉口鼻俱出者不治　淫而形脫身熱色夭然白反後下血衃血衄篤重是爲逆　血溢上行或唾或嘔或吐皆凶也若變而下行爲惡痢

者順也。上行爲逆。其治難。下行爲順。其治易。故仲景云。蓄血症。下血者當自愈。若無病之人。忽然下血。痢者。其病進。無故忽然泄下惡血。名曰心絕。爲難治傷寒太陽症。衄血者病欲愈。熱結膀胱。而血自下者。亦欲愈。鼻頭黑白者。亡血也。蓄血爲瘀血積蓄也。血蓄上焦。則善忘。血蓄中焦。胸滿身黃。漱水不欲嚥。血蓄下焦。則發狂。糞黑。小腹硬痛。蓄血外症。痰嘔燥渴。昏憒迷忘。常喜湯水漱口。凡病日輕夜重。便是瘀血。發狂喜漱水而不欲下咽。

内傷虚損失血脈法

經云，脈得諸濇濡弱爲亡血。諸症失血，皆見芤脈。脈貴沉細，浮大難治。芤爲失血，濇爲少血。吐血之脈必大而芤，大爲發熱，芤爲失血。衄血不止，脈大者逆。脈至而搏，血衄身熱者死。腹脹便血，脈大時絶者死。若吐衄血，脈當沉細，反浮大而牢者死。失血而脈實者難治。吐衄血脈滑數者難治。諸失血症，脈大且數者殆。安卧脈盛，謂之脫血。失血脈數大爲陽盛，濇細爲少血，細數爲陰火鬱於陰中芤爲失血血虛氣不歸附也弦緊脇痛爲瘀結諸血皆屬於肝也脈來寸口大尺內微爲肺中伏火尺中盛則寸口虛大爲腎虛陰火尺滑而疾爲血虛有熱右手虛大爲脾胃之火左手數盛爲肝胆之火大抵失血脈微弱細而和緩易治洪數實大弦急或雖小按之如引葛如循刀及衄血身熱脈至而搏嘔血胸滿引背脈小而疾者皆不治

肺脈搏堅而長當病少血　心脈微濇爲血溢肺脈微急爲寒熱怠惰咳嘔血肺脈微滑爲上下出血濇甚爲嘔血肝脈大

甚爲內癰善嘔血脾脈微濇爲㿗多下濃血腎脈微濇爲不月血泄者脈急血無所行也秋脈不及則令人喘呼吸少氣而欬上氣見血下聞病音　衂而不止是爲逆　欬且溲血脫肉其脈小勁或搏是爲逆身熱脈大者難治身凉脈靜者易治　六脈弦細而濇按之空虛其色必白而夭然不澤者脫血也

內傷虛損失血症治

萬物生成之道惟陰與陽人有陰陽卽爲血氣陽主氣故氣全則神旺陰主血故血盛則神強人之初生

必從精始。血卽精之屬也。但精藏於腎。所藴不多。而血富於衝。所至皆是。蓋其源源而來。生化於心。總統於脾。藏受於肝。宣布於肺。施泄於腎。灌溉一身。無所不及也。是以人有此形。惟賴此血。故血衰則形萎。血敗則形壞。而百骸表裏之屬。凡血虧之處。則必隨所在。而各見偏廢之病。倘至血脫。則形何以立。氣何以歸。亡陰亡陽。其危一也。然血化於氣而成於陰。陽虛固不能生血。所以血宜温而不宜寒。陽亢則最能傷陰。所以血宜靜而不宜動。苟能察其精義而得養營之道。又何血病之足慮哉。

血本陰精、不宜動也。動則爲病。血主營氣。不宜損也。損則爲病。蓋動者多由於火。火盛則逼血妄行。損者多由於氣。氣傷則血無以存。故有以七情而傷氣者、有以勞倦色慾而動火者。有以色慾勞倦而傷陰者。或外邪不解而熱鬱於經。或縱飲不節而火動於胃。或中氣虛寒則不能收攝而注陷於下。或陰盛格陽。則火不歸源而泛溢於上。是 故妄行於上則見於七竅、流注於下則出乎二陰。或壅瘀於經絡則發爲癰疽膿血。或鬱結於腸。藏則留爲血塊血癥。或乘風熱則爲斑爲疹。或滯陰寒則爲痛爲痺。此皆血病之症也。若七情勞倦不知節。潛消暗爍不知養生。意本虧而耗傷弗覺。則爲營氣之羸。形體之敝。此以眞陰不足。亦無非血病也。故凡治血者。當察虛實。是固然也。若實中有虛。則於疼痛處有不宜於攻擊者。此似實非實也。熱中有寒。則於火症中有速宜溫補者。此似熱非熱也。夫正者正治。誰不得而知之。反者反治。則吾未見有知之者。矧反症甚多。不可置之忽略也。

失血於口者。有咽喉之異。蓋上焦出納之門戶。惟咽與喉。咽爲胃之上竅。故由於咽者。必出於胃。喉爲肺之上竅。故由於喉者。必出於肺。而肺總五藏之清道。咽連於胃。而實統六府之濁道。此其出入於肺者。人之病在五藏。而不知出於胃者。亦多由於五藏也。何也。內經曰。五藏者。皆稟氣於胃。胃者五藏之本。而五藏之病。獨不及於胃乎。古人云。嘔血者出於胃。豈知亦由乎藏也。蓋凡胃火盛而大吐者。此本家之病。無待言也。至若怒則氣逆。甚則嘔血者。亦必出於胃脘。

此氣逆在肝木邪乘胃而然也又如慾火上炎甚則嘔血者亦出於胃脘此火發源泉陰邪乘胃而然也由此觀之則凡五志之火皆能及胃但欬而出者必出於喉出於喉者當察五藏嘔咯而出者必出於咽出於咽者五藏六府皆能及之且胃爲水穀之海故爲多氣多血之府而實爲衝任血海之源故凡血枯經閉者當求生血之源源在胃也而嘔血吐血者當求動血之源源在藏也於此不明濟者鮮矣

失血一發頗多欬嗽生痰上氣面青少澤其脉肝部獨傷原於忿怒之火無疑合色脉詳諦總是陰血不

足也。夫脈之充也。色之華也。皆氣與血之爲也。以脫血。故致令氣亦脫。每每上升。胸膈喘促。脹悶不利於言語。行持。誠欲氣不上升。無過於血日滋長。暗將浮游之氣。攝入不息之中。乃爲良治。然胸膈肺胃頑痰膠固。似乎痰不亟除。則無生血之法。惟先以微陽藥開其痰。繼以純陰峻投。生其血。久久血生。而氣反血室。如浪子歸家。轉能興家。所藉以驅膠結之痰者。即此氣也。庶幾痰去氣存。而病自痊耳。然飲食最宜致慎。不特肥甘生痰。厚味傷陰已也。人身自平旦至日中行陽二十五度飲食易化自日中至夜分行陰二十五度飲食不消故易成瘀故賢人常以秋冬養陰法天地之收藏況乎血欲不再脫尤貴退藏於密而厥陰肝木受病其憔悴之色見於三時者猶可諉之病色至春月發榮之時更何諉耶春月之榮不自春月始也始於秋冬收藏之固設冬月水藏所儲者少春月木即欲發榮其如泉竭不足以溉苞稂何故失此不治至春病危殆始圖之則萬無及矣

人身血爲陰男子不足於陰故以血爲寶是以失血

之症。陰虛多致發熱。面色多致枯黑。肌肉多致消瘦。彼嗜酒之人。飲醇傷胃。胃爲水穀之海。多氣多血。平素水穀充養之精華。以漸內虧。而外不覺也。胃脈從頭至足。本下行也。以嘔血之故。逆而上行。則呼吸之音。必至喘急矣。胃之氣傳入大小腸膀胱等處。亦本下行也。以屢嘔血之故。上逆而不下達。則腸腹之間必致痛悶矣。胃氣上奔。嘔逆橫決。則胸中之氣必亂。至緊逼痛楚。則亂之甚矣。胸中有限之氣。無處可容。勢必攻入於背。以背爲胸之府也。至於肩髃骨空鑽如刀刺則入之深矣故一胃而分三脘胃中既亂氣血混矣胃之上爲膈其心煩多怒者正內經所謂血并於膈之上氣并於膈之下致然氣血倒矣所以內經又言血并於陽氣并於陰乃爲熱中病者之嗜飲爲熱積胃中而或嘔血者必以醉飽入房而得之蓋人身氣動則血動而媾精之時其血太動精者血之所化灌輸原不止胃之一經獨此一經所動之血爲醉飽之餘所阻不能與他之血續續於不息之途是以開此脫血一竇而竟成熟路矣然不惟胃之經

也胃之大絡貫膈絡肺不辨其絡亦孰知膈間緊逆
肺間氣脹痰膠爲胃病之所傳哉
失血診其脾脈大而空腎脈小而亂肺脈沉而伏此
患在亡陰經云暴病非陽久病非陰失血數年其爲
陽盛陰虛無疑況食減而血不生漸至肌削而血日
槁虛者益虛盛者益盛勢必陰火大熾上炎而傷肺
金欬嗽生痰清肅下行之令盡壅由是腎水無母氣
以生不足以蔭養百骸肢體瘦損每申酉時灑淅惡
寒轉而熱至天明微汗始退也

吐血者營氣溢入濁道留聚膈間滿則吐血名曰內衄然先哲皆以爲熱其因於寒者理亦有之何則寒邪屬陰營血亦屬陰風傷衛寒傷營各從其類人果身受寒邪口傷寒物即入血分鬱遏內熱無從發泄血乃沸騰在上則從口而出在下則從便而出若此者實病機之所有也但其血色之黑與吐血因熱極而反兼水化者相似茲則宜於脈症間求之脈微遲而身清涼者寒也洪數而身煩熱者熱也寒則溫之熱則清之治法大不同矣若吐血發渴者名爲血渴

宜四物湯十全大補湯凡古方純用補氣不入血葯何也蓋陽統乎陰血隨乎氣有形之血不能速生無形之氣所當急固也凡失血後發熱名曰血虚發熱古方用當歸補血湯黄耆一兩當歸四錢名爲補血而以黄耆爲君陽旺能生陰血也

血之來也雖火以迫之然此火宜導以歸源則血亦歸經切忌寒凉則反激浮火上逆且傷胃氣脾愈不能統血矣更宜養肝使肝平而血有所歸切忌伐肝蓋肝爲將軍之官而主藏血吐血者肝失其職也若

再伐之則無力攝血收藏而血愈不止也更宜行血不宜止血蓋吐血者氣逆上壅而血不行經絡行血則血循經不止自止耳若勉強止之則瘀血凝滯胸脇脹滿發熱惡食反成痼疾況血生化於脾而脾又統血倘不調理脾胃爲主而槪用四物純陰傷胃徒增其病矣故失血諸症每以胃藥收功褚氏云血雖陰而運之其陽和乎觀時珍發明藥性謂童便性溫不寒飲之入胃隨脾之氣上歸於肺下運水道而入膀胱乃其舊路故能治肺病引火下行其味鹹而走

血。故治血病。但當乘熱。卽飲。則眞氣尙存。其行自速。冷則惟有鹹寒之性而已。彼用苦寒以爲滋陰降火、者。曷弗思之甚也。

凡治血症前後調理。須按三經用葯以心主血脾統血。肝藏血。而歸脾湯一方。三經之主劑也。遠志棗仁補肝以生心火。茯神龍眼補心以生脾土。參耆朮草補脾以固肺氣。木香者香先入脾。總欲使血歸於脾。故以歸脾湯名。有鬱傷脾思慮傷脾者。尤宜。火旺者加山栀丹皮。火衰者加丹皮肉桂。又有八味丸以培

先天之根治無餘法矣

夫血病而用血藥亦必兼氣藥爲主經曰無陽則陰無以生血血脱者益氣爲血不自生必得陽和之藥乃生陽生則陰長也若單用血藥血無由而生反有傷犯中州之患矣東垣云人参甘温補肺氣肺氣旺則四藏之氣皆旺精自生而形自盛也自王好古節齋之論出而天下皆以人参爲虛勞毒藥殊不知肺家本有火右寸脈必大而有力東垣所謂欝熱在肺者誠當勿用若肺虛而虛火乘之肺已被病非人参

何以救之、古方治肺寒以溫肺湯、肺熱以清肺湯、中滿以分消湯、血虛以養營湯、皆用人參、自內經以至諸賢諄諄言之、以氣藥有生血之功、血藥無益氣之理、可謂深切著明、人亦奈何不察耶。

虛損吐血、傷其陰也。故或吐或衄、所不能免、但其火盛而載血逆上、其脈症之間、自有熱症可據、急則治標。不得不暫用清涼瀉之。若陰虛而兼微火、則當養血而不可過用寒涼。若無實火、而全屬傷陰、則陰虛水虧、血由傷動、此宜純甘養陰之品、以靜制動、以和治傷使陰氣安靜得養則血自歸經矣若血而兼嗽者陰虛連肺也因勞役而動血者心脾腎三陰受傷也若陰虛於下格陽於上六脈無根而大吐大衂者此火不歸源眞陰失守而然惟因思慮勞倦過傷者多有此症也若因勞倦而素易嘔泄者多有脾不攝血也若大吐大衂而六脈細脫手足厥逆危在頃刻而血不止者速用止血也若血脫至盛氣亦隨之因是厥逆昏憒者速當益氣也倘用寒凉則殆矣總之失血必其陰分大傷使非加意元氣培養眞陰而或

用寒涼則其陰氣益損血雖得止而病必日敗矣

凡失血無論衄血出於經欬血出於心嗽血出於肺吐血出於胃咯血出於腎嘔血出於肝唾血出於脾但以色紫黑者爲瘀積久血色鮮紅者爲暴寒新血色淡青者爲氣虛挾痰總屬炎火沸騰故治血以降火下行爲首務不可驟用酸寒收斂使瘀積發熱轉增上炎之勢先用瑞金丹次用童眞丸引血與火下行最速若血色甚赤吐出即凝剔起成片如柿皮者此守藏之血因眞陰受損而脱雖能食倍常必驟脱而死

若吐淡紅如肉如肺者謂之咳白血此肺腎並傷雖淹歲月亦終不救也

內經論風寒暑濕燥火六氣之變皆能失血若不察其所因槪與寒涼折之變乃生矣服寒涼後症雖大減脈反加數者陽鬱也宜升宜補倘執迷不省復用寒涼者必死而後已七情妄動形體瘦勞陽火相迫致血妄行脈洪多熱口乾便濇宜行涼藥若使虛氣挾寒陰陽不相爲守血亦妄動必有虛冷之狀所謂陽虛陰必走也更驗其血之色必瘀晦不稠非若火

盛迫血妄行之色濃厚紫赤也。宜理中湯加肉桂收攝之。因氣而發者。加香附烏藥。或飲食傷胃。亦主吐衂。加香附查麯。勞嗽吐血。上熱下寒。四味鹿茸丸。選用之。久病虛勞失血。血枯發熱。及女人經閉血竭者。宜四烏鰂骨一藘茹丸。或四物換生地加桃仁䗪虫爲丸服。吐血成升斗者。花蕋石散。然必陽虛不能制陰氣暴逆者爲宜。若氣虛血隨火湧者。誤用必殆。宜十灰散。若胃脘蓄血者。吐血多而久不止者。並宜獨參湯主之。氣虛有熱。保元湯加童便藕汁。即有血亦無碍一切失血。或血虛煩渴。燥熱不寧。五心煩熱宜聖愈湯。血症既久古人多以胃葯收功異功散加丹皮山葯澤泄。欬嗽更加萎蕤。此虛家神劑也。

凡治血症。須知其要。而動血之由。惟火與氣耳。故察其有火無火氣虛氣實。而得其所以則治血之法無餘義矣。

凡憂慮過度。損傷心脾。以致吐血咯血其症當見氣短氣怯形色憔悴。或胸懷鬱怒。食飲無味。或腹雖覺飢而不欲食。神魂驚困。而臥不安若素多勞倦思慮或善嘔吐或常泄瀉而致吐血下血者是皆脾虛不能攝血非火証也治當培其中氣切不可用清寒等藥格陽失血之症多因色慾勞傷過度以致眞陽失守於陰分則無根之火浮泛於上多見上熱下寒或頰紅面赤或喘促躁煩而失血不止但其六脈細微四肢厥逆或小水清利大便不實者此格陽虛火証也治當引火歸源若用寒涼陽絶則死矣凡所吐之血色黑而黯必停積失位之血非由火逼而動也或面白息微脈見緩弱身體清涼者此必脾腎氣虛不

能攝血而然。若用寒凉必致殆矣。暑氣逼心。火毒刑金。多令人吐衄失血。然暑熱傷心。又能傷氣。證必脈虛氣弱體倦息微。若但知爲熱而過用寒凉。則氣必愈傷而害斯甚矣。凡血逆上焦。紫黑成塊。或痛或悶。結聚不散者。惟宜行散。大都治血之法。多忌辛散。恐其動血也。惟此留滯之血不妨用之。或韭汁亦善行瘀也。吐血不能止者。惟飲童便最妙。或搗側栢葉汁。以童便二分酒一分。和而飲之。大能止血。

凡鼻口見血。多由陽盛陰虛。二火逼血而妄行也。蓋血隨氣上有升無降惟宜補陰抑陽則火清氣降而血自靜矣凡火盛逼血妄行者或上或下必有火脈火症可據乃可以清火爲先若以假火作眞火則害不旋踵矣凡氣逆於上則血隨氣亂而錯經妄行此必有氣逆喘滿或脇痛脹或尺寸弦緊等症脈則當以順氣爲先氣順則血自寧也其或實中有虛則消耗斷不可用矣若火不盛氣不逆而血動不止者乃其元氣受損營氣失守病在本根而然經曰起居不節用力過度則絡脈傷陽絡傷則血外溢血外溢則

吐衄陰絡傷則血内溢血内溢則後血此二言最得損傷失血之源故凡治損傷無火無氣而失血不止者不宜妄用寒凉以伐生氣又不宜妄用辛燥以動陽氣而治此之法但宜純甘至靜之品培之養之則營氣自將寧謐不待治血而自安矣且今人以勞傷而病者多屬此症若不救根本終致敗亡矣

失血之症凡見喘滿欬嗽及左右胸脇間有隱隱脹痛者病在肺也若胸膈膻中間覺有牽痛如縷如絲或懊憹嘈雜有不可名狀者病在心主包絡也若胸

腹膨脹不知飢飽飲食無味多漚沫者病在脾也若脇肋牽痛或躁擾喘急不寧往來寒熱者病在肝也若氣短似喘聲啞不出骨蒸盜汗動氣忡忡者病在腎也若大嘔大吐煩渴頭痛大熱不得臥者病在胃也於此而察其兼症則病有不止一藏者皆可參合以辨之也吐血之病在偶有所傷而根本未搖者但隨其所傷宜清則清宜養則養隨藥可愈無足慮也惟積勞積虛以致元氣大虛眞陰失守乃爲危証凡患此者非加意慎重而徒恃藥力以求活則誠難矣凡戒盆無

聲爲吐或咯而出血屑甚咯而出帶紅絲爲咯血因勞損而氣虛脈靜或微弦無力既非火証又非氣逆而血妄行者此眞陰內損絡脈受傷而然惟用甘醇補陰培養絡脈俟營氣漸固而血自安也此証最忌寒涼吐血咯血凡兼口渴咽痛躁煩喜冷脈滑便實小便赤熱等証此水不濟火陰虛陽盛而然治當滋陰壯水而大忌辛溫也吐血全由火盛逼血上行而根本多傷宜察其火之微甚而治之若胃火熱甚而煩渴頭痛氣壅或兼便結腹脹者治當瀉火若兼陰

虛水虧則宜慎之也
吐血而傾盆盈碗或鮮散中兼帶紫黑大塊吐後不即凝結蓋血出於胃以其雜水穀也皆勞力内傷中氣而得亦有醉飽接内而致者治法不可驟止亦不宜峻攻只宜清理胃氣以安其血若血色瘀晦如汚泥爲陽不致陰宜花蕊石散温以散之吐血初起脈洪數者屬外因須用參蘇飲加當歸茯苓蓋茯苓能守五藏眞陰瀉腎中伏火去脾胃中濕數劑後脈數退而洪不退者用六味地黄加沉香以納氣歸源者

洪退弱極用異功散以補脾生肺慎不可用寒涼耳
吐血脈洪大弦長按之有力上膈壅熱胸似滿痛精
神不倦或血似紫黑塊者用荆芥丹皮當歸阿膠酒
大黄桃仁泥之屬從大便導之不知此而用四物湯
加芩連知栢行之使氣血俱傷脾胃俱敗百不一生
也若飲酒過多傷胃吐血四君子加香砂甘葛因食
大過不能消化煩悶強嘔因傷胃吐血腹中絞痛自
汗其脈緊而數者難治枳實理中湯加丹皮扁豆灰
勞心太過吐血不止歸脾湯去木香加麥冬阿膠有

時吐血兩日隨即無事數日又發經年累月不愈者
小烏沉湯送黑神散不時常服吐甚不止者栢葉干
姜等分加艾葉少許入童便服暴吐血新後止用燕
窩氷糖各四錢同煮服之五七日永不發吐血發渴
名血渴十全大補湯生脈散加干葛量胃氣虛實用
之吐血脈微細爲順洪大爲逆血若暴湧如潮喉中
汩汩不止脈見虛大此火勢未歛急以熱童便或藕
汁服之俟半日許脈勢稍緩可進調養之葯倘寸關
鹽弱而尺中微弦爲陰虛須防午後陰火上升上午

宜獨參保元以統其血下午與六味丸加童便以濟其陰服後脈漸調和飲食漸進肢體輕爽面色不赤足膝不冷身不灼熱額無冷汗溲便如常雖有紫黑血塊時欲咯出而無鮮血上行尚屬可治若血雖止而脈大不減或雖小而弦細數疾或弦硬不和勿輕許爲可治亦有他部柔和而左關尺弦強者爲陰虛火旺最爲危兆其變有三一則陰火引血復上而暴脫一則虛陽發露而發熱一則火上逼肺而喘欬此終不救也諸失血後倦怠昏憒面色憔悴懶於言語

宜獨參湯加陳皮所謂脱血益氣也失血後頭昏發熱此虚火上炎外擾之故不可誤認外感婦人倒行血溢於上蒸熱咳嗽不已及男子精未完而御女而成虚勞失血并宜烏骨雞丸選順丸選用之若血色晦淡不鮮無論上吐下失但當用温熱之劑如甘草干姜温理中氣切忌寒凉若至衃血血水則難已矣血脱用人參益氣以固氣血惟血色鮮明或暑見紫塊者宜之若見晦淡者爲血寒而不得歸經須兼炮黑干姜温之尺部脈弦用生料六味加肉桂引之亦

有用肉桂爲末和獨參湯服者若血色如珠光亮如漆吐出卽乾以指甲剔之成片而起者雖能食不倦後必暴脫而死若血中見似肉似肺如爛魚腸此胃中脂膜爲邪火所爍凝結而成方書咸謂必死然吐後凝結旣去而不發熱能進飲食今服小劑異功保元大劑六味都炁多有得生者不可盡委之不救也嘔血成碗而有聲怒氣傷肝動肝火則火載上行動肝氣則氣逆血奔所以皆能嘔血肝火盛者必有煩熱脈証肝氣逆者必有胸脇痛滿等症但凡肝氣爲

邪每多侮土故常致脾胃受傷及營血失守而脈虛
神困治宜理其中氣勿謂始因怒氣而專意伐肝也
然血從腹脇而上大嘔而出本肝火內旺鼓激胃中
之血上湧也而症治猶有三焉一或暴怒火逆傷肝
其症胸脇痛甚則厥逆柴胡疎肝散加酒大黃亦或
極勞奔馳傷肝其症遍身疼痛或時發熱犀角地黃
湯加當歸肉桂桃仁泥亦或竭力房勞傷肝其症面
赤足冷煩燥口渴生脈散加減八味丸若陽衰不能
內守而嘔者異功散研服八味丸然不戒房室思慮

勞役終不救也
唾血者平時津唾中有鮮血或如絲或浮散者此屬思慮傷脾脾虛不統血也有兼心兼胃兼腎之不同兼心加味歸脾湯兼腎六味丸加肉桂兼胃四君子湯加黄耆山葯粟米名七珍散食少溏清者異功散加扁豆灰胃中痰食不清吐血加半夏生姜卽白扁豆散
欬血者因咳嗽而見血或乾欬或痰中見紅絲血點一兩口氣急喘促此雖肺體自燥亦爲火逆欬傷血

膜而血隨痰出也其脈微弱平緩易治弦數緊實氣促聲嘶咽痛者不治得此症者若能靜養庶有生理治宜清金壯水爲主欬血久而成瘵或勞成而欬血肌肉消瘦四肢倦怠五心煩熱咽乾頰赤心中潮熱盜汗減食異攻散加阿膠或四君子加鱉甲麥冬黃耆五味陰虛火動而欬血或痰中有血星如珠者生料六味丸加茜草根烏賊骨童便欬血不止至夜發熱吐痰或帶血絲者六味丸加蛤粉童便臨臥服欬唾膿血欬即胸中隱隱痛脈反滑數或數實者此爲

肺癰也。

咯血者不嗽而喉中咯出小塊。或血點是也。其症最重。而其勢甚微。常咯兩三口即止。蓋緣房勞傷腎陰火載血而上。亦有兼痰而出者。腎虛水泛爲痰也。陰虛多火。黑瘦之人。最忌犯此。初起宜清手足少陽厥陰諸經。遊散之火。後以六味丸加牛膝滋補腎陰。以安其血。不可用攻血藥也。滑伯仁曰咯血爲病最重。以肺金爲陰火所制。水虧火旺。逼而上行。逆之甚矣。經謂上氣見血。下聞病音。言喘出於腎而咯出於肺也宜用生料六味丸加麥冬五味、下靈砂丹治之。然多有兼於風寒飲食而發者。若兼風寒，則人迎緊盛或見弦緊，宜黄耆建中湯。不可誤認本病而與前藥，亦不可妄用他藥也。

溲血，經云胞移熱於膀胱，則癃溺。可知溺血之由，無不本諸熱者。多欲之人，腎陰虧損，下焦結熱，血隨溺出，脈必洪數無力，治當壯水以制陽光，溺血不止，牛膝一味煎熬，不時服之。有氣虚不能攝血者，玉屑膏最妙，方用人參、黄耆等分爲末，以白萊菔切片，蜜炙不時蘸食之。豈非虛火宜補宜緩之意歟。惟痛屬火盛。謂之血淋。不痛屬虛。謂之溲血。二者不可不辨。溲血先與導赤散加茯苓、作湯服。若不效。此屬陰虛。五苓散加膠艾、下四味鹿茸丸、小便自利後有血數點者。五苓散、加桃仁、赤芍。暴病脈滑實者大黃、滑石、甘草、延胡索、下之。元氣大虛而挾虛熱。所下如砂而色紅。有如血淋之痛。神砂、妙香散、加澤泄。病久滑脫者去黃耆、山葯、桔梗、木香、加煆飛龍骨、益智仁、郎王荆公妙香散。虛寒以此湯合四味鹿茸丸。老人溲血多是陰虛。亦有過服助陽而致者。多難治。惟大劑六味丸加紫菀茸作湯服。欬血溲血。形脫脈小勁而搏逆也。溲血日久。形色枯萎。癃閉如淋。二便引痛。喘急虛眩。行步不能者。與死爲鄰矣。

下血、血之在身。有陰有陽。陽者、順氣而行。循流脈中。調和五藏。洒陳六腑。如是者。謂之營血也。陰者、居於絡脈。專守藏府。滋養神氣。濡潤筋骨。若是藏感內外之邪傷。則循經之陽血。至其傷處。爲邪氣所阻。漏泄經外。或居絡之陰血。因畜留之邪。擗裂而出。則皆滲入腸胃而泄矣。世俗每見下血。率以腸風名之。不知風乃六淫中之一耳。或有風從腸胃經脈而入客者。或外淫風木之邪。內乘於腸胃者。則可謂之腸風。若其他不因風邪。而腸胃受火熱之淫。與寒燥濕怫鬱其氣。及飲食不節。用力過度。傷其陰絡之血者。亦謂之腸風可乎。蓋腸風所下之血。清而色鮮。四射如濺。乃風性使然。素問所謂久風入中則為腸風飧泄是也。先與瀉清丸一二劑。後與逍遙散加酒煮黃連羌活烏梅。虛人人參胃風散最捷。人所不知若肛門射血如線。或點滴不已者。乃五痔之血。當詳本門治之。血濁而色黯者。爲臟毒蘊積。毒氣久而始見也。宜小烏沉湯、下黑神散。脈實便秘勢盛者。臟連丸。腸風挾濕毒者。下如豆汁。兼紫黑瘀血。此醇酒厚味所釀。由足陽明隨經入胃。淫溢而下也。脈細而有寒者。升陽除濕防風湯。脈數有熱者。去二朮。加黃連、當歸、甘草。腸風下血。以劉寄奴草二兩。芽茶一兩。墨灰三粒。爲散。分三服。烏梅湯送下。其血止後。宜多服歸脾湯。下血久而不已。面色萎黃。下元虛憊者。四君子加黃耆、歸芍下斷紅丸虛甚十全大補湯去茯苓加防風潔古云下血防風爲上使黄連爲中使地榆爲下使陰結便血者厥陰肝血內結不得陽氣統運滲入腸間而下非謂陰寒內結也補中益氣倍黄耆加炮姜血枯大便燥結而下鮮紫血者此大腸燥結而下也一味槐角膠涼潤之又方眞麻油沖入腐花空腹食之三日而愈腸風便血一味旱蓮花濃煎葱白湯服立效又方劉寄奴半兩松蘿茶一錢烏梅肉一枚煎服效中蠱藏府敗壞下血如雞肝如爛肉心腹絞痛者

是也治用馬藺根末水服方寸七匙即吐出。
蓄血夫人飲食起居失節皆能使血瘀滯不行也。衂血者。血畜上焦。犀角地黃湯。心下手不可近者。血畜中焦。桃核承氣湯。臍腹下腫。大便黑者。血畜下焦。抵當湯丸。下瘀血湯。代抵當湯。血如泉湧不止者。外用否仁研細。拌白麪、水調塗之。
人有一時狂吐血。必本於火。然吐多。火必爲虛。況血去無血養身。又用泄火。重傷胃氣。無論血不驟生。氣亦不轉。必致氣脫而亡。法禁止血。當活血。不僅活血急固氣。蓋氣固。則已失之血漸生。未失之血再旺。用固氣生血湯。若吐血久者。不可服。

人有久吐血。未止。或半月。或一月一吐。或三月數次。或經年一次。雖咳嗽吐痰不已。委困殊甚。此肝腎病也。吐血未必皆肝腎病。然吐久未有不傷肝腎者。腎枯肝燥。龍雷之火不安。本宮下克脾胃。脾胃虛寒。火逆冲上。肺金挾胃血沸騰。隨口而出。必腎肝肺三經統補爲妙。用三台救命湯。後以地黃丸服之。

人有吐黑血。雖未傾盆。痰咳必甚。口渴思飲。此腎經

實火有虛無實蓋腎火又挾心包相火並起上沖耳腎火禁泄心包火亦禁泄乎然泄心包火必致傷腎惟肝爲心包母泄肝則母虛而子弱矣用兩泄湯

人有冒暑一時氣不及轉狂嘔血塊此暑邪犯胃必頭痛如破汗出如雨口大渴狂叫作虛治反劇宜清暑熱佐下降歸經藥則氣血自安用解暑止血湯

人有痰中吐血絲日少夜多咳嗽不已多不能眠此腎火沖咽喉不歸命門故沸爲痰上升心火又欺肺弱復來相刑故痰中見血絲用化絲湯此肺腎心三

經兼治加。去痰退火。藥愈後用益陰地黄丸。

人有太怒。吐血色紫。氣逆兩脇脹滿作痛。此因怒傷肝也。蓋肝藏血。怒則肝葉開張。血即不藏。肝氣急。怒則更急。血自難留。故湧出。往往有傾盆者。血湧肝無所養。自兩脇痛。輕則脹滿。急宜平肝。少加清凉。龍雷并收。一味止血。反拂火性。動其嘔逆之機。用平肝止血散。

人有咯血。血不驟出。先咳嗽。覺喉下氣不能止。必咯其血而後快。此乃腎氣逆。非肺逆也。蓋腎氣者腎中虛火也。虛火盛由於眞水衰。水衰則不能制火。火逆沖上。血宜太吐。何以必咳而出。蓋肺氣阻也。肺乃腎母。腎本有水火。肺乃生水。不生火。而腎火上奪肺血。肺不遠子。故兩相牽而咯血。用六味地黃湯加麥味滋水益肺以制火也。

人有咳嗽出血。多因勞傷耗腎水。水不能分給各藏。又多房勞。水益涸。水涸金生已泄。肺氣無如腎取給無已。肺求救於胃。胃受肝凌。不暇生肺。肝木生火。心火太旺。心旺必乘肺。而腎水不能制火。火凌肺愈甚故咳嗽吐血。治宜救肺。然救肺腎涸。肺仍顧腎。治須補腎。腎足肝平。心火息而肺安。用麥冬熟地地骨皮丹皮白芥子。

人有鼻衂經年不止。或愈或不愈。此較吐血少輕。然不治、或不得法。皆殺人。吐血犯胃。衂血犯肺。胃濁道。肺清道。犯濁道。五藏反覆。犯清道。止肺逆。然氣逆則一。逆則變生。宜調肺氣。但肺逆成於肺火。肺無火。肺火仍是腎水。肺因心逼。腎水來救。久之水涸。腎火來助。二火鬥。血從鼻上越。則調氣舍調腎。無他法。調腎在補水制火。用止衄湯。

人有耳出血。涓涓不絕。三日人斃。此病少。實有其症。耳。腎竅。耳流血。自是腎虛。然血不走胃。從口出。乃從耳出。心包火。引之耳。心包與命門火相通。胃為心包子。胃恐腎火害心。兼害胃。故引火上走於耳。耳竅雖細。原無冲決之處。而涓涓不絕。其能久乎。用塡竅止氣湯。

人有舌上出血。不止。舌必紅而爛裂。紋中有紅痕。血從痕出。久亦必殺人。此心火炎。腎水不濟也。邪水犯心則死。眞水養心則生。故心腎似相克，實相生。今水不交心，欲求腎養而不得，乃求救於舌下之廉泉。然腎足廉泉亦足。今腎水既不濟心，又何能上升於唇口？此廉泉欲自養方寸舌而不能，又濟心乎？故泉脈斷而井甃裂，亦無濟於心，并爛其舌。舌爛必流血。大補心腎，使交濟，舌血自斷。用護舌丹。

人有齒縫出血如線標，此腎火沸騰也。蓋齒屬腎，齒若堅固，無隙可乘。然腎爲本，齒爲末，腎中龍雷之火直奔咽喉，宜從口出，何以入齒？蓋腎火走任督，上趋唇齒。乘隙而出。火性急。齒縫隙小。故摽如線。用六味地黄加味治。

人有臍中出血。不多。如水流出。蓋臍通氣海。關元命門。烏可泄氣。雖但血流。日日如此。氣必隨泄。可不急治。此大小腸火。鬥於腸中。小腸火欲趨於大腸。大腸火欲升於小腸。兩不相受。火乃無依。上下莫泄。直攻臍隙而出。血即隨之。似宜急安二腸火。然火動腎枯。無水潤也。故治二腸火。仍須治腎。用兩止湯。

人有九竅出血。氣息奄奄。欲臥。不欲見日。頭暈。身困。

此血熱妄行。上走九竅。症較狂血走一經反輕。人身無非血。九竅出血。由近而遠。非盡從藏府出。法仍治藏府。不可止治經絡。以藏府統經絡也。用當歸補血湯加味治。

人有大便。或前或後出血。人謂糞前屬大腸火。糞後屬小腸火。其實皆大腸火。腸本無血。因大腸火燥干腸液。腸薄開裂。血從外滲入。腸裂在上。血來遲。腸裂在下。血來速。非小腸出血也。小腸出血。人立死。蓋小腸無血。出血則心傷。安能活乎。宜單治大腸。然腎主二便，腎水無濟於大腸，故火旺致便血，用三地湯。
人有尿血，痛濇馬口，如刀刺，人謂小腸火，不知小腸
出血，人立死，安得痛楚猶生。此因不慎酒色，欲泄不
泄，受驚而成，精欲泄，因驚縮入，精已離宫，不能仍返
腎内，小腸因驚不能直泄，其水則水積火生，熱極煎
熬，所留之精化血而出，實本腎精，非小便血也。法宜
解小腸火，然不利水，則水壅火仍不出，用水火兩通湯。
人有毛孔出血，或標或滲如線，或頭身或兩脛，皆肝
腎虧，火乘隙越出。舍補腎無二法，然補腎功緩，當急

補氣氣旺肺自旺。皮毛自固。用肺腎兩益湯。

人有唾血止唾一口。人謂似輕。不知實重。蓋唾出脾。不出於胃也。脾胃相表裏。血犯胃後天已虧。況更犯脾陰乎。胃主受。脾主消。脾傷不能爲胃化其津液。雖糟粕已變。但能化粗。不能化精。以轉輸於藏府而皆困。是脾唾甚於胃唾也。然脾之所以唾。仍責胃虛。不特胃虛。尤貴水衰。蓋胃爲腎關。門腎衰胃不能司開闔。脾血上吐。胃無約束。任其越出。故脾唾雖脾火沸騰。實腎胃二火相助。法平脾火。必須補脾土。補脾土以平脾火。必須補腎水。以止胃火。用滋脾飲。
人有兩目流血。甚直射出。女經閉。男口干唇燥。此腎
中火動。非肝血妄行也。蓋腎相火也。君火寧。相火不
敢上越於目。惟君火衰。心動嗜慾。相火即挾君以令
九竅。心系通於目。肝竅開於目。肝命門心包同爲相
火。同氣相助。沸騰上走。心肝之系竅。法似宜補心以
制腎火。然心既虛。補不易旺。必補腎生心。則心火不
動。腎火亦靜。用助心丹。
人有舌上無故出血不止。細觀有小孔。摽血。此心火

上升克肺也鼻衄犯氣道舌衄止犯經絡之小者耳然血出於舌無異血出於口出於口犯胃不犯心出於舌犯心不犯胃胃府心藏烏可忽視哉宜內補心液外塡舌竅之孔心火自寧舌血易止用補液丹

婦人有年未七七經先斷此爲血閉乃心肝脾氣鬱也若血枯則必死也經水乃天一之水出腎經至陰精有至陽之氣故色紅似血非血以經水爲血千古之誤果是血何不名血水古聖呼經水者以水出腎經名之也是經早斷必腎水衰涸何謂心肝脾氣鬱

蓋腎水生雖不由三經。而腎非肝氣相通。腎氣不能開。非心氣相交。腎氣不能上。非脾氣相養。腎氣不能成。一經鬱。則氣不入腎。腎氣即閉塞不通。況三經同鬱乎。腎水足。尚格格難出。況腎氣原虛。何以搆精盈滿化經外泄。此經閉似血枯耳。必散三經鬱火補腎仍補三經氣。則精隨經自通。用溫正湯。

室女有月經不來。腹大如娠。而乍赤乍白。脈乍大乍小。此爲鬼祟。非血枯經閉也。蓋心邪則鬼來。或夢裡求親。日中相狎。或託戚屬。貪歡。或言仙子。取樂久之精神。僅供腹中邪。邪旺正衰。必經閉血枯。欲導經邪。
據腹。經難通。欲生血。邪引精血。難長。因成癆瘵。至死
不悟。悲夫。宜先去邪。後補正。用蕩邪丹下穢物。後再
用調正湯。
婦人有血崩。雙目黑暗。昏暈於地。此非火盛動血。乃
虛火也。世治血崩。每用止澁。然虛火不補。易於冲擊。
必隨止隨發。終不能愈。須補中行止。用固本止崩湯。
婦人年老血崩。眼黑昏暈。此不慎房帷也。婦人七七
天癸絕。宜閉關不戰。倘如少年浪戰。必血室太開。崩

決而下。用當歸補血湯。加味治。
婦人受娠三月。血崩胎墮。此乃房事太過也。蓋氣衰
不奈久戰。久戰泄精必多。則氣又衰。不能攝血。況久
戰虛火內動。精門不閉。血室亦不閉。胎必不固。內外
齊動。血又何能固。自當補氣少佐止血。用固氣湯。
婦人有交感。雖不如血崩。然涓涓不已。未免氣血兩
傷。久必血枯經閉。此因前月水來貪歡交戰。精冲血
管也。血管不可精傷受孕。乃血管已淨。經來血正旺。
彼欲出精射之。則血退縮。既不受孕。以成胎勢必聚

精而化血交感淫氣觸動舊日之積兩氣相感精欲出血隨出須通胞氣引精外出益以填精補氣血管之傷可再補用引精止血湯此方實有調理曲折之妙故除舊疾然必慎房事三月則破者不重損補者不再傷慎之

婦人有甚鬱作渴嘔吐吞酸而血崩以火治或時效或不效此肝氣結也肝藏血氣結宜血結何反崩蓋肝性急氣結則更急急則血不藏法宜開鬱然不平肝則肝氣大開肝火更熾血何能止用平肝止血湯

婦人每戰。即如血崩。人謂胞胎有傷。觸即動血。此乃子宮血海因熱不固也。子宮在胞胎下。血海在胞胎上。血海衝脈也。衝脈寒血虧。衝脈熱血沸。血崩正衝脈熱。然衝脈熱何以交戰始血來。蓋人未入房君相二火不動。雖衝脈熱血不外泄。及戰子宮大開。君相火齊動以鼓精房。血海泛溢不可止遏。肝欲藏血而不能。脾欲攝血而不得。故經水隨交感而至。必絕色三月。用滋陰降火藥。涼血海則終身之病可半載愈。用清海丸。

喻嘉言曰。虛勞病。而至於亡血。失精。消耗津液。枯槁四出。難爲力矣。内經於鍼藥所莫制者。調以甘藥。金匱遵之而用小建中湯。黃耆建中湯。急建其中氣。飲食增而津液旺。以致充血生精。而復其眞陰之不足。但用稼穡作甘之本味。而酸鹹辛苦在所不用。蓋舍此別無良法也。又曰。失血病有新久微甚。無不本之於火。然火有陰陽不同。治法因之迥異。經云。暴病非陽則其爲火也。卽非陽火甚明。陽火者。五行之火也。可以五行之水折之。惟夫龍雷之火潛伏陰中。方其未動不知其爲火也及其一發暴不可禦以故載陰血而上溢故凡用涼血清火之藥未有不轉助其虐者大法惟宜溫補其陽以制陰火之僭經謂咯血者屬腎明乎陰火發於陰中其血咯之成塊而出不比咳嗽痰中帶血爲陽火也此義從前未有發明惟仲景云誤發少陰汗動其經血者下厥上竭爲難治下厥者陰氣逆於下也上竭者陰血竭於上也蓋氣與血兩相維附氣不得血則散而無統血不得氣則凝而不流故陰火動陰氣不得不上奔陰氣上奔而陰

血不得不從之上溢而竭矣。血既上溢。其隨血之氣散於胸中。不得復返於本位。則下厥矣。厥陰逆於下。勢必龍雷之火應之。血不盡竭不止也。仲景所以爲難治者。非直不治也。吾則以建脾中之陽氣爲第一義。是一舉而有三善。一者脾中之陽氣旺而龍雷之火潛伏也。一者脾中之陽氣旺而胸中窒塞如太空之不留纖翳也。一者脾中之陽氣旺而飲食運化精微復生其已竭之血也。今方書妄引久嗽成勞痰中見血之陽症。不敢用健脾增咳爲例。不思咯血即有咳嗽。不過氣逆。氣下則不欬矣。古方治龍雷之火。每用桂附引火歸源之法。然施之於暴血之症。可暫不可常。蓋已虧之血。恐不能制其悍。而未動之血。恐不可滋之擾耳。此宜崇土爲先。土厚則濁陰不升。而血患自息也。繆仲醇曰、吐血有三訣。宜行血不宜止血。血不循經絡者。氣逆上壅也。行血則循經絡。不止自止。止之則血凝。血凝則發熱惡食。病日痼矣。宜補肝不宜伐肝。經曰、五藏者。藏精而不瀉者也。肝主藏血。吐血者。肝失其職也。養肝則肝氣平。而血有所歸。伐

肝。則肝虛不能藏血。血愈不止矣。宜降氣不能降火
氣有餘便是火氣降則火降火降則氣不上矣。血隨
氣行。無溢出上竅之患矣。降火則必寒凉之劑反傷
胃氣。胃氣傷則脾不能統血。血愈不能歸經矣。今之
醫者專用寒凉往往傷脾作泄以致不救或專用人
參。肺熱還傷肺。欬嗽愈甚也亦有用參而愈者此是
氣虛咳嗽。氣屬陽不由陰虛火熾所致要亦百中之
一二耳。
劉默生曰吐血一証。人惟知氣逆血溢火升血泛不

知血在藏府。另有膈膜膈定。其血不能滲溢。然膈膜極薄極脆。凡有所傷則破。破則血溢於上矣。故有陽絡傷則血上溢。陰絡傷則血下滲。膈膜雖傷。傷處有陰血凝定。血來則緩。若陰火驟冲破瘀積之血。血來如潮之上湧。自覺瀝瀝有聲。彼時喘息不定。面色如醉。煩燥不寧。心神昏亂。一皆龍雷使然。脈亦急疾難憑。少頃火退神清。面白氣平。血亦漸止。方可診切用藥。此時不可驟壅。亦不可用耗氣之葯。能知此義。治血有本矣。

按繆氏三訣。而謂宜補肝。不宜伐肝。伐肝固不宜也。補肝亦未爲盡善。惟養之和之則可也。謂宜降氣不宜降火。降火固不宜也。降氣亦未可盡行。惟調之順之則可也。

按內傷勞損而不至失血者。蓋亦鮮矣。夫血從上竅出者。爲上溢。從二陰出者。爲下滲。下滲爲順。上溢爲逆。理固然也。然上溢者。因火逼血而上逆。要自有陽火陰火之分。大抵由於六淫之邪氣。多屬陽火。而根於七情之逆氣。卽係陰火。陰火者。龍雷之火也。相火也相火本主命門而寄於肝膽所以爲乙癸同源故有龍火雷火之稱肝屬木居於東配震震爲雷所以爲雷火也命門之火居於水中龍藏海底動則火騰所以爲龍火也故凡勞傷肝腎則相火無不煽動也相火煽動而陰分之血有不隨之而逆上者乎矧以房勞過度雖傷在腎而肝與諸藏亦與之俱損者矣是以內傷勞損之血溢原由陰火所廹而逆上其病至重至危也然則治勞損之血症豈可苟焉已哉嘗觀方書不曰滋陰降火則曰引火歸源夫泥於滋陰

降火則恣用知栢歸地究致敗胃傷脾悶心泥膈欲止血而反耗血竟至百不一救此不知先哲垂戒諄切亦已久矣即在泥於引火歸源而遽用附子肉桂究致葯偏溫熱大能燥血欲息火而反激火亦竟十無一生此不知名賢机用靈活貴得當耳試觀內經所云精不足者補之以味鍼經所云調以甘葯明以脾胃爲主務在崇培中土俾飲食增而津液旺以致生血化精而復其眞陰之不足也善哉嘉言深會其旨謂用稼穡作甘之本味而酸醎辛苦在所不用舍

是別無良法。誠得神聖之心。傳爲後世振聾覺憒者。矣。然不特此也。卽彼叔和景岳士材路玉亦何嘗不互相發明也哉。要之古人製方原有加減。自是圓通。如四君、四物、六味、八味、建中、補脾、養營、大補、大造、何一非以治虛損者。然參耆補氣。歸地補血。白朮補脾。桂附補火。以及升柴之散。芍藥之斂。茯苓之滲。用之不當。詎不足以釀禍。須知相其先後緩急輕重而權衡適合。斯能有濟。此所爲用藥如用兵。以予因病虛損而攻醫。殫心數十年。研求前賢治法。誠見成方未可拘泥常體嘉言所發金匱之意創立方法不外補之以味調之以甘惟以培元養陰爲務於扶脾保肺中微寓調氣泄水或煎或丸服之大有裨於藏軀今幸年臻七十矣至其治內傷虛損濟人獲效亦難更僕數也即或萬難挽回亦未致令其生煩發喘少食作瀉而皆得以善終此則生平所謂用藥無過者爾茲因詳述勞損失血之症治用附管見以質高明未知其果悉有當否

內傷虛損宜耐醫說

嘗觀先哲有言。凡治虛損。如奉魯哀朝。惟導以法祖而已。昔魯哀公問政孔子。知公柔弱。不能驟行王道。并難成其霸業。惟道以上法文武。漸致振興。以庶幾於安全已爾。以此而喻虛損之調理洵為切當矣。何則病至虛損。血氣太虧。陰陽不和。孱弱之至。勢甚危篤。此時用藥。攻之不可。以輕攻補之。亦難於驟補。惟有溫養一法。漬漸以培之調之。庶有生理耳。王節齋嘗言。治此者輕則數十劑。重則期以歲年。慎柔思訓謂至調攝二三年方愈。誠以虛損之培養。必須日積月累以奏成功非若外感之可邀速效也嘗見病者多求速效不能堅心定志委任良工明明用葯適中毫無變症乃或以延久爲嫌反疑其醫無奇功因而庸庸者流乘間抵隙以圖僥倖遂令更醫數四竟致戕賊斃命而後已殊不觀先哲有言用葯而病不增即是減何弗思受病之已深而歸咎於醫術之未至每至自誤而罔覺也良足惜哉

內傷虛損宜重保養說

嘗觀王節齋云人若色慾過度傷損精血必生陰虛

火動之病。睡中盜汗。午後發熱。喀喀欬嗽。倦怠無力。飲食少進。甚則痰涎膠固。欬血吐血衄血泄血。脈息濇數。肌肉消瘦。此爲勞瘵。最難以治。輕者用藥數十劑。重者期以歲年。然必病人惜命。堅心定志。絕房室。息妄想。戒惱怒。節飲食。以自培其根。此謂內外交治。庶可保全。而張景岳亦云。病者不善保養。惟徒恃藥力以求活。斯誠難矣。觀二公之言。如此不可知內傷虛損。珍重保養。非爲第一切要者乎。夫保養莫重於絕房室。嘗見富貴子弟。旣由色慾致病。猶不離房闈。

即或各移牀第而究竟監治當前朝夕供奉恐或慾念一生而相火隨動雖不交合必有眞精數點即時溜出此乃便爲發洩則向之藥力仍歸烏有其陰精損益加損而不自覺也惟善保養則必退藏於密即病愈尙自珍惜矣保養莫要於節飲食不但肥甘生冷厚味傷陰之必戒即飢飽亦宜兢兢致意人身自平旦至日中行陽二十五度飲食易消不妨於飽自日中至夜分行陰二十五度飲食不消宜於微飢嘗見膏粱素慣至病更多嗜好藥之誤不敵飲食之誤

應如桴鼓因口腹不慎而至傷殘比比然也惟善保養則必謹節所欲即終身不敢稍忽矣保養莫善於息妄想戒惱怒其爲妄想也好名好利往往病篤而惓戀不忘因而憂愁抑鬱愈傷愈損莫可救藥此雖云有志究亦太愚至若淫於酒色迷於佚樂敝精竭神於冥索之中致令病終不起則又爲愚之愚者矣其爲惱怒也嘗見生長富貴之人一役使一供俸稍不如意輒至叱咤呼號逞忿傷懷毫無顧忌此皆由驕恣成性忘乎病之所由來致令愈傷愈損以及於

危殆而不知悔矣。惟善保養，則必能養心養氣，有畢生不忘者矣。嗚呼，內傷虛損，人每不知保養，而徒恃葯餌，亦思草木之資，果有回天之力也哉。以予本因內傷虛損而習醫，迄今年至七十，雖常服葯，並無峻補所堪自信者，實在乎保養云爾。且於閱歷中，見夫病之死於不保養，而生於善保養者，亦云多矣。故為是說以正告，窃願人之知所保養，以長享其年壽焉耳。

氏傷集要　卷四

花字

内傷集要

四之末

内傷集要卷五

楚攸蔡貽績乃庵氏手輯

受業　楊心濬靈源　劉登惠福田　姪艮顯康齋　男謀祺維祚　全學

内傷虚損方法

桂枝龍骨牡蠣湯金匱　失精家、少腹弦急、陰頭痛、目眩、髮落、脉極虚芤遲、爲消穀亡血失精。脉得諸芤動微緊、男子失精、女子夢交、此湯主之。

桂枝二兩　芍藥二兩　生姜二兩　甘草二兩　大棗十二枚　龍骨煅　牡蠣煅

分三服

脉虛乳遲者。亡血失精。本虛之脈也。乳動微緊者。本虛中伏有微邪。肝氣內動。所以魂夢不寧也。夫亡血失精。皆虛勞內因之症。仲景獨用桂枝湯。其義何居。蓋人身之氣血。全賴後天水穀以資生。水穀入胃。其清者爲營。濁者爲衛。營氣不營。則上熱而血溢。衛氣不衛。則下寒而精亡。是以調和營衛爲主。營衛和則三焦各司其職。而火自歸根。熱者不熱。寒者不寒。水穀之精微。輸化而精血之源有賴矣。以其亡血既潰。恐下焦虛滑不禁。乃加龍骨牡蠣以固斂之。蓋龍骨入肝斂魂牡礪入腎固精後世每疑其止濇而非之殊不知二味入于石脂鍾乳茯苓金櫻之類則爲劫劑入於桂枝湯則爲固蟄封藏之本藥也至虚勞失精悸衄腹痛煩燥則於本方加飴糖爲小建中虚勞裏急爲營衛枯槁更加黄耆爲黄耆建中此皆後天不足所致故以調和營衛爲主治也後人專用滋陰降火誤治貽害未至於劇者用此悉可挽回若夫腎虚致病者又當八味腎氣丸以虚煩不得眠主以酸棗湯内有乾血勞者主以大黄䗪虫丸以上諸治除

酸棗湯外後世皆所切禁可慨已夫。

小建中湯金匱 虛勞悸衄、裏急腹痛、夢遺失精、四肢痠疼、手足煩熱、咽乾口燥、此湯主之、

桂枝去皮三兩 甘草炙三兩 大棗十二枚 芍藥六兩 生薑二兩 飴糖一升 日三服

黃耆建中湯 虛勞裏急、諸不足、此湯主之、

桂枝三兩 甘草炙三兩 大棗十二枚 芍藥六兩 生薑二兩 飴糖一升 黃耆一兩半 氣短胸滿加生薑、腹滿去棗、加茯苓一兩半 肺虛損不足、補氣加半夏二兩、

上條明係陽氣內奪之証。下條較上虛証更劇。故加黃耆。以大補衛中陽氣也。按虛勞至於亡血失精消耗精液。枯槁四出。難爲力矣。金匱用小建中、黃耆建中湯。以急建其中氣。後人樂令建中、並用前胡細辛以退表熱。十四味建中兼用熟附蓯蓉、以補下虛。均失建中之義。

八味腎氣九　虛勞腰痛、少腹拘急、小便不利、此方主之、

熟地　淮葯　茯苓　棗皮　澤瀉　製附

上桂

除桂附，即六味地黄湯

按腰痛少腹拘急，純屬肝腎虚寒。而小便不利，又似虚中有熱。豈桂附所宜用乎。殊不知肝既失其疎泄之權，腎亦傷其生發之氣。水道自難流利，故以桂附導火歸源，設非辛温蒸其至極之陽，則沉沍有加無已。乃於補陰藥中、稍加陽藥，使陰陽適中，無偏勝之虞。斯其爲至治也。

按此即八味地黄丸用桂附、乃補兩腎、之陽。非補命門也。附子補氣中之陽。由肺以入於腎。故陽虛肺氣喘急者服之即止。肉桂補血中之陽。由肝以入於腎故陽虛肝火上浮者服之則納。如以　附爲補命門。則以命門屬氣。桂不得爲補命門矣。以桂爲補命門。則以命門屬血。附不得爲補命門矣。前人加入地黄丸。不特附桂一氣一血。俱入兩腎。非命門也。以命門爲陽者。此命門與兩腎分陰陽。則命門爲陽。兩腎爲陰。命門爲始生之根本。即是萬物資始之乾元。故爲先天之元陽。非以火爲陽也。如以兩腎分析而論。則左血爲陰。右氣爲陽。亦非以水火分也。如專以一腎而論。則左腎不獨有精。氣亦有之。右腎不獨有氣。精亦有之。精卽爲陰。氣卽爲陽。此兩腎各有陰陽。故八味地黃丸、各補其陰陽也。

六味地黃丸　治肝腎不足、眞陰虧損、精血枯竭、羸弱憔悴、腰痛足痠自汗、水泛爲痰、發熱咳嗽、頭昏目眩、耳聾耳鳴、遺精便血、消渴淋瀝、失血失音、舌燥喉痛、足跟作痛、下部瘡瘍、

熟地八兩　山藥四兩　棗皮四兩　白苓三兩　丹皮三兩　澤泄三兩

此爲補陰之主方。補五臟之陰。以納於腎也。臟陰虧損。以熟地大滋腎陰。壯水之主、以爲君。用棗皮之色赤入心味酸入肝者。從左以納於腎。山藥之色白入肺味甘入脾者。從右以納於腎。又用三味通府者。恐府氣不宣。則氣鬱生熱。以致消爍藏陰。故以澤泄清膀胱。而後腎精不爲相火所搖。又以丹皮消血分中熱。以主血之心。藏血之肝。俱不爲火所爍。又以茯苓清氣分之熱。則飲食之精。由脾輸肺、以下降者。亦不爲火所爍矣。然後四臟之眞陰。無所耗損。得以攝納精液歸入腎藏。腎受諸藏之精液。而藏之矣。此方之元妙。將枣皮山藥分看。一入心肝。一入肺脾。既極分明。而氣味又融洽。將熟地枣皮山葯三味總看。既能五藏兼入。不致偏倚。又能將諸藏之氣盡行納入肺藏。以爲統攝藏陰之主。而不致兩岐。至澤泄丹皮茯苓與三補對看。其配合之妙。亦與三補同法。製方妙義周備若此。非臻於神化者。其孰能之。惟其兼補五藏。故久服無虞偏勝。而爲萬世不易之祖方也。

酸枣湯　虛勞虛煩不得眠、此湯主之、

棗仁二升炒　甘草一兩　知母二兩　分三服

深師有生姜二兩

虛煩者肝虛而火氣乘之也。故特取棗仁以安肝胆爲主。畧加川芎調血以養肝。茯苓甘草培土以榮木。知母降火以除煩。此平調土木之劑也。

六味地黃湯加麥冬五味　此六味補腎。麥味補肺。入六味湯仍是補腎。補腎以治肺。此善於治肺也。蓋腎旺。不取給於肺也。

補中益氣湯

人参（三分嫩者去之）白朮（三分土炒）黄耆（一兩炙）當歸（五分酒焙）柴胡
升麻　陳皮（各二分）甘草（五分炙）。

是方以辛甘温之品。温足太陰厥陰。升足少陽陽明。黄耆當歸、和營氣以暢陽。佐柴胡、從左出陰之陽。人参白朮實衛氣以填中。佐升麻、引春升之氣從下而上達陽明。陳皮運衛氣。甘草和營氣。東垣以後天立論。氣者後天之氣。出於胃者也。故爲補中益氣云、

枳朮丸　治痞消食強胃、　本仲景爲湯劑、易老改爲丸也、

白朮二兩 枳實一兩麸炒 為末用荷葉裹飯上蒸飯和丸梧子大白湯下五七十丸

理中丸

人參三兩 炙草三兩 白朮三兩 干姜三兩

理中者理中焦之氣以交於陰陽也上焦屬陽下焦屬陰而中焦則為陰陽相偶之處仲景立論中焦熱則主五苓以治太陽中焦寒則主理中以治太陰治陽用散治陰用丸皆不及於湯人參甘草甘以和陰也白朮干姜辛以和陽也辛甘相輔以處中則陰陽

自然和順矣。

四君子湯　治一切陽虛氣弱、脾衰肺損、面白或黃、飲食少思、四肢無力、皮聚毛落、脉來細軟

人參二錢　白术炒二錢　茯苓二錢　炙草二錢　姜、棗、煎服

經曰：氣主煦之。四味皆甘溫之品，故專主氣分。甘得中之味。溫得中之氣，猶之不偏不倚之君子也。功專健脾和胃。以受水穀之精氣。而輸佈於四藏。一如君子成人之德也。誠爲生化良方。加廣皮、半夏名六君子。不特爲脾經治痰。而半夏入胃有交通上下陰陽

之神妙。

四物湯　治一切血虛、日晡發熱、

當歸酒洗　生地各三錢　白芍酒炒二錢　川芎一錢

經曰、血主濡之。四味皆濡潤之品、故爲血分主藥。地黃入心腎。以沃血之源。入心脾。而壯主血攝血之本。芍藥入肝。而斂疏泄之血海。川芎通足三陰。而行血中之氣。然吳氏曰。失血太多者。禁勿與之。四物皆陰。得天地閉塞之令。非所以生萬物者也。本方加黃柏知母。爲知柏四物湯。又蜜丸、爲坎離。皆用爲滋陰降火主劑要惟初病而實火大旺。方可暫用。病久亡血失精斷非所宜。前於丹溪治法論之悉矣。

補血湯　治傷於勞役、肌熱面赤、煩渴引飲、脈大而虛、

黄耆五錢一方作一兩　當歸二錢酒洗一方作四錢。

是方治因飢困勞役、致面紅目赤、身熱引飲、脈洪大而虛、重按全無。此血虛發熱證、似白虎、惟脈不長實爲辨耳。誤服白虎湯必殆。

調中益氣湯　治內傷大便飧泄、時見白膿、

炙耆二錢　人參　蒼术　甘草各一錢　陳皮　升麻

柴胡各四分 木香二分

升陽順氣湯　治内傷春月口淡、夏月雖熱猶畏寒、胸膈滿悶、飢常如飽、黄耆炙二錢 草豆蔻八分 神曲炒 當歸各一錢 陳皮 人參各六分 升麻 柴胡 甘草各四分 姜煎

升陽補氣湯　治飲食失節、飢飽勞役、胃虛氣短、四肢倦怠、早飯後昏悶要眠、五心煩熱、

柴胡錢半 生地一錢 升麻 澤泄 防風 羌活 獨活 甘草各七分 厚朴炒五分 姜棗煎服

升陽益胃湯　治脾胃虛弱、怠惰嗜臥、時值秋燥濕熱方退、體重節痛、口苦舌乾、不思食、不知味、大便不調、小便數、兼肺病洒淅惡寒、乃陽氣不升也

羌活五錢　防風五錢　柴胡二錢　獨活五錢　黃連二錢　白芍五錢

黃耆二兩　炙草一兩　人參一兩　白术三錢　茯苓三錢　廣皮四錢

半夏一兩　澤泄三錢、姜棗煎、早飯午飯之間服。

此東垣治所生受病肺經之方也。蓋脾胃虛衰、肺先受病。金令不能肅清下行、則濕熱易攘、陽氣不得升。而爲諸病。當以羌防柴胡升舉三陽經氣、獨活黃連

白芍瀉去三陰鬱熱、以六君子調和脾胃。其重用參耆半夏炙草。若輕於健脾。重於益胃、其升陽之藥。分輕則易升。仍宜久煎。以厚其氣。用於早飯午飯之間。藉穀氣以助藥力。總是升胃之陽耳。至於茯苓澤泄方後注云。小便利不淋勿用。是滲泄主降非升陽也。

桃核承氣湯

桃仁五十个去皮尖　桂枝二兩去皮　大黃四兩去皮　芒硝二兩　甘草二兩

先煎四味、後納芒硝。温分三服

是方治太陽熱結解。而血復結於少陽。樞紐間者。必攻血通陰。乃得陰氣上承。大黄芒硝甘草皆入血之品。必主之以桃仁直達血所。攻其急結。仍佐桂枝泄太陽隧經之餘熱。內外分解。庶血結無留戀之處矣。

犀角地黄湯

犀角三錢 生地五錢 連翹三錢 甘草五分

原方有丹皮澤泄無連翹甘草。是治厥陰陽明藥也。温熱入絡。舌絳煩熱。八九日不解。醫反治寒散之攻之。熱勢益熾。得此湯立效者。非解陽明熱邪。解心經之絡熱也。犀角地黄走心經。專解營熱。連翹入心散客熱。生甘草入心和絡血以治熱症。熱邪入絡。於理無悖也。又回春於原方內加當歸黃芩黃連各一錢。治衄血不止。

葱豉湯

葱白　豉　煎服無汗加葛根

此足太陽葯也。葱通陽而發汗豉升散而發汗。邪初在表。宜先服此解散之免用麻黃湯者之多所顧忌。用代麻黃之所更紛也。

桂苓丸　治暑月傷冷濕吐瀉、

桂心　赤苓等分為末，蜜丸一兩作八丸，井水化下一丸。

既濟丸　治膀胱虛，小便不禁。

兔絲子酒煮　益智仁炒　茯苓　韭子炒　肉蓯蓉酒洗　當歸　熟地各五分　黃柏　知母鹽水炒　牡蠣煅　山茱萸酒蒸，各五錢　五味一錢

為末，酒麵糊丸梧子大，空心鹽湯下百丸。

既濟湯　治霍亂，虛煩不得眠。

麥冬二錢　人參　竹葉　半夏　附子炮　炙草各一

錢、薑五片、粳米百粒、煎服、

滋腎丸　治胃虛蒸熱、脚膝無力、陰痿陰汗、衝脈上冲而喘、及下焦邪熱、口不渴而小便秘、

黄柏酒炒二兩　知母酒炒一兩　肉桂一分　蜜丸

此足少陽藥也。水不勝火。法當壯水以制陽光。黄柏苦寒微辛。瀉膀胱相火。補腎水不足。入腎經血分。知母辛苦寒滑。上清肺金而降火。下潤腎燥而滋陰。入腎經氣分。故二藥每相須而行。爲補水之良劑。肉桂辛熱。假之反佐。爲少陰引經。寒因熱用也。

甘草湯　一葯治病是曰奇方、甘草爲九土之精、生用則凉故用伐腎泄熱、治咽痛者、功在緩腎急而救陰液也。

甘草二兩

炙甘湯　一名復脈湯、

炙草四兩　桂枝三兩去皮　人參二兩　麻仁半斤　生地一斤　阿膠二兩　麥冬半升去心　生姜三兩　大棗十二枚　先煎八味、後納膠、

是方仲景治心悸。王燾治肺痿。孫眞人治虛勞。三者皆是精涸燥淫之証。至眞要大論云、燥淫於內、金氣

不足。治以甘辛也。第葯味不從心肺。而主乎肝脾者。是陽從脾以致津。陰從肝以致液。各從心肺之母以補之也。人参麻仁之甘、以潤脾津。生地阿膠之鹹苦。以滋肝液。重用地冬濁味。恐其不能上升。故君以炙草之氣厚。桂枝之輕揚。載引地冬上承肺燥。佐以清酒芳香入血。引領地冬歸心復脈。使以姜棗、和營衛。則津液悉上供於心肺矣。

十全大補湯　治男婦諸虛不足五勞七傷、此葯性温補、常服生血壯脾胃、

人参　肉桂　熟地　白芍　川芎　白苓

當歸　黄耆炙白朮、炙草各一錢二分　姜棗煎

補腎丸　治腎水不足陰虛、

龜板酒炙四兩　知母　黄柏酒炒各二兩　干姜泡一兩

爲末粥丸、梧子大、空心塩湯下、五十七丸、

三才丸　治血虛、

天門冬　熟地黄　人参等分爲末、蜜丸、梧子大、

每服百丸酒下、

黄耆十補湯　補虛勞、養氣血、

炙者 當歸去尾酒洗 熟地 茯神去心皮各一錢 沉香 木香各五錢 麥冬去心 烏葯 肉桂 半夏姜汁炒 五味炒 棗仁炒 白朮 人參 白芍炒 陳皮 炙草各八分

姜棗煎

坎離丸 治陰虛嗽血、遺精、盜汗、潮熱、

當歸 白芍 川芎 生地 黃柏 知母 蜜丸

坎離膏

黃柏 知母各四兩 生地 熟地 天冬去心 麥冬去心各二兩 杏仁去皮尖七分 胡桃肉 白蜜各四兩

右剉先將知栢以童便三盌側栢葉一把煎三四盌去渣又將二冬二地入汁內添水二盌煎汁去滓再搗爛如泥另用水一二盌煎熬絞取汁入前汁將杏仁胡桃肉用水擂爛濾汁再擂再濾至無滓同蜜入前汁內慢火熬成膏入水內去火毒每三五匙以側栢葉湯調服忌銅鐵器人每徒服二地而不知用二冬爲引何也。蓋生地能生新血。用麥冬引入所生之地。熟地能補腎精。用天冬引入所補之地。故古方多四味互相爲用也。

清肺湯　治先瘀後血爲積熱也

赤苓　陳皮　當歸　生地　赤芍　天冬　麥冬　黃芩　梔子　紫菀　阿膠炒　桑白皮各七分　甘草三分　棗二枚　烏梅一枚　煎服

鹿角膠丸　治房室勞傷小便出血也

鹿角膠一兩炒珠　沒藥　油髮灰各六分　爲末取白茅根汁打糊爲丸梧子大空心鹽湯下七十丸

分消湯　治中滿成鼓脹滿悶

蒼朮　白朮　陳皮　厚朴　枳實　赤苓各一錢

香付　猪苓　澤泄　腹皮各八分　縮砂六分　木香三分

姜灯心煎服

養營湯　治脾肺氣虛、榮血不足、驚悸健忘、寢汗發熱、食少無味、身倦肌瘦、色枯氣短、毛髮脫落、小便赤澁、

人参一錢　白术一錢土炒　茯苓七分　廣皮一錢　炙草一錢　熟地七分
當歸一錢　白芍一錢半　黃耆一錢　肉桂一錢　志肉五分　五味七分
姜棗煎服

是方訓養營氣以衛而行不使其行之度數疾於衛

也。故於十全大補湯中、減川芎行血之品。獨用血分塡補收斂之葯。則營行之度緩。於氣分葯中加廣皮行氣之品則衛行之度速。觀其一減一加。便能調平營衛。使其行度不愆。復加遠志五味者。經言營出中焦。心經主之、以遠志通腎。使陰精上奉於心。佐以五味收攝神明。一通一歛、則營有所主而長養矣。

鹿茸丸　治腎虛消渴小便無度、

鹿茸二兩　麥冬　熟地　炙耆　五味子　蓯蓉酒浸　雞肶胵麩炒　棗皮　牛膝　破故紙　人參各七錢半

白苓五錢 地骨皮五錢 元參五錢 爲末，蜜丸梧子大，空心米飮下五七十丸。

二仙膏

鹿角十斤 龜板五斤 枸杞二斤 人參一斤

先將鹿角、龜板鋸截，刮淨，水浸，桑柴火熬煉成膠，再將人參、枸杞熬膏和入，每早酒服三錢。是方治瘦弱少氣，夢遺泄精，目視不明，精極之證。此足少陰藥也。龜爲介虫之長，得陰氣最全；鹿角遇夏至卽解，禀純陽之性，且不兩月，長至一二十斤，骨之速生無過此者。故能峻補氣血。兩者皆用氣血。所謂補之以其類也。人参大補元氣。枸杞滋陰助陽。此血氣陰陽交補之劑。氣足而精固不遺。血足則視聽明了。久服可以益壽。豈第已疾而已哉。

保元丸　治老弱諸沉寒、涸冷、小便滑數、大便時溏、腰腿臍腹疼痛、困倦、虛瘦、食減

附子泡去皮臍　白朮　山葯　肉豆蔻　赤石脂　干姜泡各一兩　肉桂去皮五錢　爲末麪糊丸、梧子大、每服一二十丸。空心鹽湯下

保元湯　治營衛氣血不足、

黄耆蜜酒炙三錢至六錢　人參三錢至一兩、炙草一錢　水煎

四味鹿茸丸　治肝腎皆虛、欬嗽吐血、脈虛無力、上熱下寒、

鹿茸酥炙另搗成泥　五味　歸身各一兩　熟地二兩　酒糊丸、梧子大、每服四五十丸、酒下、

濟生鹿茸丸　治腎藏眞陰久虛、下體痿弱、疼痛、喘嗽、水泛爲痰、

鹿茸酥炙　牛膝鹽水炒　五味各二兩　石斛　巴戟　附子

炮川楝(酒蒸)　山葯　肉桂　杜仲(鹽酒炒)　澤泄(鹽水炒)各一兩

沉香(另研五錢)　酒糊丸、梧子大、每七十丸、酒下、

歸脾湯　治思慮過度、勞傷心脾、怔忡健忘、驚悸盜汗、發熱體倦、食少不眠、或脾虛不能攝血、致血妄行、及婦人崩帶、

人參(二錢)　白术(二錢)　茯神(二錢)　黃耆(二錢炙)　炙草(五分)　當歸(二錢)

棗仁(二錢炒)　遠志(一錢去心炒)　木香(五分)　桂圓(七枚)

歸脾者調四藏之神志魂魄。皆歸向於脾也。蓋五味入胃。必藉脾行其津液。以轉輸於四藏。而四藏亦必

先承順乎脾。而爲氣化流行之根本。參术神草以健脾胃。佐以木香醒脾氣。桂元和脾血。先爲調劑中州。復以黄耆走肺固魄。棗仁入心歛神。固爲上二焦。當歸入肝苦以悅其魂。遠志入胃辛以通其志。通調爲下二藏。四藏安和。其神志魂魄。自然歸向於脾。而脾亦能受水穀之氣。灌溉四旁。榮養氣血矣。獨是藥性各走一藏。足經方雜用手藥者。以黄耆與當歸。棗仁與遠志。有相須之理。且黄耆味入脾而氣走肺。棗仁味入肝而色走心。故借用不悖。四君子用茯苓。收用茯神者、以苓爲死氣。而神得松之生氣耳。

四烏鰂骨一藘茹丸　治氣竭血結、婦人血枯經閉、男子陰痿精傷、

烏鰂骨四兩　藘茹一兩　丸以雀卵。大如小豆。以五丸爲度、飮以鮑魚汁。內經僅留數方。人多忽畧。前人謂作藘茹。殊失其旨。按本草藘茹即茜草。二味并走血分。故以之治氣竭肝傷。血枯經閉等症。丸以雀卵。飮以鮑魚汁。取異類有情。以煖腎調肝。則虛中留結之乾血。漸化黃水而下矣。此雖蒐血之品。然非若大黃、

䗪虫丸之猛峻也。如無雀卵。卽雀肉。或雞卵。與肝。亦可代。

花蕊石散　治虛勞吐血、五內崩損、涌出升斗者、服此、使瘀血化爲黃水、後以獨參湯補之、

花蕊石火煅、研如粉、用童便一鍾、煎温服、加男用酒一半、如女用醋一半、和服、

十灰散　治嘔吐咯嗽血、及虛勞、大吐血、

大薊　小薊　側葉　荷葉　茅根　茜根

大黃　梔子　棕櫚皮

牡丹皮等分、燒存性、出火毒、研極細、用生姜汁或蘿白汁、磨松墨半碗、調服五錢、卽止

又丸方、黄絹、馬尾、藕節、艾葉、蒲黄、蓮蓬、油髪、棕櫚、赤松皮、新棉、各燒灰等分爲末以醋煮糯米糊和丸梧子大、米飲下百丸、治崩血、又一切失血、

聖愈湯　治血虚心煩睡臥不寧五心煩熱、

人参　川芎　當歸　熟地　生地　炙耆各一錢

水煎服

獨参湯　治虚勞吐血後、羸弱氣微、少食等症、

人参一兩　棗煎服

異功散　治脾胃虚弱、飲食少進、未能消化、心胸痞悶、

人參　白朮　茯苓　陳皮　木香　甘草各一錢

姜棗煎服

參蘇飲　治內傷外感、發熱頭痛、嘔逆欬嗽、痰逆中焦、眩運嘈煩、傷風泄瀉、及傷寒已汗、發熱不止、

人參　紫蘇　甘葛　前胡　半夏姜汁炒　白苓各二錢半　陳皮去白　甘草　枳殼麩炒　桔梗各二錢　木香五分　姜棗煎

外感多者去棗、加葱白、脇中有火去參、加杏仁、桑白皮、泄瀉加白朮、扁豆、蓮肉、

此手足太陰藥也。風寒宜解表。故用蘇葛前胡。勞傷

宜補中。故用參苓甘草。橘半除痰止嘔。枳桔利膈寬腸。木香行氣破滯。使內外俱和。則邪自散矣。

枳實理中湯　治寒實結胸、膈高起、手不可近、用大陷胸不瘥者、

白术土炒二兩　人參　干姜炮　炙草各一兩　枳實麩炒　白苓各一兩　蜜丸

小烏沉湯　治諸氣心腹刺痛、

香附製二兩　烏葯一兩　沉香　甘草各二錢半　爲末、每二錢鹽湯調服、

黑神散　治傷損大吐血、口鼻俱出、

百草霜二錢　糯米飲調服、取深村柴火鍋底上者爲妙

柴胡疏肝散　治脇肋疼痛、寒熱往來、

陳皮姜炒　柴胡各二錢　川芎　枳殼麩炒　白术各一錢半　香附錢半　炙草五分

玉屑丸　主治腸風臟毒、

椿根白皮晒乾四兩　槐根白皮　苦練根　寒食麩各三兩　威靈仙一兩　生南星　生半夏各五錢　爲末滴水和丸、梧子大、每三十丸、水一盞煎、丸令浮、以匙抄吞

送下不嚼。

五苓散　治暑濕風寒諸症。

猪苓去皮　茯苓去皮　澤泄　白术　肉桂去皮為末，以白飲和服方寸匕，渴者去桂加黄連。

是方猪苓藉澤泄之鹹以潤下，茯苓藉白术之燥以升精。脾精升則濕熱散而小便不利者，又難越膀胱一府，故以肉桂之熱，因熱用内通陽道，使太陽裏水引而竭之。此專治留着之水滲於肌肉而為腫滿，若水腫與足太陰無涉者，又非對證之方矣。

導赤散　治小腸有火、便赤淋痛、面赤狂躁、口糜舌瘡、咬牙口渴、

生地　甘草稍　淡竹葉　木通等分

導引也。小腸一名赤腸。爲四藏之一。稟氣於三焦。故小腸失化。上爲口糜。下爲淋痛。生地入胃而能下利小腸。甘草和胃而能下療莖中。淡竹葉、皆輕清入內之品。同生地甘草。則能從廣腸導有形之熱邪。入於赤腸。其濁中清者。復導引滲入黑腸。而令氣化。故云導赤。

妙香散　治夢遺失精、驚悸鬱結、

人參一兩　益智仁一兩　龍骨一兩　茯神五錢去心　遠志五錢去心　甘草水泡炙草二錢半　硃砂水飛　每服二錢、空心溫酒調服、水煎亦可、良方加木香二錢五分、麝香一錢、

是方治有夢之遺精、經言手足少陰之厥、令人妄夢。良方加以二香、通其神明、使人不夢淫邪、泮釋自無精泄之患、而荆公之方無此二味、或以流傳日久、而脱支耳。夫精之藏蓄在腎、統攝在脾、至疎泄則爲聽命於心、故用茯苓、遠志、通腎以泄邪火、人參、益智、固

脾以攝真精。茯神安神。硃砂定氣。龍骨秘精。三者皆安鎮心經之葯甘草調和陰陽則心有所主而精不搖矣。

瀉青丸　治肝實、

當歸　胆草　川芎　梔子　大黃煨　羌活

防風等分爲末、蜜丸芡實大、每一丸竹葉湯同砂糖温水化下、一名凉肝丸、

逍遙散　治血虛肝燥、骨蒸勞熱、欬嗽、潮熱往來、寒熱口干、便澁、月經不調、

當歸酒洗　白芍酒炒　白术土炒　白苓　柴胡各一錢　炙草五分

煨姜薄荷煎

此足少陽厥陰藥也。肝虛則血病、當歸芍藥養血而斂陰。木盛則土衰。甘草白术和中而補土、柴胡升陽散熱。合芍藥以平肝。而使木得條達。茯苓清熱利濕。助甘术以益土。而令心氣安寧。生姜煖胃除痰。調中解鬱。薄荷疏肝泄肺。理血消風。疏逆和中。諸症自已。所以有逍遙之名。本方加丹皮梔子。名八味逍遙散。治怒氣傷肝。血少目暗。

藏連丸　治遠年近日腸風藏毒下血

川連八兩　槐米二兩　枳殼一兩　防風　甘草　槐角

香附　牙皂　木香各五分　用陳米三合同香附一處爲末餘藥共爲細末用猪大腸約長二尺洗淨入米香附於内縛定以水二大碗砂鍋炭火煮干即添水煮爛如泥取起和藥搗丸梧子大每早米飲下七八十丸忌麵蒜生冷煎炙之物

升陽除濕防風湯

蒼朮米泔水浸四錢　防風二錢　白芍　白苓各一錢

如胃寒瀉泄腸鳴加益智仁半夏各五分 姜棗煎

是方治大便閉塞。或裏急後重。數至圊而不能便。或有白膿或血憤。勿利之。利之則必重病。反鬱結而不通矣。以此升舉其陽。則陰自降矣。此足太陰陽明藥也。蒼术辛溫燥烈。升清陽而開諸鬱。故以為君。白术甘溫。白苓甘淡。佐之以健脾利濕。而升陽。白芍酸寒斂陰而和脾也。

抵當湯　水蛭三十个熬。虻虫三十个熬去翅足 桃仁三十个去皮尖 大黄三兩酒浸

是方破無情之血結。誠為至當不易之方。毋怪乎葯之

陰也然水蛭非熬化。即煮熟糜爛。亦能復生。未可輕用。

生脈散　治熱傷元氣、氣短倦怠、口渴多汗、肺虛而欬、

人參、五錢　麥冬三錢去心。　五味三錢

凡曰散者留藥於胃徐行其性也。脈者主於心。而發

原於胃也。然脈中之氣所賴以生者。必資藉於腎陰。

故內經言君火之下。陰精承之也。麥冬清肺經治節之

司。五味收先天發水之源。人參引領。麥冬五味都氣

於三焦。歸於肺而朝百脈。猶天之雲霧精。白露降故

曰生脈。

按仲景抵當湯代抵當丸用治乾血勞之血枯經閉內用水蛭但此物最易化生雖以火炙焦研末若投水中露一宿必復變生許多小蛭此則未可輕用惟千金一方用髮灰杏仁等分熬令紫色搗如泥以猪膏和爲丸如梧子大每以酒下三丸日三服甚良然竊意以桃仁易杏仁更佳又一古方用白鴿子一隻去肝腸淨入血竭於內病一年者用一兩二年者二兩三年者三兩以線縫住用無灰酒煮熟令病人吃之瘀血即行如[illegible]中恍亂者食白煮肉一塊即止

此二方有同氣相求之妙較抵當湯丸甚遠用之可無虞也然此病已過三年必不可治矣

內傷方法卷六

楚攸蔡貽績乃庵氏手輯　受業 姪艮顯康齋 楊心濬靈源 劉登惠福田 訂字 男謀祺維祚

援瘵湯

當歸　炒芍　熟地各一兩　棗皮　茯苓　鱉甲炙各五錢　白微二錢。服三月全愈。

此肝腎兩治。鱉甲白微殺虫。能補能攻。殺虫於無形。而諸葯大補肝腎。其瘵自化。何用消瘵逐穢。傷脾胃也。

健脾殺虫湯

白术五錢 人參 白微 車前各二錢 萬年青一片 熟地一兩 麥冬一兩 棗皮 生棗仁各三錢 貝母一錢 服三月愈

此補胃不助陽。消腎不損液。腎足制心不刑肺。實妙法也。

安肺湯

麥冬五錢 元參五錢 吉更 蘇葉 款冬各二錢 生地 白芍 天冬 黃芩 熟地 茯苓 棗皮各三錢 紫菀一錢 貝母五分 二劑愈

此肺腎同治。何名安肺。蓋子母同氣。安腎正所以安肺也。倘但祛邪因傷益傷矣。

助功湯

人参二錢 茯苓三錢 麥冬五錢 甘草 吉更 半夏各一錢 黃芩五分 三劑全愈

此肺胃同治。助胃即助肺。泄肺火即泄胃火。邪入肺必入陽明。肺邪散。寧遁入陽明乎。

利肺湯

紫蘇 甘草 吉更 半夏各一錢 人参二錢 白术三錢

茯苓五錢　神曲五分　三劑全愈
此不見利水。水自從膀胱出。因內傷致邪。故不必治外感。

衛主生氣湯
人參三錢　白朮　麥冬　北味　棗仁炒　白芍　元參各一兩　白芥子二錢　二劑愈
此五藏兼補也。倘補心不補各臟。反致偏勝矣。

定神湯
人參　黃耆各一兩　茯神　白朮　丹參　棗仁生

當歸各五錢　丹砂末　遠志　栢子仁　甘草各一錢

巴戟　淮葯各三錢　白芥子二錢　十劑愈

此脾胃肺肝同治。蓋心爲孤主。今四臟同治。則扶助有力。心神自旺。勞傷自愈。

通泉飲

棗仁炒　麥冬各一兩　天冬　人參　丹參　栢子仁各三錢　北味　甘草　遠志各一錢　當歸五錢　三劑愈

此補心氣。又生津液。何必補腎以通源也

衛心湯

人參二錢　白术五錢　茯苓三錢　甘草　石菖蒲一　蘇葉

半夏　吉更　丹參各一錢　三劑愈

此心與膻中俱補。不可分治。况原因喜樂而得憂愁乎。故邪易散。

加減小柴胡湯

柴胡　甘草各一錢　白芍一兩　茯神五錢　麥冬三錢　陳皮五分

三劑邪散

此用柴胡和胆中實邪。佐神麥白芍補胆弱。即補心虛。二經同補。恐懼不畏。又何有於外邪乎。

坎離兩補湯

人参　生地　麥冬　淮藥各五錢　熟地一兩　絲餅

棗仁炒　茯苓　白术各五錢　丹皮二錢　北味一錢　桑葉十四

片　十劑愈。

此心腎兩補水上濟心。心無亢炎。自有滋潤也。

風火兩濟湯

白芍一兩　梔仁炒三錢　柴胡　花粉　車前各二錢　甘草

一錢　丹皮五分　三劑愈。

此治肝經之內火內風。然外之風火亦可兼治。倘不用白芍爲君。单用柴梔雖風火亦能兩平。而肝中氣血虛未能驟補。風火散後。肝木仍燥。怒氣終不能解何如白芍能補肝。又能泄風火之兩得。

加味逍遙散

柴胡　半夏　甘草　白朮　梔仁炒各一錢　當歸

白芍各三錢　陳皮五分　茯苓二分　三劑愈

此解鬱祛風也。鬱解風自難留。加半夏消痰。梔仁退火。更能相助爲理。故奏功如响。

又前方加荆芥三錢。治肝血有損。因太怒而致、此善

疎肝氣解鬱也

滋肝飲

元参一兩　麥冬五分　白术一兩　丹皮　沙参　當歸各五分

甘菊　茯苓各三錢　五十劑愈

此補腎滋肝肝得水滋則火不發也

順適湯

白芍一兩　茯苓　白术各三錢　人参　甘草五分　白芥

鬱金　香付各一錢　當歸二錢　陳皮五分　川芎八分　三十劑

愈

此入肝又入脾胃舒木宜土故奏功

二白散

芡實 淮葯四兩 萬年青四片 各炒研細末。白糖一斤。滚水調服。遇飢即服。以愈爲度。二味健脾尤補腎。萬年青。殺虫於無形。入二味中。虫亦不知何以消藏。但不可責近効。加人參助胃尤妙。

清慾湯

當歸 白芍 葳參 元參 熟地各一兩 柴胡錢半 丹皮三錢 骨皮五錢 白芥子一錢 十餘劑愈

此補肝兼補腎。水旺木榮。木平火息。尤妙補中仍有開鬱藥。若徒補血泄火。尚隔一層。

益脾湯

人參　扁豆炒　神曲各一錢　淮藥五錢　芡實　巴戟　白朮各三錢。砂仁一粒　半夏三分　茯苓二錢　肉蔻一枚　服三月胃開。六月脾健。此補胃自益脾

助火生土湯

人參　茯苓各三錢　黃耆炙　白朮　巴戟各五錢　甘草

肉桂各一錢　石菖蒲　神曲各五錢　山查十粒　志肉八分　三十劑愈

此上補心包。下補命門。中補脾胃。火生土而食消。倘補火不知命門心包之異。故健脾脾不健。開胃胃不開。不至瀉不止。補中益氣湯加半夏神曲。三劑愈

此益脾聖藥。况睡臥既久。脾氣下陷。正宜提之。半夏神曲最醒脾。故加之。

補中益氣湯加熟附三分。十劑愈　參耆歸朮。得附子其功益大。

加味四君子湯

白术五錢 茯苓 人參各三錢。甘草 柴胡各一錢 只殼五分 二劑愈 此因胃虛寒熱相戰。故以健脾為主。佐之和解也。

加味六君子湯

人參 干姜炒各二錢 白术 棗仁炒 茯苓各三錢 陳皮 甘草各五分 半夏一錢 熟附一片。二十劑愈。此雖統治脾胃然棗仁姜附補心居重補脾居輕宜偏治胃也。

消酒散

白朮　棗皮　苡仁各一兩　葛花二錢　肉桂三分　茯苓三錢

三十劑愈　此脾胃兩補。分解酒濕。但酒性太熱。宜先解熱。何但治濕。且用肉桂助熱。不知濕不行。由命門火衰。眞火衰。邪火自盛。眞火盛。邪火自衰。邪火衰。邪水自流。邪水流。邪火自散。

六君子湯。加黃耆三錢。熟附一分。神曲五分十劑愈　此補脾胃氣病原傷脾胃脾胃一轉後天無損先天自可接續。故癆瘵易愈。

和順湯

升麻炒　炮姜五分　防丰　白芷　甘草各五分　黄耆

白芍　茯神各三錢　白术五錢　人参二錢　午前服連十劑

黑色除。再十劑全愈。此補中益氣之變也凡陽

氣下陷。此方提之。倘陰氣上浮陽中。則此方以升散

陰氣皆奏功甚捷

護內湯

白术　茯苓各三錢　麥牙　甘草　柴胡　半夏各一

錢　山查五粒　只壳三分　神曲八分　肉桂二分　二劑愈　此消

食神劑又逐外邪。不傷脾氣。真治內傷外感之良法。

金水兩滋湯
麥冬 熟地各一兩 天冬 茯苓 白朮各三錢 吉更
甘草 紫菀各一錢 淮葯五錢 肉桂三分 白芥子三分 十劑
愈。此見腎虛感邪。最難愈。以散邪葯不能直入
腎經。不知腎虛感邪。邪不遽入腎。仍在胏。散胏邪。仍
補腎水。腎得益。胏又無損。正善於散邪也。

脾腎兩益丹
人参 白朮 巴戟各一錢 茯苓五錢 柴胡 甘草各一
錢 肉桂五分 棗皮三錢 十劑愈 此補土又補水。補水補木

又散邪。有益無傷眞神方也。

養陰辟邪方

當歸　白芍各五錢　柴胡　甘草　花粉各一錢　荆子五分　茯苓　川芎各三錢　二劑愈　此原因津虧而邪入方因補血養陰。津自生。邪自出。况川芎蔓荆能祛頭風。柴胡炙草更擅解紛。花粉茯苓消痰利濕。引邪從膀胱出。陰虛內傷外感。與此爲良。倘用攻於補陽之中。則陽旺陰消。邪轉熾矣。

補中益氣湯加貝母一錢　十劑愈　此乃東垣一生學

問全注於此。妙在用升柴於参歸耆朮內。一從左旋升心肝腎氣。一從右旋升肺脾胃命門氣。非僅升上中二焦氣也。陽升陰自降。或疑陽氣未必盡陷反升陰氣。干犯陽位。爲變非小。不知陽氣不陷。未有生病者。陽陷人始病。升陽而陰降。陰亦何能犯陽哉。

八味地黃湯　此水中補火。補陽兼補陰。故補火無亢。補水不寒也。

起瘵至神湯

熟地　麥冬各一兩　棗皮　茯苓　淮藥　鱉甲炙各

五錢芡實　白朮各三錢杜仲炒一錢百部二錢肉桂三分十劑虫死服二月愈　此補腎安心惟鱉甲百部殺虫。鱉甲引百部入至陰內。妙在補陽不傷髓。虫死腎無㝵氣心自受益又有麥冬、苓朮相扶自安奠中宮也。

涼髓丹

骨皮　丹皮各一兩　麥冬五錢釵斛三錢牛膝　茯苓各二錢服一月愈。　此用地骨丹皮不特補腎水且涼骨髓與消骨外血。骨中熱。骨外安有不熱骨中髓熱。

必耗骨外血。骨外血熱。必爍骨中髓。用二味髓血兩治矣。髓血既無大熱。腎中寧獨熱哉。况石斛牛膝補腎真陰。陰旺則陽平。水盛則火退。骨蒸癆瘵又何能成。

救瘵湯

熟地五錢 白芍 淮葯 骨皮 麥冬各二錢 沙參三錢 北味十粒 白微 人參各五錢 白芥子 鱉甲炙 茯苓各一錢

服一年愈、必斷色慾。此補陰居多再加人參。以助胃氣。則補陰而無膩滯之憂。即殺虫亦非毒葯。配合精良。治起初癆神效。

化石湯

熟地二兩　茯苓　棗皮　元參各一兩　苡仁　澤泄

麥冬各五錢　十劑愈　此妙不治淋。反補腎。以苓淡滲解鹹味。麥冬元參散火氣。地黃棗皮滋腎水。又取甘能化石。鹹能消石也。又恐滯而不行。留而不走。益澤泄鹹以入鹹。且善走攻堅。引羣葯入腎中。又能出腎外。迅逐於膀胱之裡而破塊。倘不補腎。惟治膀胱。氣不得出。又烏能化水也

益肺湯

人參　白术　當歸　淮藥　芡實各三錢　麥冬五錢
北味　柴胡　荊芥各五分　二十劑愈。此因傷氣
傷肺也。補肺兼補脾胃。雖益肺實益氣也。肺衰則氣
衰。肺旺則氣旺。氣衰可不補肺哉。補肺又何能舍脾
胃哉。

開胃填精湯

人參　麥冬　棗皮　茯苓各三錢　白术五錢　熟地
巴戟各一兩　北味一錢　肉蔻一枚　三十劑愈

補中益氣湯加元參三錢　桑葉二十片　十劑愈　此多用

參耆補氣。氣旺血亦旺。自能流行。身癢多屬火。加元參退浮游之火。汗多發癢。桑葉止汗。癢自止也

加減大補湯

人參　當歸　茯苓　白朮　白芍　熟地各三錢

黄耆五錢　川芎　甘草　柴胡各二錢　陳皮五分　數劑愈

此氣血兼補。但原方有肉桂。呼盧門貝未免火有餘而水不足。故易以柴胡補中和之邪。尤易散。

養筋湯

熟地　白芍　麥冬各一兩　棗仁炒　巴戟各三錢　十劑

愈。此心肝腎三經同治。凡三經病還治非獨治陽明筋症在人通變也。

充髓丹

熟地　棗皮各一两　石斛　沙参各五錢　骨皮　牛膝　茯苓各三錢　北味一錢。此填補真陰。使水足精滿髓充骨健。倘用寒藥治胃熱藥助陽愈熬津液。必成痨瘵矣。

加味四物湯

熟地一两　當歸　白芍各五錢　川芎　柴胡　白芥子

各一錢。牛膝三錢。丹皮　釵斛各二錢。此用四物補水亦補髓。邪因虛入補髓血邪自出。故少加柴胡風邪隨散。倘徒散邪非善治也。

固氣生血湯　治一時狂吐血、黃耆炙一兩　當歸五分　荊芥炒二錢。此即補血湯之變。妙在荊芥引血歸於氣中。引氣生於血內。血氣之陰陽交。水火之陰陽自濟。臟府經絡不致再沸。至於有形之血不能速生。無形之氣所當急固。大約此方治初起嘔吐狂血最妙。若吐血久。不可以服

三台救命湯　治肝腎失血、熟地八兩　麥冬三兩　丹皮二兩　此用熟地補腎滋肝。麥冬淸肺治肝。丹皮去肝浮游之火。又引火歸腎。使血歸經。然非重用不濟。至火息血盡後以地黃丸服之。良法也。

兩瀉湯　治吐黑血　白芍　丹皮、骨皮　元參各一兩　梔仁炒三錢。服二劑血變紅、四劑咳除血止、此見黑北方水色。黑血兼屬心火。乃火極似水。如火投水中。必爲烏薪。方瀉肝仍瀉心包與腎火。得水而解。血得寒而化。所以神效。

觧暑止血湯　治感暑嘔吐血塊　青蒿　石羔各一兩　當歸　麥冬　元參各五錢　荆芥炒　大黄一錢二劑愈、不可多、此用青蒿於觧暑中退陰火、則陰陽濟。拂逆自除。石羔退胃火。麥冬退肺火。元參退腎火。荆芥引火下行。又得大黄不再停胃。又恐血既上越。大腸必燥。加當歸助迭行之勢。故旋轉如環。取效甚捷。

化絲湯　治痰見血絲　熟地　麥冬各一兩　貝母　一　蘇子　荆芥炒各一錢　元參　茯苓各五錢　骨皮　沙參各三錢　此肺腎心三經兼治。加去痰退火。但愈後不可仍服。宜用後方。

益陰地黃丸　熟地一斤　淮葯　桑皮八兩　麥冬　骨皮十兩　丹皮　茯苓六兩　北味三兩　澤泄四兩　蜜丸日服三錢

壯水湯　治久吐血不止　熟地二兩　生地一兩　荊芥炒二錢　三七末三錢　二劑不發。此二地補精寓止血之妙。荊芥引血歸經。三七隨斷路徑入不再出。火得水消。氣得水降。此理爲至微也。

平肝止血散　治大怒吐血、　白芍二兩　當歸一兩　荊芥丹皮各三錢　梔仁炒二錢　甘草一錢　此用白芍平肝。又益肝。同當歸用。生血活血。實有神效。丹皮梔子不過少涼血以清火。佐荆芥引經。甘草緩急耳。

六味地黄湯　治咯血加北味一錢　此治水不須泄火也。

又方　治咳嗽失血、麥冬　熟地各二兩　骨皮　丹皮各一兩　白芥子三錢　十劑愈　此肺腎同治。故麥地並用。加骨皮丹皮。蓋以咳血必損陰。陰虚則火旺。此火乃陰火。二味解骨髓中熱。則腎無煎熬。不索肺金。肺中滋潤。自濟腎。腎漸濡養肝。治心外侮不侵。何有耗散。白芥子消膈膜。以陰氣虚耗。必有痰取不耗眞陰氣也。

止衄湯　治鼻衄不止、　生地一兩　麥冬三兩　元参二兩　一劑止。此麥冬治肺虛生地元参解腎火火退氣自順氣順血歸經矣。

塡竅止氣湯　治耳出血、　麥冬一兩　熟地二兩　石菖蒲一錢　一劑效　此用熟地補腎。麥冬息心包火菖蒲引二味直透耳中也。

護舌丹　治舌上出血不止、　丹皮　麥冬　吉更各三錢　人参　甘草　北味各一錢　元参五錢　熟地一兩黃連三分、肉桂一分、四劑愈。此專交心腎也。

六味地黃湯加麥冬五錢、北味、骨碎補各一錢、四劑愈。此用六味補水。水足火自降。火降血不妄行。加麥北補肺。水尤易生。碎補透骨補漏。血欲不止得乎。

兩止湯　治臍中出血　熟地三兩、棗皮、麥冬各一兩、北味一錢、白朮五錢、四劑除根。此用熟地棗皮補水。麥味益肺。白朮利腰臍。腰臍利。水火流通。各取給於腎而不爭矣。

加味補血湯　治九竅出血、當歸一兩、黃耆三兩、人參

荊芥炒各三錢　白术。生地各五錢。二劑愈。此見血妄行。火已泄不必清火。而輒補氣。盖其妄行由氣虛不能攝血也。倘用止抑則一竅閉安必眾竅盡閉。況又加行氣凉血兼清火。有不奏功哉。

三地湯　治大便出血　生地　熟地　當歸各一兩　地榆三錢。木耳末五分。二劑愈。此精血兩補腸中自潤。既無干燥自無滲漏。況地榆凉木耳塞。有不速效哉。

水火兩通湯　治尿血痛濇、車前子三錢　梔子五錢　茯苓　當歸各五錢　木通　黃栢　萹蓄各一錢　白芍生地各一兩三劑愈。此通利水火，又平肝，補血。蓋血證再懼肝木克脾胃。脾胃氣下陷，不能升，血又何從升散乎。今平肝，肝舒，脾胃亦舒。脾胃氣舒，小腸水火兩通，敗精速去矣。

肺腎兩益湯　治毛孔出血、熟地二兩、人參、麥冬各一兩、三七根末三錢、二劑血止、再用六味地黃加麥冬、北味調理全愈。此金水相資，肺腎火息，血自歸。何至走入皮毛外泄。況三七根原止血，故宜效之捷也。

滋脾飲　治唾血　人參三分　茯苓三錢　元參　芡實　白茅根　淮葯　丹皮各三錢　熟地一兩　沙參五錢　甘草五分　二劑愈。此輕治脾重補腎探本也。倘止泄脾火。必傷胃土。胃傷脾更傷。然後補腎。則不能生腎水。何能制脾胃火。無論唾血難止。吾恐胃關不閉。血且傾盆。此滋脾飲所以效耳

助心丹　治兩目流血　熟地　麥冬各一兩　志肉二兩　茯神　元參　丹皮　當歸各三錢　棗皮　芡實五錢　蓮子心一錢　柴胡三分　二劑愈　此心肝腎葯。補腎生

肝即補腎生心。或疑腎火動。不宜補腎。不知火動乃水衰。況心火必得水資乃旺。心肝腎火自平也

補液丹　治舌上出血　人參　生地　淮藥各三錢　麥冬　當歸　元參各五錢　丹參二錢　北味十粒　黃連　貝母各一錢　外用炒槐花三七根末等分搽之即愈

溫經湯　治婦人經斷　熟地　白朮各一兩　淮藥　當歸各五錢　棗仁　生白芍　沙參各三錢　丹皮　人參各二錢　柴胡　杜仲各一錢　八劑經通一月受孕

此心肝脾腎同治。妙在補水以通之。開鬱以解之。倘

徒補則鬱不開生火。徒散則氣益衰耗精。或用攻堅並辛熱之品無益反害。

蕩邪丹　治室女月經不來如娠、　雷丸　大黃各一錢　桃仁三十粒　當歸、　丹皮各五錢　甘草生二錢　一劑下穢物半桶再用、

調正湯　白朮　蒼朮　苡仁各五錢　茯苓三錢　陳皮　甘草　貝母各一錢　四劑經漸行、或疑鬼胎必傷血故血枯經閉。今墮其胎、何不補血反補胃氣。蓋鬼氣中人、正虛可知。且血不驟生、補氣自易生血。二朮補

陽氣。陽旺陰自難犯。倘徒補血則陰以招陰。恐胎雖下。鬼氣必再種也。

固本止崩湯　治血崩目暗昏暈

熟地　白术各一兩　人参　黄耆各三錢　當歸五錢　干姜灰錢　二十劑愈。倘畀藥重減半必不能止。此妙補血更補氣且補火。蓋血崩至黑昏暈則血必盡去。僅存氣一線。若不急補氣。則有形血不速生。無形氣必盡散。故補血先補氣。然補氣不補血。血不易生。補血不補火。血自凝滯。不能隨氣速生。況干姜引血歸經。補中有收。故妙。

補血湯加三七末三錢。桑葉十四片。治老婦血崩、此用三七根止血。桑葉滋陰。又收斂。但年老陰精既虧。此補精藥尚少。其後宜加白术五錢、熟地一兩、淮藥四錢。麥冬三錢。北味一錢。多服。

固氣湯　治受娠血崩胎墮、　人參　白术　熟地各五錢　當歸　杜仲各三錢　茯苓　甘草　棗皮各二錢　遠志一錢　北味十粒　十劑愈　此固氣兼補血。凡因虛血崩皆效。

引精止血湯　治交感血涓涓不止、　人參　棗皮

各五錢　白术　熟地各一兩　茯苓二錢　車前　荊芥炒各三錢

黄栢炒五分　干姜炒一錢　十劑愈。此用參耆補氣，地术

補精。精氣旺，血管自流動。加苓前利水，水利血竅自

利。加黄栢直入血管，引出夙精；加荊芥引出敗血。又

益黑姜止血管之口。此實有調理曲折之妙。然必慎

房事三月乃善也。

平肝止血湯　治血崩、作渴、吐酸、

白芍二兩　當歸　白术各一兩　柴胡一錢　三七根末　丹皮　生地各三錢

甘草　荊芥各二錢　四劑愈。此妙白芍平肝，得柴

胡而鬱蓋觧。白术利腰臍。血不積注。荊芥通經絡。血自歸還。丹皮涼骨髓熱。生地清臟腑熱。當歸三七補中止血。自鬱散血止耳。

逐瘀止崩湯 治跌仆、血下如崩、 大黄 龜板各三兩 生地一兩 當歸五錢 白芍二錢 丹皮一錢 只壳五分 桃仁十粒 不必四劑、

清海丸 治每交感、即如血崩。 熟地 桑葉 白芍 白术 元参各一斤 枣皮 石斛各八兩 北味三兩 麥冬 沙参 骨皮 丹皮 淮葯各十兩 龍骨

煅醋淬二兩蜜丸滾水下早晚各五錢半年愈。此補陰無浮動縮血無寒冷滯移獸奪子宮清涼血海自固。

內傷備方

香砂平胃散　主治傷食、

蒼朮二錢　陳皮去白　香附製各一錢　枳實麩炒　藿梗各八分　厚朴姜汁炒　縮砂姜汁炒各七分　木香月研。甘草各五分。姜煎

醒脾育胃湯　治中氣不足飲食不化虛痞吞酸

人參　白朮炒　白苓各一錢　半夏　蒼朮　縮砂姜炒

白芍炒　麥芽炒　厚朴姜汁炒　藿香　陳皮去白各八分

枳實麩炒五分姜棗煎

健脾保和丸　消導飲食、有補有化、不致傷脾、

白术二兩枳實麩炒查肉　陳皮　麥芽炒各一兩、神曲炒

白蔻　木香各五錢爲末粳米飯和丸梧子大白湯

下、五七十丸

養脾丸　治脾胃虚冷、飲食不消、或腹脹嘔泄、

干姜炮縮砂姜汁炒各四兩炙草二兩麥芽炒、白苓　人參

白术各一兩爲末、蜜丸每兩分作八丸姜湯下

滋脾丸　滋脾養胃、消化飲食、

神曲炒　麥芽炒　半夏　陳皮　蓮肉去心　枳殼炒、米縮砂炒姜汁　甘草各一兩　爲末陳米飯和丸梧子大米湯下百丸、

葛花解酲湯　治飲酒過傷、嘔吐痰逆、手足戰搖、精神昏亂、飲食減少、

葛花　縮砂炒姜汁　白蔻各五錢　青皮三錢　白朮　干姜　神曲炒　澤泄各二錢　人參　猪苓　白苓　陳皮各錢半　木香五分　爲末每三錢白湯調服、

對金飲子　治酒食傷、和胃消痰、

陳皮三錢 厚朴姜汁炒 蒼朮 甘草 姜煎服

加甘葛二錢 赤苓 縮砂姜汁炒 神曲各一錢 尤好

人参散 治飲食酒傷房勞酒入百脈令人恍惚失常

熟地二錢 人参 白芍 天花粉 枳壳 茯神

棗仁炒 甘草各一錢 水煎

龍腦湯 醒酒消食

縮砂二兩姜汁炒 甘草半兩 爲末每五錢或一錢茶清下

葛花散 飲酒令不醉

葛花 小豆花等分 爲末每三錢白湯調服一名

雙花散、

三豆解醒湯　治中酒頭痛、嘔吐煩渴、善解酒毒、多飲不醉、因酒消渴、尤宜服之、

葛根二錢　蒼朮半錢　陳皮　赤苓　木瓜　半夏各一錢　神曲炒七分　澤泄五分　生姜三分　黑豆　菉豆　赤小豆各二錢　夏月及酒渴者、加川連五分

人參湯　人遇勞倦辛苦用力過多、即服一二貼、免生内傷發熱等症、

炙耆錢半　人參　白朮　陳皮　麥冬去心各一兩　茯神

八分炙草七分五味二十粒姜棗煎服、一名補氣湯

二麯丸　治脾虛痰盛、食不入、妙甚、

神曲炒　半夏等分　爲末、以姜汁糊丸服、

香砂養胃湯　治胃寒、飲食不思、痞悶不舒、

白术一錢　蒼术　縮砂　厚朴　陳皮　白苓各八分

白蔻　人參　木香　甘草各五分　姜棗煎服

守中金丸　治內傷脾胃虛冷、腹中痞痛、或腸鳴自利、不思飲食、

蒼术　吉更　干姜泡　炙草各一兩　爲末蜜丸彈子

大每一丸醋湯嚥下、

不換金正氣散

蒼朮　厚朴姜汁炒　半夏　陳皮　藿香　甘草

姜棗煎服　或加蘇葉縮砂、

參苓白朮丸　養元氣補脾胃進飲食清火化痰、

白朮二兩半　桔梗　薏仁　白蓮去心各二兩　人參

山藥　白苓　陳皮　半夏　扁豆炒　當歸

香附、　遠志去心甘草湯泡　甘草各一兩　縮砂五錢　共爲末姜

棗煎湯打神曲一兩煮爛和丸、梧子大白湯下百

丸、一方有黄連石菖蒲、

參苓白朮散　治內傷脾胃虚弱、飲食不思、或吐瀉、

人參　白朮　白苓　山藥　炙草各三錢　薏苡

白蓮　桔梗　扁豆　縮砂各錢半　爲末、每一錢、棗

湯調服、或剉一兩、姜棗煎服、

瑞蓮丸　治內傷脾胃虚弱、少飲食、或泄瀉、

山藥　白朮　白苓　芡實　白蓮　陳皮

白芍炒各一兩　人參　炙草各五錢　爲末、用豶猪肚一個、

洗淨煑爛、和藥擣丸、梧子大、每早米飲下、百丸、

参术調元膏　扶元氣、建脾胃、進飲食、潤肌膚、生精血

白术一斤　人参四兩　並剉片、入砂鍋內、淨水十碗熬取汁二碗、濾渣、又添水熬取汁二碗、去渣、將二次汁濾淨和合、慢火熬至二碗、加入蜜半斤、再熬至稠、磁罐收貯、入土中三日取出、日服三四次、白湯調下

又方白术一味不拘分兩、如此熬法、三次去渣、和勻原汁、慢火熬至滴水成珠爲度、或加蜜、或不加蜜、取出入磁瓶收貯、退火毒、每日白湯調服三四次、甚妙、大人可加黄耆熬膏、

九仙王道糕　養精神、扶元氣、健脾胃、補虛損、生肌肉、除濕熱

蓮肉　山藥　白苓　薏仁各四兩、麥芽炒　扁豆炒　芡實各二兩　柿霜四兩　白糖二十兩　爲末入粳米粉蒸糕、晒干任意、食之、米飲送下、

白雪糕　治內傷補養脾胃、

山藥　芡實　白蓮各四兩　粳米　糯米各一升　共爲粉、砂糖半斤、拌匀、蒸糕食之、妙

天真丸　治內傷脾胃俱虛、津液枯竭、形體羸瘁、

肉蓯蓉　當歸　山藥　天冬各十兩　四味爲末用精羊肉七斤批開入上藥末入肉紮緊入糯米酒置瓶中煮令酒干再入水二升又煮候肉爛如泥乃入黄耆末五兩人參末三兩白术末二兩熟糯米飯焙末十兩拌勻同搗作丸梧子大每服百丸日三服久服滋血添精生津液潤燥澁以上俱飲食傷用

大補陰丸　降陰火壯水要藥

黄栢鹽酒炒　知母酒炒各四兩　熟地　龜板炙各六兩　爲末猪脊髓和煉蜜爲丸梧子大每鹽湯下五七十丸

加味補陰丸　補陰虛泄陰火

黄栢　知母酒炒各四兩　牛膝　杜仲炒　巴戟　熟地

枣皮各三兩　肉蓯容　白苓　栒杞　遠志　山葯

鹿茸　龜板炙各二兩　爲末蜜丸梧子大塩湯下五七十丸

虎潛丸　治陰虛勞症

龜板炙　黄栢炒各四兩　熟地　知母炒各三兩　白芍　當歸

鎖陽各二兩　陳皮　虎骨炙各一兩　干姜泡五錢　爲末酒糊和丸梧子大塩湯下五七十丸　一方煮羊肉汁

和丸名龍虎丸、

補天大造丸　壯陽光、滋腎水、爲天地交泰、若虛勞之人、房室過度、五心煩熱、服之神效、久服延年益壽

紫河車一具　熟地　當歸　茴香酒炒　黃柏酒炒　白朮炒各二兩　生地酒炒　天冬　麥冬　牛膝酒洗　杜仲炒各兩半　枸杞　五味各七錢　陳皮　干姜泡各二兩　側栢葉向東枝者、焙二兩

爲末、河車共搗、丸梧子大、米飲或酒下、百丸、

入門大造丸　治氣血虛、陽痿面黃、

紫河車一具蒸　生地二兩半　白苓二兩　縮砂六錢、後三藥以紗絹包之入磁缸內酒煮再添酒煮七次取出去苓砂不用、蓋地黃得砂仁茯苓則入胃經故也與河車加前方藥料搗丸服、同法、以上俱陰虛用

參耆建中湯　治虛損少氣、四肢倦怠、飲食少進、

當歸錢半　人參　黃耆炙　白朮炒　白苓　白芍炒一錢

生地酒炒一錢　甘草五分　五味三分、薑棗煎

鹿茸大補湯　治虛勞少氣、一切虛損、

肉蓯蓉　杜仲炒各一錢　白芍炒　白朮炒　製附子

人參　肉桂　半夏　石斛　五味各七分　鹿茸

炙耆　當歸　白芍　熟地各五分　甘草二分　姜枣煎

桂附湯　治陽虛血弱、虛汗不止、

肉桂　附子泡各三錢　姜枣煎服、

茸附湯　治氣血精虛耗、潮熱盜汗、

鹿茸　附子炮各二錢半　姜枣煎服、以上俱陽虛、用

雙和湯　治心力俱勞、氣血皆傷、或勞役後、房室後、及大病後、虛勞氣乏、自汗等症

白芍二錢半　熟地　當歸　川芎　炙耆　甘草各七

分姜棗煎服　一方同名乃建中四物合用治大
病虛勞氣之最效

異類有情丸　治虛勞氣血兩虛

鹿角霜　龜板炙各三兩六錢　鹿茸炙　虎脛骨炙各二兩四錢

爲末用雄猪脊髓九條同煉蜜搗丸梧子大每鹽
湯下五七十丸鹿陽也龜虎陰也血氣有情各從
其類也如膏粱善飲之人可加猪胆汁以寓降火
之意

是齋雙補丸　平胃氣血不燥不熱

熟地、兎絲各八兩為末、酒糊和丸梧子大、酒下五七十九、以上陰陽俱虛用、

究源心腎丸　治虛勞、心腎不交、水不濟火、怔忡盜汗、遺精赤濁、

兎絲酒浸三兩　牛膝　熟地　肉蓯蓉　鹿茸炙　附子泡　人參　遠志　茯神　炙耆　山藥　當歸　龍骨煅　五味各一兩　為末、以浸兎絲酒糊和丸梧子大、棗湯下五七十九、此主心虛、

黑丸　治虛勞陰血耗竭、面色黧黑、耳聾目暗、腰痛

脚弱小便白濁

當歸 鹿茸炙一兩 為末、烏梅肉為膏、和丸、梧子大、酒下、五七十丸

滋補養榮丸 治虛勞氣血俱虧、精神短少、脾胃虛弱、專補肝血、

遠志 白芍 炙耆 白朮各二兩半 熟地 人參 五味 川芎 當歸 山藥各二兩 陳皮八錢 白苓七錢 生地五錢 棗皮四錢 為末、蜜丸、梧子大、米飲下五七十丸、三方俱主肝血、

無比山葯丸　補腎益精血

五味（六兩）肉蓯蓉（四兩）兎絲　杜仲（炒各三兩）山葯（二兩）

赤石脂（煅）茯神　棗皮　巴戟　牛膝　澤泄

熟地（各一兩）爲末、蜜丸梧子大、米飲或酒下五七十丸、

小兎絲子丸　治虛勞腎損、陽氣衰少、小便滑數、

兎絲子（五兩）山葯　蓮肉（各二兩）白苓（一兩）爲末、山葯糊

丸梧子大、鹽湯或酒下、

三味安腎丸　治腎虛氣不歸元、變見諸症、用此補

腎、令其納氣、

破故紙炒、茴香炒、乳香等分、蜜丸梧子大、塩湯下、三五七十九、

補精膏　治虛勞、益眞氣、助胃潤肺、

山藥（八兩另研）、胡桃肉（四兩研如泥）、杏仁（去皮尖炒四兩另研）、雄牛前腿髓四兩、蜜一斤、二味同煑、去渣、入三藥末和勻、入缸封固、重湯煑半日、取出、每一匙溫酒調服、

衛生湯　補虛勞、除煩熱、和血脈、

炙耆（二錢）　白芍（酒炒）　當歸（各錢半）　炙草（七分）　水煎、入酒服、氣弱加人參一錢

救陰理癆湯　治陰虛火動，皮寒骨熱，食少痰多，欬嗽短氣，倦怠煩悶。

生地姜汁酒炒二錢　當歸酒洗一錢　白芍酒炒一錢　五味三分　麥冬去心一錢　人參六分　炙草四分　蓮子去心三錢　薏仁三錢　陳皮八分　丹皮一錢　棗煎服。

救陽理癆湯　治勞傷氣耗，倦怠懶言，動作喘乏，表熱自汗，心煩，遍身作痛。

黃耆酒炒三錢　人參二錢　當歸酒洗錢半　白朮炒二錢　炙草五分　陳皮去白八分　五味四分　肉桂七分　姜棗煎服。

班龍丸　常服延年益壽

鹿角膠　鹿角霜　兎絲子　栢子仁各八兩　白苓　破故紙各四兩　爲末，酒煮米糊作丸梧子大，薑塩湯下五十丸。

何首烏丸　治男子元藏虛損，塡精補髓。

首烏八兩　肉蓯蓉六兩　牛膝四兩　將首烏用棗一層，甑内蒸棗軟，用竹刀切焙，同爲末，以棗肉和丸梧子大。每服五十丸，嚼馬藺子服，酒下，食前一服，加一丸，日三服，至四十九丸卽止，其效如神。

鹿茸丸　治腎虛腰痛不能轉側

鹿茸一兩　兎絲子一兩　硫黄五錢　爲末以羊腎二對酒煑爛去膜研如泥和丸梧子大陰干如羊腎不敷入酒糊佐之鹽湯或酒送服五十丸

聚精丸　治腎虛封藏不固

鰾膠白淨者一斤碎切蛤粉或牡蠣粉炒成珠再用乳酥拌炒　沙苑蒺藜五兩乳浸一宿隔湯蒸一炷香曬干勿炒　爲末煉蜜中加入陳酒候蜜將冷爲丸不可熱搗熱搗則膠粘難丸丸如菉豆大酒下八丸忌諸魚牛肉景岳加五味子二兩

以上皆擇錄古方景岳新方、如歸腎飲丸、左歸右歸飲丸、及舉元煎等類、亦多可用、前醫學指要內備載、茲不贅及。

習醫數十年、研窮古聖經旨、先賢名論、因於虛勞失血之症、裁訂方法、加減施治、獲效頗多、附此以質高明

培元養陰湯

紋黨參三四錢至一兩若初見血或有火即用洋參　泡於术用米泔水泡二日荷葉包飯上蒸過不用土炒三四錢初起不用　淮山葯初用生後用鹽水洗蒸五六錢至一兩　薏苡仁初用生後用蒸四五錢至七八錢一兩　霍山石斛另煎濃汁冲服

一錢至酒泡去白水洗二
二三錢丹參洗吉更廣陳皮一錢藕節三錢、
炙草一錢白蓮三錢去心白茅根一撮為引服數劑血不止、
可加黑姜炭、五六分數服自止以後去藕節姜灰加
玉竹、蜜蒸四五錢、至一兩真阿膠、用蒲黃炒珠三
四錢、多服引去白茅根、加白蓮、南棗服、至一兩月
後無反復變易、即用溫補滋陰等劑、隨服能加保
養自獲安全矣、　如欬嗽痰多、加麥冬去心米炒一
二錢、或加冬虫夏草一二錢、或加貝母去心糯米拌
炒一二錢、若久嗽肺氣虛極、即如北味二三錢紫菀

百合一二錢亦可其餘止嗽之藥切勿妄加嘗見醫風寒咳嗽誤用止嗽等藥致成勞瘵而莫救比比然也慎之慎之

此體經文補以味調以甘之意而扶脾助胃保肺益腎兼及之矣蓋詳究藥性山藥色白味甘入脾肺補不足瀉虛熱汪註云陰虛則內熱補陰故能清熱則山藥自能補陰且肺爲腎母金水相生故又能益腎陰脾爲心子子母相助故又能益心氣且稼穡作甘之本味可治虛損勞傷固宜用以爲君而臣之者則

有人參之益土生金。養元泄火。並治虛勞。薏仁之益胃健脾。補肺清熱。主治血症。或藉茯神之能守。安養心神。或資茯苓之微滲。交通心腎。甘草甘補脾胃。瀉心火養腎陰。共相協和。惟白术苦甘而溫。本生津消痰。但燥臟橫中。血燥乃不相宜。用之須慎。若其佐使丹參入心與包絡。去瘀生新。除煩熱。一味功兼四物石斛甘淡。入脾而除虛熱。鹹平入腎而濇元氣益腎強陰。能補虛癆。桔梗入肺心胃。開提氣血。載運藥力陳皮入脾肺氣分。調中快膈。導滯消痰。用為輔。治自能調劑適中至於導濁蓮子交水火而媾心腎安靖上下君相火邪益十二經脈血氣而藕節濇平茅根甘寒皆能止吐衄諸血合此成劑不寒不燥補脾而不傷腎益腎而不妨脾彼此相資而有益以視沾沾於滋陰降火補陰抑陽相去爲何如耶

附素問濁氣歸心辨訛

讀素問、至食氣入胃。濁氣歸心。淫精入脈節此濁氣歸心不得其解。因思心者、君主之官。神明出焉。如果濁氣歸心。焉得虛靈不昧。具衆理而應萬事者乎、按此心字。必因千百年相傳之書。脾字訛爲心字。考靈樞陰陽清濁篇曰。受穀者濁。受氣者清。又曰。營者水穀之清氣也。調和於五藏。灑陳於六府。又曰。陰清而陽濁。又曰。諸陰皆清。足太陰獨受其濁。夫府爲陰藏爲陽。既曰諸陰皆清。則心之受清可知。既曰足太陰獨受其濁。則濁氣歸脾之外。更無一藏再受其濁可知。是濁氣歸脾。經文無不印合。竊以爲一字之訛。願以質之高明。

附考正古方權量說

古方自靈素至千金外臺所集漢晉齊宋諸名方凡云一兩者、以今之七分六釐準之。一升者、以今之六勺七抄準之。古方權量皆起於律、古律龠容一千二百八十秬黍、千金論一撮者、四刀圭也、六十四黍爲圭。半之爲一刀圭、十撮爲一勺、勺卽龠也、兩龠爲一合。合爲升字之誤。一升共二千五百六十黍也。李時珍沿兩勺爲一合之誤、更增十合爲一升、則誤以傳誤矣。幸千金及外臺原文俱無此五字、可証二百四十黍爲一兩者。千金云十黍爲一銖。圖翼謂十黍當作百黍非也。六銖爲一分。四分爲一兩。十六兩爲一斤。此則神農之秤也。寸匕者作匕正方一寸。錢匕者以五銖錢爲之。皆抄散取不落爲度。古人用散藥以刀圭抄取之。匕亦刀圭之意也。一刀圭爲三十二黍。方寸匕者。十刀圭也。方一寸匕之實容三百二十黍。準今一錢。千金論錢匕者。以大錢匕抄之。若云半錢匕者。則是一錢抄取半邊耳。並用五銖錢也。按五銖錢與開元錢徑同。一錢匕者。五分六釐也。半錢匕者。準今一分四釐也。一撮者。以三指爲度。千金論一撮者四刀圭也。得一百二十八黍。準今四分。凡丸藥如梧子大者準藥末一分。如彈丸及鷄子黄者準藥末一錢。千金論刀圭者十分方寸匕之一。準如梧子大也。如彈丸及鷄子黄者以十梧子大準之。宋林億以古三兩爲今一兩。古三升爲今一升。龐安常亦云然此誤以漢之權量爲憑者。於古方不相涉也。故張介賓㦲於鄭世子之樂書。定爲古方一兩今之六錢。古之一升今之三合三勺者。尤爲大謬。李時珍云古方一兩今之一錢。古方一升今之二合半。亦非也。大以葯秤葯斤。農軒剏造之法物。孫眞人祖述其意。定千金方首。今依四分爲一兩。爲定。亦不依隋人以三兩爲一兩之法。其述古葯斤制度中。即曰今人分葯不復用此。繼此有王刺史者。輯外臺秘要。每方必紀其所出。凡六朝所定。四分升合。皆兢兢法守。間有大升大兩。必分別具明。今艮方具在。顧權量難求。棄若弁髦。強作解事者。從而式斷之。而醫宗之徵旨。勢不至墮於地不止。覩東垣方葯味多而分量輕。又宋時一切作煮散者。每服皆以五錢爲劑。可知仍不貴多也。

蓋愼之也。近世醫者。任意重用爲能。反以輕劑爲胆小。殊不知重用而獲濟者幸也。其或不濟而致害者罪何能逭也。此皆不深考究。以窮其理也。仁人志士顧如是乎。

內傷集要卷六終

荒字